U0194115

普通高等教育精品课程教材

医学生物化学

主　　编　万福生　　揭克敏
副主编　黄春洪　　朱伟锋　　殷嫦嫦
编　　者　（按姓氏笔画排序）

万福生	南昌大学医学院	殷嫦嫦	九江学院医学院
朱伟锋	南昌大学医学院	涂　硕	南昌大学医学院
刘丽乔	南昌大学医学院	黄春洪	南昌大学医学院
刘卓琦	南昌大学医学院	曹　俊	九江学院医学院
许春鹃	赣南医学院	揭克敏	南昌大学医学院
范启兰	赣南医学院	熊向阳	南昌大学医学院
罗达亚	南昌大学医学院	滕帼英	江西医学院上饶分院
郑里翔	江西中医学院	潘泽政	南昌大学医学院
胡晓鹃	南昌大学医学院		

科学出版社

北　京

内 容 简 介

本教材分为四篇:生物分子的结构与功能;物质代谢及其调控;遗传信息的传递;专题篇。在生物分子的结构与功能中增加了激素;在专题篇中增加了神经生物化学。我们尝试将生物化学与医学联系起来,在教材中每章编写了临床案例。案例结合每一章生物化学的知识解释发病机制和治疗药物的作用机制。例如,在介绍糖代谢中结合糖尿病的发病机制;介绍激素中结合胰岛素降血糖的机制。临床相关的引导讨论让生物化学的学习对医学生更有意义,使学生兴趣更高,目的更明确,学习效果更好。

教材的适应对象主要是 5 年制医学本科生,以临床医学专业为主,兼顾基础医学、预防医学、检验、麻醉、口腔、影像、药学、护理等专业的需求。本教材的内容可以满足教育部制定的医学本科生教学基本要求、执业医师资格考试和医学硕士研究生入学考试的需求。

图书在版编目 (CIP) 数据

医学生物化学 / 万福生,揭克敏主编. —北京:科学出版社,2010
(普通高等教育精品课程教材)
ISBN 978-7-03-026957-7

I. 医… II.①万… ②揭… III. 医用化学:生物化学-高等学校-教材 IV. Q5

中国版本图书馆 CIP 数据核字(2010)第 040106 号

策划编辑:胡治国 / 责任编辑:胡治国 / 责任校对:陈丽珠
责任印制:徐晓晨 / 封面设计:黄　超

斜 学 出 版 社 出版
北京东黄城根北街 16 号
邮政编码:100717
http://www.sciencep.com

北京虎彩文化传播有限公司 印刷
科学出版社发行　各地新华书店经销
*

2010 年 3 月第 一 版　　开本:787×1092　1/16
2018 年 8 月第八次印刷　　印张:32
字数:768 000

定价:65.00 元
(如有印装质量问题,我社负责调换)

前　言

2006年南昌大学生物化学课程被江西省评选为省级精品课程。为了更好地建设这门课，我们总结多年的教学经验，根据自己的特色编写了《医学生物化学》。

大部分医学生感到生物化学是一门令人头痛的学科，让他们理解生物化学和生理现象、疾病的关联等是一个困难的过程，这种状况部分原因是由于生物化学教学的方法。生物化学家往往对疾病了解甚少，而临床医生对生物化学知之不多。我们尝试将生物化学与医学联系起来，在教材中每章编写了临床案例。案例结合每一章生物化学的知识解释发病机制和治疗药物的作用机制。例如，在介绍糖代谢中结合糖尿病的发病机制；介绍激素中结合胰岛素降血糖的机制。临床相关的引导讨论让生物化学的学习对医学生更有意义，使学生兴趣更高，目的更明确，学习效果更好。

本教材由十几位来自江西省内各大医学院校的资深教师编写，他们身在教学一线，对教学有自己独特的见解和教学方法。为了使教材更加系统、实用，在参考了多本国内外相关教材的基础上，本教材分为四篇：生物分子的结构与功能；物质代谢及其调控；遗传信息的传递；专题篇。在生物分子的结构与功能中增加了激素；在专题篇中增加了神经生物化学。

教材的适应对象主要是5年制医学本科生，以临床医学专业为主，兼顾基础医学、预防医学、检验、麻醉、口腔、影像、药学、护理等专业的需求。本教材的内容可以满足教育部制定的医学本科生教学基本要求、执业医师资格考试和医学硕士研究生入学考试的需求。

由于生物化学发展迅速，内容涉及面广，尽管编写人员尽力尽责，鉴于知识水平有限，本书定有许多不足之处，敬请使用本教材的同行、同学给予批评指正，以便再版时修订。

揭克敏　万福生
2009 年 12 月 20 日

目　　录

第一篇　生物分子的结构与功能

第二篇　物质代谢及其调控

第一篇
生物分子的结构与功能

第 1 章 绪 论

把生命理解成化学

本文是诺贝尔奖获得者 Kornberg 教授 1982 年 10 月 12 日在美国哈佛大学医学院建校 200 周年纪念会上的演讲节选。

……今天的情况则在根本上发生了改变,多种医学中的基础学科汇流在一起形成了一个单一的学科,以至于所有有关学科中的研究和教学都变得无法分割,甚至无法分辨了。这种汇集的最引人注目的例子就是基因工程。它把生物化学、遗传学、微生物学和生理学集为一体。这一新兴的基因化学的价值是如此巨大,实在无愧为人们赋予它的"革命性进步"的称号……

……当前这一基础医学学科的汇集之所以出现,最主要是因为它们具有共同的语言,这就是化学语言。这些学科中最具有描述性的解剖学和最抽象的遗传学,现在都表达成化学。我们现在所看到的和研究的解剖学是一幅包括了中等大小的分子、大分子的聚集体直至细胞器和组织的渐进图。正是这些大大小小的分子组成了有功能的生物体。遗传学的变化甚至更大。当遗传现象是否由已知的物理学原理操纵的这一命题作为正式的问题提出来时,也只不过是四十年前的事情。而今天我们则以一目了然的化学表达法来了解和研究基因、遗传现象和进化问题。染色体和基因可被分析了、合成了、重新安排了,新的物种也可随心所欲地创造出来了。一旦对染色体的结构与功能有了更深刻的认识,由此产生的对医学和工业的影响将会远远超过我们从现在用的基因方法大量生产稀有的激素、疫苗、干扰素和酶的成功所能得到的想象。……

……因而归根到底,现今分子生物学的成就仍属化学。大多数的分子生物学家操作着这种特殊形式的化学而没有认识到它就是化学。……

……总之,我们的目的要以合理的表达法来尽可能多地理解生命现象,而生命的许多方面都可用化学语言来表达。这是一个真正的世界语,它是连接物理学与生物学、天文学与地学、医学与农学的纽带。化学语言极为丰富多彩,它能产生出最美的图画。我们应该传授和运用化学语言,来替我们自己、我们的环境和我们的社会表达出最直观的描述。这就是我们眼前的、未来的基因,也是哈佛医学院的近三个世纪的繁荣昌盛的基石。……

生物化学(biochemistry)是研究活细胞和生物体内的化学分子及其化学反应的一门学科,即研究生物体的物质组成与结构,物质在体内发生的化学变化以及这些变化与生命活动之间的关系。其研究手段和方法与其他学科有着广泛的联系。早期主要有化学、物理、数学,发展中有生理学、细胞生物学、遗传学、免疫学等,近年主要有生物信息学的理论和技术的应用。随着生命科学的研究和发展,人们已经充分认识到蛋白质和核酸二大类分子的结构和功能与生命活动关系密切。20世纪50年代以后,蛋白质和核酸的分子结构及其运动规律的研究充分揭示了生命本质的有序性和一致性,并且这些理论和技术的应用,已经深深影响和改变了人类的观念和生活。这一时期后,生物化学中蛋白质和核酸二大类分子的研究发展成为分子生物学。从广义来讲,分子生物学是生物化学的发展和延续,也是生物化学的重要组成部分,其飞速的发展,给生物化学注入了生机与活力。生物化学根据研究的对象不同,可分为动物生化、植物生化、微生物生化、昆虫生化等。研究对象如是生物体的不同组织或机能,则可分为肌肉生化、神经生化、免疫生化、生物力能学等。因研究的物质不同,又可分为蛋白质化学、核酸化学、酶学等分支。如果按应用领域不同可分为医学生化、农业生化、工业生化、营养生化等。

第一节　生物化学发展简史

生物化学是一门古老又年轻的学科,18世纪初就有"生物化学"名称,近50年学科的研究发展又使其成为当今生命科学领域发展最快的学科之一。生物化学的发展历程比较公认的是分为三个阶段:初期、蓬勃发展期和分子生物学时期。

生物化学发展初期是20世纪以前。这个时期的主要事件有:

1773:Hilaire Rouelle 发现尿素

1780:法国 Antoine Lavoisier 指出呼吸即氧化作用

1810:指出发酵的重反应

1828:德国 Frederich Wohler 完成由氰酸铵合成尿素

1836:明确催化剂的概念

1842:德国 Justus von Liebig 提出新陈代谢学说

1847:完成淀粉酶的分解作用,将淀粉变成麦芽糖

1849:法国 Bernard 提出胰酶的名词

1857:提出发酵的"活力论"

1862:指出淀粉为光合作用的产物

1864:德国 Ernst Hoppe-Seyler 首创 Biochemie 即英文 Biochmistry 名词
　　　第一次分离和结晶了血红蛋白和制备了纯卵磷脂

1869:Miescher 发现核酸

1886:发现"组织血红素",后来叫它为细胞色素

1890:结晶出第一个蛋白质:卵白蛋白

1894:Emil Fischer 首先提出酶的专一性及酶作用的"锁-钥"学说以说明酶的作用机制

1897:完成无细胞发酵作用

生物化学蓬勃发展期是20世纪以后,这个时期的生物化学主要是活细胞内生物分子的代谢及其调节的研究。主要事件有:

1902:表明蛋白质为多肽链

1903:分离出第一个激素:肾上腺素

1905:明确"激素"一词

1911:明确"维生素"一词

1912:指出生物氧化为脱氢作用

1913:提出酶动力学理论

1914:指出生物氧化由铁激活氧而来

1926:分离出第一个维生素:抗神经炎素(维生素 B_1)

1926:结晶出第一个酶:尿素酶

1929:发现"活性磷酸":腺苷三磷酸

1929:鉴定出"呼吸酶类"为血红素化合物

1929-1934:分离出四种类固醇激素

1932:发现鸟氨酸循环

1935:分离出第一个结晶病毒:烟草花叶病毒

1936:指出维生素为辅酶的组成成分

1937:将柠檬酸循环模式化

1938:发现转氨基作用

1939:发现氧化磷酸化作用

1941:认为 ATP 的主要作用在于它是"高能化合物"

1944:酶的遗传

1944:DNA 是细菌的转化因子

1951:阐明活性乙酸

1952:提出蛋白质的螺旋模型

1953:阐明胰岛素的结构

20 世纪中叶至 21 世纪生物化学主要发展是步入了分子生物学时代。这个时期的研究领域主要是核酸结构的确立以及基因结构与功能的关系;生物学中心法则提出和基因表达与调控;基因克隆与基因操作;基因组学、蛋白质组学等组学的提出和研究等。近 50 年来,已有 30 多位生物化学家获得诺贝尔奖,由此看出生物化学与分子生物学的飞速发展。

2008 年　生理学或医学奖:德国 Harald zur Hausen 发现人类乳突淋瘤病毒(HPV)导致子宫颈癌;法国 Françoise Barré-Sinoussi 和 Luc Montagnier 因发现人类免疫缺陷病毒(HIV)而获奖。

化学奖:美国下村修、Martin Chalfie 和钱永健发现并发展了绿色荧光蛋白(GFP)而获奖。

2007 年　生理学或医学奖:美国 Mario R. Capecchi;英国 Martin J. Evans;美国 Oliver Smithies 在 DNA 重组和胚胎干细胞研究等领域有重大发现而使基因靶向技术诞生。基因靶向技术通常用来使某个基因失活。这样的基因敲除实验可以证实基因在胚胎发育、成人生理、衰老和疾病中的作用。

2006 年　生理学或医学奖:美国 Andrew Z. Fire 和 Craig C. Mello 发现了 RNA 干扰引发的基因沉默机制。

化学奖：美国 Roger D.Kornberg 发现真核基因转录的分子机制。

2004 年　生理学或医学奖：美国 Richard Axel 和 Linda B. Buck 在气味受体和嗅觉系统组织方式研究中作出的贡献。

2002 年　生理学或医学奖：英国 Sydney Brenner 和 John E. Sulston；美国 H. Robert Horvitz 以表彰他们发现了在器官发育和"程序性细胞死亡"过程中的基因规则。

2001 年　生理学或医学奖：美国 Leland H. Hartwell；英国 Tim Hunt 和 Sir Paul M. Nurse 发现了"细胞周期的关键调节分子"。这一发现为研究治疗癌症的新方法开辟了途径。

2000 年　生理学或医学奖：瑞典 Arvid Carlsson；美国 Paul Greengard 及 Eric R. Kandel 在"神经系统信号传导"方面的重大发现。他们的发现对于理解大脑的正常工作原理，以及信号传导紊乱如何引发神经或精神疾病至关重要。借助于这三位科学家的发现导致了新药研究的重大进展。

1999 年　生理学或医学奖：美国 Günter Blobel 发现蛋白质具有控制其运输和定位的内在信号。

1998 年　生理学或医学奖：美国 Rolert F.Furchgott 和 Louis J.Ignarro；Ferid Murad 发现 NO(一氧化氮)是心血管系统的信号分子。

1997 年　生理学或医学奖：美国 Stanley B.Prusiner 发现感染性蛋白质颗粒 Prion(阮病毒)
化学奖：美国 Paul D.Boyer；英国 John E.Walker 阐明 ATP 酶促合成机制；丹麦 Jens C.Skou 发现输送离子的 Na^+/K^+-ATP 酶。

1996 年　生理学或医学奖：澳大利亚 Peter C.Doherty 和瑞士 Rolf M. Zinkernagel 发现 T 细胞表面的 MHC 分子。

1995 年　生理学或医学奖：美国 Edward B. Lewis 和 Eric F. Wieschaus；德国 Christiane Nüsslein-Volhard 发现了早期胚胎发育的遗传控制基因 HOX。

1994 年　生理学或医学奖：美国 Alfred G.Gilman；Martin Rodbell 发现 G 蛋白及其在细胞内信号转导中的作用。

1993 年　生理学或医学奖：英国 Richard J.Roberts 和美国 Phillip A.Sharp 发现断裂基因。
化学奖：美国 Kary B.Mullis 发明 PCR 方法；加拿大 Michael Smith 建立 DNA 合成用于定点诱变研究。

1992 年　生理学或医学奖：美国 Edmond H.Fischer 和 Edwin G.Krebs 发现可逆蛋白质磷酸化是一种生物调节机制。

1989 年　生理学或医学奖：美国 Harold E.Varmus 和 J.Michael Bishop 发现反转录病毒癌基因的细胞起源。
化学奖：美国 Sidney Altman 和 Thomas R.Cech 发现 RNA 的催化性质。

1988 年　生理学或医学奖：英国 Sir James W.Black；美国 Gertrude B.Elion 和 George H. Hitchings 发现"代谢"有关药物处理的重要原则。

1987 年　生理学或医学奖：日本 Susumu Tonegawa 发现抗体多样性产生的遗传机制。

1986 年　生理学或医学奖：美国 Stanley Cohen；意大利 Rita Levi-Montalcini 发现生长因子。

1985 年 生理学或医学奖:美国 Michael S.Brown 和 Joseph L.Goldstein 发现胆固醇代谢的调节作用。

1984 年 生理学或医学奖:丹麦 Niels K. Jerne;德国 Georges J.F. Köhler 和阿根廷 César Milstein 发现免疫系统发展和控制的特殊性和单克隆抗体产生的原理。

1983 年 生理学或医学奖:美国 Barbara McClintock 发现可移动遗传元件。

1982 年 生理学或医学奖:瑞典 Sune K.Bergström 和 Bent l.Samuelsson;英国 John R. Vane 发现前列腺素和相关生物活性物质。

化学奖:英国 Aaron Klug 发展晶体电子显微镜技术测定核酸蛋白质复合物结构。

1980 年 化学奖:美国 Paul Berg 关于核酸化学,特别是重组 DNA 的出色研究。美国 Walter Gilbert 和英国 Frederick Sanger 测定 DNA 中碱基序列。

1978 年 生理学或医学奖:瑞士 Werner Arber;美国 Daniel Nathans 和 Hamilton O.Smith 发现限制性内切酶并应用于解决分子遗传学问题。

1977 年 生理学或医学奖:美国 Roger Guillemin 和 Andrew V.Schally 发现脑多肽激素的生成。美国 Rosalyn Yalow 建立多肽激素的放射免疫测定法。

1975 年 生理学或医学奖:美国 David Baltimore;Renato Dulbecco 和 Howard Martin Temin 发现肿瘤病毒和细胞遗传物质的相互作用,提出前病毒理论。

化学奖:澳大利亚 John Warcup Cornforth 发现酶催化反应的立体化学。

1972 年 生理学或医学奖:美国 Gerald M.Edelman 和英国 Rodney R.Porter 确定抗体的化学结构。

化学奖:美国 Christian B.Anfinsen 在 RNase 方面的研究,提出氨基酸序列与生物活性构象间的联系。

美国 Stanford Moore 和 William H.Stein 关于 RNase 化学结构与活性中心的催化活性间联系的新见解。

1971 年 生理学或医学奖:美国 Earl W.Sutherland,Jr.发现激素(如 cAMP)作用机制。

1970 年 化学奖:阿根廷 Luis F.Leloir 发现糖—核苷酸及在糖类生物合成中的功用。

1968 年 生理学或医学奖:美国 Robert W.Holley;Har Gobind.Khorana 和 Marshall W.Nirenbeng 阐明蛋白质生物合成中遗传密码及其功能。

1965 年 生理学或医学奖:法国 Francois Jacob;Andre Lwoff 和 Jacques Monod 发现酶和病毒合成的基因调节。

1964 年 生理学或医学奖:美国 Konard Bloch 和德国 Feodor Lynen 发现胆固醇和脂肪酸代谢的机制和调节。

化学奖:英国 Dorothy Crowfoot Hodgkin 用 X 射线技术测定重要生化物质的结构。

1962 年 生理学或医学奖:英国 Francis Harry Compton Crick 和美国 James Dewey Watson;英国 Maurice Hugh Frederick Wilkins 发现核酸的分子结构(DNA 双螺旋)及其对于活性物质中信息转移的重要性。

化学奖:英国 Max Ferdinand Perutz 和 John Cowdery Kendrew 关于球状蛋白质(血红蛋白、肌红蛋白)结构的研究。

第二节　生物化学的主要研究内容

一、生物分子的结构与功能

活细胞的主要有机物由碳、氢、氧、氮、磷、硫等元素结合组成。除水和无机盐之外,有机物分为大分子和小分子两大类。大分子包括蛋白质、核酸、多糖和以结合状态存在的脂质;小分子有合成生物大分子所需的基本单位氨基酸、核苷酸、糖、脂肪酸和甘油等以及维生素、激素、各种代谢中间物,在不同的生物中,还有各种次生代谢物,如萜类、生物碱、毒素、抗生素等。虽然对生物体组成的鉴定是生物化学发展初期的特点,但直到今天,新物质仍不断在发现。如陆续发现的干扰素、环磷酸核苷、钙调蛋白、黏连蛋白、外源凝集素等,已成为重要的研究课题。有的简单分子,如作为代谢调节物的果糖-2,6-二磷酸是 1980 年才发现的。另一方面,早已熟知的化合物也会发现新的功能,20 世纪初发现的肉碱,50 年代才知道是一种生长因子,而到 60 年代又了解到是生物氧化的一种载体。多年来被认为是分解产物的腐胺和尸胺,与精胺、亚精胺等多胺被发现有多种生理功能,如参与核酸和蛋白质合成的调节,对 DNA 超螺旋起稳定作用以及调节细胞分化等。

生物大分子的功能与它们特定的结构有密切关系。由于结构分析技术的进展,使人们能在分子水平上深入研究它们的各种功能。酶的催化原理的研究是这方面突出的例子。蛋白质的结构域是个较紧密的具有特殊功能的区域,连接各结构域之间的肽链有一定的活动余地,允许各结构域之间有某种程度的相对运动。蛋白质的变构和共价修饰的调节作用充分体现了结构与功能的关系密切。核酸的结构与功能的研究为阐明基因的本质,了解生物体遗传信息的流动做出了贡献。碱基配对是核酸分子相互作用的主要形式,这是核酸作为信息分子的结构基础。当 DNA 双螺旋结构发现后,对于基因、基因表达和基因表达调控、基因组学以及各种组学的研究和认识有了飞速的发展。20 世纪中叶以来,对于 RNA 结构的研究不但发现了核酶、逆转录酶,现在发现的 microRNA 还有调节基因表达的功能。生物大分子的功能还体现有大分子之间的相互作用。研究已经表明:细胞信号转导和基因表达调控中蛋白质与蛋白质;蛋白质与核酸;核酸与核酸的相互作用是功能的基本要素,起决定性的作用。

生物体的糖类物质包括多糖、寡糖和单糖。在多糖中,纤维素和甲壳素是植物和动物的结构物质,淀粉和糖原等是储存的营养物质。单糖是生物体能量的主要来源。寡糖在结构和功能上的重要性在 20 世纪 70 年代才开始为人们所认识。寡糖和蛋白质或脂质可以形成糖蛋白、蛋白聚糖或糖脂。由于糖链结构的复杂性,使它们具有很大的信息容量,对于细胞专一地识别某些物质并进行相互作用而影响细胞的代谢具有重要作用。从发展趋势看,糖类将与蛋白质、核酸、酶并列而成为生物化学的四大研究对象。

生物大分子的化学结构一经测定,就可在实验室中进行人工合成。生物大分子及其类似物的人工合成有助于了解它们的结构与功能的关系。20 世纪 80 年代初出现的蛋白质工程,通过改变蛋白质的结构基因,获得在指定部位经过改造的蛋白质分子。这一技术不仅为研究蛋白质的结构与功能的关系提供了新的途径,而且也开辟了按一定要求合成具有特定功能的、新的蛋白质的广阔前景。通过 DNA 化学合成而得到的人工基因可应用于基因工程而得到具有重要功能的蛋白质及其类似物。

二、物质代谢及其调节

物质代谢是正常生命过程的必要条件,是生命新陈代谢的体现。物质代谢包括合成代谢和分解代谢,两者的过程都是由一系列中间步骤组成。中间代谢就是研究其中的化学途径的。如糖原、脂肪和蛋白质的异化是各自通过不同的途径分解成葡萄糖、脂肪酸和氨基酸,然后再氧化生成乙酰辅酶 A,进入三羧酸循环,最后生成二氧化碳。在物质代谢的过程中还伴随有能量的变化。生物体内机械能、化学能、热能以及光、电等能量的相互转化和变化称为能量代谢,此过程中 ATP 起着中心的作用。

生物体内,物质代谢在调节控制之下有条不紊地进行的。这种调控机制主要受酶的活性和酶的数量影响。物质代谢的有序性分子机制有许多方面不清楚,有待进一步研究和阐明。已有研究表明:细胞间和细胞内的信号转导过程及其网络参与物质代谢的调控及其相关的生长、增殖、分化等过程,其研究领域是 21 世纪生命科学的热点。

三、基因信息传递及其调控

1958 年,英国科学家 Crick, F.H.C 提出生物学中心法则,阐明了基因信息传递的基本过程,即 DNA 复制、RNA 转录、蛋白质合成。虽然 20 世纪 70 年代以后,生命科学的研究成果不断地补充和完善中心法则,而基因的信息流仍遵循其基本规律。生物学中心法则中的 RNA 转录和蛋白质合成过程称为基因表达,影响基因表达的因素和过程称为基因表达调控。已有的研究表明:基因表达和基因表达调控涉及遗传、变异、生长、发育、分化等诸多生命过程,也与人类各种重大疾病如遗传病、肿瘤、代谢性疾病等的发病机制有密切关系。现今,基因表达调控的研究主要在异染色质化与染色质活化;DNA 的构象变化与化学修饰;转录因子的种类和作用;RNA 加工以及转译过程中的调控等方面。DNA 重组、基因克隆、基因剔除、转基因、基因组学和功能基因组学等发展,将推动这一领域研究迅速发展。

四、生物技术的研究与应用

在生物化学的发展中,许多重大的进展均得力于技术和方法上的突破。例如同位素示踪技术用于代谢研究和结构分析;层析,特别是 20 世纪 70 年代以来全面地大幅度地提高体系性能的高效液相层析以及各种电泳技术用于蛋白质和核酸的分离纯化和一级结构测定;X 射线衍射技术用于蛋白质和核酸晶体结构的测定;高分辨率二维核磁共振技术用于溶液中生物大分子的构象分析;酶促等方法用于 DNA 序列测定;单克隆抗体和杂交瘤技术用于蛋白质的分离纯化以及蛋白质分子中抗原决定因子的研究;PCR 技术广泛用于核酸的分离与鉴定等。20 世纪 70 年代以来计算机技术广泛而迅速地向生物化学各个领域渗透,不仅使许多分析仪器的自动化程度和效率大大提高,而且为生物大分子的结构分析,结构预测以及结构功能关系研究提供了全新的手段。生物化学今后的继续发展无疑还要得益于技术和方法的革新。

第三节   生物化学与医学的关系

生物化学是生物学的一个分支。以人体为研究对象的医学生物化学是基础医学的必修课,主要研究正常和疾病人体内的生物分子的化学变化过程。20 世纪中叶后,生物化学与分子生物学的理论和技术的迅速发展,极大推动了与它相关的基础和临床学科的发展。另一方面,生物化学与基础和临床医学各学科相互渗透、交叉,已经产生了诸如细胞分子生物学、分子遗传学、分子病理学、分子药理学、分子免疫学、分子微生物学、基因诊断学等新型学科。

人类基因组计划(HGP)的提出和顺利实施,不但给传统的医学生物化学和分子生物学带来了深刻的变革,也已渗透进临床医学、药物学等领域。毒副作用更小的胰岛素和组织纤溶酶原激活剂正分别被内科医生应用于糖尿病和心肌梗死的治疗;外科医生在决定家族性乳腺癌进行手术前要进行基因检测;妇产科医生对孕妇的羊水检测可以诊断胎儿是否患有某种遗传性疾病……。分子生物学和分子遗传学在与内、外、妇、儿等传统学科不断融合、相互促进,已形成一门新型学科——基因组医学。“基因组医学”于 21 世纪初提出,其研究目的是从人体结构基因组、功能基因组和蛋白质组水平上认识疾病;从基因和环境相互作用水平上研究疾病;通过疾病基因组早期诊断、预防、治疗疾病;通过药物基因组、环境基因组深入到个性化医疗。现在我们已经看到:基因诊断已经降低了出生缺陷和严重遗传病的发病率;肿瘤标记物检测的应用已经提高了肿瘤的早期诊断率;DNA 指纹识别在法医中有广泛的应用;单核苷酸多态性(SNP)作为基因标签用来研究比较健康组和疾病组之间不同的单型效率,可以降低成本,高速度地发现致病基因。科学家预测:在未来 50 年内,一个较全面的、完整的以基因组为基础的医疗实践和卫生保障体系有可能在发达国家成为标准和规范应用。

学习和掌握生物化学知识,能更好地理解生命现象地本质和人体正常生理过程地分子机制,并为学习其他基础医学和临床医学课程打下一个良好的基础。

(揭克敏   万福生)

第 2 章 蛋白质的结构与功能

蛋白质(protein)是氨基酸构成的具有特定空间结构的高分子有机物。从最简单的病毒到人类,凡是生物体均含有蛋白质。人体内蛋白质含量占干重的45%,而在细胞中可达干重的70%以上,因此蛋白质是构成组织细胞的最基本物质。人体内蛋白质种类繁多,都具有重要的生理功能。蛋白质在生命活动过程中的重要作用有:①生物催化作用。生命的最基本特征是新陈代谢,其所有的化学反应,几乎都是在酶的催化和控制下进行的,酶的化学本质主要是蛋白质。②免疫保护作用。机体的免疫功能与抗体有关,抗体是一类特异的球蛋白,能够使机体具有抵抗外界病原侵袭的能力。免疫球蛋白也用于许多疾病的预防和治疗。③运动与支持作用。肌肉的收缩是肌球蛋白和肌动蛋白相对滑动的结果。皮肤、骨骼和肌腱的胶原纤维主要含有胶原蛋白,他具有强烈的韧性。这些结构蛋白(胶原蛋白、弹性蛋白、角蛋白等)起维持器官、细胞的正常形态,抵御外界伤害等保护作用。④运输和储存作用。有些蛋白质具有运输功能,如血红蛋白是运输氧的载体,血浆脂蛋白是脂类的运输形式等。⑤代谢调节作用。生物体存在着精细的调节系统以维持生命的正常活动,参与代谢调控的许多激素是蛋白质或多肽,例如胰岛素、胸腺素和各种促激素等。⑥控制生长和分化。生物体遗传信息的复制、转录和翻译过程,需要蛋白质分子的参与。例如,组蛋白是高等生物 DNA 组装为染色体的重要成分,而阻遏蛋白对基因表达有调控作用。⑦接收和传递信息。完成这种功能的蛋白质为受体蛋白,其中一种是跨膜蛋白,另一种是胞内蛋白。受体与配基结合,接收信息,通过自身构象改变,或激活某些酶,或结合某种蛋白,将外界信号放大、传递,起调控作用;此外,蛋白质也可以被氧化分解,释放能量,供应机体生命活动。

以上的例子表明,生命活动是不可能离开蛋白质而存在的。因此,有人称核酸为"遗传大分子",而把蛋白质称作"功能大分子"。

第一节　蛋白质的分子组成

组成蛋白质的基本元素是碳(50%~60%)、氢(6%~8%)、氧(19%~24%)、氮(13%~19%);大多数蛋白质含有硫;有些蛋白质含有磷;少数蛋白质含有铁、铜、锰、锌等金属元素;个别蛋白质含有碘。

各种蛋白质的含氮量十分接近且恒定,平均为16%,即 1 克氮相当于 6.25 克蛋白质。由于在生物体内,氮元素主要存在于蛋白质中,所以分析生物样品中蛋白质的含量,只要测得其中的含氮量就可以按下式计算。

每克样品中蛋白质的含量=每克样品中含氮量×6.25。

氮的含量一般用凯氏定氮法测定。

凯氏定氮法测定蛋白质含量主要的缺点是受其他含氮物质干扰较大。2008 年震惊全国的三聚氰胺事件就是一个典型的例子。凯氏定氮法曾经是牛奶企业检测牛奶是否合格的金标准,但是被不法分子利用方法学上的弊端乘机牟取暴利。三聚氰胺氮含量高达 67%(图 2-1),是鲜牛奶的 151 倍,是奶粉的 23 倍。不法商人向鲜奶中添加三聚氰胺来提高氮含量,以提升食品或饲料检测中的蛋白质含量指标。三聚氰胺是一种微溶于水的化工原料,能够引起生殖、泌尿系统结石。

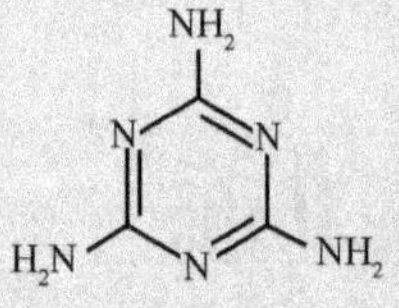

图 2-1   三聚氰胺结构

一、氨　基　酸

蛋白质用酸、碱或酶彻底水解生成的最终产物是氨基酸。所以组成蛋白质的基本单位是氨基酸(amino acid)。

(一) 氨基酸的结构特点

天然氨基酸有 300 多种,但是组成蛋白质的氨基酸只有二十种。所谓的氨基酸是羧酸分子中 α-碳原上的氢原子被氨基取代而成的化合物,故又称 α-氨基酸。其结构通式见图 2-2。

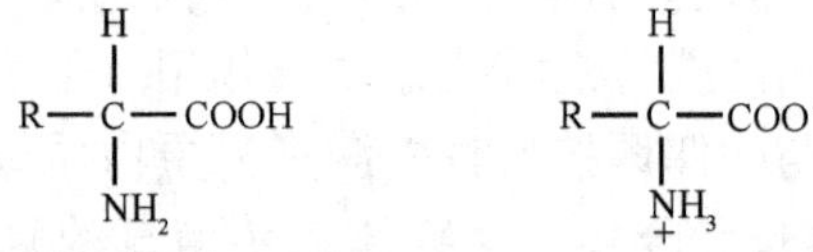

非解离形式　　　　　　两性离子形式

R 代表氨基酸侧链,R 不同代表不同氨基酸。

各种氨基酸结构各不相同,但都具有如下共同特点:

(1) 既具有酸性的羧基(α-COOH),也具有碱性的氨基(α-NH$_2$)。因此氨基酸是两性电解质,它在溶液中的带电情况,随溶液的 pH 而变化。由这种氨基酸构成的蛋白质同样具备两性电离的特点。

(2) 除甘氨酸外,其他氨基酸中的 α-碳原子所连接的四个原子或基团互不相同,是不对称碳原子,故它们具有旋光异构现象,用(-)号表示左旋体,用(+)号表示右旋体。若以甘油醛的构型为参考,这些氨基酸又存在 L 型和 D 型两种异构体。凡氨基在 α-碳原子右侧者为 D 型,在左侧者为 L 型(图 2-2)。组成蛋白质的氨基酸是 L 型。

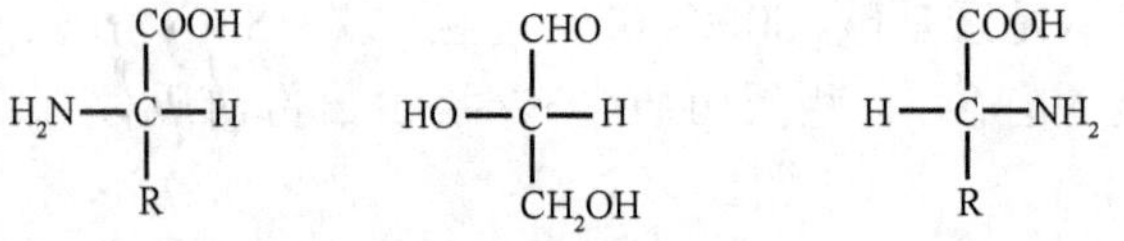

L-α-氨基酸　　　　L-甘油醛　　　　D-α-氨基酸

图 2-2 L-氨基酸和 D-氨基酸

(3) 各种氨基酸的侧链 R 基团结构和性质不同,它们在决定蛋白质性质、结构和功能上起着重要作用。

20 种氨基酸中的脯氨酸含有亚氨基,所以它是亚氨基酸,但其亚氨基仍能与另一氨基酸的羧基形成肽键。脯氨酸在蛋白质加工时被修饰成羟脯氨酸。2 个半胱氨酸通过脱氢后可以二硫键相结合,形成胱氨酸,因此半胱氨酸在蛋白质分子中不少是以胱氨酸的形式存在,二硫键在稳定蛋白质空间结构中起重要作用。

(二)氨基酸的分类

1. 根据氨基酸的 R 基团的结构和性质分类 可将 20 种氨基酸分为四类:①非极性疏水氨基酸。②极性中性氨基酸。③酸性氨基酸。④碱性氨基酸(表 2-1)。

2. 营养学分类 可将氨基酸分为两类:必须氨基酸和非必需氨基酸,不能在体内合成,必须由食物提供的氨基酸称为必需氨基酸。20 种氨基酸只有赖、色、苯丙、甲硫、苏、亮、异亮、缬氨酸是体内不能合成的,故这八种氨基酸是必需氨基酸。能够在体内合成的氨基酸称为非必需氨基酸。

表 2-1 氨基酸的结构与分类

种类	结构式	中文名	英文名	三字符	一字符	分子量	等电点
非极性疏水性氨基酸		甘氨酸	glycine	Gly	G	75.05	5.97
		丙氨酸	alanine	Ala	A	89.06	6.00
		缬氨酸	valine	Val	V	117.09	5.96
		亮氨酸	leucine	Leu	L	131.11	5.98
		异亮氨酸	isoleucine	Ile	I	131.11	6.02
		苯丙氨酸	phenylalanine	Phe	F	165.09	5.48
		脯氨酸	proline	Pro	P	115.13	6.30
		蛋氨酸	methionine	Met	M	149.15	5.74
		色氨酸	tryptophan	Trp	W	204.22	5.89

种类	结构式	中文名	英文名	三字符	一字符	分子量	等电点
极性中性氨基酸	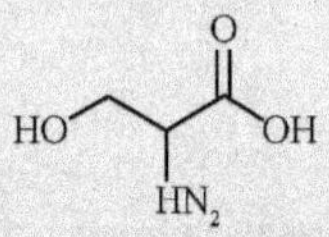	丝氨酸	serine	Ser	S	105.06	5.68
	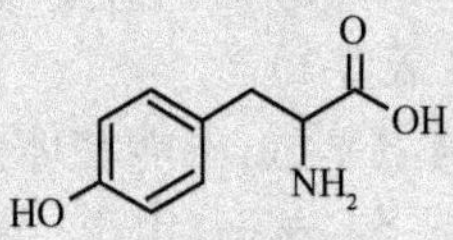	酪氨酸	tyrosine	Tyr	Y	181.09	5.66
	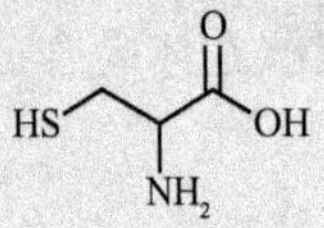	半胱氨酸	cysteine	Cys	C	121.12	5.07
	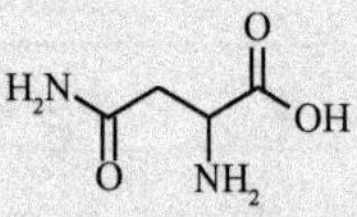	天冬酰胺	asparagine	Asn	N	132.12	5.41
	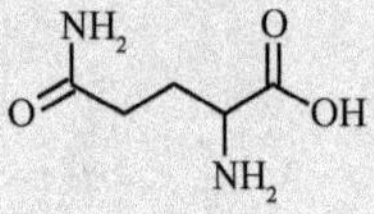	谷氨酰胺	glutamine	Gln	Q	146.15	5.65
	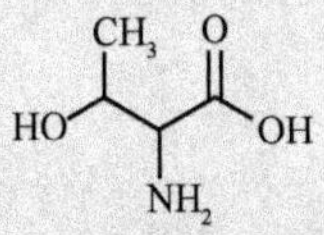	苏氨酸	threonine	Thr	T	119.08	5.60
酸性氨基酸	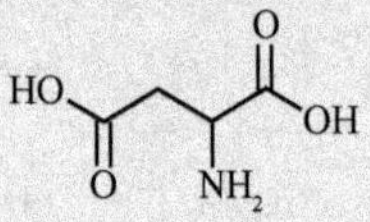	天冬氨酸	aspartic acid	Asp	D	133.60	2.97
	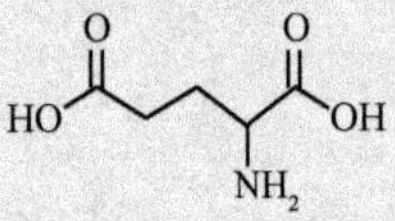	谷氨酸	glutamic acid	Glu	E	147.08	3.22
碱性氨基酸	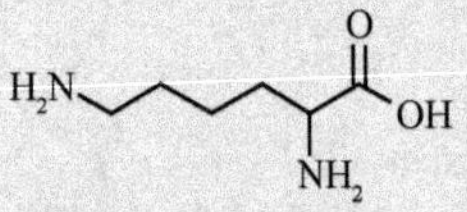	赖氨酸	lysine	Lys	K	146.63	9.74
	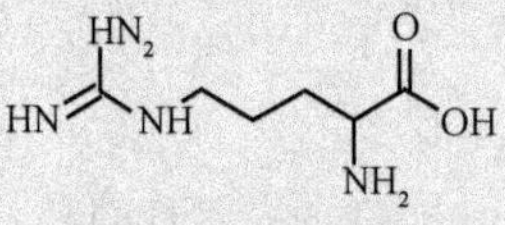	精氨酸	arginine	Arg	R	174.14	10.76
	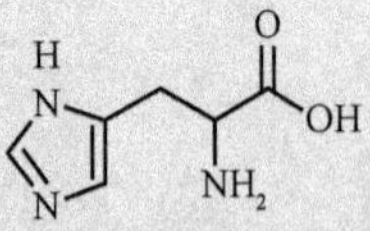	组氨酸	histidine	His	H	155.16	7.59

3. 根据氨基酸结构分类 可将 20 种氨基酸分为五类：

（1）脂肪族氨基酸：甘氨酸、丙氨酸、丝氨酸、苏氨酸、半胱氨酸、甲硫氨酸、天冬酰胺、谷氨酰胺、天冬氨酸、谷氨酸、精氨酸、赖氨酸。

（2）支链氨基酸：缬氨酸、亮氨酸、异亮氨酸。

（3）芳香族氨基酸：苯丙氨酸、酪氨酸、色氨酸。

（4）杂环氨基酸：组氨酸、色氨酸。

（5）杂环亚氨基酸：脯氨酸。

（三）氨基酸的理化性质

1. 两性解离及等电点　由于所有氨基酸都含有碱性的 α-氨基和酸性 α-羧基，可在酸性溶液中与质子（H^+）结合成带正电荷的阳离子（—NH_3^+），也可以在碱性溶液中与 OH^- 结合，失去质子变成带负电荷的阴离子（—COO^-）。因此，氨基酸是两性电解质，具有解离的特性。氨基酸的解离方式取决于其所处溶液的酸碱度。在某一 pH 的溶液中，氨基酸解离成阳离子和阴离子的趋势及程度相等，成为兼性离子，呈电中性，此时的 pH 称为该氨基酸的等电点（isoelectric point，pI）。

氨基酸的 pI 是由 α-羧基和 α-氨基的解离常数的负对数 pK_1 和 pK_2 决定的。pI 计算公式为：$pI = 1/2 (pK_1 + pK_2)$。如甘氨酸的 pK-COOH = 2.34，pK-NH_2 = 9.6，pI = 1/2 (2.34+9.60) = 5.97。若一个氨基酸有三个可解离基团，写出它们电离式后取兼性离子两边的 pK 值的平均值，即为此氨基酸的 pI 值。

2. 紫外吸收性质　色氨酸、酪氨酸、苯丙氨酸等芳香族氨基酸，其侧链苯环含有共轭双键，在 280nm 有最大吸收峰（图 2-3）。所以测定蛋白质 280nm 的光吸收值，是分析溶液中蛋白质含量的快速简便的方法。

3. 茚三酮反应　氨基酸与茚三酮水合物共加热，茚三酮水合物被还原，其还原物可与氨基酸加热分解产生的氨结合，再与另一分子茚三酮缩合成为蓝紫色的化合物，此化合物在 570nm 有最大吸收峰（图 2-4）。由于吸收峰值的大小与氨基酸释放出的氨量成正比，因此可作为氨基酸定量分析方法。

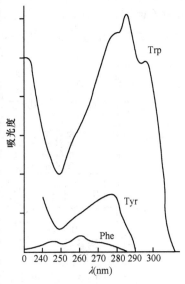

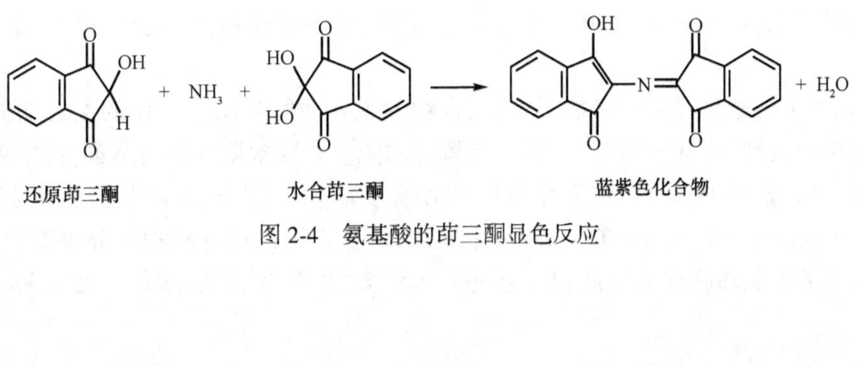

图 2-3　芳香族氨基酸的紫外吸收

水合茚三酮　　氨基酸　　　　　还原茚三酮

还原茚三酮　　　　水合茚三酮　　　　　蓝紫色化合物

图 2-4　氨基酸的茚三酮显色反应

二、肽

（一）肽键与肽链

一个氨基酸的 α-羧基与另一个氨基酸的 α-氨基脱水缩合形成的共价键（—CO—NH—）称为肽键（peptide bond），又称酰胺键（图 2-5）。蛋白质分子中的氨基酸通过肽键连接。

氨基酸通过肽键连接起来的化合物称为肽（peptide）。由两个氨基酸形成的肽称为二肽，三个氨基酸形成的肽称三肽，其余以此类推。通常将十肽以下者称为寡肽，十肽以上称为多肽。多肽是链状化合物，也可以称为多肽链。氨基酸在形成肽链后，因有部分基团已参加肽键的形成，已经不是完整的氨基酸，故将蛋白质肽链中的每个氨基酸部分称为氨基酸残基（residue）。每一个氨基酸残基上都有一个侧链 R，不同的侧链 R 有不同的功能。多肽链有两端：一端具有自由的 α-氨基称为氨基末端（或 N 末端），通常写在多肽链的左端；另一端具有自由 α-羧基，称为羧基末端（C 末端），通常写在多肽链的右端（图 2-6）。

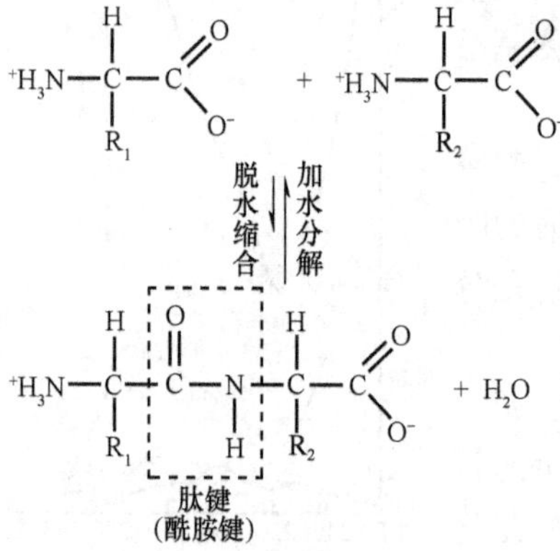

图 2-5　肽键的形成

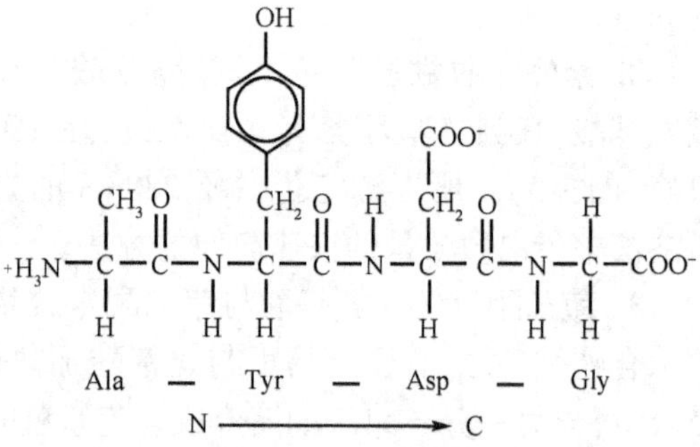

图 2-6　多肽链方向

多肽链的方向从 N-端到 C-端，肽链也是从 N-端到 C-端按氨基酸残基的顺序来命名的。如从 N-端到 C-端依次由丙氨酸、酪氨酸、天冬氨酸、甘氨酸缩合形成的四肽，正规化学名称应为"丙氨酰酪氨酰天冬氨酰甘氨酸"。

（二）生物活性肽

生物体内存在许多游离的活性肽，常称为生物活性肽，它们具有重要的生理功能。

如谷胱甘肽（glutathione，GSH），它是由谷氨酸、半胱氨酸和甘氨酸组成的三肽，结构式如图 2-7。

SH 代表半胱氨酸残基的巯基，是该化合物的主要功能基团。GSH 的主要功能是保护某些蛋白质的活性 SH 不被氧化，同时具有解毒功能。临床常用它作为解毒、抗辐射和治疗肝病的药物。机体内有许多激素为肽类激素，如下丘脑分泌促甲状腺素释放激素（thyrotropin-releasing hormone，TRH）是一个三肽，主要作用是促进腺垂体分泌促甲状腺素。在体内起调节控制新陈代谢的肽类激素还有催产素、生长素、胸腺素等。近年来临床还利用生物活性肽作为疾病的治疗药物。

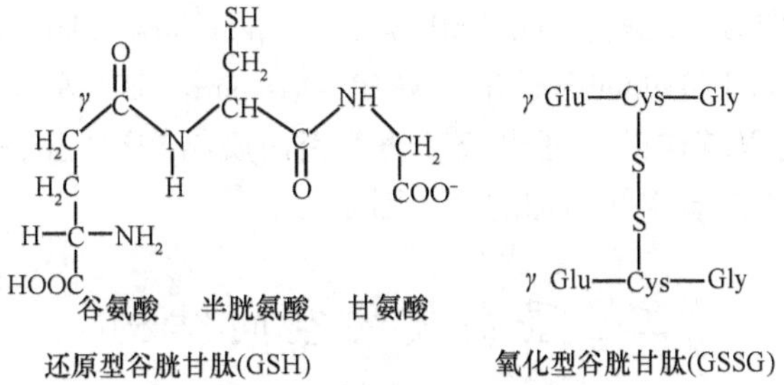

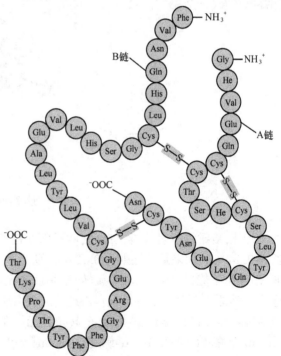

图 2-7　谷胱甘肽(GSH)和氧化型(GSSG)

第二节　蛋白质的分子结构

蛋白质功能主要由其结构所决定,蛋白质的结构复杂,具有多层次结构。一般用一级结构和空间结构描述蛋白质的结构,空间结构又分为二级结构、三级结构和四级结构。空间结构又称构象(conformation),是蛋白质中所有原子在三维空间的排布。

一、蛋白质的一级结构

构成蛋白质的各种氨基酸在多肽链中的排列顺序,称为蛋白质的一级结构(primary structure)。多肽链氨基酸的顺序是由基因上遗传信息,即 DNA 分子中遗传密码的核甘酸排列顺序所决定,一级结构是蛋白质的基本结构,它决定蛋白质的空间结构,一级结构的主要键是肽键,有的蛋白质尚含有二硫键,它是由两个半胱氨酸脱氢组成的化学键(—S—S—)。因共价键的键能大,故蛋白质的一级结构稳定性较强。

第一个蛋白质的一级结构是 1955 年由英国化学家 sanger 测定的牛胰岛素。1965 年我国生物化学家首先成功地合成具有生物活性的结晶牛胰岛素,开创了人工合成具有生物活性蛋白质的新纪元。成熟的胰岛素的一级结构是由一条 A 链(21 肽)和一条 B 链(30 肽)组成。分子中共有 3 个二硫键,其中 2 个存在于 A 链和 B 链之间。人胰岛素的一级结构见图 2-8。

人体内约有 3～5 万种蛋白质,其一级结构各不相同,即各种蛋白质之间的差别是由其氨基酸的组成、数目及其氨

图 2-8　人胰岛素的一级结构

基酸在蛋白质多肽链中的排列顺序决定。目前已知一级结构的蛋白质相当可观,国际互联网有若干重要的蛋白质数据库,如 EMBM（Europen Molecular Biology Laboratory Date Library, http://www. embl-heidelberg. de）、NCBI、swissport、PDB 等,收集了大量的蛋白质的结构及相关信息,并且以较快的速度增长。随着蛋白质结构研究的深入,已认识到蛋白质一级结构并不是决定蛋白质空间结构的唯一因素。

二、蛋白质的空间结构

根据多肽链的氨基酸残基的特性及排列顺序,天然蛋白质可折叠,盘曲成一定的空间结构或构象。蛋白质空间结构决定着分子形状、理化特性和生物学活性。

蛋白质构象又分为主链构象和侧链构象,主链构象指多肽链上各原子的排布及相互关系;侧链构象是指各氨基酸侧链基团中原子的排布及彼此关系。主链构象决定侧链基团的排布,侧链构象影响主链构象的卷曲和折叠,二者相互依存,相互影响。

（一）蛋白质二级结构

蛋白质的二级结构（secondary structure）是指局部或某一段肽链的空间结构。即多肽链主链各原子在局部空间排列方式,而不涉及 R 侧链的构象。

形成蛋白质二级结构基础是肽键平面（peptide unit）,由于电子云轨迹影响,肽键中的 C—N 具有部分双键性质而不能随意旋转,与周围的四个原子形成一个刚性平面。经测定,肽键的 C 及 N 周围三个键角之和均为 360°,说明都处于一个平面上,此平面称为肽键平面,亦称肽平面（图 2-9）。

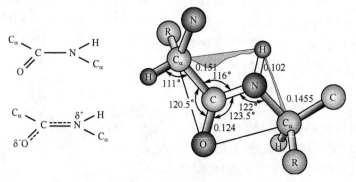

图 2-9   肽平面的形成

此外,X 射线衍射分析也证明,肽平面肽键长为 0.132nm。如果 C—N 间是单键,则键长为 0.149nm,如果是双键则为 0.127nm,所以肽键介于两者之间,故有一定程度的双键性能,C 与 N 不能以 C＝N 为轴心旋转,于是肽键及其相关的 6 个原子形成平面,而与肽键相连的 α-碳原子两侧单键都可以自由旋转。蛋白质的肽链局部盘曲,折叠的形式即蛋白质二级结构的形式有 α-螺旋、β-折叠、β-转角和无规卷曲等几种。维持二级结构稳定键是氢键。

1. α-螺旋（α-helix）   α-螺旋是 pauling 等人提出的第一个模型,外观似螺旋状的结构（图 2-10）。α-螺旋是指蛋白质分子中多个肽平面通过氨基酸的 α-碳原子沿长轴方向旋转,按一定规律形成稳定的 α-螺旋构象。α-螺旋主要特征是:

（1）为一右手螺旋,螺旋每圈包含 3.6 个氨基酸残基,螺距为 0.54nm,直径 0.23nm。

（2）相邻 2 圈 α-螺旋间第 1 个肽单位的 C ＝O 与第 4 个肽单位的 N—H 形成氢键,氢键方向与螺旋纵轴平行,链内氢键是 α-螺旋稳定的主要因素。

（3）肽链中氨基酸残基的 R 基团均伸向螺旋的外侧,其空间形状、大小及电荷对 α-螺旋的形成和稳定有重要的影响。如果酸性或碱性氨基酸集中的区域,由于同性电荷相斥,妨碍 α-螺旋的形成。较大的 R 侧链(如苯丙氨酸,天冬酰胺,亮氨酸)集中的区域,由于位阻较大,也不利于 α-螺旋的形成。另外一种限制因素是脯氨酸,脯氨酸是亚氨基酸,不能形成氢键。肌红蛋白及血红蛋白分子中有许多肽链段是 α-螺旋;毛发的角蛋白、肌肉的肌球蛋白多肽链几乎全部卷曲成 α-螺旋。

2. β-折叠(β-sheet) β-折叠是由若干肽段或肽链排列起来所形成的扇面状片层构象(图 2-11),其结构特征为:

（1）由若干条肽段或肽链平行或反平行排列组成片状结构。

（2）主链骨架伸展呈锯齿状。

（3）相借相邻主链之间的氢键维系。氢键的方向与肽链长轴垂直。肽链中氨基酸的残基的 R 侧链分布在片层上下。

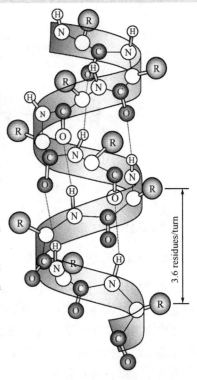

图 2-10 α-螺旋结构示意图

β-折叠的形成也有一定条件,肽链上的氨基酸残基的 R 较小,才能容许两条肽段彼此靠近。蚕丝蛋白是典型 β-折叠,该蛋白含有大量甘氨酸与丙氨酸残基。

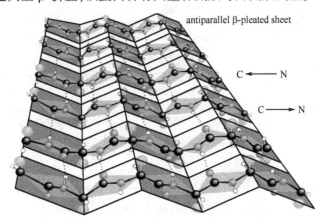

图 2-11 β-折叠结构示意图

3. β-转角(β-turn)**和无则卷曲**(random coil) 自然界的蛋白质大多数是球状蛋白质。因此多肽链必须具有弯曲、回折和重新定向的能力,以便生成结实、球状的结构。β-转角是蛋白质中二级结构元件之一,常发生于肽链进行 180° 回折时的转角上。在 β-转角中第一个残基 C ＝O 与第四个残基的 N—H 氢键结合,形成一个紧密的环(图 2-12)。β-转角常发生在球状蛋白质分子表面,这与蛋白质的生物学功能相关。

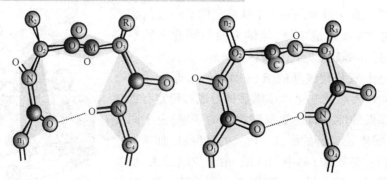

图 2-12   β-转角结构示意图

无规卷曲是泛指那些无确定规律性的多肽区段,一般是柔性的无序的肽段。

(二)超二级结构

超二级结构(supersecondary structure),又称模体(motif),是指在多肽链内顺序上相互邻近的二级结构在空间折叠中靠近,彼此相互作用,形成规则的二级结构聚集体。它们可直接作为三级结构中结构域的组成单位,是蛋白质二级结构与三级结构之间的一个层次,故称超二级结构。目前发现的超二级结构有三种基本形式:αα,βββ,βαβ,其中 βαβ 组合最为常见。如,锌指结构(zinc finger)就是一个典型的模体,它由一个 α-螺旋和两个反平行的 β-折叠三个肽段(βαβ)构成(图 2-13)。该模体 N 端有一对半胱氨酸残基,C 端有一对组氨酸残基,这四个残基在空间形成一个洞穴,恰好容纳一个 Zn^{2+}。由于 Zn^{2+} 可稳定模体中的 α-螺旋结构,保证 α-螺旋嵌在 DNA 大沟中,因此,一些转录调节因子都含有锌指结构,能与 DNA 或 RNA 结合。

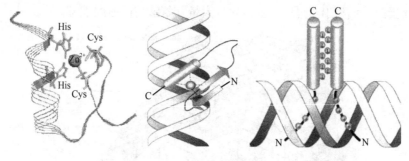

锌指结构   亮氨酸拉链

图 2-13   锌指结构与亮氨酸拉链。两个 α-螺旋上的亮氨酸残
基彼此接近,形成了类似拉链的结构,而富含碱性氨基
酸残基的区域与 DNA 骨架上的磷酸基团结合

目前已经发现数百种不同的模体,它们普遍存在于各种蛋白质分子中,比蛋白质一级结构更具有保守性,因此比较模体结构可得到更多的遗传信息。一级结构相似和/或空间结构和功能明显相似的蛋白质归为同一蛋白质家族(protein family)。一些蛋白质家族之间虽然一级结构不太相似,但具有相同的模体和相似的功能,这些蛋白质家族则组成超家族(superfamily)。有的超家族同时存在于原核生物和真核生物中,说明它们具有生命早期的

同源性,有的蛋白质超家族仅存在于很窄范围的生物中,说明其历史较晚。由于蛋白质在生命活动中的中心地位,因此有人提出蛋白质结构分类(structural classification of protein, SCOP)的概念。基于 SCOP 数据库(http://scop.mrc-lmb.cam.ac.uk/scop)中所积累的模体类型,蛋白质(模体)可分为四类:全 α-螺旋结构、全 β-折叠结构、α/β 结构(α-螺旋和 β-折叠散布或相间)、α+β 结构(α 螺旋和 β 折叠区域分离)。

有些蛋白质的模体只是很短的肽段,不具备超二级结构。例如,纤连蛋白、层连蛋白,及多数去整合素均含有 Arg-Gly-Asp(RGD)三肽片段,RGD 模体是这些蛋白质与其受体相互作用的位点。

(三) 蛋白质的三级结构

蛋白质的三级结构(tertiary structure)是指整条多肽链所有原子的排布方式、包括多肽链分子主链及侧链的构象。即蛋白质的多肽链在二级结构的基础上再进一步盘曲、折叠,形成一定规律的空间结构。侧链构象主要是形成结构域(domain)。结构域是蛋白质构象中特定空间区域,是较大的蛋白质分子中,多肽链上相邻的超二级结构紧密联系,形成的独立结构单位。一般每个结构域约由 100～200 个氨基酸残基组成,各有独特的空间构象,并承担不同的生物学功能。对于那些较小的球状蛋白质分子或亚基来说,结构域和三级结构是一个意思,也就是说这些蛋白质是单结构域的,如核糖核酸酶、肌红蛋白等。一个蛋白质分子中的几个结构域有的相同(如细胞表面蛋白 CD4 包含 4 个结构相似的结构域,见图 2-14),也有的不同;而不同蛋白质分子之间的结构域可以相同。如乳酸脱氢酶、3-磷酸甘油醛脱氢酶、苹果酸脱氢酶等均属于以 NAD⁺为辅酶的脱氢酶类,它们各自由 2 个不同的结构域组成,但它们与 NAD⁺结合的结构域构象则基本相同。

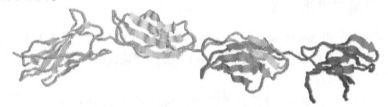

图 2-14　细胞表面蛋白 CD4 分子 4 个相似结构域

具有三级结构的蛋白质才有生物学活性。稳定三级结构主要是通过次级键的作用,侧链基团起了重要的作用。蛋白质三级结构中各种次级键包括(图 2-15):

1. 氢键　除前述多肽主链之间的氢键外,在多肽主链与极性侧链之间以及在极性侧链之间都可形成氢键。

2. 离子键　又称盐键,是在蛋白质带正电荷基团和带负电荷基团之间形成。

3. 疏水相互作用　又称疏水键,疏水作用是稳定三级结构最主要的作用力。疏水作用存在于缬氨酸、亮氨酸、异亮氨酸、苯丙氨酸等非极性疏水侧链之间,形成疏水区。蛋白质三级结构中疏水键的数量最多,且往往居于球状蛋白质的内部。一些具备三级结构的蛋白质,如血浆清蛋白、球蛋白、肌红蛋白等都属于球状蛋白,球状蛋白的疏水基多聚集在分子的内部,而亲水基则多分布在分子的表面,因而球状蛋白质是亲水的。更重要的是,多肽链经过如此盘曲后,可形成某些发挥生物学功能的特定区域,例如酶的活性中心等。

4. 范德华力　范德华力(van der Waals)是原子间普遍存在的一种作用力,包括吸引力和斥

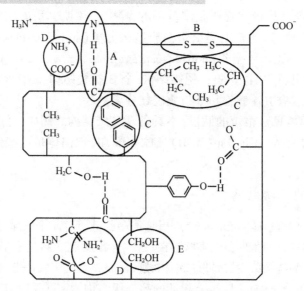

图 2-15　维持蛋白质分子构象的各种化学键
A. 氢键；B. 二硫键；C. 疏水作用；D. 盐键；E. 范德华力

力两种相互作用。范德华力随非共价键合原子或分子间距离(R)的6次方倒数即 $1/R^6$ 而变化。当非共价键合原子或分子相互挨得太近时,由于电子云重叠,将产生范德华斥力。

此外,虽然二硫键属于共价键,但也在三级结构的维系中起重要作用。RNA 酶复性实验中,二硫键的正确重形成是酶活性恢复的重要前提。

（四）蛋白质的四级结构

蛋白质的四级结构(quarternary structure)是指两个或两个以上具有独立三级结构的多肽链借次级键(氢键、疏水键、盐键)结合而形成的复杂结构,四级结构中的每条具有独立三级结构的多肽称为亚基(subunit)。

在四级结构中,亚基之间不含共价键,各亚基之间次级键的结合比二、三级结构疏松,因此在一定条件下,四级结构的蛋白质可分离为其组成的亚基,而亚基本身的构象仍可不变。一种蛋白质,各亚基可以是相同的,也可以是不同的。由相同的类型的亚基构成的四级结构称均一四级结构,如过氧化氢酶是由四个相同的亚基构成的。由不同亚基构成的四级结构,称非均一的四级结构。如血红蛋白是由2个 α 亚基和2个 β 个亚基构成。含有四级结构的蛋白质,单独的亚基一般没有生物学功能,只有完整的四级结构才具有生物学功能,如果四级结构解聚成为亚基,蛋白质就不能执行正常的功能。

某些蛋白质分子可进一步聚合成聚合体(polymer)。聚合体的重复单位称为单体(monomer),聚合体可按其中所含单体的数量不同而分为二聚体、三聚体……寡聚体(oligomer)和多聚体(polymer)而存在。

第三节　蛋白质的结构与功能的关系

体内存在种类众多的蛋白质,各种蛋白质的一级结构和空间构象各不相同,而且每一种蛋白质都执行各自特异的生物学功能,可见蛋白质结构与功能之间存在密切的关系。

一、蛋白质一级结构与功能的关系

（一）一级结构是空间结构的基础

20 世纪 60 年代,Anfinsen 在研究牛胰核糖核酸酶 A(RNase A)的变性和复性时发现,蛋白质的功能与其三级结构密切相关。而特定的三级结构是以蛋白质的一级结构即氨基酸的排列顺序为基础的。

RNase A 是由 124 个氨基酸残基组成的一条多肽链,分子中 8 个半胱氨酸的巯基形成 4 对二硫键,多肽链进一步折叠成为具有特定空间构象的三级结构。在天然 RNase A 溶液中加入适量变性剂尿素和还原剂 β-巯基乙醇,分别破坏次级键和二硫键,从而使蛋白质的空间结构破坏,酶即变性失去活性。由于肽键未受影响,故蛋白质的一级结构仍存在。将尿素和 β-巯基乙醇经透析除去,酶活性及其一系列性质均可恢复到与天然酶一样(图 2-16)。牛胰 RNase A 的变性、复性及其酶活性变化充分说明,蛋白质的一级结构是空间结构的基础,而只有具备了特定的空间结构的蛋白质才具有生物学活性。

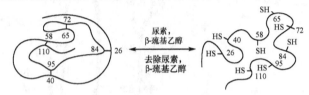

图 2-16　RNase A 变性与复性

除了一级结构和溶液环境为决定因素外,蛋白质的空间结构的正确形成还需要一类称为分子伴侣(molecular chaperon)的蛋白质参与。分子伴侣是一类特殊的蛋白质,广泛存在于从细菌到人的细胞中。分子伴侣功能包括两个方面:一是防止新生肽链错误的折叠和聚合;另一方面是帮助肽链快速折叠成正确的三维构型并成熟为具有完整结构和功能的蛋白质。到目前为止,发现的分子伴侣主要有热休克蛋白(heat shock protein, HSP)HSP40 和 HSP70。

（二）一级结构是功能的基础

经对大量蛋白质结构与功能关系进行研究,发现凡有相似一级结构的多肽或蛋白质,其功能也相似。例如猪和人的胰岛素只有一个氨基酸差别,即 B 链的第 30 位氨基酸,猪为苏氨酸,而人为丙氨酸,因此猪胰岛素经过改造后可以用于治疗人糖尿病。再例如腺垂体分泌的多肽激素,39 肽的促肾上腺皮质激素(ACTH)和促黑素(MSH)之间有一段相同的氨基酸序列(图 2-17),因此 ACTH 具有较弱的促黑素生成作用。

对蛋白质一级结构的比较可以反映分子的进化,生物分子的保守性是研究生物进化演变的重要工具。据科学家统计,它的氨基酸顺序每 200 万年才发生 1% 的改变。从进化上看,细胞色素 c (cytochrome c)是一种很保守的分子。细胞色素 c 是一种具有 104~112 个氨基酸的多肽分子,广泛存在于生物界。物种间亲缘关系越近,则细胞色素 c 的一级结构越相似,其空间结构和功能就越相似(图 2-18)。如人类和黑猩猩的细胞色素 c 一级结构完全相同,与猕猴相差 1 个氨基酸,与面包酵母却相差 51 氨基酸。

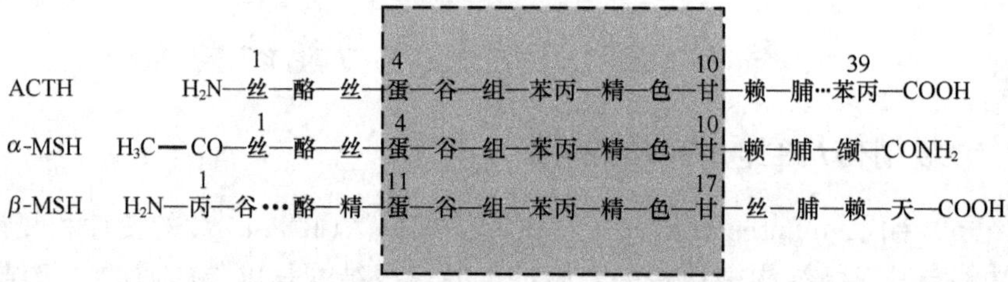

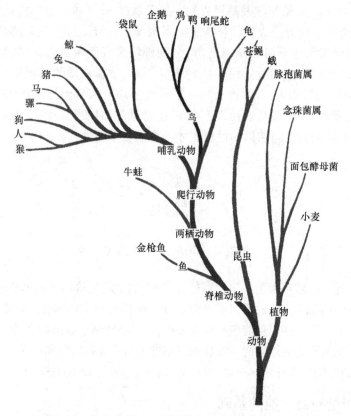

图 2-17 ACTH、α-MSH 和 β-MSH 一级结构比较

图 2-18 细胞色素 *c* 一级结构相似度与生物进化关系

一级结构的测定还应用在临床医学中,许多先天性疾病是由于某一重要蛋白质一级结构发生改变而引起。例如镰状细胞贫血是由于血红蛋白 β 亚基的第 6 位氨基酸谷氨酸被缬氨酸取代所致;仅仅一个氨基酸改变导致蛋白质功能异常,其异常表现为:促使血红蛋白在低氧状态溶解性降低,聚集成丝,相互粘着,导致红细胞形成镰刀状极易碎裂(图 2-19)。蛋白质一级结构改变引起疾病称为“分子病”,因为蛋白质一级结构中氨基酸排列顺序是由遗传密码所决定,氨基酸的改变最根本原因是 DNA 碱基顺序的改变所致,因此了解一级结构就能从分子水平诊断和治疗遗传病。

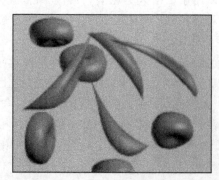

图 2-19 镰状细胞贫血

案例 2-1　　　　　　　　　　　　　**镰状细胞贫血**

　　患者,黑人女性,16 岁,因发热、两臂和两腿周期性疼痛就诊。体格检查:体温 38℃,贫血面容,肝、脾略肿大。实验室检查:血红蛋白 80g/L,血细胞比容 9.7%,红细胞总数 $4×10^{14}$/L,白细胞总数 $6×10^9$/L,白细胞分类正常。血清铁 2.1μmol/L,次亚硫酸氢钠试验阳性。

问题讨论:

　　1. 讨论 HbS 的分子结构与 HbA 有什么不同?

　　2. HbS 的结构变化对其功能有什么影响?

　　1904 年美国芝加哥内科医生 Herrick 首先发现一个患有严重贫血的黑人大学生的红细胞是镰刀状。数年后发现,只有在低氧压时才出现镰刀状的红细胞。遗传学研究表明:镰状细胞贫血是一种常染色体隐性遗传病,HbS 纯合子表现的是严重疾病,而杂合子通常可健康,但在缺氧情况下也可出现症状。该病的症状是由血红蛋白异常引起的。血红蛋白是红细胞中主要的蛋白质,正常的血红蛋白 A 是由两条 α 链和两条 β 链构成的四聚体,其中每条链都与非共价键与一个血红素相连接。α 链由 141 个氨基酸残基组成,β 链由 146 个氨基酸残基组成。镰状细胞贫血患者的血红蛋白(HbS)代替了正常的血红蛋白(HbA)。HbA 分子中的 β 链的第六位 Glu 被 Val 取代后产生 HbS。

　　由于 HbS 与 HbA 有一个氨基酸不同,其电泳速度不同,因此也可以用电泳分析手段来诊断镰状细胞贫血;又由于氨基酸的突变是 DNA 的点突变所致,因此也可以从 DNA 角度来分析诊断该病。

　　镰状细胞贫血无特殊治疗,宜预防感染和防止缺氧。溶血发作时可予供氧、补液和输血等支持疗法。最近美国纽约斯隆-凯特林癌症中心对该病进行了基因疗法,他们从患者身上提取干细胞,用"小干扰核糖核酸"(siRNA)封闭缺陷基因,同时用健康的基因将其替换。再把修复的干细胞重新移植到患者体内。

案例分析 2-1

　　HbS 与正常的 HbA 仅有一个氨基酸的差异,即 HbA 分子中 β 链的第 6 为 Glu 被 Val 取代。其根本原因是基因突变的结果,即 Glu 密码子 GAG 被 GUG 取代变为 Val。Val 为疏水氨基酸,这个疏水氨基酸正好适合另一血红蛋白分子 β 链 EF 角上的"口袋",这使两条血红蛋白链互相"锁"在一起,最终与其他血红蛋白链共同形成一个不溶的长柱形螺旋纤维束,使红细胞扭旋成镰刀形。

　　血红蛋白分子结构异常的遗传性疾病,主要症状是贫血。病人衰弱、头晕、气短、心脏有杂音和脉搏增高;血液血红蛋白含量仅及正常人(每 100ml 血 15～16g)的一半;红细胞不仅数量少而且异常;出现许多长而薄,看起来像镰刀的新月形红细胞。当血液脱氧合(不携氧)时,镰刀状细胞大大增多。这种细胞极脆,易破损造成血液血红蛋白低水平。更严重的后果是某些器官的毛细血管被这些长形异常细胞堵塞,容易引起微血管部位组织器官缺血缺氧,产生脾肿大、胸腹疼痛等临床表现。这是许多镰刀状红细胞贫血症病人早死的主要原因。

患者出生后3~4个月后即有黄疸、贫血及肝脾大,发育迟缓。由镰刀状细胞阻塞微循环而引起的脏器功能障碍可表现为腹痛、气急、肾区痛和血尿。患者常因再生性障碍贫血危象、贫血加重,并发感染而死亡。

HbS 产生的根本原因是 β 链的 mRNA 结构中的第六位 Glu 密码子 GAG 被 GUG 取代而变成 Val。但 HbS 中疏水性氨基酸取代了带负电的极性亲水的谷氨酸后,蛋白质的疏水性增加,血红蛋白的溶解性下降,导致脱氧 HbS 之间在低氧分压发生聚合作用,分子间发生黏合形成线状而沉淀,使红细胞扭曲成镰刀状红细胞。通常红细胞为双凹圆盘状且富有弹性容易穿过血管,而镰刀状红细胞不能通过血管,加上血红蛋白的凝胶化使血液的黏滞度增大,堵塞微血管,从而引起局部缺血产生疼痛。镰刀状红细胞比正常红细胞更容易衰老死亡,从而导致贫血。

二、蛋白质的空间结构与功能的关系

(一)蛋白质的空间结构决定其生物学功能

蛋白质的空间结构决定其生物学功能,如酶是具有催化作用的蛋白质,若用一定方法将酶的正常空间结构破坏,而不破坏其一级结构,酶的活性也丧失。酶原的激活或各种蛋白质前体的加工和激活也证明,蛋白质只有具备适当的空间结构形式才执行其功能。经研究证明,有的蛋白质的发挥功能仅与其某部位的特定构象有关,通常将这特定构象称为蛋白质的功能区,只要蛋白质功能区维持完整,分子其他部位的改变也不影响它的功能。但是蛋白质功能区特定构象的维持,一级结构中的某些氨基酸残基是必需的,如果这些必需的氨基酸残基发生改变,蛋白质特定构象破坏,蛋白质生物学活性丧失。因此,一级结构与空间结构对维持蛋白质功能的作用是统一的。

(二)蛋白质的空间构象变化与功能

蛋白质空间结构并不是固定不变的,由于蛋白质分子可与某些小分子物质相互作用,致使构象发生轻微的改变,生物学效应随之发生较大的改变。这种作用称为变构作用或别构效应(allosteric effect)。以血红蛋白(hemoglobin,Hb)为例阐述蛋白质的变构效应。血红蛋白是由 $\alpha_2\beta_2$ 组成的四聚体,其辅基为血红素。血红素是铁卟啉化合物,它由 4 个吡咯环通过 4 个甲炔基连成为一个环形,Fe^{2+} 居于环中(图 2-20)。Fe^{2+} 有 6 个配位键,其中 4 个与吡咯的 N 配位结合,1 个配位键与蛋白质的组氨酸残基结合,另一个即可与氧结合。血红素与蛋白质的稳定结合主要靠以下两种作用:一是血红素分子的两个丙酸侧链与肽链中氨基酸侧链相连,另一作用即是肽链中的组氨酸残基与血红素 Fe^{2+} 配位结合。血红蛋白的四级结构中,每个亚基中间有疏水"口袋",亚铁血红素位于"口袋"中间,血红素上 Fe^{2+} 能够与氧进行可逆结合,因此 1 分子 Hb 可以结合 4 分子氧。Hb 亚

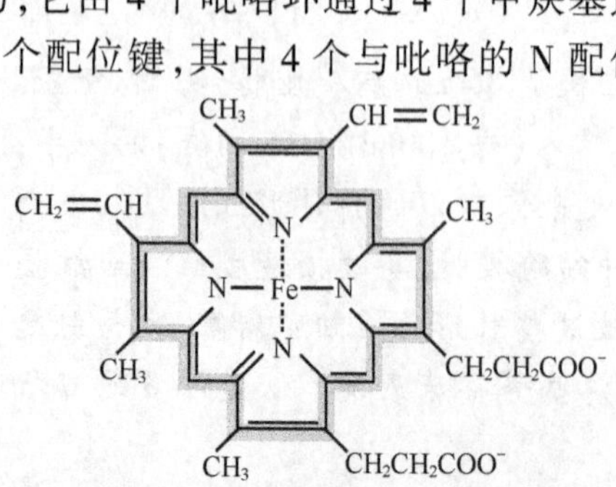

图 2-20 血红素结构

基间有许多氢键及 8 对盐键,使四个亚基紧密结合而形成亲水的球状蛋白。

氧合 Hb 占总 Hb 的百分数(百分饱和度)随 O_2 浓度变化而变化。肌红蛋白(myoglobin,Mb)也以血红素为辅基的蛋白质,是仅具有三级结构的单链蛋白质,主要功能是储存氧。氧解离曲线(图 2-21)显示,Mb 比 Hb 对氧的亲和力大。Hb 的氧离曲线呈"S"形,而 Mb 的氧离曲线呈直角双曲线。从曲线的特征可知,Hb 第一个亚基与 O_2 结合,可促进第二、第三个亚基与 O_2 结合,前三个亚基与 O_2 结合,又大大促进第四个亚基与 O_2 结合。这种一个亚基与其配体结合后,能影响蛋白质分子中另一个亚基与配体的结合能力的效应,称协同效应(cooperative

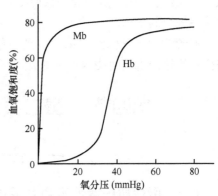

图 2-21　肌红蛋白(Mb)与血红蛋白(Hb)的氧解离曲线

effect),O_2 与 Hb 之间是促进作用,称正协同效应。之所以有这种效应是因为血红蛋白未与 O_2 结合时,其亚基处于某一种空间紧密构象,称为紧张态(tense state,T 态),与 O_2 的亲和力小,致使血红蛋白可以快速的脱氧,供组织利用。在氧丰富的肺里,随着与 O_2 结合,Hb 亚基之间的氢键断裂,血红蛋白空间结构变得松弛,称为松弛态(relaxed state,R 态),此时与 O_2 的亲和力变大(图 2-22)。因此血红蛋白的变构作用对调节血红蛋白运输氧的功能有重要的作用。

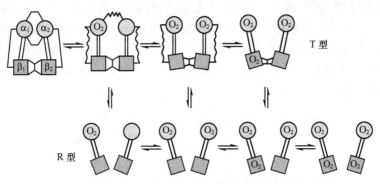

图 2-22　Hb 氧合与脱氧构象转换示意图

除一级结构改变导致疾病外,近年来已发现蛋白质一级结构不变而仅构象发生改变也可引发疾病,有人称此类疾病为蛋白质构象病。蛋白质构象病产生的根本原因是蛋白质错误折叠或不能折叠导致构象异常变化。朊病毒病就是蛋白质构象病中的一种。"朊病毒"(prion)是一组至今不能查到任何核酸,对各种理化作用具有很强抵抗力,传染性极强的蛋白质颗粒。朊病毒蛋白(prion protein)是一类高度保守的糖蛋白,有两种构象:细胞型(正常型 PrP^C)和瘙痒型(致病型 PrP^{SC})。正常型朊蛋白广泛表达于脊椎动物细胞表面(PrP^C),二级结构中仅存在 α-螺旋,它可能与神经系统功能维持,淋巴细胞细胞信号转导及核酸代谢等相关。致病型朊病(PrP^{SC})有多个 β-折叠存在,是 PrP^C 的构象异构体,两者之间没有共价键差异。PrP^{SC} 可使 PrP^C 转变为 PrP^{SC},实现自我复制,并产生病理效应;基因突变可导致细胞型正常型 PrP^C 中的 α-螺旋不稳定,到一定程度时自发性转化,β-折叠增加,最终变为 PrP^{SC}型;初始的和新生的 PrP^{SC}继续攻击另外两个 PrP^{C},这种类似多米诺效应使 PrP^{SC}积累,直至发病。PrP^{SC}可引起一系列致死性神经变性疾病。这种与朊病毒蛋白构象相关的疾病统称为朊病毒病。

肌萎缩性脊髓侧索硬化症也是构象病,患者体内的超氧化物歧化酶在合成过程中,发现蛋白质错误折叠而使构象改变,尽管此酶一级结构不变,但其功能改变而发病。

第四节   蛋白质的理化性质及其分离纯化

一、蛋白质的理化性质

(一)蛋白质的两性解离和等电点

蛋白质同氨基酸一样,都具有两性解离的特性,因此均为两性电解质,蛋白质分子中的肽链两个末端,有可解离出正离子的 α-氨基和解离出负离子 α-羧基。更主要的是侧链上有不少的基团,也可以解离出正离子或负离子。如赖氨酸残基中的 ε-氨基、精氨酸残基的胍基和组氨酸残基的咪唑基都可解离出正离子的基团,而谷氨酸残基和天冬氨酸残基 γ 和 β 羧基都可解离出带负离子的基团。当蛋白质处于某一pH 溶液时,蛋白质分子上正、负电荷相等,净电荷为零,蛋白质为兼性离子。此时溶液的 pH 称为该蛋白质的等电点(isoelectric point, pI)。等电点是蛋白质特征性常数,各种蛋白质有各自等电点。含碱性氨基酸较多的蛋白质,等电点偏碱,如组蛋白、鱼精蛋白等;相反,含酸性氨基酸较多的蛋白质,等电点偏酸,如酪蛋白、胃蛋白酶等。当溶液的 pH>pI 时,蛋白质带负电荷,当溶液 pH<pI 时,蛋白质带正电荷。人体绝大部分蛋白质的等电点在 pH 5 左右,故在生理情况下(pH7.4),大多数蛋白质以负离子形式存在。

$$Pr\underset{COOH}{\overset{NH_3^+}{<}} \quad \underset{H^+}{\overset{OH^-}{\rightleftharpoons}} \quad Pr\underset{COO^-}{\overset{NH_3^+}{<}} \quad \underset{H^+}{\overset{OH^-}{\rightleftharpoons}} \quad Pr\underset{COO^-}{\overset{NH_2}{<}}$$

在等电点时,蛋白质兼性离子带有相等的正、负电荷,成为中性微粒,故不稳定而易于沉淀。

(二)蛋白质的胶体性质

蛋白质是高分子物质,其分子量在一万到十万,最大者可达数千万。蛋白质在溶液中形成的颗粒直径大约 1~100nm,属于胶体颗粒的范围,所以蛋白质溶液是胶体溶液。

蛋白质形成的胶体颗粒的稳定因素主要是分子表面的水化膜和电荷层。在蛋白质表面分布大量亲水基团,能与水发生水合作用,水分子受蛋白质极性基团的影响,定向排列在蛋白质分子的周围,形成水化膜,将蛋白质颗粒分开,不致相聚而沉淀。此外,在偏离等电点的溶液中,蛋白质分子表面将形成电荷层,同性电荷相斥,也可以防止蛋白质颗粒相聚沉淀。因此蛋白质易溶于水,是稳定的亲水胶体。如果破坏水化膜和电荷层,蛋白质将聚集,颗粒直径变大超出胶体范围而沉淀。蛋白质分子聚集从溶液析出的现象称蛋白质的沉淀(precipitation)。沉淀出来的蛋白质有时是变性的,但如控制实验条件(如低温和使用温和的沉淀剂),便可得到不变性的蛋白质沉淀。

(三) 蛋白质的变性与凝固

蛋白质在某些理化因素作用下,其特定空间结构破坏而导致理化性质改变和生物学活性丧失,其一级结构不变这种现象称蛋白质的变性(denaturation)。

使蛋白质变性的物理因素有高温、高压、超声波、紫外线、X 射线等;化学因素有强酸、强碱、浓乙醇、重金属、尿素、去污剂等。蛋白质变性时,空间结构剧烈变化,但不涉及一级结构改变或肽键的断裂。即蛋白质变性的实质是维系蛋白质空间结构的次级键被破坏。蛋白质空间结构破坏,多肽链成为松散状态,原本隐藏在分子内部疏水基团暴露,而促使蛋白质的溶解度降低,因此变性的蛋白质易沉淀,但是维系蛋白质胶体溶液的因素除表面水化层还有表面的电荷,如果变性的蛋白质溶液 pH 远离其 pI,此时蛋白质仍不易沉淀。变性蛋白质在 pH 接近等电点状态易聚集而沉淀。例如,煮沸牛奶,其酪蛋白已变性,但并不沉淀;酸牛奶的 pH 已接近有关蛋白质的 pI,煮沸后蛋白质即结絮沉降。天然蛋白质或等电点状态的变性蛋白质经加热煮沸,多肽链相互缠绕,即可变为较坚固的凝块,这种现象称为蛋白质凝固作用(coagulation)。天然蛋白质结构紧凑,不易被酶水解,而变性蛋白质,因肽键暴露易被酶水解。这就是熟食比生食易消化的原因。

变性蛋白质除溶解度降低及易被消化外,最主要的特点是其生物学活性的丧失。如酶的催化活性,抗原—抗体的特异性反应,血红蛋白的运输 O_2 和 CO_2 的功能,毒素的致毒作用等可丧失。大多数蛋白质变性后,不能恢复其天然状态,有些蛋白质变性后,如设法将变性剂除去,该变性蛋白质尚能恢复其活性,这称为蛋白质的复性(renaturation)。例如用尿素和 β-巯基乙醇作用于核糖核酸酶,可使该酶的天然构象破坏,失去生物学活性,去除尿素和 β-巯基乙醇,该酶的活性又逐渐的恢复。可见蛋白质变性并不是不可逆的;变性的蛋白质是否可复性,主要取决于变性程度,例如凝固的蛋白质是不可逆的。

蛋白质的变性在临床医学上具有重要意义。如采用高温、高压、紫外线、酒精使病原微生物蛋白质变性,失去致病性和繁殖能力。在保存血清,疫苗抗体等生物制品时,应当保存在低温条件下,防止剧烈振荡及强光照射,避免强酸、强碱、重金属的污染,以防止蛋白质的变性失活。

(四) 蛋白质的呈色反应

蛋白质分子中,肽键及某些氨基酸残基的化学基团,可与某些化学试剂反应显色,称为蛋白质呈色反应,利用这些呈色反应可以对蛋白质进行定性、定量测定。常用的颜色反应有:

1. 茚三酮反应　加热情况下,蛋白质分子的 α-游离氨基与茚三酮反应产生蓝紫色化合物,该方法可以用来做蛋白质定性。

2. 双缩脲反应　碱性溶液中,双缩脲 $H_2N-\overset{O}{\overset{\|}{C}}-NH-\overset{O}{\overset{\|}{C}}-NH_2$ 与硫酸铜作用,生成紫红色化合物,这个反应叫双缩脲反应。凡具有两个或两个以上的肽键(—NH—CO—)的化合物都呈双缩脲反应。蛋白质分子含有很多肽键,所以蛋白质具有双缩脲反应。在一定浓度范围内,生成的颜色深浅与蛋白质含量成正比,因此可以作为蛋白质定量测定。

3. 酚试剂反应   蛋白质分子中酪氨酸的酚基与酚试剂（磷钼酸—磷钨酸化合物，Folin试剂）作用，生成蓝色络合物，该蓝色物质在 650nm 下有强吸收。在一定范围内，蛋白质浓度与 A_{650} 光吸收成正相关，因此可以用来进行蛋白质定量（经典 Folin-酚试剂法）。但是方法受样品溶液中酚类、柠檬酸和巯基化合物干扰。此外，不同蛋白质因酪氨酸、色氨酸含量不同而使显色强度稍有不同。

20 世纪 50 年代，Lowry 对 Folin-酚法进行改良，他将双缩脲反应加入进来，即在反应液中加入碱性铜（Folin-酚试剂 A），结果新方法（Lowry 法）灵敏度提高近 100 倍，测定浓度达 5μg/ml。操作中值得注意的是，磷钼酸-磷钨酸试剂（Folin-酚试剂 B）仅在酸性条件下稳定，而蛋白质的显色反应需在 pH10 的环境中进行，因此当试剂 B 加入后应当立即充分混匀，以便在磷钼酸-磷钨酸试剂被破坏之前与蛋白质发生显色反应，这对于结果的重现性非常重要。

（五）蛋白质的紫外吸收光谱特性

蛋白质分子中酪氨酸、色氨酸等芳香族氨基酸含有共轭双键，在 280nm 紫外光谱处，有特征性的最大吸收峰。因此，280nm 的吸收值常用于蛋白质的定量测定。经验公式表明，蛋白质浓度可以通过公式 $C = 1.55 \times A_{280} - 0.75 \times A_{260}$ 来估算。

二、蛋白质的分离和纯化

破碎组织和细胞，将蛋白质溶解于溶液中的过程称为蛋白质的提取。将溶液中蛋白质相互分离而取得单一蛋白组分的过程称为蛋白质的纯化。蛋白质的各种理化性质和生物学性质是提取与纯化的依据。

（一）改变蛋白质的溶解度

通过改变蛋白质的溶解度沉淀蛋白质的常用方法有盐析（salt precipitation）和有机溶剂沉淀。此外还有调节 pH 和改变温度等方法。

盐析是在蛋白质溶液中加入高浓度的中性盐 [$(NH_4)_2SO_4$、Na_2SO_4、NaCl 等]，使蛋白质从溶液中析出的现象。中性盐在水中溶解性亲水性强大，与蛋白质争夺与水结合，破坏蛋白质的水化层。另外中性盐又是强电解质，解离作用强，能中和蛋白质的电荷，破坏蛋白质的电荷层。因此稳定蛋白质溶液的因素遭到破坏，蛋白质溶解度下降从溶液中析出。盐析法沉淀蛋白质并未破坏蛋白质天然状态，沉淀出的蛋白质可不变性，因此盐析法是分离制备蛋白质或蛋白类生物制剂的常用方法。如用饱和硫酸铵可使血浆中清蛋白沉淀出来，而球蛋白则在半饱和硫酸铵溶液中析出。混合蛋白质溶液可用不同的盐浓度可使其分别沉淀，这种分级沉淀的方法称为分段盐析。

有机溶剂沉淀法：乙醇、甲醇、丙酮等能破坏蛋白质的水化膜使蛋白质沉淀，在等电点时沉淀的效果更好。在常温下，有机溶剂沉淀蛋白质可引起蛋白质变性，酒精消毒灭菌就是如此，但是在低温下，蛋白质变性速度减慢，因此，用有机溶剂沉淀蛋白质，为防止蛋白质的变性，常需在低温条件下快速进行。

（二）根据蛋白质分子大小不同的分离方法

各种蛋白质分子具有不同的分子量和形状,可采用离心、超滤和凝胶过滤等技术将其分离。

1. 离心　离心(centrifugation)分离是利用机械的快速旋转所产生的离心力,将不同的物质分离开来的方法。蛋白质溶液在高速离心时,由于离心力的作用,蛋白质会下沉,这就是蛋白质的沉降现象。蛋白质分子在单位力场的沉降速度称沉降系数(S)。通常情况下,分子愈大,沉降愈快,沉降系数愈高。因此,可以用高速离心的方法来分离蛋白质混合溶液中的不同蛋白质,沉降系数远与分子形状有关(表 2-2)。

表 2-2　常见蛋白质的沉降系数

蛋白质	分子量	沉降系数 S
细胞色素 c	13370	1.17
肌红蛋白(马心)	16900	2.04
糜蛋白酶原	23240	2.54
β-乳球蛋白	37100	2.90
血红蛋白	64 500	4.50
过氧化氢酶	247 400	11.30
纤维蛋白原	339 700	7.60

2. 透析和超滤　将蛋白质放入半透膜内,小分子物质可透过半透膜,蛋白质分子保留在半透膜内,这种方法称透析法(dialysis)。这是纯化蛋白质最简单的方法。利用透析法可除去蛋白质溶液的无机盐等小分子物质。临床上用透析法去除血液中代谢废物,而治疗尿毒症。

超滤(ultrafiltration)是利用超滤膜在一定压力下使大分子蛋白质滞留,而小分子物质和溶剂滤过。可选择不同孔径的超滤膜以截留不同相对分子质量的蛋白质。此法的优点是选择的相对分子质量范围内进行分离,没有相态变化,有利于防止变性。这种方法既可以纯化蛋白质,又可以达到浓缩蛋白质溶液的性质。

3. 凝胶过滤层析　凝胶过滤(gel filtration)是按照天然蛋白质相对分子质量大小进行分离的技术,又称分子筛或排阻层析。在层析柱内填充惰性的微孔胶粒(交联葡聚糖),将蛋白质溶液加入柱上部后,小分子物质通过胶粒的微孔进入胶粒,向下流动的路径加长,移动缓慢;大分子物质不能或很难进入胶粒内部,通过胶粒间的空隙向下流动,其流动的路径短,移动速率较快,先流出层析柱(图 2-23)。

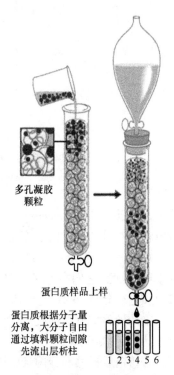

多孔凝胶
颗粒

蛋白质样品上样

蛋白质根据分子量
分离,大分子自由
通过填料颗粒间隙
先流出层析柱

1 2 3 4 5 6

图 2-23　凝胶过滤分离蛋白质

（三）根据蛋白质电荷性质的分离方法

可以根据各种蛋白质在一定的 pH 环境下所带的电荷种类与数量不同的特点,分离不同蛋白质。常用的方法有离子交换层析、电泳等。

1. 离子交换层析（ion-exchange chromatography）　是利用蛋白质两性解离特性和等电点作为分离依据的一种方法。在某一特定的 pH 时,各蛋白质的电荷量和性质不同,故可以通过离子交换层析得以分离。这种方法应用广泛,是蛋白质分离纯化的重要手段之一。离子交换的填充料是带有正(负)电荷的交联葡聚糖、纤维素或树脂等。离子交换层析可分为阴离子交换层析和阳离子交换层析。图 2-24 介绍的是阴离子交换层析,将阴离子交换柱交换树脂颗粒填充在层析管内,由于阴离子交换树脂颗粒上带正电荷,能吸引溶液中的阴离子。然后再用含阴离子的溶液洗柱。含负电量小的蛋白质首先被洗脱下来,增加洗脱液盐浓度,含负电量多的蛋白质也被洗脱下来(图 2-24),于是两种蛋白质被分开。

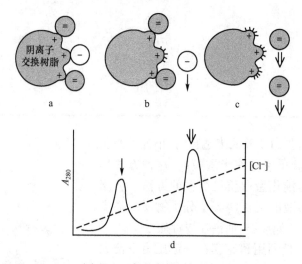

图 2-24　离子交换层析分离蛋白质

a. 样品全部交换并吸附到树脂上;b. 负电荷较少的分子用较稀的 Cl⁻ 或其他负离子溶液洗脱;
c. 电荷多的分子随 Cl⁻ 浓度增加依次洗脱;d. 洗脱图 A_{280} 表示为 280mm 的吸光度

2. 电泳　电泳(electrophoresis)是指带电粒子在电场中向电性相反的电极移动的现象。带电粒子在电场移动的速度主要取决带电粒子所带净电荷的数量及其质量。

在同一 pH 溶液中,由于各种蛋白质所带电荷的性质和数量不同,蛋白质分子大小和形状不同,因此,它们在电场中移动速度也有差别。利用这个原理,通过电泳的方法,可以对蛋白质进行分离、纯化和鉴定。根据支持物不同,电泳有薄膜电泳、凝胶电泳等。电泳技术还是临床检验室常用的技术,如利用该技术可作血清蛋白电泳、尿蛋白电泳及同工酶的鉴定,以帮助诊断疾病。

若蛋白质样品和聚丙烯酰胺凝胶(polyacrylamide gel)系统中加入较多的十二烷基磺酸钠(SDS),使所有蛋白质颗粒表面覆盖一层 SDS 分子,可使不同蛋白质电荷差异消失,而且蛋白质变成均一的短棒状外形。因此,蛋白质分子的泳动速率仅与蛋白质质量有关,所以SDS-PAGE 可以用来测定蛋白质分子量(图 2-25)。

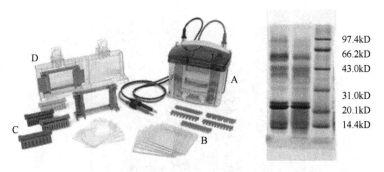

图 2-25　蛋白质电泳槽及电泳图谱(右边泳道为标准分子量蛋白质)

3. 等电聚焦与双向电泳　在聚丙烯酰胺凝胶中加入两性电解质载体,在电场中形成一个连续而稳定的线性 pH 梯度(现已有商品化的 IPG 胶条出售,pH 梯度已经固定,常为 pH3~10)。胶条两端加电压(负极在低 pH 端,正极在高 pH 端),处在偏离其等电点位置的蛋白质会带上电荷而发生迁移,至与该蛋白质 pI 值相等的 pH 区域时,蛋白质表面静电荷为零,因此电场力为零而不再移动,这种通过蛋白质 pI 的差异进行分离的电泳方法称为等电聚焦(isoelectric focusing,IEF)(图 2-26)。

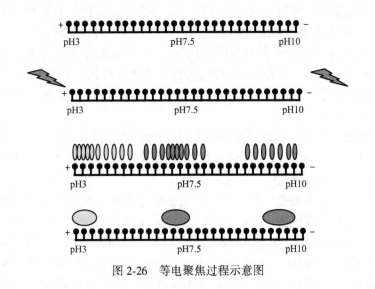

图 2-26　等电聚焦过程示意图

人类基因组计划研究发现,基因与蛋白质并不是简单的对应关系,机体大多数生理病理性改变并不与基因有关。因此,后基因组时代蛋白质组学(proteomics)的研究逐渐成为热点。双向凝胶电泳(two dimensional electrophoresis, 2DE)是蛋白质组学的支撑技术。2DE 最早由 O'Farrel 等在 1975 年建立,其原理是第一向通过等电聚焦分离蛋白质,第二向通过 SDS-PAGE 根据分子量分离,将复杂蛋白质混合物在二维平面上分离,最后通过染色展现全部蛋白质点。图 2-27 为大鼠肝脏的蛋白质组电泳图。

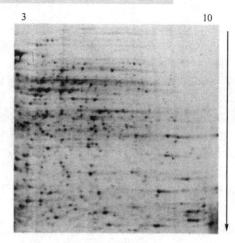

图 2-27 双向电泳图

三、多肽链中氨基酸序列分析

蛋白质一级结构的确定是研究蛋白质结构及其作用机制的前提。比较相关蛋白质的一级结构对于研究蛋白质的同源和生物体的进化关系是必要的。氨基酸序列的分析还有重要的临床意义,可以发现因基因突变造成蛋白质差异所引起的疾病。

1953 年,Sanger 首次完成牛胰岛素的序列分析,由此他获得 1958 年诺贝尔化学奖。由于方法学的改进和氨基酸自动分析仪的产生,已完成数万种蛋白质的氨基酸序列的测定。当今的氨基酸测序的基本方法是在 Sanger 测序仪的基础上,由 Edman 改良的 Edman 降解法。其基本实验步骤为三步。

1. 测序前的准备工作 在进行氨基酸序列分析前,首先需要用化学方法测定蛋白质的氨基酸组成。目前,多采用氨基酸自动分析仪,利用高效液相色谱法或离子交换色谱法可对溶液中游离的氨基酸进行定位和定量分析。

2. 多肽链氨基末端与羧基末端分析 测定多肽链的 N-末端和 C-末端为何种氨基酸残基,即肽链头、尾的氨基酸残基。Edman 降解法是从 N-测定肽链氨基酸残基顺序的经典方法(图 2-28)。肽段的 N-端氨基与异硫氰酸苯酯(phenyl isothiocyanate,PITC)在弱碱性条件下反应,生成苯氨基硫甲酰肽。然后,用冷盐酸水解肽链末端的氨基酸衍生物,生成苯乙内酰硫脲氨基酸(phenylthiohydrantion amino acid,PTH-氨基酸)和 N-端少一个氨基酸的多肽。此氨基酸通过色谱分离,与标准氨基酸衍生物对比,鉴定出 N-端第一个氨基酸的种类。然后在对少一个氨基酸的多肽进行同样的 Edman 降解反应,确定第二个氨基酸。如此反复进行,便可确定此肽段从 N-端到 C-端的氨基酸序列。

3. 多肽链的氨基酸序列测定和重叠组合 Edman 降解法理论上适用于长度在 30~40 个氨基酸残基以下的多肽链。所以,在对多肽链进行测序前,先将多肽链用几种方法进行限制性水解,生成相互有部分重叠序列的一系列短肽链,用 Edman 降解法对每个短肽进行测序。最后,将不同方法水解产生的肽链进行比较,找出重叠部分,进行累加,拼出完整的多肽链序列(图 2-29)。

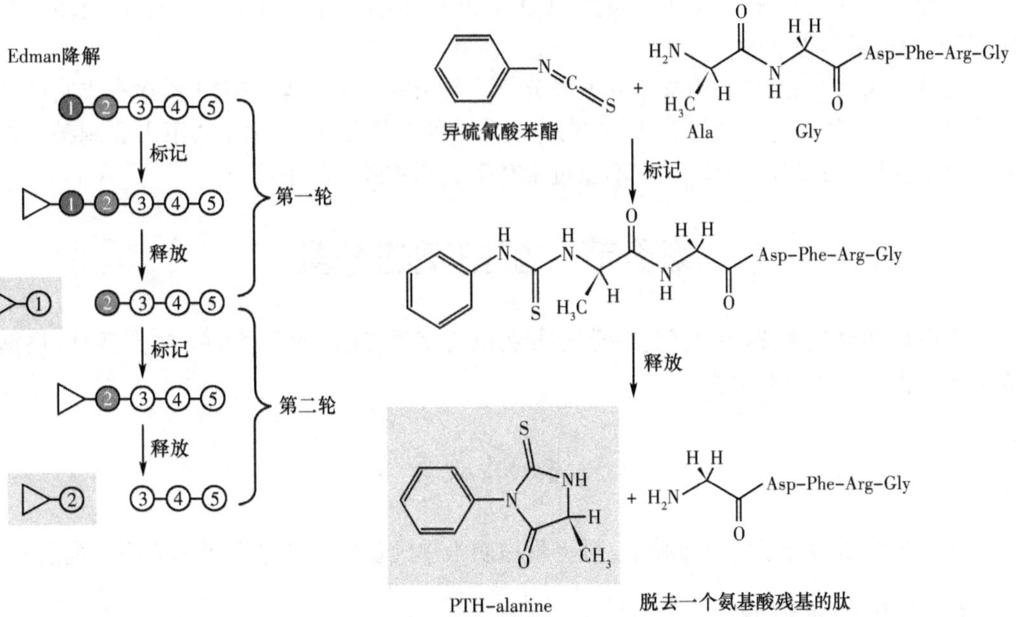

图 2-28 Edman 降解法测定氨基酸序列

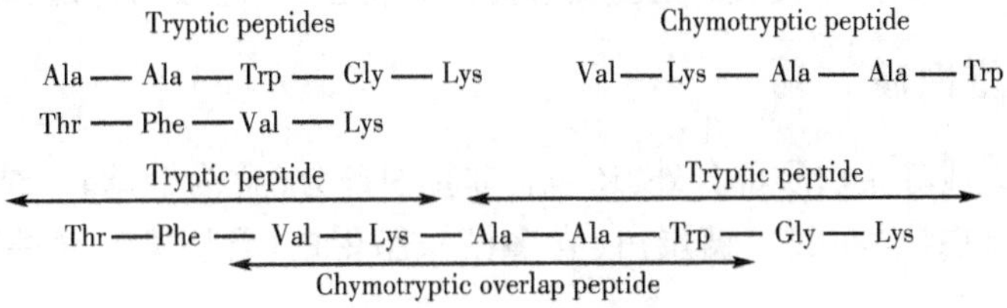

图 2-29 Edman 降解法肽链图

四、蛋白质空间结构测定

蛋白质空间结构的测定,对于研究蛋白质结构与功能的关系十分重要,也为蛋白质或多肽药物的结构改造以至增强药效、减弱副作用提供依据。

因为蛋白质的空间结构十分复杂,因而其测定的难度也较大。随着结构生物学的发展,蛋白质的二级结构和三维空间结构的测定也已普遍开展。根据蛋白质的状态,测定蛋白质空间结构的方法可分为两大类:

测定晶体中的蛋白质分子构象可采用经典的 X 线晶体衍射法和中子衍射法。利用 X 线晶体衍射图谱法测定蛋白质分子构象,结果比较可靠。X 线晶体衍射法,首先将蛋白质制备成晶体,X 线衍射至蛋白质晶体上,可产生不同方向的衍射,X 线片则接受衍射光束,形成衍射图。这些衍射图就是 X 穿过晶体的一系列平行剖面所表示的电子密度图。然后借助计算机绘制出三维空间的电子密度图,确定晶体结构中原子的分布,进而建立蛋白质分子的三维结构。

溶液中的蛋白质分子构象的测定,常采用核磁共振法(NMR)、圆二色性光谱法(CD)、激光拉曼光谱法、荧光光谱法等。通常采用圆二色光谱测定溶液状态下的蛋白质二级结构含量。CD 谱对二级结构非常敏感,α-螺旋的 CD 峰有 222nm 处的负峰、208nm 处的负峰和

198nm 处正峰的三个成分；而 β-折叠的 CD 谱很不固定。可见测定含 α-螺旋较多的蛋白质，所得的结果更为准确。

近些年来，人们经常利用核磁共振法分析小蛋白的三维结构。NMR 谱含有丰富的分子结构信息，但必须经过复杂的分析，才能建立分子的三维结构。NMR 法不需要制备蛋白质晶体，但这种方法仅限于分析长度不超过 150 个氨基酸残基的小蛋白。

第五节　蛋白质的分类

蛋白质的结构复杂，种类繁多，分类方法也有多样，通常的分类的方法有两种：根据组成分类及根据分子形状分类。

一、按组成分类

根据蛋白质的分子的组成特点，可将蛋白质为单纯蛋白质和结合蛋白质两大类。

（一）单纯蛋白质

蛋白质分子仅由氨基酸组成。清蛋白、球蛋白、精蛋白、组蛋白等都属此类。

（二）结合蛋白质

蛋白质分子组成除蛋白质部分外，还包含非蛋白部分（称为辅基）。结合蛋白质根据辅基不同再分为核蛋白（含核酸）、糖蛋白（含多糖）、脂蛋白（含脂类）、色蛋白（含色素，如血红蛋白含血红素）等。

二、按分子形状分类

根据蛋白质分子形状不同，可将蛋白质分为球状蛋白质和纤维蛋白质两大类。前者长短轴之比小于 10，外形近似球状，酶及免疫球蛋白等功能蛋白质均属此类。后者长短轴之比大于 10。结缔组织中的胶原蛋白，毛发中的角蛋白等结构蛋白均属于此类。

小　　结

蛋白质是氨基酸构成的具有特定空间结构的高分子有机物。蛋白质是生命的物质基础，每一种蛋白质都有其特有的生物学功能。

组成蛋白质的基本元素是碳、氢、氧、氮，各种蛋白质的含氮量十分接近且恒定，平均为 16%，即 1 克氮相当于 6.25 克蛋白质。蛋白质的基本组成单位是氨基酸，有 20 种。氨基酸可通过肽键相连而成肽。十肽以下者称为寡肽，十肽以上称为多肽。体内存在许多生物活性肽，如 GSH、促甲状腺释放激素等生物活性肽。

蛋白质的结构复杂，具有多层次结构。一般用一级结构和空间结构描述蛋白质的结构，空间结构又分为二级结构，三级结构和四级结构。蛋白质的一级结构是指蛋白质分子中氨基酸在多肽链中的排列顺序,即氨基酸序列,其连接键是肽键,还包括二硫键。形成肽键的6个原子处于同一平面,构成肽平面。二级结构是指主链局部或某一段肽链的空间结构,不涉及氨基酸侧链构象。主要有α-螺旋、β-折叠、β-转角和无规卷曲,以氢键维持其稳定性。相邻的两个或三个具有二级结构的肽段形成一个特殊的空间构象,称为模体。蛋白质的三级结构是指整条多肽链所有原子的排布方式,包括多肽链分子主链及侧链的构象。稳定三级结构主要是通过次级键的作用。一些蛋白质的三级结构中可见一个或数个球状或纤维状的区域,执行特定的生物学功能,称为结构域。四级结构是指蛋白质亚基之间的缔合,也主要靠次级键维系。

蛋白质的一级结构是空间结构的基础,也是功能的基础。一级结构相似的蛋白质,其空间结构与功能也相近。若蛋白质的一级结构发生改变则影响其正常功能,由此引起疾病称为分子病。蛋白质在合成、加工和成熟过程中的正确折叠对其正确构象和功能发挥至关重要,错误的折叠可导致蛋白质构象病。

蛋白质空间结构与功能密切相关,但并不是固定不变的,由于蛋白质分子可与某些小分子物质相互作用,致使构象发生轻微的改变,生物学效应随之发生较大的改变。这种作用称为变构作用或别构效应。蛋白质的空间结构发生改变,可导致其理化性质变化和生物学活性丧失,称之为蛋白质的变性。

分离纯化蛋白质是研究蛋白质结构和功能的先决条件。通常利用蛋白质的理化性质而采用不同分离纯化蛋白质。常用的技术方法有超速离心、电泳、层析、超滤等。双向电泳分辨率高,是蛋白质组学的主要分离技术。

(殷嫦嫦 黄春洪)

第 3 章 维生素与微量元素

第一节 维 生 素

一、概 论

(一) 维生素的概念

维生素(vitamin)是维持机体正常功能所必需,但体内不能合成,或合成量很少,必须由食物供给的一类小分子有机化合物。在体内其含量极微,但在调节机体物质代谢和维持生理功能等方面起重要作用。虽然它们的化学结构与性质各异,但有共同特点:①既不参与构成机体组织的成分,也不能提供能量,但对维持正常生命活动有着重要的功能;②均以维生素本身或可被机体利用的前体化合物(维生素原)的形式存在于天然食物中,一般在体内不能合成或合成量太少,必须由食物提供;③维生素每日需要量甚少,但长期缺乏某种维生素会引起维生素缺乏病。

(二) 维生素的分类

维生素是一个庞大的家族,目前所知的维生素就有几十种。它们的化学结构不同、生理功能各异,其分类一般按溶解性不同分为脂溶性维生素和水溶性维生素两大类。脂溶性维生素包括维生素 A、D、E、K 等,水溶性维生素包括 B 族维生素和维生素 C,其中 B 族维生素又包括维生素 B_1、维生素 B_2、维生素 B_6、维生素 B_{12}、维生素 PP、泛酸、叶酸、生物素等。

> **【科学小故事】　　　　　　维生素的发现**
>
> 　　我国早在隋唐时期已有"久食白米发生脚气病"的记载,唐代医学家孙思邈(公元581~682 年)观察到维生素缺乏病的存在,并提出用动物肝防治雀目(即维生素 A 缺乏引起的夜盲症),用谷皮熬粥可以防治脚气病。几百年前的欧洲,长期在海上航行的水手经常遭受坏血病的折磨,患者常常牙龈出血,甚至皮肤淤血和内脏出血,严重者导致死亡。当时人们一直查不出病因,18 世纪,英国海军军医 Linde 发现在食物中添加柑橘类水果可以防治坏血病。虽然他们并不清楚食物中什么物质起了医疗作用,但这是人类对维生素最朦胧的认识。
>
> 　　1886 年,年轻的荷兰军医 Eijkman 在荷属东印度研究亚洲普遍流行的脚气病,最初企图找出引起该病的细菌,但是没有成功。直到 1907 年,Eijkman 经过专心研究,才终于查明脚气病起因于白米。鸡吃白米得了脚气病,将丢弃的米糠放回饲料中即可治愈。他自己也开始改吃糙米,于是感染的脚气病随后也好了。艾克曼于是推测白米中含有一种毒素,而米糠中则含有一种解毒的物质。荷兰的 Green 却不这样认为,而是从另

一个角度推测：白米中缺少一种关键的成分，而这种成分就在米糠里。事实证明，Green 的推测是正确的，白米中缺少的正是维生素。Eijkman 因发现了导致脚气病的真正原因，为人类最终发现维生素做出了重大贡献，为此他获得了 1929 年诺贝尔生理学医学奖。1911 年，波兰化学家 Funk 发现糙米中能够防治脚气病的物质（维生素 B_1）是一种胺（一类含氮化合物），因此他提议将这种化合物叫做 Vitamine，意为"vital amine"，中文意思是"致命的胺"，以强调其重要性。然而随后发现，许多其他的维生素并不含有"胺"结构，但是由于 Funk 的叫法已经广泛采用，所以这种叫法并没有废弃，而仅仅将 vitamine 的最后一个"e"去掉，变为"vitamin"（维生素，音译为"维他命"）。在 19 世纪初，通过提供缺乏特定成分的食物给实验动物食用的方法，科学家们成功的将各种如今大家熟知的维生素分离并且鉴别出来。随着对维生素广泛、深入的研究，维生素的各种生理功能的发现，维生素对人类健康的影响也越来越受到重视。

二、脂溶性维生素

维生素 A、D、E、K 均为非极性的疏水分子，它们不溶于水，而溶于脂肪及有机溶剂如苯、乙醚中，故称为脂溶性维生素，在食物中常与脂类共存，并随脂类一同吸收入血。在血液中，它们往往与脂蛋白或某些特殊的结合蛋白结合而被运输。脂溶维生素排泄较缓慢，长期摄入量过多，可在体内蓄积引起相应的中毒症状。

(一)维生素 A

1. 来源、本质与性质

(1) 来源：维生素 A 存在于动物性食物中，尤以肝及鱼肝油是其最好来源，植物如胡萝卜、菠菜、番茄、枸杞子等都含有丰富的胡萝卜素，在体内可转变为维生素 A，是人类维生素 A 的重要来源。如 α-胡萝卜素、β-胡萝卜素、γ-胡萝卜素等，其中最具有维生素 A 生物活性的是 β-胡萝卜素，通常将 β-胡萝卜素称为维生素 A 原。

(2) 本质：维生素 A 是一类含有 β-白芷酮环的多聚异戊二烯不饱和单元醇。天然的维生素 A 有两种形式：A_1（视黄醇）、A_2（3-脱氢视黄醇）（图 3-1）。A_2 的活性比 A_1 小。维生素 A 在体内的活性形式有视黄醇、视黄醛和视黄酸。

(3) 性质：维生素 A 对酸、碱和热稳定，但易被氧化和受紫外线破坏。

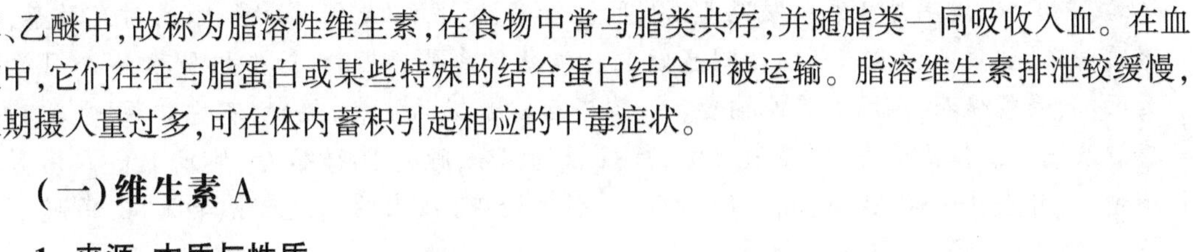

维生素 A_1（视黄醇）　　　　　维生素 A_2（3-脱氢视黄醇）

图 3-1　维生素 A 的结构

2. 生理生化作用

(1) 维持正常视觉：人视网膜上有锥状细胞和杆状细胞两种感光细胞，在视觉细胞内由 11-视黄醛与不同的视蛋白组成视色素。锥状细胞内有视红质、视青质及视蓝质，能感受强光;杆状细胞内有视紫红质,感受弱光或暗光。维生素 A 能促进视觉细胞内感光物质的合成与再生,以维持正常视觉。当视紫红质感光时,视紫红质中的 11-顺视黄醛转化为全反视黄醛,同时释放出视蛋白,引起杆状细胞膜的 Ca^{2+} 离子通道开放,Ca^{2+} 迅速内流而激发神经冲动,经传导到大脑后产生视觉。视网膜内产生的全反视黄醛,少部分可经异构酶作用缓慢地重新异化成为 11-顺视黄醛,但大部分被还原成全反视黄醇,经血流运至肝转变为 11-顺视黄醇,然后再随血液循环返回视网膜氧化成 11-视黄醛,在暗处再与视蛋白重新合成视紫红质,从而保证视杆细胞能持续感光,出现暗视觉,视网膜中的视紫红质可以在感光过程中不断地分解与再生并且构成动态平衡(图 3-2)。其他视色素的感光过程与视紫红质相同。缺乏维生素 A 时必然会引起 11-视黄醛的补充不足,视紫红质合成减少,暗适应能力降低,严重时会发生夜盲症。

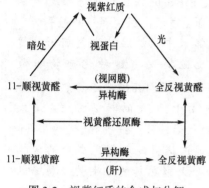

图 3-2 视紫红质的合成与分解

案例 3-1

患儿,男,3 岁半,因夜间视物不清半月余来诊。该患儿数月来不明原因常诉眼部不适,眼泪少,近半月来家人发现患儿夜间视物不清,且症状逐渐加重,眼睛对光敏感,眼睑肿胀,曾用多种眼药水均无明显效果。该患儿系早产儿,生后牛奶喂养,6 个月改为面糊、面条喂养,未添加其他辅食。一岁半后以米饭为主食,偏食,不吃荤菜,平常易感冒及腹泻。体格检查:体温 36.5℃,呼吸 26 次/分,脉搏 102 次/分,体重 12kg。体形消瘦,全身皮肤干燥、脱屑,指甲脆、易断。眼部检查,在球结膜处可见毕脱斑,角膜干燥,视力正常,暗适应时间延长。

初步诊断:夜盲症。

问题讨论:

1. 试述夜盲症的发病机制。

2. 患儿为何出现全身皮肤干燥、脱屑,指甲脆、易断?

3. 如何对该患儿进行鉴别诊断?

案例分析 3-1

夜盲症的发病在于缺乏维生素 A,患儿长期以谷物喂养而未及时添加其他辅食,不吃荤菜的偏食习惯导致维生素 A 长期摄入不足,慢性腹泻影响维生素 A 的吸收,这些原因都导致维生素 A 缺乏病的发生。维生素 A 缺乏时,视网膜上维持暗视觉的视紫红质生成障碍,影响视网膜对暗光的敏感度,导致暗适应能力降低以致夜盲症的发生。

(2) 维持上皮正常生长与分化:维生素 A 可以影响黏膜细胞中糖蛋白的合成以及黏膜的正常结构,视黄醇与 ATP 反应后生成的磷酸视黄醇是细胞膜上的单糖基载体,在糖基转移酶作用下生成的中间体,参与糖蛋白的糖基化反应,从而合成糖蛋白。可见,维生素 A 在维持上皮正常生长与分化中,起着十分重要的作用。

案例分析 3-1

维生素 A 对上皮细胞的细胞膜起稳定作用,维持上皮细胞的形态完整和功能健全,维生素 A 缺乏会导致上皮组织的干燥,形成过度角化变性和腺体分泌减少,累及全身上皮组织。因此导致患儿全身皮肤干燥、脱屑,指甲脆、易断、角膜干燥等。

(3) 维持机体正常免疫功能:维生素 A 对免疫功能起着非常重要的作用,其作用机制是通过细胞核内的视黄酸受体实现的。视黄酸受体可以形成异二聚体与视黄酸反应元件结合,从而调控靶细胞相应基因的表达,以促进免疫细胞产生抗体以及 T 淋巴细胞产生某些细胞因子,促进细胞免疫功能。维生素 A 缺乏时免疫细胞内视黄酸受体的表达量相应下降,因此导致细胞免疫和体液免疫功能均下降,极易患呼吸道和消化道感染。

(4) 促进生长发育和维持生殖功能:维生素 A 促进硫酸软骨素等黏多糖的合成,缺乏维生素 A 的儿童生长停滞,发育迟缓,骨骼发育不良。此外,维生素 A 对维持生殖系统正常功能也有一定作用。

(5) 清除自由基:体内自由基产生过多或清除自由基的能力下降与肿瘤和许多疾病密切相关。维生素 A 和胡萝卜素能清除自由基,提高抗氧化防卫能力,具有抑癌作用。流行病学调查表明:维生素 A 的摄入与癌症的发生呈负相关,动物实验也表明摄入维生素 A 可减轻致癌物质的作用。

长期维生素 A 摄入不足或缺乏,首先出现暗适应能力降低及夜盲症,然后出现一系列影响上皮组织正常发育的症状,如皮肤干燥、形成鳞片并出现棘状丘疹、异常粗糙且脱屑,总称为毛囊角化过度症。上皮细胞的角化还可发生在呼吸道、消化道、泌尿生殖器官的黏膜以及眼的角膜及结膜上并出现相应的症状,如唾液腺、胃腺、泪腺等分泌减少。其中最显著的是眼部因角膜和结膜上皮的退变,泪液分泌减少而引起干眼病,患者常感眼睛干燥,怕光,流泪,发炎,疼痛,严重的引起角膜软化及溃疡,还可出现角膜皱褶及毕脱氏斑(Bitot's spots,少儿维生素 A 缺乏的最重要临床诊断体征),甚至导致失明。

案例分析 3-1

根据维生素 A 缺乏病的临床表现,维生素 A 摄入情况、病史,特别是患儿眼部和皮肤的改变,暗适应降低可作为早期诊断维生素 A 缺乏的依据,此外,还可测定血清视黄醇含量、生理盲点、尿液脱落细胞检查等。儿童正常血清视黄醇浓度大于 $1.05\mu mol/L$,$0.70\sim1.02\mu mol/L$ 为边缘缺乏,小于 $0.70\mu mol/L$ 为缺乏。维生素 A 不足,生理盲点扩大,正常人生理盲点面积约为 $1.8cm^2$。尿液中脱落细胞超过 3 个/ mm^2,排除尿路感染后可认为是维生素 A 缺乏。

3. 维生素 A 中毒 摄入维生素 A 过多可引起中毒。成人一次剂量超过 100 万 U、儿童超过 30 万 U,即可致急性中毒;不论成人或儿童,如连续每日服 10 万 U 超过 6 个月,可致慢性中毒。有时进食某些含高浓度维生素 A 的食品,如鱼肝油、白熊肝脏,也可引起急性中毒。孕妇摄取过多,可导致胎儿畸形。急性中毒时过量维生素 A 可致脑室脉络丛分泌脑脊液量增多或吸收障碍,造成颅压增高,从而出现头痛、呕吐、烦躁、囟门饱满、头围增大、颅缝裂开、视神经乳头水肿和复视、眼震颤等症状和体征;慢性中毒的症状与摄入量及个体差异有关,其表现往往缺乏特异性,可有颅内压增高、体重减轻、贫血、四肢肿痛、毛发枯干、脱发、皮肤干燥等症状。

(二) 维生素 D

1. 来源、本质与性质

(1) 来源:维生素 D 有两个来源,一为外源性的食物来源,动物肝脏、蛋类和乳类都富含维生素 D;另一为内源性,体内可由胆固醇,经转变为 7-脱氢胆固醇储存于皮下,在紫外线的直接照射后变为维生素 D_3(胆钙化醇,cholecalciferol),因而称 7-脱氢胆固醇为维生素 D_3 原。酵母和植物中的麦角固醇,经过紫外线照射后可转变为能被人体所吸收的维生素 D_2(麦角钙化醇,ergocalciferol),所以称麦角醇为维生素 D_2 原。

(2) 本质:维生素 D 又称抗佝偻病维生素,为类固醇类衍生物,主要包括维生素 D_2 和维生素 D_3(图 3-3)。人体中的维生素 D 主要是维生素 D_3,1,25-$(OH)_2$-D_3 是维生素 D_3 在体内的活性形式。

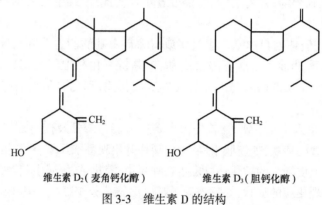

维生素 D_2(麦角钙化醇）　　　　维生素 D_3(胆钙化醇）

图 3-3　维生素 D 的结构

(3) 性质:维生素 D 化学性质比较稳定,在中性和碱性溶液中耐热,不易被氧化,不耐酸。

2. 生理生化作用　维生素 D 的基本生理功能是维持细胞内、外钙浓度,调节钙磷代谢,这主要是通过 1,25-$(OH)_2$-D_3 实现的。维生素 D_3 在体内转化为活性形式 1,25-$(OH)_2$-D_3 后,可促进肠道黏膜合成钙结合蛋白,增加肠黏膜对钙离子的通透性,促进钙在肠内的吸收,同时 1,25-$(OH)_2$-D_3 可促进肾小管细胞对钙、磷的重吸收,调节钙、磷代谢,维持血钙和血磷的水平,从而维持牙齿和骨骼的正常生长和发育。

案例 3-2

　　患儿,女,10 个月。因多汗、枕脱、夜间哭闹数月来诊。患儿数月来一直不明原因烦躁、爱哭闹,入睡后多汗,与气候无关,该患儿系第 1 胎第 1 产,足月顺产,人工喂养,4个月后改为牛奶、米糊喂养,未添加其他辅食,户外活动少,体质弱,常腹泻。父母健康,非近亲结婚,家庭无遗传病史。

　　体格检查:体温 36.6℃,呼吸 25 次/分,脉搏 108 次/分,体重 8kg。精神尚可,反应好。方颅,前囟 1.8cm×1.8cm,平坦,头围 46cm,至今未出牙,头发稀少。胸部可见明显肋骨串珠。心肺无异常。腹部肝、脾无肿大,生理反射存在,病理反射未引出。实验室检查:

血常规、尿常规均正常,低血钙,低血磷,碱性磷酶活性升高。

初步诊断:维生素 D 缺乏性佝偻病。

问题讨论:

1. 该患儿的诊断依据是什么?

2. 儿童如何预防维生素 D 缺乏病?

长期维生素 D 摄入不足,或人体日光照射不足易引发维生素 D 缺乏症。维生素 D 缺乏导致肠吸收钙和磷减少,肾小管对钙和磷重吸收减少,血钙水平下降,影响骨钙化,骨、牙不能正常发育,导致骨质软化、变形;维生素 D 缺乏对婴儿易发生佝偻病,而对成年人尤其是孕妇、乳母和老人,可使已成熟骨骼脱钙,而发生骨质软化症和骨质疏松症。

案例分析 3-2

该患儿户外活动少,阳光照射不足影响内源性维生素的合成,人工喂养时辅食未及时补充维生素 D 和富含维生素 D 的食物,加之常腹泻,维生素 D 及钙、磷的摄入不足与肠道吸收障碍造成了患儿维生素 D 缺乏病的发生。患儿多汗、枕脱、夜间哭闹是神经兴奋性增高的表现,体格检查出牙晚,方颅,胸部肋骨串珠,实验室检查血钙、血磷偏低,碱性磷酶活性升高。这些均支持维生素 D 缺乏性佝偻病的临床初步诊断。

日光照射和适量的维生素 D 的补充是预防的关键。孕妇及乳母多晒太阳,多吃含维生素 D 较多的肝、蛋等。妊娠后期适量补充维生素 D 有益于胎儿储存充足的维生素 D。新生儿提倡母乳喂养,多进行户外活动,尤其是早产儿、双胎及人工喂养或者冬季出生小儿,可于生后 1~2 周开始,给予维生素 D 制剂强化。及时添加辅食,选用维生素 D 丰富的食品。

3. 维生素 D 中毒 误服大量维生素 D 或长期服用大量维生素 D 会引起中毒,早期症状是食欲减退,甚至厌食、烦躁、哭闹、精神不振,多尿烦渴、体重减轻与血清钙、磷的增高。长期慢性中毒可致骨骼、肾、血管、皮肤出现相应的钙化,影响体格和智力发育,严重者可因肾功能衰竭而致死亡。孕妇早期维生素 D 中毒可致胎儿畸形。

(三) 维生素 E

1. 来源、本质与性质

(1) 来源:维生素 E 广泛分布于动植物食品中,如麦芽、大豆、植物油、坚果类、绿叶蔬菜、水果等,其中在麦胚油、玉米油、花生油、棉子油中含量最为丰富,奶类、蛋类、鱼肝油也含有一定的维生素 E。

(2) 本质:维生素 E 是苯骈二氢吡喃的衍生物,根据其化学结构可分为生育酚(tocopherol)和生育三烯酚(tocotrienol)两类,每类又根据甲基的数目、位置不同分为 α、β、γ、δ 四种,其中以 α-生育酚的生物活性最高。

(3) 性质:维生素 E 的化学性质较稳定,对热及酸稳定,对碱不稳定,在空气中极易被氧化。

2. 生理生化作用

(1) 抗氧化作用:维生素 E 是体内重要的抗氧化剂,同时也是生物膜的组成成分,它能对抗生物膜中多不饱和脂肪酸发生过氧化反应,保护生物膜的结构与功能。维生素 E 缺乏可使细胞抗氧化功能发生障碍,引起细胞损伤。

(2)对胚胎发育和动物生殖的作用:研究证明动物缺少维生素 E 时会因生殖器官机能受损而失去正常生育能力。维生素 E 对人类生殖机能的影响不很明确,但在临床上常用于治疗先兆流产和习惯性流产。

(3)调节血小板黏附力和聚集作用:维生素 E 能抑制磷脂酶 A_2 活性,减少血小板血栓素 A_2 释放,从而抑制血小板聚集,保护血管内皮。维生素 E 还可抑制细胞膜脂质的过氧化反应,因而被认为有预防动脉粥样硬化和心血管疾病的作用。

(4)预防衰老:人体在代谢过程中产生的自由基会破坏健康的细胞,加速机体的衰老进程,维生素 E 能有效清除体内的自由基,减少脂褐质的形成,稳定细胞膜的蛋白活性结构,改善皮肤弹性。此外,维生素 E 的抗衰老作用,也与其可改善机体免疫功能有关。

(四)维生素 K

1. 来源、本质与性质

(1)来源:维生素 K 在自然界中的分布十分广泛,尤其是植物绿叶组织中的含量丰富。植物来源的维生素 K 为叶绿醌(phylloquinone,K_1),是人类食物中维生素 K 的主要来源。细菌来源为甲萘醌类(menaquinones,K_2)。目前已能人工合成维生素 K,如维生素 K_3 和 K_4。

(2)本质:维生素 K 为具有异戊烯类侧链的萘醌化合物,在自然界主要以维生素 K_1、K_2 两种形式存在,其化学结构都是 2-甲基-1,4-萘醌的衍生物,只是两者萘醌环上的 R 基团不同。

(3)性质:维生素 K_1 和 K_2 为脂溶性,均有耐热性,但易被强酸强碱和紫外线破坏。临床上应用的为人工合成的 K_3 和 K_4,溶于水,化学性质较为稳定,可口服及注射。

2. 生理生化作用 维生素 K 具有促进凝血的功能,故又称凝血维生素,其主要作用是维持体内第 Ⅱ、Ⅶ、Ⅸ、Ⅹ 凝血因子的正常水平。凝血酶原分子的 N 端谷氨酸残基经 γ-羧基化才能与 Ca^{2+} 螯合,这种结合可激活蛋白水解酶,使凝血酶原水解转变为凝血酶。而维生素 E 能促进肝合成凝血酶原,同时作为 γ-谷氨酸羧化酶的辅助因子,参与凝血酶原的激活,从而影响凝血过程。缺乏维生素 K 时,不能形成正常的含 γ-羧基谷氨酸的凝血酶原,凝血因子 Ⅱ、Ⅶ、Ⅸ、Ⅹ 等减少,会出现凝血时间延长和出血病症。

维生素 K 缺乏的主要表现为凝血障碍和出血。维生素 K 既可以从食物中摄取,又可由肠道内细菌合成,一般情况下不会引起缺乏。但因维生素 K 不能通过胎盘,出生后肠道内又无细菌,所以新生儿有可能引起维生素 K 的缺乏。

三、水溶性维生素

水溶性维生素包括 B 族维生素(维生素 B_1、维生素 B_2、维生素 B_6、维生素 B_{12}、维生素 PP、泛酸、叶酸、生物素等)和维生素 C,与脂溶性维生素不同,水溶性维生素及其代谢产物较易自尿中排出,因而在体内很少蓄积,所以必须经常从食物中摄取。水溶性维生素通常无毒性,但极大量摄入时,也可出现毒性;如摄入过少,则代谢较快即出现缺乏症状。

（一）维生素 C

1. 来源、本质与性质

（1）来源：人体内不能合成维生素 C，因此人体所需要的维生素 C 必须从食物中摄取。维生素 C 的主要食物来源是新鲜蔬菜和水果，如辣椒、茼蒿、鲜枣、草莓、柑橘、柠檬等含量丰富。

（2）本质：维生素 C 又名抗坏血酸，是 L-型己糖的衍生物，故为 L-抗坏血酸。它是含 6 个碳原子的不饱和多羟基内酯化合物。

（3）性质：维生素 C 极易溶于水，在酸性环境中稳定，遇空气中氧、热、光、碱性物质时，可促进其氧化破坏。

2. 生理生化作用

（1）参与体内多种羟化反应：维生素 C 是酸性多羟基化合物，参与体内羟化反应。羟化反应是体内许多重要物质合成或分解的必要步骤，如胶原和神经递质的合成，各种有机药物或毒物的生物转化等，都需要通过羟化作用才能完成。

1）促进胶原蛋白的合成：胶原是机体结缔组织、骨及毛细血管的重要组成成分，生成结缔组织也是伤口愈合过程所必需。胶原蛋白中含有大量的羟脯氨酸和羟赖氨酸，它们分别在胶原脯氨酸羟化酶和胶原赖氨酸羟化酶的催化下生成，维生素 C 是这些羟化酶的辅助因子，参与羟化反应，促进胶原蛋白的合成。因此，维生素 C 缺乏时会导致毛细血管脆性增加、牙齿易松动、牙龈易出血、创伤不易愈合等症状。

2）参与胆固醇的转化：胆固醇在肝中转化为胆汁酸是胆固醇在体内的主要去路。维生素 C 是胆汁酸合成的限速酶——胆固醇 7α-羟化酶的辅酶。故维生素 C 缺乏时可影响胆固醇代谢。

3）参与芳香族氨基酸的代谢：苯丙氨酸和酪氨酸是两种重要的芳香族氨基酸，苯丙氨酸经羟化作用生成酪氨酸、酪氨酸转变为儿茶酚胺、对羟苯丙酮酸及尿黑酸的反应中，均需维生素 C 的参与。维生素 C 缺乏时，尿中可出现大量对羟苯丙酮酸。维生素 C 还参与色氨酸转变为 5-羟色胺的反应。

（2）参与体内氧化还原反应：维生素 C 既可以氧化型，又可以还原型存在于体内，它既能作为供氢体，又可作为受氢体，在体内氧化还原反应过程中发挥重要作用。

1）保护巯基作用：维生素 C 可保护巯基酶分子中的巯基免遭氧化，维持酶的活性。维生素 C 也可使氧化型谷胱甘肽（G—S—S—G）还原为还原型谷胱甘肽（G—SH），G—SH 的巯基具有还原性，是体内重要的还原剂，可使脂质过氧化物还原，从而起到保护细胞膜的作用。

2）其他作用：维生素 C 还能使红细胞中的高铁血红蛋白还原为血红蛋白，恢复其运输氧的能力；维生素 C 还能将三价铁（Fe^{3+}）还原为二价铁（Fe^{2+}），从而促进铁的吸收；维生素 C 还能保护维生素 A、E 及 B 免遭氧化，还能促进叶酸转变为具有生理活性的四氢叶酸。

（3）增强机体免疫力：维生素 C 能增加淋巴细胞的生成，提高吞噬细胞的吞噬能力，促进免疫球蛋白的合成，因此能提高机体免疫力。临床上用于病毒性疾病、心血管疾病等的辅助用药。

维生素 C 严重摄入不足可致维生素 C 缺乏症即坏血病，主要为胶原蛋白合成障碍所致,临床典型表现为牙龈肿胀、出血,皮肤淤点、淤斑,以及全身广泛出血为特征。

(二) 维生素 B₁

1. 来源、本质与性质

(1) 来源:维生素 B₁ 广泛存在于天然食物中,它主要存在于种子外皮及胚芽中,米糠、麦麸、黄豆、酵母、瘦肉等食物中含量最丰富。

(2) 本质:维生素 B₁ 又名硫胺素,是人类发现最早的维生素之一。维生素 B₁ 分子是由 1 个嘧啶环和 1 个噻唑环,通过亚甲基桥连接而成。体内的活性形式为焦磷酸硫胺素(thiamine pyrophosphate, TPP)(图 3-4)。

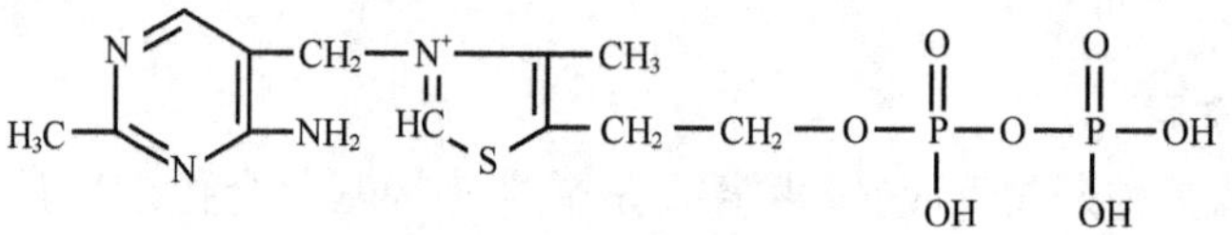

图 3-4　焦磷酸硫胺素(TPP)

(3) 性质:维生素 B₁ 极易溶于水,在酸性环境中稳定,在碱性环境中易被氧化失活,且不耐热。在中性及碱性介质中亚硫酸盐能加速硫胺素的破坏。

2. 生理生化作用
维生素 B₁ 在硫胺素焦磷酸激酶的作用下,与三磷酸腺苷(ATP)结合形成 TPP。TPP 在体内构成 α-酮酸脱氢酶体系和转酮醇酶的辅酶,参与 α-酮酸氧化脱羧反应和磷酸戊糖途径转酮醇反应,维持体内正常代谢。维生素 B₁ 可抑制胆碱酯酶对乙酰胆碱的水解,乙酰胆碱有促进胃肠蠕动作用。维生素 B₁ 缺乏时胆碱酯酶活性增强,乙酰胆碱水解加速,因而胃肠蠕动缓慢,腺体分泌减少,食欲减退。

案例 3-3

患者,男,35 岁,因下肢沉重、四肢末端感觉麻木半个月来诊。平素以精米为主食,近段时间情绪不好常酗酒,摄食少,营养状况差,近两个月来感觉疲乏无力、食欲减退、烦躁不安、易激动,近半个月来症状加重,下肢末端感觉麻木,肌肉酸痛、有压痛,以腓肠肌最明显。以往身体健康。

体格检查:心肺未见异常,肝、肾功能均正常。蹲踞试验,病人取蹲踞姿势时,即觉小腿疼痛、起立困难,腓肠肌挤压时有疼痛。

问题讨论:

此患者可能患有何种维生素缺乏? 诊断依据是什么?

维生素 B₁ 缺乏时可引起"脚气病",初期表现为末梢神经炎、食欲减退等,严重者可发生浮肿、神经肌肉变性等。故维生素 B₁ 又称抗脚气病维生素。

案例分析 3-3

根据患者膳食营养缺乏史和临床表现,如患者平常以精米为主,维生素 B₁ 摄入不足,加之最近酗酒妨碍维生素 B₁ 的吸收和正常代谢,并出现周围神经炎及腓肠肌压痛,可初步诊断患者为维生素 B₁ 引发的脚气病。可测定尿中维生素 B₁ 排出量和转酮酶活性系数分析以进一步明确诊断。实验室检查可进行硫胺素负荷实验,成年人 1 次口服 5mg 或肌注 1mg 维生素 B_1，然后收集 4 小时尿，测定其硫胺素的排出量，<100μg 为缺乏。转酮酶活性系数超过 1.3 提示维生素 B_1 缺乏。

(三) 维生素 B_2

1. 来源、本质与性质

(1) 来源：维生素 B_2 广泛存在于奶类、蛋类、各种肉类、谷类、蔬菜和水果等动物性和植物性食物中。

(2) 本质：维生素 B_2 又名核黄素，是核糖醇和 6,7-二甲基异咯嗪的缩合物。在体内其活性型为黄素单核苷酸(flavin mononucleotide，FMN)和黄素腺嘌呤二核苷酸(flavin adenine dinucleotide，FAD)(图 3-5)。

(3) 性质：维生素 B_2 在酸性溶液中对热稳定，但在碱性溶液中不耐热，遇光易破坏。

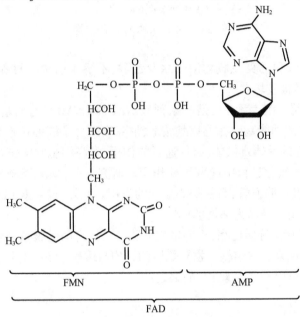

图 3-5　FAD 和 FMN 的结构

2. 生理生化作用　FMN 和 FAD 是体内许多氧化还原酶类的辅基，如琥珀酸脱氢酶、NADH 脱氢酶及黄嘌呤氧化酶等。FMN 和 FAD 分子中异咯嗪上 1,5 位 N 存在活泼共轭双键，能可逆地加氢和脱氢，因此它们既可以作为受氢体，又可以作为递氢体，广泛参与体内的各种氧化还原反应，参与细胞呼吸链的能量产生过程，促进糖、脂肪和蛋白质的代谢。

人体维生素 B_2 缺乏时，可引起口角炎、唇炎、阴囊炎、睑缘炎、角膜毛细血管增生和畏光等。长期缺乏还可导致儿童生长迟缓。

(四) 维生素 PP

1. 来源、本质与性质

(1) 来源：维生素 PP 广泛存在于食物中，在肝、肾、肉类、鱼及坚果中含量丰富。

(2) 本质：维生素 PP 又名抗癞皮病维生素，包括尼克酸(nicotinic acid，又称烟酸)和尼克酰胺(nicotinamide,又称烟酰胺),二者都是含氮杂环吡啶的衍生物,在体内可相互转变。在体内尼克酰胺与核糖、磷酸、腺嘌呤组成脱氢酶的辅酶,分别是尼克酰胺腺嘌呤二核苷酸(NAD^+)和尼克酰腺嘌呤二核苷酸磷酸($NADP^+$),它们也是维生素 PP 在体内的活性形式(图 3-6)。

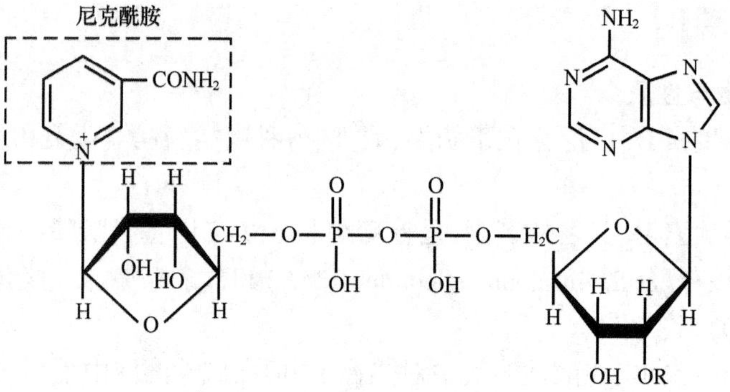

NAD^+:R 为 H; $NADP^+$:R 为 H_2PO_3

图 3-6 NAD^+ 和 $NADP^+$ 的结构

(3)性质:尼克酸和尼克酰胺均溶于水及乙醇,不溶于乙醚。两者性质比较稳定,酸、碱、光、热条件下不易被破坏。

2. 生理生化作用   维生素 PP 是一系列以 NAD^+ 和 $NADP^+$ 为辅基的脱氢酶的必需成分。NAD^+ 和 $NADP^+$ 的功能基团在尼克酰胺上,尼克酰胺分子能够可逆地加氢或脱氢,在氧化还原过程中作为氢的受体或供体,起传递氢的作用,参与细胞呼吸链的能量产生过程,因此,维生素 PP 在生物氧化过程中起着重要作用。研究表明,烟酸能降低血胆固醇、甘油三酯及 β-脂蛋白浓度及扩张血管,有保护心血管的作用。此外,维生素 PP 还是葡萄糖耐量因子的组成成分,具有增强胰岛素活性的作用。

维生素 PP 缺乏症又称癞皮病,主要发生皮肤、口舌、胃肠黏膜及神经系统损害,其典型症状有皮炎、腹泻和痴呆。抗结核药物异烟肼的结构与维生素 PP 十分相似,二者具有拮抗作用,因此长期服用可引起维生素 PP 的缺乏。

(五) 维生素 B_6

1. 来源、本质与性质

(1)来源:动植物食物中均含有维生素 B_6,其中肉类、谷类、蔬菜和坚果中含量丰富。

(2)本质:维生素 B_6 是吡啶的衍生物,包括吡哆醇(pyridoxine,PN)、吡哆醛(pyridoxal,PL)和吡哆胺(pyridoxamine,PM),在生物体内都是以磷酸酯形式存在,参与代谢的活性形式主要是磷酸吡哆醛和磷酸吡哆胺,二者可以相互转化。

(3)性质:维生素 B_6 在酸性溶液中对热稳定,但在碱性介质中对热不稳定,易被碱分解破坏。PN、PL、PM 对光均较敏感,尤其在碱性环境中。

2. 生理生化作用   维生素 B_6 的活性形式磷酸吡哆醛是体内许多酶的辅酶,参与所有氨基酸代谢,包括转氨基作用、脱羧、脱水及转硫化作用。还参与糖原、神经递质、血红素、不饱和脂肪酸和核酸的代谢。

(1)磷酸吡哆醛和磷酸吡哆胺是转氨酶的辅酶。在转氨基作用中,通过磷酸吡哆醛和磷酸吡哆胺之间相互转变,完成传递氨基的作用。

（2）磷酸吡哆醛是脱羧酶的辅酶,催化氨基酸脱羧反应产生许多重要的胺类物质,如神经递质多巴胺,γ-氨基丁酸等。临床上常用维生素 B_6 治疗小儿惊厥和妊娠呕吐。

（3）磷酸吡哆醛是 δ-氨基-γ-酮戊酸（δ-aminolevulinic acid, ALA）合酶的辅酶。ALA 合酶是血红素合成的限速酶,因此,维生素 B_6 缺乏可能造成小红细胞低血色素性贫血和血清铁增高。

（4）磷酸吡哆醛是糖原磷酸化酶的重要组成部分,参与糖原分解。肌肉磷酸化酶所含维生素 B_6 的量约占全身维生素 B_6 的 70%~80%。

维生素 B_6 在动植物性食物中分布相当广泛,原发性缺乏并不常见。抗结核药异烟肼能与磷酸吡哆醛结合,使其失去辅酶的作用,所以在服用异烟肼时,应补充维生素 B_6。

（六）叶酸

1. 来源、本质与性质

（1）来源:叶酸的良好来源为动物的肝、肾,绿叶蔬菜、豆类等食物。人体不能自身合成叶酸,必须依赖食物供给。

（2）本质:叶酸又称蝶酰谷氨酸,由 2-氨基-4-羟基-6-甲基蝶啶、对氨基苯甲酸、L-谷氨酸三部分组成。在体内叶酸在二氢叶酸还原酶作用下生成二氢叶酸,再进一步还原生成四氢叶酸（tetrahydro-folic acid, FH_4）,四氢叶酸是叶酸在体内的活性形式。

（3）性质:叶酸在酸性溶液中对热、光均不稳定,而在碱性和中性溶液中对热很稳定。叶酸钠盐易溶于水。

2. 生理生化作用 FH_4 是体内一碳单位的主要载体,参与许多重要物质如嘌呤、核苷酸、丝氨酸、甲硫氨酸的生物合成。当体内叶酸缺乏时,DNA 的合成受到抑制,骨髓幼红细胞分裂速度降低,细胞体积变大,造成巨幼红细胞性贫血。叶酸缺乏还可使同型半胱氨酸向甲硫氨酸转化出现障碍,进而导致高同型半胱氨酸血症。

孕妇在孕早期叶酸缺乏可能导致胎儿畸形,还可使孕妇先兆子痫、胎盘早剥的发生率增高,出现自发性流产、胎儿发育迟缓、早产及新生儿低出生体重等,因此孕妇在孕早期应适量补充叶酸。口服避孕药、抗惊厥药如苯巴比妥、苯妥英钠等可干扰叶酸的吸收及代谢,如长期服用此类药物时应考虑补充叶酸。抗癌药物甲氨蝶呤可抑制二氢叶酸还原酶,使四氢叶酸合成减少,进而干扰 DNA 的合成。

（七）维生素 B_{12}

1. 来源、本质与性质

（1）来源:维生素 B_{12} 的主要食物来源为肉类、动物内脏、鱼、禽、贝壳类及蛋类。人体肠细菌能合成少量维生素 B_{12}。

（2）本质:维生素 B_{12} 又称钴胺素（cobalamin）,是唯一含金属元素的维生素。在体内有多种存在形式,如 5-脱氧腺苷钴胺素、甲基钴胺素、羟钴胺素和氰钴胺素等,前两种是维生素 B_{12} 在体内的活性形式,后两种是药用维生素 B_{12} 的主要形式。

（3）性质:维生素 B_{12} 对强酸、强碱和光不稳定,易受重金属、强氧化剂或还原剂作用而被破坏。

2. 生理生化作用 维生素 B_{12} 在食物中常与蛋白质结合存在,进入消化道后在胃酸、胃蛋白酶及胰蛋白酶的作用下,维生素 B_{12} 被释放,与胃黏膜细胞分泌的糖蛋白内因子结合后被小肠吸收。维生素 B_{12} 在体内以两种辅酶形式即 5-脱氧腺苷钴胺素和甲基钴胺素,参与体内生化反应。

（1）参与甲基转移作用:在甲硫氨酸循环,维生素 B_{12} 作为甲硫氨酸合成酶的辅酶,接受5-甲基四氢叶酸的甲基后供给同型半胱氨酸生成甲硫氨酸,维生素 B_{12} 缺乏可致同型半胱氨酸增加,不利于甲硫氨酸的生成,另一方面也影响四氢叶酸的再生,使一碳单位的转运受阻,导致核酸合成障碍,影响细胞分裂,故也可导致巨幼红细胞性贫血。同型半胱氨酸的堆积可造成同型半胱氨酸尿症。

（2）作为 L-甲基丙二酰 CoA 变位酶的辅酶,参与甲基丙二酰 CoA 和琥珀酸 CoA 的异构化反应。维生素 B_{12} 缺乏时,L-甲基丙二酰 CoA 大量堆积,因 L-甲基丙二酰 CoA 与脂肪酸中间产物丙二酰 CoA 相似,因而影响脂肪酸的正常合成。脂肪酸合成异常会影响神经髓鞘物质代谢,故维生素 B_{12} 缺乏可表现出神经系统症状。

（八）泛酸

1. 来源、本质与性质

（1）来源:泛酸由于在自然界分布广泛而得名,食物中普遍存在,尤以动物性食物、谷类及豆类含量丰富。人肠道细菌也可以合成泛酸。

（2）本质:泛酸（pantothenic acid）又称遍多酸,是由丙氨酸经肽链与 α, γ-二羟基-β, β'-二甲基丁酸缩合而成的有机酸。

（3）性质:泛酸在中性溶液中对热稳定,对氧化剂和还原剂也极为稳定,但易被酸、碱破坏。

2. 生理生化作用   在体内泛酸经磷酸化,并通过肽键与半胱氨酸结合,脱去半胱氨酸的羧基生成 4-磷酸泛酰巯基乙胺。4-磷酸泛酰巯基乙胺是辅酶 A（coenzyme A, CoA）和酰基载体蛋白（acyl carrier protein, ACP）的组成部分,所以 CoA 和 ACP 是泛酸在体内的活性形式。在体内 CoA 和 ACP 构成酰基转移酶的辅酶,广泛参与糖、脂类、蛋白质代谢及肝的生物转化作用,约有 70 多种酶需要 CoA 或 ACP。

（九）生物素

1. 来源、本质与性质

（1）来源:生物素在动植物界分布广泛,如肝、肾、蛋黄、蔬菜、谷类中含量丰富。人肠道细菌也能合成少量生物素。

（2）本质:生物素又名维生素 H,由一个脲基环和一个带有戊酸侧链的噻吩环组成,现已知有 8 种异构体,天然存在的仅 α-生物素具有生物活性。

（3）性质:生物素易溶于热水,对热稳定,易被强酸、强碱及紫外线破坏。

2. 生理生化作用   生物素的主要生理功能是作为各种羧化酶的辅酶,如丙酮酸羧化酶、乙酰 CoA 羧化酶等。生物素通过其分子侧链戊酸中的羧基与酶蛋白分子中的赖氨酸残基上的 ε-氨基以酰胺键牢固相连,形成复合物,称为生物胞素（biocytin）。生物胞素可以将活化的羧基转移给酶的相应底物,参与糖、脂肪、蛋白质和核酸代谢。

生物素来源极广泛,而且人和动物肠道细菌能合成生物素,故一般不易缺乏,新鲜鸡蛋中有一种抗生物素蛋白,它能与生物素结合而抑制生物素的吸收,故长期生食鸡蛋者易发生生物素缺乏。长期服用抗生素因抑制肠道细菌生长,也可能造成生物素的缺乏,主要症状有鳞屑皮炎、忧郁、食欲减退、恶心、呕吐等。

两类维生素性质及主要功能概况如表 3-1。

表 3-1 维生素一览表

名称	来源及稳定性	辅酶（活性形式）	主要功能	临床用途
维生素 A	动物肝,蛋黄,乳,胡萝卜,玉米等植物含胡萝卜素。易氧化破坏,对光不稳定	11-顺视黄醛	1. 构成视紫红质 2. 维持上皮细胞的正常功能 3. 促进生长发育 4. 抗癌作用	用于夜盲症等缺乏病和抗癌
维生素 D	动物肝,蛋黄,乳,鱼肝油,皮下含 D_3 原,对热稳定避光和氧时稳定	$1,25\text{-}(OH)_2\text{-}D_3$	参与钙,磷代谢调节,促进成骨作用	用于儿童佝偻病成人软骨病过量中毒
维生素 E	植物油,蔬菜,极易氧化破坏,对光不稳定	α-生育酚	1. 抗氧化,保护生物膜 2. 维持正常的生殖机能 3. 氧化还原作用	用于流产,早产及抗衰老
维生素 K	肝,绿叶蔬菜,肠道细菌合成,耐热,对光不稳定	2-甲基 1,4-萘醌	1. 参与凝血因子合成,活化凝血酶原 2. 氧化还原作用	用于凝血障碍,新生儿出血等
维生素 B_1	谷类外皮,豆,肝,瘦肉,酵母。酸性稳定,碱性时易破坏	TPP	1. α-酮酸氧化脱羧酶系辅酶 2. 维持神经系统的正常机能 3. 转酮醇酶辅酶	用于脚气病及胃肠机能障碍
维生素 B_2	肝,蛋黄及绿叶蔬菜。酸性稳定,碱性时对光热稳定	FMN,FAD	构成黄素蛋白的辅酶,参与递氢作用	用于口角炎,舌唇炎等
维生素 PP	花生,豆,肝,酵母,对热稳定	NAD^+,$NADP^+$	脱氢酶的辅酶,参与递氢作用	用于癞皮病
维生素 B_6	谷类胚芽,蛋,肝及绿叶蔬菜,肠道细菌合成	磷酸吡哆醛磷酸吡哆胺	氨基酸转氨酶和脱羧酶的辅酶,ALA 合酶辅酶	用于妊娠呕吐,异烟肼中毒
泛酸	酵母、谷类、豆、肝,肠道细菌可合成。中性稳定	HS-CoA	构成辅酶 A 的成分,参与转酰基作用	用于白血病减少和肝炎等的辅助药物
生物素	肝、谷类、酵母、菠菜、肠道细菌可合成	生物胞素	羧化酶的辅酶参与 CO_2 固定	皮炎
叶酸	酵母、肝、绿叶蔬菜、肠道细菌可合成。酸性不稳定,光、热,可促进其分解	FH_4	一碳基团转移酶的辅酶,参与一碳基团的转移反应	贫血等
维生素 B_{12}	肝、鱼、肉,肠道细菌和霉菌可合成。pH5 时稳定,碱性中易破坏	甲钴胺素 5'-脱氧腺苷钴胺素	参与甲基的形成和转移,协助 FH_4 转运一碳单位	用于巨幼红细胞贫血
维生素 C	新鲜蔬菜、水果、酸性中稳定、碱性或 Fe、Cu 存在易氧化破坏		1. 参与羟化反应,促进胶原蛋白合成 2. 氧化还原及解毒作用 3. 抗癌作用	用于坏血病,外伤及职业中毒等,也试用于抗癌

第二节　微量元素

地球上的各种生命体都是由多种化学元素组成的。人体是由几十种元素组成的,根据各元素在人体中的含量和人体的需要量,可分为常量元素(major element, macro-element)和微量元素(trace element, micro-element)两大类。通常将含量占体重 0.01%以上,每人每日需要量在 100mg 以上的元素称为常量元素,包括碳、氢、氧、氮、硫、磷、钠、钾、钙、镁、氯等 11种;而将含量占体重 0.01%以下,每人每日需要量在 100mg 以下的元素称为微量元素,微量元素总量仅占体重的 0.05%左右。

微量元素的分类尚无统一的方法,一般按对维持机体生命活动的作用分为必需微量元素和非必需微量元素。必需微量元素是指那些具有明显营养作用及生理功能,对维持机体生长发育、生命活动及繁衍等必不可少的元素。现已提出有碘、铁、铜、锌、硒、氟、钴、铬、锰、钼、镍、钒、锡、硅等 14 种微量元素为人体所需。非必需微量元素是指那些无明显生理功能的微量元素。这些元素的生物学效应或许迄今未被人们认识,或者来自外环境的污染,如铅、镉、汞、铊等。非必需元素又可进一步分为惰性元素和毒性元素,惰性元素对机体既非必要,也不引起毒性反应。毒性元素是微量存在就会引起毒性反应的元素。应该指出的是,上述微量元素的分类不是绝对的、不变的,随着对微量元素生物学效应研究的深入和认识的提高,微量元素的数目和分类方法都可能发生变化。

近五十年来,微量元素的研究取得了日益迅速的进展,微量元素在体内的作用是多种多样的,它们在各种酶系统中起着催化作用,以激素或维生素的必需成分或辅助因子而发挥作用,形成具有特殊功能的金属蛋白等。微量元素与机体的健康和疾病密切关系,例如碘、锌、锰、硒等缺乏对胎儿的生长发育具有明显的不良影响,甚至可造成胎儿畸形。在儿童的生长发育期微量元素如铁、锌严重缺乏可引起贫血、生长发育迟缓、脑发育延迟和结构受损。随着对微量元素缺乏病研究的深入,它们在临床上的意义也正受到进一步的重视。

一、铁

(一) 体内含量及其分布

人体含铁总量约为 3~4g,女性略低于男性。铁在人体内可分为功能铁和储存铁,功能铁主要存在于血红蛋白和肌红蛋白中,占全身总铁量的 75%以上,对于人体氧的代谢和运转起重要作用。此外,体内几十种酶都含有铁,这些酶参与体内许多重要的代谢过程。转铁蛋白亦为功能铁,其含量只占体内总铁的 0.1%,参与体内铁的转运。储存铁约占体内总铁的 25%,以铁蛋白和含铁血黄素形式存在于肝、脾和骨髓中。铁在体内含量随年龄、性别、营养状况和健康状况而有很大的个体差异。中国营养学会推荐成人铁适宜摄入量为:男性 15mg/d,女性 20mg/d。

(二) 吸收和代谢

食物中的铁主要是 Fe^{3+},须在胃中经过胃酸的作用使之游离,并还原成 Fe^{2+} 后才能为肠黏膜所吸收。吸收部位主要在十二指肠和空肠。膳食中铁的吸收率平均约为 10%,动物性食物中的铁吸收率一般高于植物性食物,铁的吸收率与多种因素有关,如机体的年龄、铁状况和健康状况、胃肠道 pH、摄入铁的量和化学结构、膳食中各种其他化合物的量和比例等。凡能将 Fe^{3+} 还原成 Fe^{2+} 的物质均有利于铁的吸收,如胃液、维生素 C、半胱氨酸等。

参与体内代谢的铁有两种来源,一是食物中的铁,二是衰老红细胞破坏后从血红蛋白中释放出的铁,这一部分铁可反复利用。食物中的铁可分为血红素铁和非血红素铁两类,它们以不同的机理被吸收。血红素铁主要存在于动物性食物,是与血红蛋白及肌红蛋白的原卟啉结合的铁。此种类型的铁不受植酸、磷酸等的影响而以原卟啉铁的形式直接被肠黏膜上皮细胞吸收,然后在黏膜细胞内分离出铁,并和脱铁运铁蛋白结合,其吸收过程不受其他膳食因素的干扰。另一类为非血红素铁,主要存在于植物性食物中,其吸收常可受到膳食因素(如食物中所含的植酸盐,草酸盐、碳酸盐、磷酸盐)的干扰。血红素铁的吸收率较非血红素铁高。

人体内的铁约有 30% 以铁蛋白和含铁血黄素的形式的存在于肝、脾和骨髓中,约有70%参与血红蛋白、肌红蛋白等的合成而发挥各自的生理功用。在正常情况下,储存铁的量变动不大,每天吸收的铁主要用于血红素的合成,以补偿每天体内因红细胞破坏而降解的血红素。铁主要从胃肠黏膜脱落细胞随粪便排出,其次是通过尿液和汗液丢失。正常情况下,铁的吸收与排泄保持动态平衡。

(三) 生理功能及临床意义

铁是血红蛋白、肌红蛋白、细胞色素以及一些金属酶的成分,在机体运输氧和细胞内电子传递中发挥极其重要的作用。铁与红细胞形成和成熟有关,铁缺乏时,新生的红细胞中血红蛋白量不足,影响幼红细胞的分裂与增殖,造成红细胞寿命缩短、自身溶血增加。铁还参与激素的合成或增强激素的作用,能保持机体正常免疫功能,增强中性粒细胞杀菌及吞噬功能,促进 T、B 细胞增殖、分化及抗体的产生。铁还有催化促进 β-胡萝卜素转化为维生素 A、嘌呤与胶原的合成、脂类从血液中转运以及药物在肝脏的解毒等功能。

案例 3-4

患者,女,42 岁,面色苍白、嗜睡、头晕、气短、头发及指甲脆。主诉倦怠乏力,锻炼时心悸,尤其在锻炼强度加大时。

实验室检查:血清运铁蛋白饱和度 9%,血红蛋白 79g/L,血清铁 4μmol/L。

初步诊断:缺铁性贫血。

问题讨论:

1. 诊断依据是什么? 为进一步确诊,还可做哪些检查?

2. 如何预防此类疾病?

铁是人体必需微量元素之一,缺铁性贫血(iron deficiency anemia, IDA)是世界性营养缺乏病之一,铁缺乏的主要原因有:①食物铁摄入不足。②机体对铁的需要量增加,如处在生长发育期的儿童、育龄女性月经失血和妊娠期、哺乳期妇女。③铁吸收不良,如萎缩性胃炎、慢性腹泻或钩虫感染会影响铁的吸收。缺铁性贫血症状常和贫血的严重程度有关,常见症状有面色苍白、疲乏无力、心慌、气短、头晕、食欲低下等,血中血红蛋白减少,机体免疫功能和抗感染能力下降,儿童缺铁会影响身体发育和智力发育。

人体具有很强的控制铁的吸收、维持铁平衡的能力,所以铁过量或中毒的情况并不多见。但是,当误服大量补铁药或长期过量服用铁剂时,易导致铁中毒。过量吸收的铁,多半以含铁血黄素沉着于单核-吞噬细胞系统或某些组织的实质细胞。体内铁的储存过多与多种疾病如心脏和肝脏疾病、糖尿病、某些肿瘤有关。

案例分析 3-4

患者有典型的贫血症状,血清运铁蛋白饱和度、血红蛋白和血清铁均降低。可初步诊断为缺铁性贫血。为进一步确诊,还可做血液细胞形态学分析,如,MCV、MCH、RDW、MCHC 等分析,以证实其低色素小细胞性贫血是否存在。

通过健康教育,改进膳食习惯和生活方式,提倡科学、合理的膳食,以增加铁的摄入和生物利用率,对青少年、生长快速的婴儿、月经期、妊娠期或哺乳期的妇女,由于铁的需要量增加,饮食中注意摄入富含铁的食物,如动物血、肝脏、大豆、黑木耳、芝麻酱等,必要时可口服铁剂。

二、碘

(一) 体内含量及其分布

成人体内含碘量约为 25~36mg,广泛分布于体内各组织,其中大部分(约 15mg)集中在甲状腺组织,其余的碘分布在血液、肌肉、脑、卵巢、肝脏、肺、睾丸等。血液中的碘主要是蛋白质结合碘,组织中的碘主要以有机碘的形式存在。中国营养学会推荐碘的摄入量成人为 150μg/d。

(二) 吸收和代谢

人类所需的碘主要来自于食物,海盐和海产食品含碘丰富。食物中的碘主要为无机碘化物,进入人体后,在胃和小肠内被迅速吸收,当空腹时,进入胃肠道的碘 1~3 小时可完全被吸收。食物中的碘化物需首先被还原成离子碘后才能被机体吸收;有机碘一部分可直接吸收,另一部分则需在消化道内转化为无机碘后才可吸收。胃肠道内的钙、氟、镁等能阻碍碘的吸收,当蛋白质和热量摄入不足时,也会影响胃肠道对碘的吸收。

由消化道吸收的碘经门静脉进入血液循环,分布到全身组织器官,主要在甲状腺内合成甲状腺激素。进入甲状腺的碘(I^-)在过氧化物酶的作用下,形成活性碘(I_2),再与甲状腺球蛋白上的酪氨酸残基结合成 3-碘酪氨酸(monoiodotyrosine,T_1)或 3,5-二碘酪氨酸(diiodotyrosine,T_2),一分子 T_1 和一分子 T_2 再结合生成 T_3,两分子 T_2 结合生成 T_4。T_3 和 T_4 是血浆中甲状腺激素主要的存在方式。体内的碘主要经肾脏以碘化物的形式随尿排出,少量随汗液、乳汁和粪便排出。

(三) 生理功能及临床意义

碘是人体必需的微量元素之一。碘在体内主要参与甲状腺激素的合成,其生理作用也是通过甲状腺激素表现出来的。甲状腺激素是维持机体正常生理功能不可缺少的激素,其主要生物学作用有:①参与能量代谢,在蛋白质、脂肪、糖代谢中,促进生物氧化并协调氧化磷酸化过程,调节能量的转换。在甲状腺机能减退或甲状腺素的分泌减少时,可出现一系列因生物氧化减退、氧化磷酸化解偶联以及 ATP 供应不足而引起的症状。如基础代谢率降低,体温降低,肌肉无力等。在甲状腺机能亢进或甲状腺激素分泌增加时,则出现一系列因生物氧化增加,氧化磷酸化以另一种方式出现解偶联,ATP 仍然供应不足而引起的症状,如基础代率谢增高、体温增高、怕热多汗、消瘦无力等。②甲状腺激素能使交感神经作用增强,并能提高中枢神经系统的兴奋性。甲状腺功能亢进时,可出现心率加快、烦躁不安、易激动、手指震颤等。甲状腺功能减退时,可表现为感觉迟钝、行为迟缓、嗜睡等。甲状腺激素还与大脑的发育和功能有关,胎儿缺碘会严重影响脑的发育和成熟。③维持人体正常生长发育。发育期儿童的身高、体重、肌肉、骨骼的增长和性发育都必须有甲状腺激素的参与,甲状腺激素还能促进 DNA 及蛋白质合成、维生素的吸收和利用,并有活化许多重要酶的作用,此外还与脑垂体激素作用相关。

环境及食物中碘的不足是引起碘缺乏病的根本原因,成人缺碘可引甲状腺肿,胎儿期和新生儿期缺碘可引起呆小病。由于这些病具有地区性特点(多流行于山区和半山区,亦有流行于个别平原地区),故称为地方性甲状腺肿和地方性呆小病。此外,碘缺乏病还包括由于缺碘而引起的胎儿早产、死产、先天性畸形、智力低下以及体格发育不良等。碘摄入过量可发生碘性甲状腺肿和碘性甲状腺毒症等病症。

三、锌

(一) 体内含量及其分布

锌广泛分布在人体所有的组织和器官,成人体内锌含量约为 2~3g,大部分集中在肌肉和骨骼中。血液中的锌有 75%~85% 分布在红细胞中,3%~5% 分布于白细胞中,其余在血浆中,血浆中的锌大多数与蛋白质结合。成人每日需锌量为 15~20mg。锌普遍存于各种食物,动物性食物含锌丰富且吸收率高。

(二) 吸收和代谢

锌主要在小肠经主动转运机制被吸收,锌进入小肠黏膜后与血浆白蛋白结合,随血流进入门脉循环。由于锌可以和食物中或生物体内的许多化合物生成稳定的络合物,锌的吸收会受这些组分的影响,如植物性食物中含有的植酸、鞣酸和纤维素等均不利于锌的吸收,而动物性食物中的锌生物利用率较高,维生素 D 可促进锌的吸收。在正常膳食锌水平,粪是锌排泄的主要途径。

(三) 生理功能及临床意义

锌是人体必需微量元素,其生理功能主要有:①维持酶的活性,目前已知的含锌酶有200 多种,如碳酸酐酶、羧基肽酶、苹果酸脱氢酶、乳酸脱氢酶等,锌广泛参与蛋白质、脂肪、糖和核酸代谢。②维持 DNA 和 RNA 的立体结构,参与基因调控。许多蛋白质如反式作用因子、类固醇激素及甲状腺激素受体的 DNA 结合区,都有锌参与形成的锌指结构,在转录调控中起重要作用。故缺锌必然会引起机体代谢紊乱,导致多方面功能障碍,如缺锌儿童可引起生长发育停滞、生殖器官发育受损等;食欲不振、伤口愈合不良、性机能不全;妊娠妇女缺锌严重者可致胎儿畸形。③影响激素的分泌和储存。锌在激素的产生、储存和分泌中起作用,对激素的效能和靶细胞的反应产生重要影响。锌与生长激素、胰岛素、甲状腺激素、肾上腺皮质激素、促性腺激素和性激素等均有一定关系。如锌能增强胰岛素活性,延长胰岛素的作用时间。④参与机体免疫过程。缺锌可使免疫细胞增殖减少,胸腺素活性降低,影响淋巴细胞的分化和成熟;缺锌还使 T 细胞功能受损,降低机体免疫力。

机体内没有特殊的锌储存机制,锌缺乏症是一种或多种锌的生物学功能降低的结果。儿童发生慢性锌缺乏病时,主要表现为生长停滞。青少年除生长停滞外,还会引起性成熟推迟、性器官发育不全、第二性征发育不全等。不论儿童或成人缺锌,均可引起味觉减退及食欲不振,出现异食癖。缺锌严重者还可能出现皮炎、腹泻、脱发、视力下降甚至死亡等多种临床并发症。

四、铜

(一) 体内含量及其分布

正常成人体内含铜总量约为 100~150mg,大部分以蛋白质结合状态存在。约 50%~70%的铜存在于肌肉和骨骼内,20%左右的铜存在于肝脏内,5%~10%分布在血液中,微量的铜存在于含铜酶类。

(二) 吸收和代谢

铜广泛存在于各种食物中,动物内脏、海产品、坚果类等食物是铜的良好来源。中国营养学会推荐铜的摄入量为成人 2mg/d。铜主要在十二指肠和小肠上段被吸收,吸收的铜运输到肝脏合成铜蓝蛋白,然后释放到血液,传递到全身组织。铜的吸收受血浆铜蓝蛋白的调控,血浆铜蓝蛋白减少时,吸收便会增加。铜的排泄主要是通过胆汁分泌到胃肠道,随粪便排出,少量经尿液和汗液排出体外。

(三) 生理功能及临床意义

铜是体内多种酶和结合蛋白的成分,如细胞色素氧化酶、超氧化物歧化酶、单胺氧化酶、铜蓝蛋白、铜硫蛋白等。广泛分布的超氧化物歧化酶、铜蓝蛋白和铜硫蛋白具有抗氧化作用,清除氧自由基。铜蓝蛋白可氧化铁离子,使铁离子与运铁蛋白结合运送到骨骼,用于合成血红蛋白,参与铁的代谢和红细胞生成。故缺铜时,会引起铁吸收减少和血红蛋白合成障碍而发生小细胞低色素性贫血,使红细胞的寿命缩短。铜缺乏时也会影响一些酶的活性,如细胞色素氧化酶活性下降时,会影响电子传递链中电子的传递,导致能量代谢障碍。此外,铜与机体免疫、激素分泌也有影响。

五、硒

(一) 体内含量及其分布

人体含硒量约为 14~21mg,主要分布于肾、肝、胰腺、垂体和毛发,肌肉、骨骼和血液相对较低,脂肪中最少。

(二) 吸收和代谢

中国营养学会推荐每日膳食硒的参考摄入量为正常成人 50μg/d。植物性食物中的含硒量主要受其栽种土壤中的硒含量和可被吸收利用的量影响。硒主要要在十二指肠吸收，进入体内的硒绝大部分与蛋白质结合，主要通过粪、尿排出。

（三）生理功能及临床意义

硒作为一种必需微量元素，其生化功能是多方面的，其中最重要的是硒的抗氧化性。硒是谷胱甘肽过氧化物酶的必需组分，它能分解脂质过氧化物，清除脂质过氧自由基，阻断自由基反应，保护生物膜。硒能提高机体的免疫功能，增强机体的抗癌能力，它还可调节维生素 A、C、E、K 的吸收与消耗，并与维生素 E 协同保护细胞膜，参与辅酶 A、泛醌和辅酶 Q 的合成，在机体代谢、电子传递中起重要作用。研究表明，硒还能维持动物正常生育功能。

由于硒在地壳中的分布呈现出地域性的高硒或低硒，从而得到含硒量较高或较低的粮食和畜禽产品。硒的摄入量过高或过低可形成与硒相关的地方病。如缺硒引起的克山病、大骨节病等；持续摄入高硒食物和水等可导致硒在体内蓄积而引起中毒，中毒体征主要是头发脱落、指甲变形。硒还与癌症、心血管疾病和衰老等多种疾病相关。

六、氟

（一）体内含量及其分布

正常成人体内含氟总量约为 2~3g，约有 90% 积存于骨骼及牙齿中，少量存在于内脏、软组织及体液中。氟的生理需要量为成人 0.5~1.0mg/d。

（二）吸收和代谢

氟主要从胃肠和呼吸道吸收，入血后与球蛋白结合，小部分以氟化物形式运输。氟的吸收很快，吸收率也很高。饮水中的氟可完全吸收，食物中的氟一般吸收 50%~80%。约有 80% 以上的氟经肾排出，其余部分则主要随粪便排出。也有极少部分随乳汁、毛发等途径排出。

（三）生理功能及临床意义

氟是机体生命活动所必需的微量元素之一，氟可以维持机体正常的钙磷代谢，在骨骼与牙齿的形成中有重要作用。氟能与骨盐结晶表面的离子进行交换，形成氟磷灰石而成为骨盐的组成部分，适量的氟有利于钙和磷的利用及在骨骼中沉积，可加速骨骼的形成，促进生长，并维护骨骼的健康。氟是牙齿的重要成分，氟在牙齿表面形成氟磷灰石保护层，具有防止龋齿的作用。

缺氟时，由于釉质中不能形成氟磷灰石而使羟磷灰石结构得不到氟磷灰石的保护，牙釉质易被微生物、有机酸和酶侵蚀而发生龋齿。老年人缺氟时，钙磷的利用受到影响，可导致骨质疏松。用治疗剂量氟治疗骨质疏松症，虽然有效，但易发生副作用，使血清钙下降，出现甲状旁腺机能亢进和形态异常的骨骼。

摄入过量的氟可引起急性或慢性中毒，氟的慢性中毒主要发生于高氟地区，因长期通过饮水摄入过量的氟而引起，主要造成骨和牙的损害，可表现为氟斑牙和氟骨症。

七、锰

（一）体内含量及其分布

正常人体内含锰约 12～20mg，一般以化合物的形式存在于机体各组织中，以肌肉、骨髓、肝脏、肾脏、胰脏中含量较多。大脑中的锰以大脑皮质、脑干和神经核中含量最高。

（二）吸收和代谢

人体主要从食物、水、空气中摄取锰，谷类、坚果、叶菜类富含锰，茶叶含锰最丰富。锰在胃液中的溶解度很低，主要经十二指肠吸收，吸收率低。锰进入血液循环后，大部分与血浆中 β_1-球蛋白结合而运输。锰几乎完全经肠道排泄。

（三）生理功能及临床意义

锰以含锰酶和含锰蛋白的形式参与机体代谢过程，它可促进骨骼生长发育，保护细胞线粒体膜的完整性，保持正常的脑功能，还能维持正常的糖、脂肪代谢，改善机体的造血功能。锰还能增强内分泌功能，维持甲状腺的正常功能，促进性激素的合成，调节神经反应能力。锰缺乏时生长发育会受到影响。长期职业性接触锰的人群易发生锰中毒，多见于锰铁、电焊条的制造与电焊作业的工人，应加以预防。

小　结

维生素是维持机体正常功能所必需的一类小分子有机化合物，机体不能合成或合成量很少，必须由食物供给；缺乏时会发生维生素缺乏病。根据其溶解性可分为脂溶性维生素和水溶性维生素。

脂溶性为非极性的疏水分子，不溶于水，而溶于脂肪及有机溶剂，主要包括维生素 A、D、E、K。维生素 A 主要存在于动物性食物，植物中所含的 β-胡萝卜素称为维生素 A 原，维生素 A 最主要功能是维持正常视觉、参与细胞膜糖蛋白的合成以维持上皮组织的完整。维生素 A 缺乏会导致夜盲症。维生素 D 是类固醇激素的前体，$1, 25$-$(OH)_2$-D_3 是其活性形式，可调节钙、磷代谢，缺乏时可引起佝偻病、骨软化症和骨质疏松症。维生素 E 是体内最重要的抗氧化剂，保护生物膜的结构与功能。维生素 K 是几种凝血因子合成所必需的，它作为羧化酶的辅助因子参与凝血因子无活性前体转变为活性凝血因子的过程。

水溶性维生素包括 B 族维生素和维生素 C。B 族维生素均作为辅酶或辅基的组成成分，参与代谢和造血过程中的许多生化反应。维生素 B_1 在体内的活性形式 TPP 是 α-酮酸脱氢酶体系和转酮醇酶的辅酶，参与 α-酮酸氧化脱羧反应和磷酸戊糖途径转酮醇反应；FMN 和 FAD 是维生素 B_2 在体内的活性型，两者为黄素蛋白的辅基；维生素 PP 是一系列以 NAD^+ 和 $NADP^+$ 为辅基的脱氢酶的必需成分，NAD^+ 和 $NADP^+$ 是体内重要的递氢体；维生素 B_{12} 在体内以两种辅酶形式即 5-脱氧腺苷钴胺素和甲基钴胺素参与体内生化反应；维生素 B_6 的活性形式磷酸吡哆醛是氨基酸代谢中转氨酶和氨基酸脱羧酶的辅酶；泛酸的活性形式 CoA 和 ACP 构成酰基转移酶的辅酶；生物素是各种羧化酶的辅酶。在核酸合成中，维生素

B$_{12}$和叶酸各有其功能,两者缺乏均可引起巨幼红细胞性贫血。维生素 C 缺乏可导致坏血病。

微量元素是指含量占体重 0.01% 以下,每人每日需要量在 100mg 以下的元素。碘、铁、铜、锌、硒、氟、钴、铬、锰、钼、镍、钒、锡、硅等 14 种微量元素为人体所必需。微量元素在体内的作用是多种多样的,并与机体的健康和疾病有密切关系。

（许春鹃　黄春洪）

第 4 章 酶

第一节 概 述

生命的基本特征之一是不断地进行新陈代谢。生物体在新陈代谢过程中,几乎所有的化学反应都是在特异的生物催化剂的催化作用下进行的。目前已发现的生物催化剂有两类:一类是本质为蛋白质的酶(enzyme,E),是生物体内最主要的催化剂,酶催化生物体内的化学反应称为酶促反应,生命活动离不开酶的催化作用。另一类是核酶(ribozyme)和脱氧核酶(deoxyribozyme),是近年来发现的另一类生物催化剂。

一、酶的概念与化学本质

酶学知识来源于发酵,远在 4000 年前,古希腊人就开始利用糖发酵成醇。约公元前 21 世纪,我国人们就会酿酒,公元前 12 世纪已能制作饴糖和酱。这些都说明人们在生产与生活实践中,早就广泛地利用到了酶学知识。但直到 1878 年 Kühne 才首次提出酶统一的名称——Enzyme,这个词来源于希腊文,其意思是"在酵母中"。西方国家在 19 世纪对酿酒发酵过程进行了大量的研究,1857 年法国微生物学家 Pasteur 等人提出酒精发酵是酵母细胞活动的结果。1897 年德国科学家 Büchner 兄弟首次成功地用无细胞酵母提取液实现了生醇发酵,说明了发酵是一种可以在无细胞条件下进行的酶促反应。这一贡献打开了通向现代酶学与现代生物化学的大门,为此 Büchner 获得了 1907 年诺贝尔化学奖。1926 年,美国生化学家 Sumner 从刀豆中提取出了脲酶并得到结晶,并证明了脲酶的蛋白质本质。以后陆续发现的 2000 余种酶中,均证明酶的化学本质是蛋白质。Sumner 因此获得了 1946 年诺贝尔化学奖,Northrop(美国)和 Stanley(美国)因分离提纯酶和蛋白质分享了此年的诺贝尔化学奖。

20 世纪 80 年代初,Cech 和 Altman 分别发现了具有催化作用的 RNA,并提出了核酶(ribozyme)的概念,为此 Cech 和 Altman 共同获得 1989 年诺贝尔化学奖。1995 年,Szostak 研究室报道了具有 DNA 连接酶活性的 DNA 片段,命名为脱氧核酶,为生物催化剂的概念注入了新的内容。20 世纪 80 年代以后,一些采用新技术合成、改造的生物催化剂,如抗体酶、模拟酶、人工酶等相继问世,极大地丰富了原有生物催化剂的概念。一般意义上说,酶是指由活细胞产生的,具有催化作用的蛋白质;核酶和脱氧核酶是有高效、特异催化作用的核糖核酸和脱氧核糖核酸,主要作用于核酸。近几十年来酶学研究得到了长足的发展,提出了一些新理论和新概念,酶的催化作用机制逐渐被阐明,酶的应用研究迅速发展,随着酶学研究的深入,其成果必将为人类做出更大的贡献。

二、酶的命名与分类

目前已发现的酶有 4000 多种。随着生物化学、分子生物学等生命科学的发展,生物体内更多的新酶将会不断地被发现。为了研究和使用的方便,需要对酶加以分类,并进行科学的命名。

(一) 酶的命名

1. 酶的习惯命名　通常以酶所催化的底物、反应的性质以及酶的来源命名。绝大多数酶依据其所催化的底物命名,如催化淀粉水解的酶叫淀粉酶、催化脂肪水解的酶叫脂肪酶、催化蛋白质水解的酶叫蛋白酶等,有时还加上酶的来源,如唾液淀粉酶、胃蛋白酶等。有些酶则是根据其所催化反应的性质和类型命名,如水解酶、转氨酶、脱氢酶等。还有些酶是根据上述两个原则综合命名,如乳酸脱氢酶、氨基酸氧化酶等。

习惯命名法简单、易懂,应用历史长,但缺乏系统性,有时出现一酶数名或一名数酶的现象,有的名称则完全不能说明酶促反应的本质。

2. 酶的系统命名　为了克服习惯命名的弊端,1961 年国际酶学委员会以酶的分类为依据,提出了与分类法相适应的系统命名法,规定一种酶只有一个系统名称。它标明酶的所有底物与反应性质,并附有一个 4 位数字的分类编号,底物名称之间用“：”隔开。例如葡萄糖激酶催化的下列反应:

$$ATP+D\text{-}葡萄糖 \rightarrow ADP+D\text{-}葡萄糖\text{-}6\text{-}磷酸$$

该酶的系统命名是 ATP：葡萄糖磷酸基转移酶,表示该酶催化从 ATP 中转移一个磷酸基到葡萄糖分子上的反应。它的分类编号是:EC. 2. 7. 1. 1。EC(enzyme commision 的缩写)代表按国际酶学委员会规定的命名,第一个数字表示该酶属于 6 个大类中的哪一类;第二个数字表示该酶属于哪一个亚类;第三个数字表示该酶属于哪一个亚亚类;第 4 个数字表示该酶在亚亚类中的排序。

系统命名法虽然合理,但比较繁琐,使用不方便。为此,国际酶学委员会又从每种酶的数个习惯名称中选定一个简便实用的推荐名称。现将一些酶的系统名称和推荐名称举例列于表 4-1。

表 4-1　一些酶的系统名称和推荐名称举例

编　　号	推 荐 名 称	系 统 名 称	催化的反应
EC1.4.1.3	谷氨酸脱氢酶	L-谷氨酸：NAD^+氧化还原酶	L-谷氨酸+H_2O+NAD $\rightleftharpoons$ α-酮戊二酸+NH_3+NADH
EC2.6.1.1	天冬氨酸氨基转移酶	L-天冬氨酸：α-酮戊二酸氨基转移酶	L-天冬氨酸+α-酮戊二酸 $\rightleftharpoons$ 草酰乙酸+L-谷氨酸
EC3.5.3.1	精氨酸酶	L-精氨酸脒基水解酶	L-精氨酸+H_2O $\longrightarrow$ L-鸟氨酸+尿素
EC4.1.2.13	果糖二磷酸醛缩酶	D-果糖 1,6 二磷酸：D-甘油醛 3-磷酸裂合酶	D-果糖 1,6 二磷酸 $\rightleftharpoons$ 磷酸二羟丙酮+D-甘油醛 3-磷酸
EC5.3.1.9	磷酸葡萄糖异构酶	D-葡萄糖 6-磷酸酮醇异构酶	D-葡萄糖 6-磷酸 $\rightleftharpoons$ D-果糖 6-磷酸
EC6.3.1.2	谷氨酰胺合成酶	L-谷氨酸：氨连接酶	ATP+L-谷氨酸+NH_3 $\rightleftharpoons$ ADP+磷酸+L-谷氨酰胺

(二)酶的分类

国际酶学委员会(IEC)规定,按酶促反应的性质,将酶分为六大类,依顺序排列如下:

1. 氧化还原酶类(oxidoreductases)　催化底物进行氧化还原反应的酶类。例如,乳酸脱氢酶、琥珀酸脱氢酶、细胞色素氧化酶、过氧化氢酶等。该类酶的辅酶是 NAD^+ 或 $NADP^+$,FMN 或 FAD。

2. 转移酶类(transferases)　催化底物之间进行某些基团的转移或交换的酶类。如转甲基酶、转氨酶、己糖激酶、磷酸化酶等。

3. 水解酶类(hydrolases)　催化底物发生水解反应的酶类。如淀粉酶、蛋白酶、脂肪酶、磷酸酶等。

4. 裂解酶类或裂合酶类(lyases)　催化从底物移去一个基团并留下双键的反应或其逆反应的酶类。如柠檬酸合酶、醛缩酶等。

5. 异构酶类(isomerases)　催化各种同分异构体之间相互转化的酶类。如磷酸丙糖异构酶、磷酸己糖异构酶等。

6. 合成酶类(synthetases)**或连接酶类**(ligases)　催化两分子底物合成为一分子化合物,同时偶联有 ATP 的磷酸键断裂的酶类。例如,谷氨酰胺合成酶、氨基酸:tRNA 连接酶等。

第二节　酶的分子结构与功能

一、酶的分子组成

根据酶分子的组成成分不同,可将酶分为单纯酶和结合酶两类。

(一)单纯酶

单纯酶(simple enzyme)是仅由氨基酸构成的单纯蛋白质,其催化活性主要由蛋白质结构所决定。催化水解反应的多种酶,如淀粉酶、脂肪酶、蛋白酶、核糖核酸酶、脲酶等都属于单纯酶。

(二)结合酶

结合酶(conjugated enzyme)由蛋白质部分和非蛋白质部分组成,前者称为酶蛋白(apo-enzyme),后者称为辅助因子(cofactor),酶蛋白和辅助因子结合后形成的复合物称为全酶(holoenzyme)。对于结合酶而言,酶蛋白和辅助因子都是其发挥催化作用所必需的,只有全酶才有催化作用。体内大多数酶属于结合酶。

酶的辅助因子是金属离子或小分子有机化合物。金属离子是最多见的辅助因子,约 2/3 的酶含有金属离子,常见的金属离子有 K^+、Mg^{2+}、$Cu^{2+}(Cu^+)$、Zn^{2+}、$Fe^{2+}(Fe^{3+})$、Mn^{2+} 等。有的金属离子与酶结合比较牢固,提取过程中不易丢失,这类酶称为金属酶(metalloenzyme),如羧基肽酶、黄嘌呤氧化酶等。有的金属离子虽为酶的活性所必需,但不直接与酶结合,而是通过底物相连接,这类酶称为金属活化酶(metal activated enzyme),如己糖激酶、肌酸激酶、丙酮酸羧化酶等。金属离子的作用在于:①稳定酶分子的特定空间构象;②参与传递电子;③作为酶与底物的桥梁,便于酶对底物起作用;④中和阴离子,降低反应中的静电斥力等。

作为辅助因子的小分子有机化合物是一些化学性质稳定的小分子物质,分子结构中常含有维生素和维生素类物质(表 4-2),主要作用是参与酶的催化过程,在反应中传递电子、质子或转移基团(如酰基、氨基、甲基等)。

表 4-2　辅酶的种类及其作用

辅酶(基)	缩写	转移基团	所含维生素
焦磷酸硫胺素	TPP	醛基	维生素 B_1
黄素单核苷酸	FMN	氢原子	维生素 B_2
黄素腺嘌呤二核苷酸	FAD	氢原子	维生素 B_2
尼克酰胺腺嘌呤二核苷酸(辅酶Ⅰ)	NAD^+	氢原子	尼克酰胺(维生素 PP 之一种)
尼克酰胺腺嘌呤二核苷酸磷酸(辅酶Ⅱ)	$NADP^+$	氢原子	尼克酰胺(维生素 PP 之一种)
磷酸吡哆醛		氨基	维生素 B_6
辅酶 A	CoA	酰基	泛酸
硫辛酸		酰基	硫辛酸
生物素		CO_2	生物素
四氢叶酸	FH_4	一碳单位	叶酸
钴胺素辅酶类		甲基	维生素 B_{12}

酶的辅助因子按其与酶蛋白结合的紧密程度与作用特点不同,可分为辅酶与辅基两类。与酶蛋白结合疏松,可以用透析或超滤的方法将其与酶蛋白分开的称为辅酶(coenzyme);与酶蛋白结合紧密,不能用透析或超滤的方法将其除去的称为辅基(prosthetic group)。辅基通常以共价键与酶蛋白结合,需要经过一定的化学处理才能与酶蛋白分开。金属离子多为酶的辅基,小分子有机化合物有的为辅酶(如 NAD^+、$NADP^+$),有的为辅基(如 FMN、FAD 等)。

一种辅助因子可与不同的酶蛋白结合构成多种特异性酶,在酶促反应过程中,酶蛋白决定反应的特异性,辅助因子决定反应的类型和性质。

二、酶的活性中心

酶蛋白分子中存在有许多化学基团,但并不都与酶的催化活性有关。其中与酶的催化活性密切相关的基团称为酶的必需基团(essential group)。这些必需基团在一级结构上可能相距甚远,但肽链经过盘绕、折叠,在空间结构上彼此靠近,形成一个能与底物特异性结合并催化底物转化为产物的特定区域,这一区域称为酶的活性中心(active center)或活性部位(active site)。对于结合酶来说,辅酶或辅基可参与活性中心的组成。

构成酶活性中心的必需基团有两种:能直接与底物结合的必需基团称为结合基团,其作用是使酶与底物结合形成复合物;催化底物发生化学反应并将其转变为产物的必需基团称为催化基团。活性中心内的必需基团可同时具有这两方面的功能。如组氨酸残基上的咪唑基、丝氨酸和苏氨酸残基上的羟基、半胱氨酸残基上的巯基以及谷氨酸残基上的 γ-羧基等是构成活性中心常见的必需基团。

酶的活性中心是酶催化作用的关键部位。酶分子上还有一些化学基团不直接参与活性中心的组成,但对维持酶活性中心特定的空间构象非常重要,被称为酶活性中心以外的必需基团(图 4-1)。

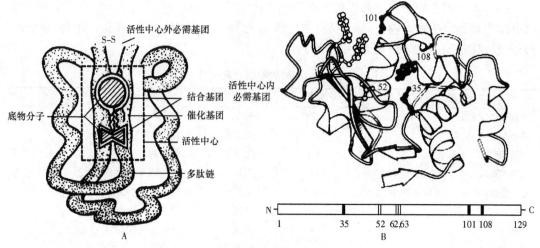

图 4-1　酶的活性中心

A. 示意图;B. 溶菌酶的活性中心;Glu35 和 Asp52 为该酶催化基团,Asp101 和 Trp108 为结合基团

　　酶的活性中心是酶分子多肽链折叠而成的具有三维结构的区域,或为裂缝,或为凹陷,常常深入到酶分子内部,多为氨基酸残基的疏水基团组成的疏水环境,这种疏水环境有利于酶与底物形成复合物。不同酶分子空间构象不同,活性中心各异,催化作用也各不相同。当酶的活性中心被其他物质占据,或受某些理化因素作用使酶的空间构象遭到破坏,酶的催化活性即丧失。

第三节　酶促反应的特点与机制

　　酶作为生物催化剂,具有一般催化剂的特征,如只能催化热力学允许的化学反应;只能缩短达到化学反应平衡的时间,而不改变反应的平衡点;微量的酶就能发挥较大的催化作用,在化学反应的前后没有质和量的改变;酶和一般催化剂的作用机理都是降低反应的活化能。同时,酶又是蛋白质,具有与一般催化剂不同的生物大分子特性。酶促反应具有其特殊的性质与反应机制。

一、酶促反应的特点

(一)极高的催化效率

　　酶具有极高的催化效率。对于同一反应,酶的催化效率通常比非催化反应高 $10^8 \sim 10^{20}$ 倍,比一般催化剂催化的反应高 $10^7 \sim 10^{13}$ 倍。如脲酶催化尿素的水解速度是 H^+ 催化作用的 7×10^{12} 倍;酵母蔗糖酶催化蔗糖的水解速度是 H^+ 催化此反应的 2.5×10^{12} 倍,而且酶促反应不需要较高的反应温度。

　　酶和一般催化剂加速反应的机制都是降低反应的活化能。在任何一种热力学允许的反应体系中,底物分子所含能量的平均水平较低。在反应的任一瞬间,只有那些能量较高,达到或超过一定能量水平的分子才有可能发生反应,生成产物。这些能量较高的分子称为活化分子,活化分子所具有的高出平均水平的能量称为活化能(activation energy),即底物分子从初态转变到活化态所需的能量。活化能的高低可以决定反应体系活化分子的多少,活化能越低,能达到活化态的分子就越多,反应速度也就越快。酶通过其特有的作用机制,比一般催化剂更有效地降低反应的活化能,使能量水平较低的底物分子也能成为活化分子,从而增加活化分子的数量(图4-2)。

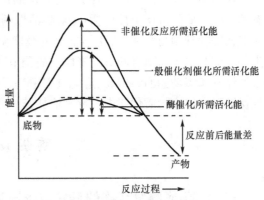

图 4-2 酶与一般催化剂降低反应活化能的比较

(二)高度的特异性

与一般催化剂不同,酶对其所催化的反应和底物具有较严格的选择性,即一种酶只能作用于一种或一类化合物,或一定的化学键,催化一定的化学反应并生成一定的产物。酶的这种特性称为酶的特异性或专一性(specificity)。根据酶对其底物选择的严格程度不同,可将酶的特异性大致分为三种类型:

1. 绝对特异性 一种酶只能催化一种特定结构的底物发生一定的化学反应,生成一定的产物,这种特异性称为绝对特异性(absolute specificity)。如脲酶只能催化尿素水解生成 CO_2 和 NH_3。

2. 相对特异性 有些酶对底物的选择不太严格,可作用于一类化合物或一种化学键,这种特异性称为相对特异性(relative specificity)。如磷酸酶对一般的磷酸酯都有水解作用;脂肪酶不仅能水解脂肪,也能水解简单的酯类化合物;蔗糖酶不仅能水解蔗糖,也可水解棉子糖中的同一种糖苷键。

3. 立体异构特异性 当底物具有立体异构现象时,一种酶只对底物的一种立体异构体具有催化作用,这种特异性称为立体异构特异性(stereospecificity)。如 L-乳酸脱氢酶只能催化 L-乳酸脱氢,而对 D-乳酸没有催化作用;淀粉酶只能水解淀粉中的 α-1,4 糖苷键,而不能水解纤维素中的 β-1,4 糖苷键。

(三)高度的不稳定性

酶是蛋白质,任何使蛋白质变性的物理因素(如高温、高压、紫外线等)和化学因素(强酸、强碱、有机溶剂等)都可使酶蛋白变性、失活。因此,酶促反应要求在较温和的条件下进行,如一定的 pH、温度和压力等,以保持酶活性的稳定。

(四)酶促反应的可调节性

正常情况下,生命活动中的各种化学反应能够有条不紊、协调一致地进行,合成代谢与分解代谢处于动态平衡之中。一旦这种平衡被破坏,就会造成代谢紊乱,产生疾病,甚至死亡。

各代谢途径中的酶促反应受多种因素的调控,以适应机体对不断变化的内外环境和自身生命活动的需要。酶的调控方式多种多样,且非常严密和精细,这是一般催化剂所不具有的特征。酶的可调节性包括:①对酶活性调节,通过对多酶体系中关键酶的调节、代谢物对变构酶的抑制与激活、酶化学修饰的级联调节来实现。②对酶含量的调节,通过对酶的生物合成的诱导与阻遏和对酶降解量的调节实现。③酶与代谢物在细胞内的区域化分布、多酶体系和多功能酶的形成、进化过程中基因分化形成的各种同工酶等调节方式。这些调控保证酶在体内物质代谢中发挥其恰如其分的催化作用。

二、酶促反应的机制

(一) 酶-底物复合物的形成与诱导契合假说(induced-fit hypothesis)

　　酶在发挥其催化作用之前,需与底物结合。在酶与底物相互接近时,其结构相互诱导发生变形、相互适应,进而相互结合,这就是酶-底物结合的诱导契合假说(induced-fit hypothesis)(图4-3)。也就是说,酶分子的构象与底物的结构原来并不完全吻合,只有当二者接近时,结构上才相互诱导适应,酶与底物的结构均发生变形,才能更密切地结合。同时,酶在底物的诱导下,其活性中心进一步形成,并与底物受攻击的部位密切靠近,形成酶-底物复合物。这种相互诱导的变形还可使底物处于不稳定状态(过渡态),易受酶的催化攻击。过渡态的底物与酶的活性中心结构最相吻合。酶-底物复合物再进行分解而释放出酶,同时生成产物,此过程可用下式表示:

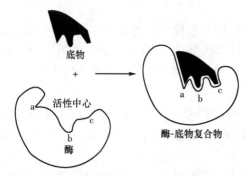

图 4-3　酶与底物结合的诱导契合假说示意图

$$E+S \Longleftrightarrow ES \longrightarrow E+P$$

　　上式中 E 代表酶,S 代表底物,ES 代表酶与底物形成的中间产物,P 代表反应产物。ES 的形成,改变了原来反应的途径,可使酶促反应所需的活化能大大降低,从而使化学反应速度加快。

(二) 邻近效应(proximity effect) 与定向排列(orientation arrange)

　　酶和底物复合物的形成过程是专一性的识别过程。在两个以上底物参加的反应中,底物之间必须以正确的方向相互碰撞,才有可能发生反应。酶在反应中将诸底物结合到酶的活性中心,使它们相互接近并形成有利于反应的正确定向关系,使酶活性中心的底物浓度大大提高,反应速度也随之增高。这种邻近效应(proximity effect)与定向排列(orientation arrange)实际上是将分子间的反应变成类似于分子内的反应,从而大大提高反应速率。

(三) 多元催化(multielement catalysis)

　　一般催化剂通常只有一种解离状态催化反应,或是酸催化,或是碱催化。而酶蛋白质具有两性解离的性质,其分子中所含的多种功能基团具有不同的解离常数,即使同一种功能基团在不同的蛋白质分子中处于不同的微环境,解离度也有差异。因此,同一种酶常兼有酸、碱双重催化作用。这种多功能基团(包括辅酶与辅基)的协同作用可极大地提高酶的催化效率。

(四) 表面效应(surface effect)

酶的活性中心多为氨基酸残基的疏水基团组成的疏水环境。这种疏水性的微环境可排除水分子对酶和底物功能基团的干扰性吸引和排斥,防止在底物与酶之间形成水化膜,大大增强了底物分子与酶的催化基团之间的作用力,使酶的催化作用更为有效。

一种酶催化的反应通常是多种催化作用的综合机制,这是酶促反应高效率的重要原因。

第四节 酶促反应的动力学

酶促反应动力学(kinetics of enzyme-catalyzed reaction)研究的是酶促反应速度及其影响因素。酶促反应速度受许多因素的影响,这些因素主要包括:底物浓度、酶浓度、温度、pH、激活剂和抑制剂等,研究酶促反应动力学具有重要的理论与实践意义。当研究某一因素对酶促反应速度的影响时,必须保持反应体系中的其他各因素恒定。

一、底物浓度对酶促反应速度的影响

在其他因素不变的情况下,底物浓度对酶促反应速度的影响呈矩形双曲线样(图 4-4)。在底物浓度较低时,反应速度随底物浓度的增加而增加,两者呈正比关系,反应为一级反应;随着底物浓度的升高,反应速度增加的幅度不断下降,不再呈正比增加;当底物浓度增高到一定程度时,反应速度不再增加,表现为零级反应,这时的反应速度称为最大速度(V_{max}),此时酶的活性中心已被底物饱和。所有的酶都有此饱和现象,只是达到饱和时所需底物浓度各不相同而已。

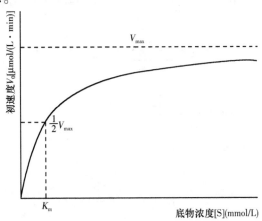

图 4-4 底物浓度对酶促反应速度的影响

（一）米-曼方程式

解释底物浓度与反应速度关系的最合理学说是中间产物学说。酶首先与底物结合形成酶-底物复合物（中间产物），中间产物再分解成产物和游离的酶。

$$E+S \xrightleftharpoons[k_2]{k_1} ES \xrightarrow{k_3} E+P$$

酶   底物   中间产物   酶   产物

式中 k_1、k_2 和 k_3 分别为各向反应的速度常数。

1913 年，L. Michaelis 和 M. L. Menten 根据中间产物学说进行数学推导，提出了酶促反应速度与底物浓度关系的数学方程式，即著名的米-曼方程式，简称米氏方程式（Michaelis equation）：

$$V = \frac{V_{max}[S]}{K_m + [S]}$$

式中 V_{max} 为最大反应速度（maximum velocity）；$[S]$ 为底物浓度；K_m 为米氏常数（Michaelis constant）；V 是不同 $[S]$ 时的反应速度。当底物浓度很低时，$[S] << K_m$，$V \cong \frac{V_{max}}{K_m}[S]$，反应速度与底物浓度成正比。当底物浓度很高时，$[S] >> K_m$，此时 $V \cong V_{max}$，反应速度达最大速度，再增加底物浓度也不影响反应速度。

米-曼方程式的推导基于两个假设：①测定的反应速度为初速度，反应刚开始时，产物生成量极少，可以不考虑逆反应；②$[S]$ 远远大于 $[E]$，因此在反应的初始阶段，$[S]$ 的变化可以忽略不计。反应中游离酶的浓度为总浓度减去结合到中间产物的酶的浓度，即 $[游离酶]=[E]-[ES]$。

这样 ES 生成的速度为：$\dfrac{d[ES]}{dt} = k_1([E]-[ES])[S]$

ES 分解的速度： $\dfrac{-d[ES]}{dt} = k_2[ES] + k_3[ES]$

当反应处于稳态时，ES 的生成速度 = ES 的分解速度，即

$$k_1([E]-[ES])[S] = k_2[ES] + k_3[ES] \tag{1}$$

整理得：

$$\frac{([E]-[ES])[S]}{[ES]} = \frac{k_2+k_3}{k_1} \tag{2}$$

令 $\dfrac{k_2+k_3}{k_1} = K_m$ ，K_m 即为米氏常数，

则 $[E][S]-[ES][S]=K_m[ES]$

$$[ES] = \frac{[E][S]}{K_m+[S]} \tag{3}$$

由于反应速度取决于单位时间内产物 P 的生成量，所以 $V=k_3[ES]$

将式(3)代入得：

$$V = \frac{k_3[E][S]}{K_m + [S]} \tag{4}$$

当底物浓度很高,所有的酶都与底物生成中间产物(即[E]=[ES])时反应达到最大速度。即

$$V_{max} = k_3[ES] = k_3[E] \tag{5}$$

将式(5)代入式(4),得米氏方程式:

$$V = \frac{V_{max}[S]}{K_m + [S]}$$

(二) K_m 与 V_{max} 的意义

(1) 当酶促反应速度为最大反应速度一半时,K_m 值与底物浓度相等。当 $V = 1/2V_{max}$ 时,米氏方程式可变换为:

$$\frac{1}{2}V_{max} = \frac{V_{max}[S]}{K_m + [S]} \qquad 整理得:K_m = [S]$$

(2) $K_m = \frac{k_2 + k_3}{k_1}$,当 $k_2 \gg k_3$ 时,即 ES 解离成 E 和 S 的速度大大超过分解成 E 和 P 的速度时,k_3 可以忽略不计。此时 K_m 值近似于 ES 的解离常数 K_s(K_s 反映 ES 的解离趋势)。在这种情况下,K_m 值可用来表示酶对底物的亲和力。

$$K_m = \frac{k_2}{k_1} = \frac{[E][S]}{[ES]} = K_s$$

此时,K_m 值愈大,酶与底物的亲和力愈小;K_m 值愈小,酶与底物的亲和力愈大,表示不需要很高的底物浓度便可达到最大反应速度。但 k_3 值并非在所有酶促反应中都远小于 k_s,所以 k_s 值和 K_m 值的涵义不同,不能互相代替使用。

(3) K_m 值是酶的特征性常数之一,只与酶的结构、酶所催化的底物和反应环境(如温度,pH,离子强度)有关,与酶的浓度无关。不同酶的 K_m 值不同;同一酶对不同底物也有不同的 K_m 值。大多数酶的 K_m 值在 $10^{-6} \sim 10^{-2}$ mol/L 之间。

(4) 当[S] $\ll K_m$ 时,米氏方程中的[S]可忽略不计,则 $V = \frac{V_{max}[S]}{K_m}$,$V_{max}$ 与 K_m 均为常数,所以酶促反应速度 V 与[S]成正比。这是利用酶的催化作用测定底物浓度的条件。

(5)[S] $\gg K_m$ 时,米氏方程中的 K_m 可忽略不计,则 $V = \frac{V_{max}[S]}{[S]} = V_{max}$,反应速度达到最大速度 V_{max},所以 V_{max} 是酶完全被底物饱和时的反应速度,与酶浓度成正比。

(三) K_m 值与 V_{max} 值的测定

如图 4-4 所示,米氏方程是双曲线函数,其图形为渐近线,很难准确地测得 K_m 值和 V_{max} 值。过高的底物浓度不仅不易测得 V_{max} 值,在实验中还会出现很多困难。若将米氏方程式进行某种变换,将曲线作图改为直线作图,便可容易地用图解法求得 K_m 值和 V_{max} 值。

1. 双倒数作图法（double reciprocal plot） 又称为林-贝（Lineweaver-Burk）作图法，是最常用的方法。将米氏方程式等号两边取倒数，所得到的双倒数方程式称为林-贝方程式：

$$\frac{1}{V} = \frac{K_m}{V_{max}} \cdot \frac{1}{[S]} + \frac{1}{V_{max}}$$

以 $\frac{1}{V}$ 对 $\frac{1}{[S]}$ 作图，得一直线，其纵轴上的截距为 $\frac{1}{V_{max}}$，横轴上的截距为 $-\frac{1}{K_m}$（图4-5）。此作图法除用于求取 K_m 值和 V_{max} 值外，还可用于判断可逆性抑制反应的性质。

2. Hanes 作图法 也是从米氏方程式衍化而来，其方程式为

$$\frac{[S]}{V} = \frac{K_m}{V_{max}} + \frac{1}{V_{max}}[S]$$

以 $\frac{[S]}{V}$ 对 $[S]$ 作图，横轴上的截距为 $-K_m$，直线的斜率为 $\frac{1}{V_{max}}$（图4-6）。

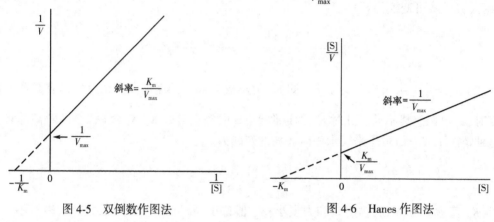

图4-5 双倒数作图法 图4-6 Hanes 作图法

二、酶浓度对酶促反应速度的影响

在酶促反应体系中，当底物浓度远远大于酶的浓度，酶被底物饱和时，酶促反应速度与酶浓度呈正比关系（图4-7）。从式中可以看出，当 $[S] \gg [E]$ 时，式中 K_m 可以忽略不计，其关系式可简化为 $V = k_3[E]$。

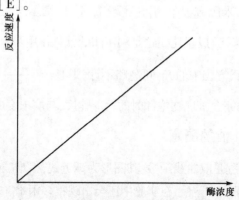

图4-7 酶浓度对酶促反应速度的影响

三、温度对酶促反应速度的影响

大多数化学反应的速度都和温度有关,酶促反应也不例外。温度对酶促反应速度具有双重影响:一方面在较低温度范围内,升高温度可加快酶促反应速度;另一方面酶是蛋白质,升高温度增大酶变性的几率。当温度升高到一定程度时,酶促反应速度不再增加反而下降,这是因为酶分子变性增加,活性下降。当温度升高到 60℃ 以上时,大多数酶开始变性;80℃ 时,多数酶的变性已不可逆,反应速度则因酶的变性而降低。通常将酶促反应速度最快时的环境温度称为酶的最适温度(optimum tempera-ture)。酶的最适温度是上述两种因素综合作用的结果。温血动物组织中酶的最适温

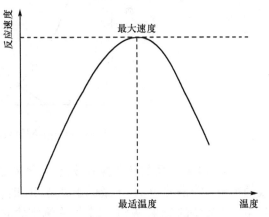

图 4-8　温度对酶促反应速度的影响

度一般在 35~40℃ 之间,从某些生活在温泉或深海中的细菌中分离出的酶(如 TaqDNA 聚合酶)的最适温度可达 70℃。环境温度低于酶的最适温度时,温度加快反应速度这一效应起主导作用,温度每升高 10℃,反应速度可加大 1~2 倍(图 4-8)。

酶的最适温度不是酶的特征性常数,常受到其他条件如底物种类、作用时间、pH 和离子强度等因素的影响而改变。如酶可以在短时间内耐受较高的温度,相反,延长反应时间,最适温度便降低,因此只有在规定的反应时间内才可确定酶的最适温度。

温度对酶促反应速度的影响在临床上具有重要的理论指导意义。低温条件下,酶的活性降低,但酶并没有被破坏,一旦温度回升,酶的活性便又恢复。临床上应用低温麻醉进行手术,可以降低酶的活性以减慢组织细胞代谢速度,提高机体在手术过程中对氧和营养物质缺乏的耐受性;低温保存菌种和酶制剂等也是利用这一原理。高温灭菌则是利用多数酶因热变性而失活的原理。此外,在测定酶活性时,应严格控制反应温度,以避免酶的变性失活。

四、pH 对酶促反应速度的影响

环境 pH 对酶活性的影响很大,其变化不仅影响酶的稳定性,而且还影响酶分子中极性基团的解离状态。酶分子上有许多极性基团,环境 pH 能影响酶分子中极性基团,特别是酶活性中心上必需基团的解离状态,同时也影响底物分子和辅酶(如 NAD^+、CoASH、氨基酸)的解离状态,从而影响酶与底物的结合。只有在某一 pH 范围内,酶、底物、辅酶的解离状态最适宜于它们之间相互结合,从而表现出酶的最大催化活性,使酶促反应速度达到最大。酶催化活性最大时的环境 pH 称为酶的最适pH(optimum pH)。

不同酶的最适 pH 不同,生物体内大多数酶的最适 pH 接近中性,但也有例外(图 4-9)。如胃蛋白酶的最适 pH 为 1.8,胆碱酯酶的最适 pH 为 9.8。临床上用酸性溶液配制胃蛋白酶合剂就是依据这一特点。

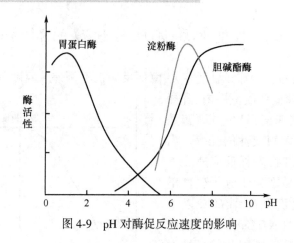

图 4-9　pH 对酶促反应速度的影响

最适 pH 不是酶的特征性常数,受底物浓度、酶的纯度和缓冲液的种类与浓度等多种因素的影响。溶液的 pH 高于或低于最适 pH 时,酶的活性都会降低,偏离酶的最适 pH 太远甚至会导致酶的变性、失活。因此,在测定酶的活性时,应选用适宜的缓冲液以保持酶所作用的环境 pH 的相对恒定。

五、抑制剂对酶促反应速度的影响

案例 4-1

　　患者,女,35 岁,已婚,汉族,农民。因与家人不和自服"敌百虫"约 100ml,服药后自觉头晕、恶心,并伴有腹痛、呕吐,呕吐物有刺蒜臭味。服药后家属即发现,急送来诊。予以洗胃,阿托品 5ml 静脉推注,解磷定 2ml 肌内注射后,病情无好转。逐渐神志不清,大小便失禁,出汗多。遂转入某医学院附属医院(即服药后 5 小时)就诊。既往体健,无肝、肾、糖尿病史,无药物过敏史,月经史、个人史及家族史无特殊。

　　体格检查:体温 36.9℃,脉搏 75 次/分,呼吸 30 次/分,血压 110/75mmHg,平卧位,神志不清,呼之不应,压眶上有反应,皮肤湿冷,肌肉颤动,巩膜不黄,瞳孔针尖样,对光反射弱,口腔流涎,肺叩清,两肺较多哮鸣音和散在湿啰音,心界不大,心率 75 次/分,律齐,无杂音,腹平软,肝脾未触及,下肢不肿。

　　辅助检查:

　　1. 血常规:Hb 125g/L, WBC 7.4×10⁹/L, N 0.68, L 0.30, M 0.02, PLT 156×10⁹/L。

　　2. 尿常规:正常。

　　3. 血气:pH 7.31,PaO₂ 60mmHg,PaCO₂ 32 mmHg,BE-8mmol/L。

　　4. 大便常规:黄、软,镜检(-),OB(±)。

　　5. 肝功能:ALT 130U/L(0~40),AST 139U/L(0~37),肌酸激酶 4200U/L(40~140)。

　　6. 肾功能:正常。

　　7. 心电图:正常。

8. 胆碱酯酶浓度：231 U/L(4600～11000)。

予以催吐洗胃，硫酸镁导泻，阿托品、解磷定静注，反复给药补液、利尿等对症支持治疗，患者腹痛有好转，但又出现口干、心慌、烦躁不安、胡言乱语等症。

初步诊断：有机磷农药中毒。

问题讨论：

1. 有机磷化合物对酶的抑制作用属于哪种类型？有何特点？
2. 有机磷中毒的生化机制是什么？
3. 解磷定解毒的生化机制是什么？

凡能有选择性地使酶的催化活性下降或丧失而不引起酶蛋白变性的物质统称为酶的抑制剂(inhibitor)。抑制剂多与酶活性中心内、外的必需基团结合，直接或间接地影响酶的活性中心，从而抑制酶的催化活性。各种物理或化学因素无选择性地使酶蛋白变性失活不属于酶的抑制作用。

根据抑制剂与酶结合的紧密程度不同，酶的抑制作用分为不可逆性抑制和可逆性抑制两类。

(一) 不可逆性抑制作用

有些抑制剂以共价键与酶活性中心上的必需基团结合，使酶失去活性。此种抑制剂不能用透析、超滤等物理方法予以去除，故称为酶的不可逆性抑制作用(irreversible inhibition)。但可以用某些药物解除抑制剂的抑制作用，使酶恢复活性。

案例分析 4-1

有机磷农药(有机磷酸酯类农药)如农药敌百虫、敌敌畏、1059 等有机磷化合物能专一地与胆碱酯酶活性中心丝氨酸残基上的羟基(—OH)结合，使其磷酰化，从而不可逆地抑制酶的活性。通常将这些能够专一地与酶活性中心的必需基团结合的抑制剂称为专一性抑制剂。胆碱酯酶与神经系统的兴奋性有关。正常机体在神经兴奋时，神经末梢释放乙酰胆碱传导刺激，乙酰胆碱发挥作用后，被胆碱酯酶水解为乙酸和胆碱。当胆碱酯酶被有机磷化合物抑制后，胆碱能神经末梢分泌的乙酰胆碱不能及时分解而蓄积，过多的乙酰胆碱会导致胆碱能神经过度兴奋，引起毒蕈碱样、烟碱样和中枢神经系统症状，最终导致死亡。

临床上常用解磷定和氯磷定治疗有机磷农药中毒。解磷定(pyridine dioxime methyliodide, PAM)和氯磷定为肟类复能剂，能夺取和羟基酶(胆碱酯酶)结合的磷酰基，解除有机磷化合物对胆碱酯酶的抑制作用，使酶恢复活性。阿托品能清除或减轻毒蕈碱样和中枢神经系统症状，减轻呼吸中枢抑制。复能剂应及早应用，磷酰化胆碱酯酶一般约经 48 小时即"老化"，不易重新复活。

有机磷化合物　　羟基酶　　磷酰化酶(失活)　　酸

磷酰化酶(失活)　　解磷定　　羟基酶

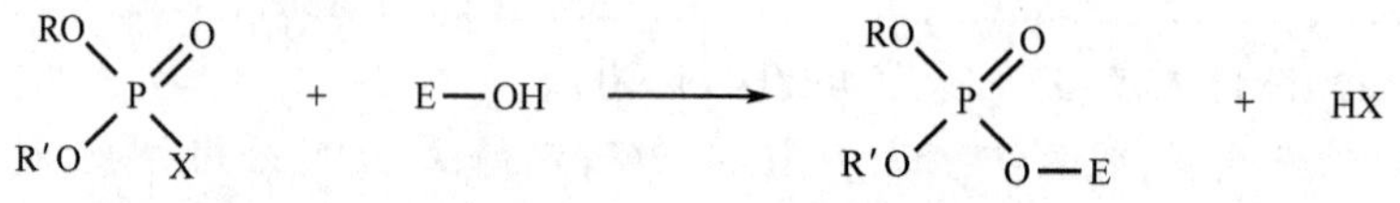

某些重金属离子(如 Hg^{2+}、Ag^{+}、Pb^{2+}等)及 As^{3+}可与酶分子上的巯基(—SH)结合,使酶活性受到抑制。由于这些抑制剂所结合的巯基不局限于必需基团,所以此类抑制剂又称为非专一性抑制剂。化学毒气路易士气(Lewisite)是一种含砷的化合物,能与体内的巯基酶结合使其活性受到抑制,从而使人畜中毒。

路易斯气　　巯基酶　　失活的酶

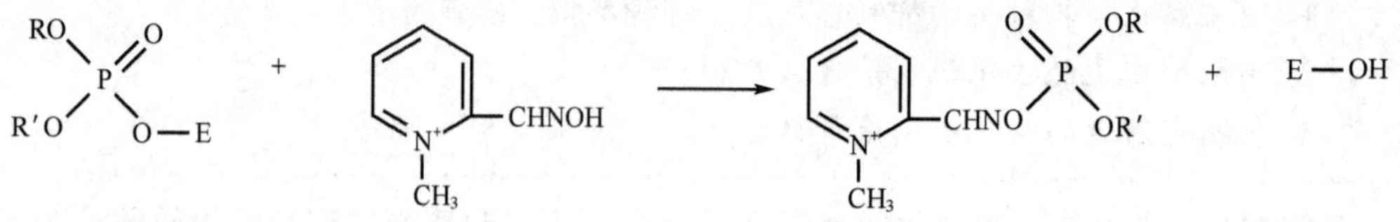

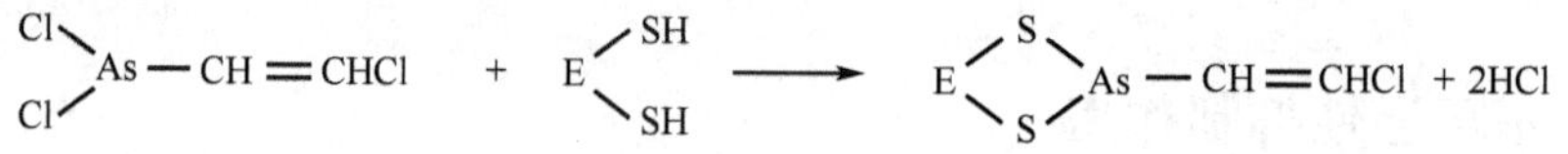

巯基酶中毒可用二巯基丙醇(BAL)或二巯基丁二酸钠解毒,这些含有 2 个—SH 的化合物在体内达到一定的浓度后,可与毒剂结合,使巯基酶的活性恢复,从而实现治疗目的。

失活的酶　　BAL　　巯基酶　　BAL 与砷剂结合物

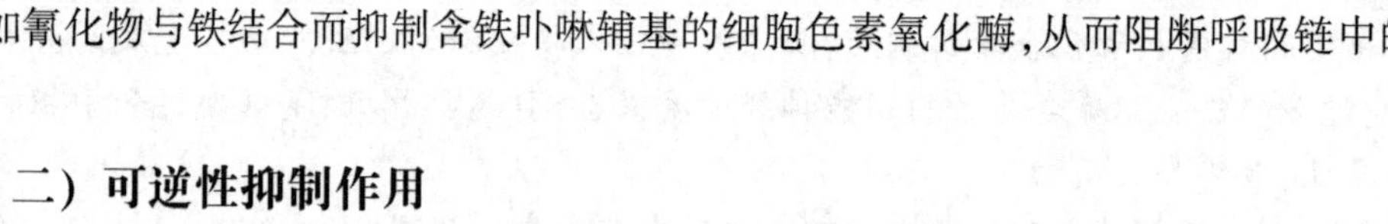

氰化物能与多种金属离子形成稳定的络合物,使一些需要金属离子的酶的活性受到抑制。如氰化物与铁结合而抑制含铁卟啉辅基的细胞色素氧化酶,从而阻断呼吸链中的电子传递。

(二) 可逆性抑制作用

抑制剂以非共价键与酶和(或)酶-底物复合物结合,结合较为疏松,可用超滤、透析等物理方法将抑制剂除去,使酶恢复催化活性,故称为酶的可逆性抑制作用(reversible inhibition)。根据抑制剂、底物与酶三者的相互关系,可逆性抑制又可分竞争性抑制、非竞争性抑制和反竞争性抑制三种类型。

1. 竞争性抑制作用　有些抑制剂与酶的底物结构相似,可与底物竞争结合酶的活性中心,从而阻碍酶与底物结合形成中间产物,这种抑制作用称为竞争性抑制作用(competitive inhibition)。抑制剂与酶结合后形成酶-抑制剂复合物 EI,不能再结合底物,从而使反应速度下降。其反应式如下:

その中 K_i 称为抑制常数,即酶-抑制剂复合物的解离常数。

由于竞争性抑制剂与酶的结合是可逆的,故抑制程度取决于抑制剂与酶的相对亲和力和与底物浓度的相对比例,通过增大底物浓度可减弱甚至解除抑制剂对酶的抑制作用,这是竞争性抑制的特点。丙二酸对琥珀酸脱氢酶的抑制作用是典型的竞争性抑制作用。丙二酸与琥珀酸的结构很相似,能与琥珀酸竞争结合琥珀酸脱氢酶的活性中心。丙二酸与酶的亲和力远大于琥珀酸与酶的亲和力,当丙二酸的浓度为琥珀酸浓度的 1/50 时,酶的活性可被抑制 50%。若增加琥珀酸的浓度,此种抑制作用可被减弱。

$$
\begin{array}{cc}
\text{COOH} & \\
| & \text{COOH} \\
\text{CH}_2 & | \\
| & \text{CH}_2 \\
\text{CH}_2 & | \\
| & \text{COOH} \\
\text{COOH} & \\
\textbf{琥珀酸} & \textbf{丙二酸}
\end{array}
$$

酶和抑制剂结合形成的复合物 EI 不能转化为产物。按米氏方程式的推导方法可衍化出竞争性抑制剂、底物和反应速度之间的动力学关系如下:

$$
V = \frac{V_{max}[S]}{K_m \left(1 + \dfrac{[I]}{K_i}\right) + [S]}
$$

其双倒数方程式为:

$$
\frac{1}{V} = \frac{K_m}{V_{max}} \left(1 + \frac{[I]}{K_i}\right) \frac{1}{[S]} + \frac{1}{V_{max}}
$$

以 $\dfrac{1}{V}$ 对 $\dfrac{1}{[S]}$ 作图,可得其动力学曲线(图 4-10)。可见,无论竞争性抑制剂的浓度如何,各直线在纵轴上的截距($\dfrac{1}{V_{max}}$)均与无抑制剂时相同,即最大反应速度(V_{max})不变。但是随着竞争性抑制剂浓度的增加,曲线的斜率增大,横轴上的截距($-\dfrac{1}{K_m}$)增大,即 K_m 值增大,表明抑制剂结合的强度增加,酶对底物的亲和力下降了,此时需要更高的底物浓度才能达到最大反应速度。

竞争性抑制作用的原理可用来阐明某些药物的作用机制和指导探索合成控制代谢的新药物。如磺胺类药物和磺胺增效剂三甲氧苄二氨嘧啶(TMP)就是通过竞争性抑制作用抑制细菌生长的。对磺胺类药物

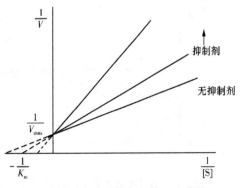

图 4-10　竞争性抑制的特征性曲线

敏感的细菌在生长繁殖时，不能直接利用环境中的叶酸，而是利用对氨基苯甲酸（PABA）、二氢蝶呤及谷氨酸为原料，在细菌体内二氢叶酸合成酶的催化下合成二氢叶酸（FH_2），后者进一步还原生成的四氢叶酸（FH_4），是细菌合成核酸所不可缺少的辅酶。磺胺类药物的化学结构与对氨基苯甲酸十分相似，故能与对氨基苯甲酸竞争二氢叶酸合成酶的活性中心，抑制二氢叶酸的合成；磺胺增效剂 TMP 的结构与二氢叶酸相似，是二氢叶酸还原酶的竞争性抑制剂，它与磺胺药配合使用，可使细菌的四氢叶酸合成受到双重阻断作用，因而严重影响细菌的核酸及蛋白质的生物合成，导致细菌死亡。人类能直接利用食物中的叶酸，所以核酸的合成不受磺胺类药物及其增效剂的影响。

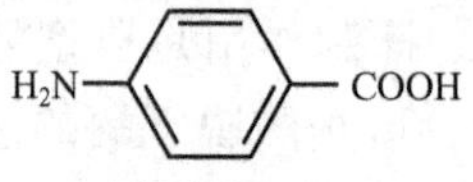

$$H_2N-\bigcirc-COOH \qquad H_2N-\bigcirc-SO_2NHR$$

对氨基苯甲酸 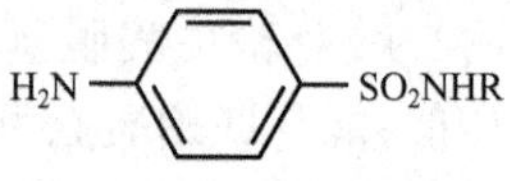　　　　　　磺胺类药物

　　许多属于抗代谢物的抗癌药物，如 5-氟尿嘧啶（5-FU）、6-巯基嘌呤（6-MP）、氨甲蝶呤（MTX）等，都是酶的竞争性抑制剂，它们分别对脱氧胸苷酸、嘌呤核苷酸和四氢叶酸的合成产生抑制作用，从而抑制肿瘤生长。

　　2. 非竞争性抑制作用　有些抑制剂与酶活性中心以外的必需基团可逆地结合，不影响酶与底物分子的结合，酶与底物分子结合后也不影响酶与抑制剂的结合，两者之间无竞争关系。酶与底物复合物可再结合抑制剂，抑制剂与酶形成的复合物也可再结合底物，但酶-底物-抑制剂复合物（ESI）不能进一步释放产物，因此酶的活性下降。这种抑制作用称为非竞争性抑制作用（non-competitive inhibition）。

　　抑制作用的强弱取决于抑制剂的浓度，此种抑制作用不能通过增加底物浓度来减弱或解除。非竞争性抑制作用的反应式如下：

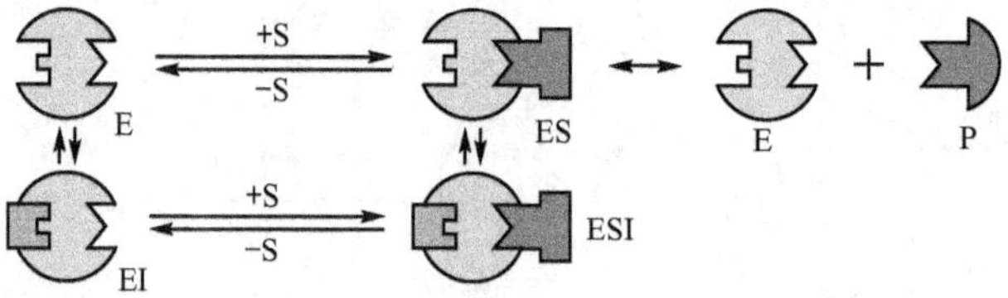

其双倒数方程式为：

$$\frac{1}{V} = \frac{K_m}{V_{max}}\left(1 + \frac{[I]}{K_i}\right)\frac{1}{[S]} + \frac{1}{V_{max}}\left(1 + \frac{[I]}{K_i}\right)$$

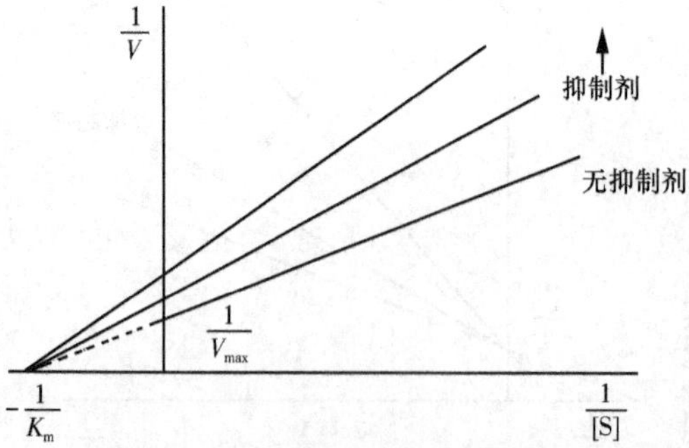

图 4-11　非竞争性抑制的特征性曲线

以 $\frac{1}{V}$ 对 $\frac{1}{[S]}$ 作图，可得其动力学曲线（图4-11）。可见，非竞争性抑制作用的图形是具有各种不同斜率的直线。随着抑制剂浓度的增加，直线在纵轴上的截距（$\frac{1}{V_{max}}$）增大，即最大反应速度（V_{max}）减小。但无论抑制剂的浓度如何变化，直线在横轴上的截距（$-\frac{1}{K_m}$）保持不变，即 K_m 值不受抑制剂的影

响。例如,亮氨酸抑制精氨酸酶就是一种非竞争性抑制作用。

3. 反竞争性抑制作用 抑制剂 I 只与酶与底物形成的中间产物 ES 结合形成 ESI,使中间产物的量降低。这样既减少从中间产物转化为产物的量,同时也减少从中间产物解离出游离酶和底物的量,因此酶的催化活性被抑制。在反应体系中存在反竞争性抑制剂时,不仅不影响酶与底物的结合,反而可增加二者的亲和力,这与竞争性抑制作用相反,故称为反竞争性抑制作用(uncompetitive inhibition)。这种抑制作用常见于多底物反应中,在单底物反应中比较少见。其抑制作用的反应式如下:

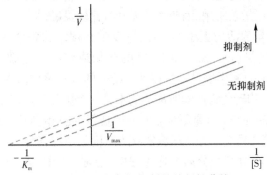

其双倒数方程式为:

$$\frac{1}{V} = \frac{K_m}{V_{max}} \frac{1}{[S]} + \frac{1}{V_{max}}\left(1 + \frac{[I]}{K_i}\right)$$

从反竞争性抑制作用的双倒数作图(图 4-12)可见,此类抑制作用同时降低反应的 V_{max} 和 K_m 值。

图 4-12 反竞争性抑制的特征性曲线

现将三种可逆性抑制作用总结于表 4-3:

表 4-3 三种可逆性抑制作用的比较

作用特征＼类型	无抑制剂	竞争性抑制	非竞争性抑制	反竞争性抑制
与 I 结合的组分		E	E、ES	ES
动力学参数				
K_m	K_m	增大	不变	减小
V_{max}	V_{max}	不变	降低	降低
双倒数作图				
斜率	$\frac{K_m}{V_{max}}$	增大	增大	不变
纵轴截距	$\frac{1}{V_{max}}$	不变	增大	增大
横轴截距	$-\frac{1}{K_m}$	增大	不变	减小

六、激活剂对酶促反应速度的影响

使酶由无活性变为有活性或使酶活性增加的物质称为酶的激活剂(activator)。激活剂大多数是金属离子或小分子有机化合物,少数为阴离子,如 Mg^{2+}、K^+、Mn^{2+}、Cl^- 及胆汁酸盐等。根据其对酶促反应速度影响的程度,将激活剂分为必需激活剂和非必需激活剂两大类。

大多数金属离子对酶促反应是必不可少的,否则酶的无活性,这类激活剂称为必需激活剂(essential activator)。例如 Mg^{2+} 就是多种激酶的必需激活剂。

有些激活剂不存在时,酶仍有一定的催化活性,但催化效率较低,当加入激活剂后,酶的催化活性显著提高,这类激活剂称为非必需激活剂(non-essential activator)。例如 Cl^- 是唾液淀粉酶的非必需激活剂,胆汁酸盐是胰脂肪酶的非必需激活剂。

七、酶活性测定与酶活性单位

在生物组织(或体液)中,酶蛋白的含量甚微,而且又多与其他蛋白质共存,很难直接测定其蛋白质的含量,因此,一般通过测定酶活性来确定组织提取液、体液或纯化的酶液中酶的存在与酶量的多少。酶的活性是指酶催化化学反应的能力,用酶促反应速度的大小作为其衡量标准。酶促反应速度可在规定的条件下,以单位时间内底物的消耗量或产物的生成量来表示,通常又以测定产物的生成量较常用,因产物从无到有比较灵敏。

酶的活性单位是衡量酶活力大小的尺度,它反映在规定的条件下,酶促反应在单位时间(s、min 或 h)内生成一定量(mg、μg、μmol 等)的产物或消耗一定数量的底物所需的酶量。1976 年国际生化学会(IUB)酶学委员会建议使用统一的国际单位(U),并规定:在特定的条件下,每分钟催化 1μmol 底物转化为产物所需的酶量为一个国际单位(U)。

酶的比活力(specific activity)是每单位(一般是每 mg)蛋白质(或酶制剂)中所具有的酶活力单位数(U/mg 蛋白质)。比活力是分析酶纯度的重要指标,对同一种酶来说,比活力越高,则酶越纯。因此,在对酶的分离纯化过程中,通常要计算酶的比活力。

第五节 酶 的 调 节

体内各种代谢途径的调节是通过对代谢途径中关键酶的调节来实现的。改变酶的活性与含量是体内对酶调节的主要方式。此外,在长期生物进化过程中,各组织细胞形成了独特的代谢特征。

一、酶活性的调节

(一)酶原与酶原的激活

生物体内有些酶在细胞内合成并分泌到细胞外时以无活性的形式存在,这种酶的无催化活性的前体称为酶原(zymogen)。在一定的条件下,酶原受某种因素的作用,分子结构发生变化,暴露或形成活性中心,转变成有催化活性的酶,这一转化过程称为酶原的激活。

在生物体内,消化系统、凝血系统及纤维蛋白溶解系统的蛋白酶主要以酶原的形式存在。例如,胰蛋白酶在胰腺细胞合成和初分泌时,以无活性的酶原的形式存在,当它随胰液进入小肠后,在肠激酶的催化下,从氨基末端水解下一个六肽片段,使肽链的构象发生变化,形成了酶的活性中心,于是胰蛋白酶原转变成了有催化活性的胰蛋白酶,发挥水解蛋白质的作用(图 4-13)。

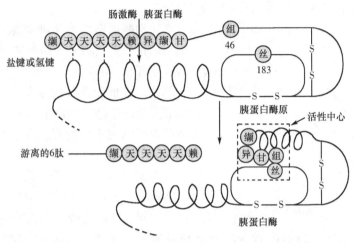

图 4-13　胰蛋白酶原激活示意图

蛋白酶原的激活具有级联反应性质。如上述胰蛋白酶原被肠激酶激活后,生成的胰蛋白酶除了可以自身激活外,还可进一步激活胰凝乳蛋白酶原、羧基肽酶原 A 和弹性蛋白酶原,从而加速对食物的消化(表 4-4)。血液中凝血与纤维蛋白溶解系统的酶类都是以酶原的形式存在,它们的激活也具有典型的级联反应性质。

表 4-4　消化系统中部分酶原的激活过程

酶原	激活条件	激活的酶	水解片段
胃蛋白酶原	H⁺或胃蛋白酶	胃蛋白酶	六个多肽片段
胰蛋白酶原	肠激酶 或胰蛋白酶	胰蛋白酶	六肽
胰凝乳蛋白酶原	胰蛋白酶 或胰凝乳蛋白酶	胰凝乳蛋白酶	两个二肽
羧基肽酶原 A	胰蛋白酶	羧基肽酶 A	几个碎片
弹性蛋白酶原	胰蛋白酶	弹性蛋白酶	几个碎片

酶原的激活具有重要的生理意义。消化系统的蛋白酶以酶原的形式分泌,不仅可避免细胞产生的蛋白酶对自身进行消化,而且保证酶在特定的部位与环境发挥其催化作用;酶原还可以视为酶的储存形式,如凝血系统及纤维蛋白溶解系统的蛋白酶类以酶原形式在血液循环中运行,可保证血流畅通,一旦需要便转化为有活性的酶,发挥其对机体的保护作用。

(二)变构酶

有些酶除了具有结合底物的活性中心外,还有一个或几个部位,体内的一些代谢物分子可以与这些酶活性中心以外的部位以非共价键可逆地结合,使酶的构象发生改变,进而改变酶的催化活性。对酶的这种调节方式称为变构调节(allosteric regulation),受变构调节的酶称为变构酶(allosteric enzyme),导致变构调节的代谢物分子称为变构效应剂(allosteric effector)。有时底物本身就是变构效应剂,其中使反应速度加快的变构效应剂称为变构激活剂(allosteric activator);使反应速度降低的变构效应剂称为变构抑制剂(allosteric inhibitor)。变构酶大多在代谢中处于关键位置,对代谢速度和方向起着重要的控制作用。变构调节是体内快速调节酶活性的一种重要方式。

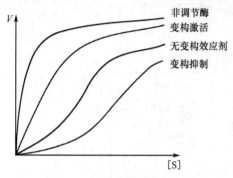

图4-14　变构酶的S形曲线

变构酶通常由多个亚基组成,是具有四级结构的蛋白质。酶分子中与底物结合的部位称为催化部位,与变构效应剂结合的部位称为调节部位。含催化部位的亚基称为催化亚基,含调节部位的亚基称为调节亚基。催化部位与调节部位可以在不同的亚基上,也可以位于同一亚基的不同部位。

以变构酶反应速度对底物浓度作图,其动力学曲线为S形曲线(图4-14)。S形曲线是各亚基协同效应的反映。变构酶通常是代谢途径中的关键酶,代谢终产物对代谢途径中催化起始反应的酶的变构抑制是最常见的变构调节。

变构调节具有重要的生理意义。既可以使物质代谢产生的能量得以有效的利用,又可防止代谢产物生成过多而造成浪费,还可使不同代谢途径之间相互协调,从而满足机体对能量的需求和维持生命活动的正常进行。变构效应剂引起酶的构象变化,改变酶的催化活性(激活或抑制),从而改变物质代谢的速度和代谢途径的方向。例如,ATP是糖酵解途径的关键酶之一——磷酸果糖激酶的变构抑制剂,ADP和AMP是此酶的变构激活剂。当ATP增多时,变构抑制磷酸果糖激酶的活性,使糖酵解途径受到抑制,葡萄糖的分解减少,防止能量浪费;而ADP、AMP增多时,变构激活磷酸果糖激酶的活性,促进葡萄糖的分解,增加ATP的生成。随时调节ATP/ADP的水平,可以维持细胞内能量的正常供应。

(三) 酶的化学修饰调节

在其他酶的催化作用下,体内有些酶蛋白肽链上的一些基团可与某种化学基团发生可逆的共价结合,从而改变酶的催化活性,这一过程称为酶的化学修饰(chemical modification)或共价修饰(covalent modification)。

在化学修饰过程中,酶发生无活性(或低活性)与有活性(或高活性)两种形式的互变,这种互变由不同的酶催化,后者又受激素的调控。酶的化学修饰包括磷酸化与脱磷酸化、乙酰化与脱乙酰化、甲基化与脱甲基化、腺苷化与脱腺苷化,以及氧化型巯基(-S-S-)与还原型巯基(-SH)的互变等。其中以磷酸化修饰最为常见。酶的化学修饰是体内快速调节酶活性的另一种重要方式。

二、酶含量的调节

除通过改变酶分子的结构来调节细胞内原有酶的活性外,生物体还可通过改变酶的合成或降解速度以控制酶的含量来调节代谢。

(一) 酶蛋白合成的诱导和阻遏

酶蛋白的合成主要在转录水平调节。一般将在转录水平促进酶蛋白生物合成的物质称为诱导剂(inducer),诱导剂诱发酶蛋白生物合成的作用称为诱导作用(induction);在转录水平减少酶蛋白生物合成的物质称为辅阻遏剂(corepressor),辅阻遏剂与阻遏蛋白结合后,抑制基因的转录,减少酶蛋白的生成量,此过程称为阻遏作用(repression)。由于诱导剂在诱导酶基因转录后,还需要经历转录后加工、翻译和翻译后加工等多个环节,故调节效应出现较迟,一般需要数小时才能起效。但一旦酶被诱导合成,即使去除诱导剂,酶仍能保持活性,直至酶蛋白降解。因此,这种调节的效应缓慢而持久。某些酶的底物或产物、激素以及某些药物等可以影响酶的生物合成。

(二) 酶降解的调控

酶是机体的组成成分,也处于不断地自我更新之中。细胞内酶的含量也可通过改变酶分子的降解速度来调节。细胞内各种酶的半寿期相差很大,同时酶的降解速度与机体的营养状况和激素的调节密切相关。

酶的降解受多种因素的影响,酶的 N 末端被置换、磷酸化、突变、被氧化、酶发生变性等因素均可能成为酶被降解的标记,易受蛋白水解酶的攻击。细胞内酶的降解与其他蛋白质的降解一样,存在两种降解途径:一是溶酶体蛋白酶降解途径(不依赖 ATP 的降解途径);另一途径是非溶酶体蛋白酶降解途径(依赖 ATP 和泛素的降解途径)。(详见"氨基酸代谢")

三、同　工　酶

同工酶(isoenzyme)是指催化相同的化学反应,但酶蛋白的分子结构、理化性质乃至免疫学性质不同的一组酶。同工酶是长期进化过程中基因分化的产物,同工酶是由不同的基因或等位基因编码的多肽链,或由同一基因转录生成的不同 mRNA 翻译的不同多肽链组成的蛋白质,翻译后经加工修饰生成的多分子形式不属于同工酶。同工酶存在于同一种属或同一个体的不同组织或同一细胞的不同亚细胞结构中,在代谢调节上起着重要的作用。

各种同工酶的同工酶谱在胎儿发育过程的不同时期有其规律性的变化。可作为发育过程中各组织代谢分化的一项重要特征。同时,了解胎儿发育的不同时期一些同工酶的出现或消失,还可解释发育过程中不同阶段特有的代谢特征。

目前已发现百余种酶具有同工酶,其中最早发现也是研究最多的是人和动物体内的乳酸脱氢酶(lactate dehydrogenase,LDH)。该酶是由两种亚基即骨骼肌型(M 型)和心肌型(H 型)成的四聚体,两种亚基以不同的比例随机组合成五种同工酶:$LDH_1(H_4)$、$LDH_2(H_3M)$、$LDH_3(H_2M_2)$、$LDH_4(HM_3)$、$LDH_5(M_4)$。由于分子结构的差异,五种同工酶具有不同的电泳速度(从 LDH_1 至 LDH_5 电泳速度依次递减),且对同一底物具有不同的 K_m 值。

研究表明,LDH 同工酶中两种不同亚基的多肽链分别由不同的基因位点决定。M 型亚基的多肽链来自第 11 号染色体的基因位点 A,H 型亚基的多肽链来自第 12 号染色体的基因位点 B。由于不同组织器官合成这两种亚基的速度不同,以及两种亚基之间组合的情况不同,使 LDH 的同工酶在不同的组织器官中的含量与分布比例不同(表 4-5),因而不同的组织与细胞具有不同的代谢特点。其中心肌中以 LDH_1 较为丰富,肝和骨骼肌中则含 LDH_5 较多。

表 4-5   人体各组织器官中 LDH 同工酶的分布(占总活性的%)

组织器官	LDH_1	LDH_2	LDH_3	LDH_4	LDH_5
心肌	67	29	4	<1	<1
肾	52	28	16	4	<1
肝	2	4	11	27	56
骨骼肌	4	7	21	27	41
红细胞	42	36	15	5	2
肺	10	20	30	25	15
胰腺	30	15	50	——	5
脾	10	25	40	25	5
子宫	5	25	44	22	4
正常血清	27.1±2.8	34.7±4.3	20.9±2.4	11.7±3.3	5.7±2.9

同工酶广泛存在于生物界,为研究生物进化、个体发育、分子遗传、细胞分化与癌变及代谢调节提供了有力工具,在生物学、医学和酶学研究中占有重要地位。同工酶的测定也被应用于临床实践。当某组织病变时,可能有某种特殊的同工酶释放出来,使同工酶谱改变。同工酶相对含量的改变在一定程度上能更敏感地反映某些脏器的功能状况,因而可作为脏器病变诊断与鉴别诊断的依据。例如,正常血清 LDH_2 的活性高于 LDH_1,心肌梗死时可见 LDH_1 大于 LDH_2,肝细胞受损时病人血清 LDH_5 活性升高(图 4-15)。

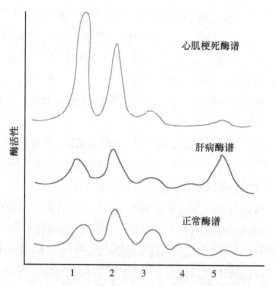

图 4-15   心肌梗死和肝病病人血清 LDH 同工酶谱的变化

第六节　核酶与脱氧核酶

生物体内的各种化学反应几乎都是在生物催化剂作用下进行的。长久以来,人们普遍认为生物体内催化剂的化学本质都是蛋白质,并把它们称为酶。直到 20 世纪 80 年代,在研究 rRNA 的转录后加工时,发现 RNA 也具有催化性质,20 世纪 90 年代又发现有催化功能的 DNA 分子。至此,具有酶活性的核酸分子的发现,大大拓展了酶学的研究范围,并对于解释生命的起源与分子进化有重大意义。

一、核　酶

核酶(ribozyme)是指一类具有催化作用的 RNA。1981 年,Thomas Tech 在研究四膜虫的 rRNA 剪接时,首次发现 rRNA 基因转录产物的 I 型内含子剪切和外显子拼接过程可在无任何蛋白质存在的情况下发生,证明了 RNA 具有催化功能。1983 年 Sidney Altman 也发现 RNA 酶 P(Rnase P)中的 RNA 部分能够剪切 tRNA 前体的 5′-端而催化其成熟。随着研究的深入,Cech 发现 L-19 RNA 在一定条件下,能以高度专一性的方式去催化寡聚核苷酸底物的切割与连接。核酶可以识别底物 RNA 的特定序列,并在专一性位点上进行切割,其特异性接近 DNA 限制性内切酶,高于 RNase,具有很大的潜在的应用价值。核酶的发现,从根本上改变了以往只有蛋白质才具有催化功能的概念,为此,Cech 和 Altman 也因此获得了 1989 年的诺贝尔奖。

目前已知核酶所催化的反应主要包括磷酸二酯键的断裂及连接,绝大多数涉及 RNA 的加工和成熟。根据它们的作用机制,核酶主要分为四类:①内含子的自我剪接型,如四膜虫 rRNA 的加工;②异体催化的剪切型,如 Rnase P 催化 tRNA 的成熟;③自体催化的剪切型,如某些病毒从大分子多聚前体生成单个基因组 RNA 的过程;④催化肽键的形成,如一些细菌的核糖体大亚基 rRNA。

许多 RNA 分子的二级结构中都有内部碱基配对形成的局部双链区,这是 RNA 具有催化作用的依据。其中一个最简单而最有代表性的结构就是锤头结构(hammerhead structure)。含有锤头结构的核酶由一条 RNA 链构成,同一分子上包括有催化部分和底物部分。其结构特点是至少有 3 个茎,1~3 个环,含有 GU 序列的剪切位点及高度保守的一致性序列(图 4-16)。

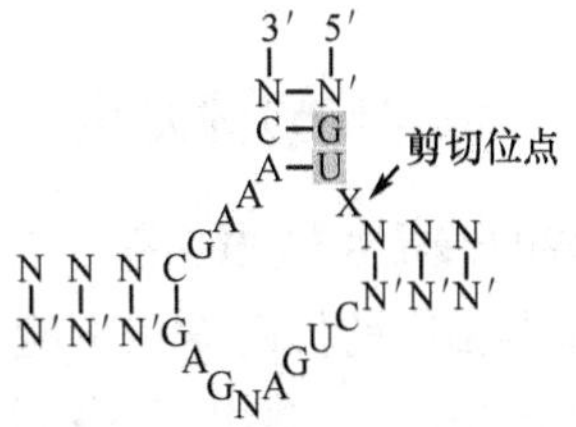

图 4-16　锤头核酶二级结构

N 表示任意剪辑;N′表示与其互补的碱基;X 表示除 G 以外任何碱基;A、G、C、U 表示一致性序列

核酶的发现和深入研究极大地改变了人们对生命起源和进化的认识,并拓展了酶学研究范围。RNA 既携带遗传信息,又是催化剂,这预示着生命分子进化中 RNA 的出现可能要早于 DNA 和蛋白质。核酶的发现还具有更加现实的意义,目前发现许多病毒是 RNA 病毒,通过人工设计核酶,可将病毒核酸分子切割成小片段,以消除其致病能力。

二、脱 氧 核 酶

具有特定生物催化功能的 DNA 分子称为脱氧核酶(deoxyribozyme)。1994 年以来,人们合成了多种脱氧核酶,这是生命科学史上又一个重要的里程碑,充分说明 DNA 不只是性质不活泼的遗传物质。

根据它们的功能,脱氧核酶主要分为以下几类:①剪切 RNA 分子,与核酶相比,脱氧核酶性质更加稳定,且结构简单,与目的 RNA 分子结合较好,剪切速率较快。②剪切 DNA 分子。③催化核酸分子磷酸化。④连接 DNA 分子,在 ATP 参与下,能催化 2 个不同的 DNA 分子间 $3'-5'$ 磷酸二酯键的形成。⑤催化卟啉与金属离子结合。

脱氧核酶的发现,对研究生命起源有重要意义。20 世纪 80 年代初发现核酶后,人们认为 RNA 是最先起源的生命物质,现在发现了 DNA 也具有催化活性,由于 DNA 的复制能力与稳定性均远远大于 RNA,因而对研究最早起源的生命物质是 DNA 还是 RNA 提出了新的课题。此外,脱氧核酶的发现时人们继认识蛋白质和 RNA 之后,对酶的化学本质认识的第三次飞跃。脱氧核酶也可以被用来破坏核酸分子达到抗病毒、治疗肿瘤和遗传性疾病的目的。

第七节　酶与医学的关系

生命活动离不开酶的催化作用,酶催化生物体内物质代谢有条不紊地进行,同时又对物质代谢发挥着巧妙的调节作用。人体的许多疾病与酶和酶活性的改变有关;血清(浆)中酶活性的改变对多种疾病的诊断有重要的价值;许多药物又可通过对酶的影响来治疗疾病。

一、酶与疾病的关系

(一)酶与疾病的发生

1. 酶的遗传性缺陷疾病　有些先天性或遗传性缺陷可引起某些酶的质和量发生异常,从而使体内相应的代谢途径不能正常进行,发生酶的遗传性缺陷病。在已发现的 140 多种先天性代谢缺陷中,多由酶的先天性或遗传性缺陷所致。例如,酪氨酸酶遗传性缺陷时,体内黑色素生成障碍而引起白化病,患者皮肤、毛发呈白色。苯丙氨酸羟化酶缺乏时,苯丙氨酸不能沿正常途径代谢,而是生成大量苯丙酮酸从尿中排出,引起苯丙酮酸尿症;在体内大量堆积的苯丙酮酸对中枢神经有毒性,造成患儿智力发育障碍。

2. 中毒性疾病　临床上有些疾病的发生是由于酶活性受到抑制引起的。如前面已讲述的重金属盐中毒是抑制了巯基酶的活性;有机磷化合物中毒是胆碱酯酶的活性受到抑制所致;此外,氰化物(CN^-)能与细胞色素氧化酶结合,使生物氧化过程中的电子传递中断,严重威胁生命。

由于体内各种物质代谢过程多为酶促反应,因此,不论是遗传性缺陷或外界因素造成的对酶活性的抑制或破坏,均可引起疾病甚至危及生命。

（二）酶与疾病的诊断

临床上常通过测定体液中某些酶的活性来辅助诊断某些疾病、评价疗效和判断预后。据统计,当前临床上酶的测定占临床化学检验总量的 25%,可见酶在临床诊断上的重要作用。

1. 血清(浆)酶的测定 许多组织器官的疾病可引起血清中酶活性的改变。其主要原因是:①体内某些物质代谢发生障碍时,细胞中酶合成增加,使进入血中的酶量增加。如成骨肉瘤或佝偻病时,成骨细胞中碱性磷酸酶合成增加,使血清中碱性磷酸酶活性升高,前列腺癌时血清酸性磷酸酶活性增高。②组织细胞损伤或细胞膜通透性增大,可使原来在细胞内的某些酶逸入血液中,使血液中该酶的含量升高。例如,急性胰腺炎时,血清淀粉酶活性升高,急性肝炎、心肌梗死时血清丙氨酸氨基转移酶(ALT)、天冬氨酸氨基转移酶(AST)活性增高。③酶在细胞中合成障碍,使血清中酶活性降低。如肝病时,血中凝血酶原和某些凝血因子含量均显著降低。④酶活性受到抑制。如有机磷中毒时,红细胞的胆碱酯酶活性降低。

2. 同工酶在临床诊断上的价值 对某种具有两种以上同工酶形式的酶来说,其总活性是各同工酶活性的总和。体液中的同工酶多来自不同的组织器官,当某组织病变时,可能有某种特殊的同工酶释放入血,使同工酶谱改变,因而检测同工酶对于疾病的器官定位具有实用价值。如乳酸脱氢酶(LDH)总活性升高的同时,若证实主要是由于 LDH_1 升高引起,应主要考虑心肌病变所致;若证实主要是由于 LDH_5 升高引起,则应考虑肝或骨骼病变所致。

另外,同工酶相对含量的改变在一定程度上能更敏感地反映某些脏器的功能状况,因为某些同工酶的异常升高可在酶的总活性改变之前出现,因而有助于疾病的早期诊断。如急性心肌梗死时,血清中心肌型肌酸激酶(CK-MB)的升高早于肌酸激酶总活性的升高。

（三）酶与疾病的治疗

酶在临床治疗上的应用可归纳为以下几方面。

1. 帮助消化 酶作为药物最早用于助消化,例如胃蛋白酶、胰蛋白酶、胰脂肪酶、胰淀粉酶等都可用于帮助消化。

2. 抑菌消炎 前述磺胺类药物通过竞争性抑制细菌二氢叶酸合成酶而起到抑菌消炎的作用;溶菌酶、木瓜蛋白酶、菠萝蛋白酶可缓解炎症,促进消肿;糜蛋白酶可用于外科清创和烧伤病人痂垢的清除以及防治脓胸病人浆膜粘连等。

3. 治疗肿瘤 前述的 5-氟尿嘧啶、6-巯基嘌呤等可通过竞争性抑制相关酶的活性,抑制肿瘤细胞的异常生长,达到治疗肿瘤的目的。天冬酰胺具有加速白血病癌恶化的作用,利用天冬酰胺酶分解天冬酰胺可抑制白血病癌细胞的生长。

4. 防治血栓 链激酶、尿激酶和纤溶酶等均可溶解血栓,防止血栓形成,可用于心肌梗死、脑血栓等栓塞性疾病的防治。

二、酶在医学上的其他应用

（一）抗体酶

抗体酶（abzyme）又称为催化性抗体（catalytic antibody），是一类具有催化活性的抗体分子。其本质是免疫球蛋白，但是在其易变区被赋予了某些酶的属性，如催化性、底物特异性、pH 依赖性以及可被抑制剂抑制等，因此抗体酶兼有抗体和酶的特点。

尽管抗体与酶功能不同，但都是蛋白质，可特异性地与各自的配基结合形成相应的复合物，于是有人设想利用抗体分子极其多样的结合特异性来生产新的酶。前已讲述，酶催化作用的实质是底物与酶的活性中心结合时发生相互变形、相互作用形成过渡态，因此，利用过渡态的类似物作为抗原免疫动物，就可能产生具有催化作用的抗体，当抗体与底物结合时，就可使底物转变为过渡态进而发生催化反应，这一设想已得到证实。1986 年，Schultz 与 Lerner 两个实验室同时报道成功地得到具有催化活性的抗体。这标志着抗体酶的研究进入了一个新的阶段。

抗体酶的研究不仅有重要的理论价值，而且有令人鼓舞的应用前景。制备抗体酶的技术比蛋白质工程甚至比生产酶制剂简单，又可大量生产。因此，可通过抗体酶的途径来制备自然界不存在的新酶种，生产目前尚不易获得的各种酶类。抗体酶的设计制备还可用于临床疾病的治疗，如抗体酶将有可能用来专一性地破坏病毒蛋白质及清除心血管病人血管壁上的血凝块等。

（二）酶工程

酶工程（enzyme engineering）主要研究酶的生产、纯化、固定化技术、酶分子结构的修饰和改造以及在工农业、医药卫生和理论研究等方面的应用。酶工程主要采用两种方法。一是化学酶工程，即通过对酶的化学修饰或固定化处理，改善酶的性质以提高酶的效率和减低成本，甚至通过化学合成法生产人工酶；另一种是生物酶工程，即用基因重组技术生产酶以及对酶基因进行修饰或设计新基因，从而生产性能稳定、具有新的生物活性及催化效率更高的酶。因此酶工程是把酶学基本原理与化学工程技术及基因重组技术有机结合而形成的新型应用技术。

1. 天然酶   工业用酶制剂大多是通过微生物发酵而获得的粗酶，价格低，应用方式简单，产品种类少，使用范围窄。例如洗涤剂、皮革生产等用的蛋白酶；纸张制造、棉布退浆等用的淀粉酶；漆生产用的多酚氧化酶；乳制品中的凝乳酶等。天然酶的分离纯化随着各种层析技术及电泳技术的发展，得到了长足的发展，目前医药及科研用酶多数是从生物材料中分离纯化得到的。

2. 化学修饰酶   用化学方法对酶分子进行改造，即在酶的侧链基团上加上或去掉一些化学基团，从而改变酶的理化性质，最后达到改变酶的催化特性的目的。酶分子的化学修饰法技术较为简单。通过化学修饰可以探明哪些侧链基团参与了酶的共价催化作用，为研究其化学作用和催化过程起到了重要作用。但大多数酶经修饰后，理化性质及生物学性质会发生改变，因此应根据具体情况选择修饰方法，同时应注意保持酶的稳定性及得率。

化学修饰的途径，可以通过对酶分子表面进行修饰，也可对酶分子内部进行修饰。

3. 固定化酶   固定化酶（immobilized enzyme）是将水溶性酶经物理或化学方法处理后，

成为不溶于水但仍具有酶活性的一种酶的衍生物。在催化反应中,它以固相状态作用于底物,并保持酶的高度特异性和催化作用的高效率。

固定化酶的优点在于它有类似于离子交换树脂和亲和层析的优点,其机械性强,可以用装柱的方式作用于流动相中的底物,使反应管道化、连续化和自动化。反应后可与产物自然分开,有利于产物回收。固定化酶稳定性好,可以长期反复应用,并有利于储存。如慢性肾功能不全患者,其含氮废物(如尿素)不能从肾脏中滤出,需要对血液进行人工透析予以清除,若在透析管上含有固定化的脲酶,则流经透析管的血液中的尿素便易于清除,这是因为尿素经脲酶作用后生成的氨和 CO_2 透过透析管的速度远比尿素的透过速度快。

4. 人工酶 人工合成的具有催化活性的,且天然酶中不存在的小分子肽或多肽,称为人工酶(artificial enzyme)。

1977 年,Dhar 报道人工合成的 Glu-Phe-Ala-Glu-Glu-Ala-Ser-Phe 八肽具有溶菌酶的活力。其活力为天然溶菌酶的 50%。1990 年,Steward 等用酪氨酸乙酯作为糜蛋白酶的底物,用计算机模拟糜蛋白酶的活性部位,构建出一种由 73 个氨基酸残基组成的多肽,其活性部位由 His、Asp、Ser 组成。此多肽对烷基酯的水解活力为天然糜蛋白酶的 1%,并显示出作用物专一性以及对糜蛋白酶抑制剂的敏感性。

5. 模拟酶 模拟酶(mimic enzyme)就是根据天然酶中起主导作用的一些因素(如活性部位结构、疏水微环境、与底物的多种非共价键相互作用及其协同效应等),用化学方法合成的既能表现酶的催化功能又比酶简单、稳定得多的非蛋白质分子。

模拟酶具有天然酶的高效、特异催化作用,由于是小分子稳定的化合物,应用方便,具有酶所没有的优越性。同时,模拟酶还克服了天然酶来源有限、难于提取、不稳定性以及生物大分子的抗原性等缺点,在工农业生产、医疗卫生、新药开发等领域具有广阔的开发应用前景。

小　结

酶是由活细胞合成的对其特异性底物起高效催化作用的蛋白质。酶的命名方法有习惯命名法和系统命名法。按酶促反应的性质,酶可分为六大类,分别是氧化还原酶类、转移酶类、水解酶类、裂合酶类、异构酶类和合成酶类。

根据酶分子的组成成分不同,可将酶分为单纯酶和结合酶两类。单纯酶是仅由氨基酸构成的单纯蛋白质,大多数酶是由酶蛋白和辅助因子组成的结合酶。在酶促反应过程中,酶蛋白决定反应的特异性,辅助因子决定反应的类型和性质。酶分子中的必需基团在一级结构上可能相距甚远,但肽链经过盘绕、折叠,在空间结构上彼此靠近,形成一个能与底物特异性结合并催化底物转化为产物的特定区域,这一区域称为酶的活性中心。

酶的催化作用具有高效性、高度特异性、可调节性和酶活性不稳定性的特点。影响酶促反应速度的因素包括:底物浓度、酶浓度、pH、温度、激活剂、抑制剂等。底物浓度对反应速度的影响可用米-曼方程式表示: $V = \dfrac{V_{\max}[S]}{K_{\mathrm{m}}+[S]}$,K_{m} 为米氏常数,其意义是酶促反应速度达到最大反应速度一半时的底物浓度,通过米氏方程的双倒数作图可求得 K_{m} 值和 $V_{\max}$ 值。酶促反应在最适 pH 和最适温度时速度最快,酶的催化活性最大。酶的抑制作用包括不可逆性抑制和可逆性抑制两种类型。两者的区别在于抑制剂与酶结合的方式不同,前者以共价键结合,而后者以非共价键结合。可逆性抑制作用又分为竞争性抑制作用、非竞争性抑制作用和反竞争性抑制作用三种。竞争性抑制作用的抑制剂与底物结构类似,可与底物竞争酶的活性中心,其特点是抑制程度取决于抑制剂与酶的相对亲和力和与底物浓度的相对比例。非竞争性抑制作用抑制剂与酶活性中心以外的部位结合,反竞争性抑制剂只与酶-底物复合物结合,两者都不能通过增大底物浓度来减弱或解除抑制。

　　酶的活性单位是衡量酶活力大小的尺度,以单位时间内底物的消耗量或产物的生成量来表示。在特定的条件下,每分钟催化 $1\mu mol$ 底物转化为产物所需的酶量为一个国际单位(U)。

　　机体对酶的活性与含量的调节是调节代谢的重要途径。变构调节与酶的化学修饰调节是体内快速调节酶活性的两种重要方式。酶含量的调节包括酶生物合成的诱导与阻遏,以及对酶降解的调节。生物体内有些酶在细胞内合成并分泌到细胞外时以酶原的形式存在,在特定的条件下可转变成有催化活性的酶。同工酶是指催化相同的化学反应,但酶的分子结构、理化性质乃至免疫学性质不同的一组酶。同工酶谱的测定可用于临床某些疾病的辅助诊断。

　　具有催化性质的 RNA 和 DNA 分别称作核酶和脱氧核酶。核酶和脱氧核酶的发现拓展了酶学研究范围,对研究生命大分子起源和进化有重要意义。

　　酶与医学的关系十分密切。人体的许多疾病与酶和酶活性的改变有关,血浆中酶活性的改变对多种疾病的诊断有重要的价值,许多药物又可通过对酶的影响来治疗疾病。酶在医学上其他方面的应用也非常广泛。

（范启兰　黄春洪）

第 5 章 激 素

第一节 概 述

激素(hormone)一词最初衍生于希腊文,意思是"兴奋","激发",1904 年首先由 Bayliss,W 及 Starling,E 提出。20 世纪 50 年代以后,随着近代物理、化学分析技术的飞速发展,激素的研究有重大突破,现在激素的概念与以前相比有了很大的发展。

一般认为,激素是生物体内特殊的组织或腺体产生的,直接分泌到体液中,通过体液的运送到特定部位,从而引起特殊生物学效应的一群微量的有机化合物。激素的作用除了促进和刺激外,有时也有抑制性,如生长抑素等。

分泌激素的特化的细胞常常群聚在一起构成确定的解剖结构,称为内分泌腺,如垂体、甲状腺、肾上腺、胰腺和性腺等。早期发现的激素都是内分泌腺分泌的,随血流而到达靶组织并发挥作用,这种远距离的作用方式称为内分泌(endocrine)。后来发现,除了内分泌腺分泌外,许多组织如胃肠道、心脏、肺、脑等都可分泌相应的激素,这些激素不进入血液,仅通过细胞外液介导,作用于附近的靶细胞,这种作用方式称为旁分泌(paracrine),如图 5-1。另外,一些激素可作用于分泌它的细胞自身,称为自分泌(autocrine)。

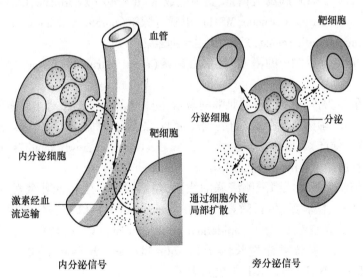

图 5-1　内分泌与旁分泌

一、激素的类型

激素可以通过其化学组成、溶解度、受体部位及胞内介导激素作用的信号分子(第二信使)等来分类。

（一）按化学结构分类

1. 含氮激素 主要由下丘脑、垂体、甲状腺、胰岛以及胃肠黏膜等分泌。包括：① 氨基酸及其衍生物：如肾上腺素和甲状腺激素等。② 多肽或蛋白质：如下丘脑调节肽、垂体激素、胰岛素、甲状旁腺素、降钙素以及胃肠激素等。

2. 类固醇激素 这类激素的分子结构中都含环戊烷多氢菲骨架，由性腺和肾上腺皮质分泌，如雄激素、雌激素、孕激素、皮质醇及醛固酮等。

3. 脂肪酸衍生物 如前列腺素，来自花生四烯酸。

（二）按受体部位分类

1. 胞内受体激素 为亲脂性激素，除甲状腺激素外，均来自胆固醇。游离激素可通过所有细胞膜进入细胞与胞浆或胞核内受体结合形成激素-受体复合物，主要包括雄激素、$1,25(OH)_2$-D_3、雌激素、孕激素、糖皮质激素、盐皮质激素、维 A 酸及甲状腺激素等。

2. 膜受体激素 为水溶性激素，与细胞膜表面的受体结合，通过胞内介导分子，所谓的第二信使（激素自身为第一信使），与细胞内的代谢过程进行通讯。根据第二信使的种类不同可分为以下类型：

（1）第二信使为 cAMP 的激素，包括 α_2 肾小腺素能儿茶酚胺、β 肾上腺素能儿茶酚胺、促肾上腺皮质激素（adrenocorticotropic hormone，ACTH）、血管紧张素 Ⅱ、抗利尿激素（antidiuretic hormone，ADH）、降钙素、人绒毛膜促性腺激素（human Chorionic Gonadotropin，hCG）、促肾上腺皮质激素释放激素（corticotropin- releasing hormone，CRH）、卵泡刺激素（follicvle-stimulating hormone，FSH）、胰高血糖素、黄体生成素（luteinizing hormone，LH）、促黑素细胞激素（melanophore-stimulating hormone，MSH）、甲状旁腺素（parathyroid hormone，PTH）、促甲状激素（thyroid stimulating hormone，TSH）及生长抑素。

（2）第二信使为 cGMP 的激素，包括心钠素（atrial natriuretic factor，ANF）和一氧化氮（NO）。

（3）第二信使为钙和（或）磷酸肌醇的激素，包括乙酰胆碱、α_1 肾小腺素能儿茶酚胺、血管紧张素 Ⅱ、ADH、胆囊收缩素、胃泌素、促性腺激素释放激素（gonadotropin-releasing hormone，GnRH）、催产素、血小板源生长因子（platelet-derived growth factor，PDGF）、P 物质及促甲状腺激素释放激素（thyrotropin-releasing hormone，TRH）。

（4）第二信使为激酶或磷酸酶级联的激素，包括绒毛膜生长催乳激素（chorionic somatomammotropin，CS）、泌乳素、生长激素（growth hormone，GH）、红细胞生成素（erythropoietin，EPO）、胰岛素以及表皮生长因子（epidermal growth factor，EGF）、转化生长因子（fibroblast growth factors，FGF）、胰岛素样生长因子（insulin-like growth factor，IGF）、神经生长因子（nerve growth factor，NGF）和 PDGF 等生长因子。

二、激素的一般作用机制

（一）受体

激素虽然种类繁多，功能各异，但其作用机制具有相似性，均通过与受体结合来发挥生理作用，具有组织特异性及反应特异性。一种激素一般只对其自身靶细胞或靶组织产生作用。在细胞外液中,激素的浓度非常低,一般为 $10^{-15} \sim 10^{-9}$ mol/L,而许多与激素结构类似的分子如胆固醇,氨基酸及其他分子浓度一般在 $10^{-5} \sim 10^{-3}$ mol/L 的范围,因此,靶细胞不但要识别低浓度但类型不同的激素,还要从浓度高出激素 $10^{6} \sim 10^{9}$ 倍的其他结构类似分子中识别激素信号,这种高度的识别能力由受体来完成,激素通过与受体结合启动生物学效应,当其与受体离解,一般激素的效应将终止。

受体(receptor)是能够识别并特异性地与有生物活性的化学信号物质结合,引发细胞一系列生物化学反应,最终产生特定的生物效应的蛋白分子,一般多为糖蛋白质。与受体具有选择性结合能力的生物活性化学信号物质称为配体(ligand),包括激素、神经递质、化学介质、细胞因子、细菌毒素、化学药物及物理因子等。按其存在位置,受体可分为细胞膜受体与细胞内受体,前者包括 G 蛋白偶联受体、离子通道受体及酶偶联受体,后者包括胞浆内受体和核受体。

G 蛋白偶联受体为一类与细胞内 G 蛋白相结合的受体,为单体蛋白,完整的肽链含 7 个跨膜的区域,故也称为七跨膜受体,如图 5-2。酶偶联受体是指自身具有酶活性,或者自身无酶活性,但可在胞内与酶分子结合的受体,其多肽链含 1 个跨膜区域,称单跨膜受体。最常见的酶偶联受体有酪氨酸蛋白激酶(tyrosine protein kinase,TPK)受体。细胞中的 TPK 包括受体型 TPK 和非受体型 TPK,受体型 TPK 位于细胞膜上,自身胞浆侧催化亚基被激活可具有 TPK 活性,又可分为三类:I类受体为单体,包含一对富 Cys 的重复序列,如 EGF 受体;II类受体典型的如胰岛素受体,为糖蛋白,包含 αβ 两种亚基,在一起形成 $\alpha_2\beta_2$ 四聚体,亚基间通过二硫键结合;III类受体如 PDGF 受体,含免疫球蛋白样胞外结构域,如图 5-3。另一些受体如生长激素受体,催乳素受体及红细胞生成素受体等自身虽无 TPK 活性,但其胞内侧可与位于胞液中的非受体型 TPK 结合,如底物酶 JAK 以及原癌基因(src、yes、ber-abl 等)编码的 TPK。离子通道受体自身为某种离子的通道,与配体结合后可开放或关闭入,如图 5-4。配体主要为神经递质,如乙酰胆碱受体。细胞内受体均为转录因子,可与激素结合形成复合体作用于靶基因,调节其表达。

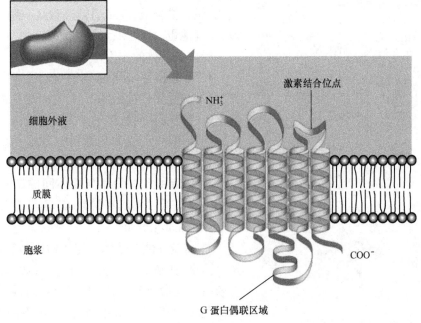

图 5-2　G 蛋白偶联受体

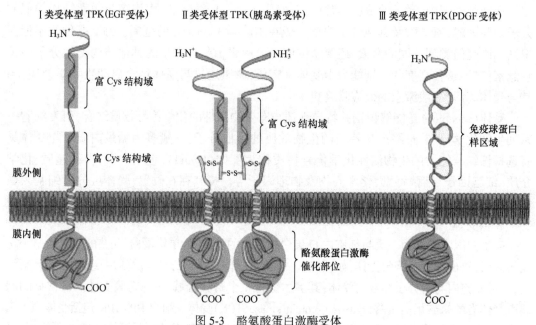

图 5-3　酪氨酸蛋白激酶受体

　　所有受体,至少具有两个功能域,一个负责识别并结合激素,另一个则产生一个信号,将激素的识别结合与胞内某些功能偶联起来。多肽和蛋白质激素以及儿茶酚胺类与细胞膜受体结合产生一个信号,常通过改变某种酶的活性而调节各种胞内功能。类固醇及甲状腺激素则与胞内受体结合形成复合体,通过复合体提供调控信号。类固醇激素受体包含以下几个功能域:①DNA 结合域;②激素结合域;③基因转录激活(或抑制)功能域;④其他蛋白结合域。

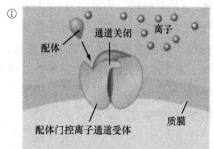

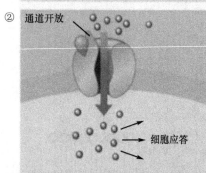

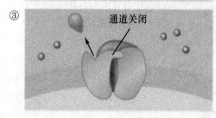

图 5-4　离子通道受体

　　受体与配体的作用特点:

　　1. 可饱和性　当配体浓度增加到一定的水平,所有的受体均被配体占据,这时达到饱和状态。细胞上特定受体的数目不是固定不变的,在特殊生理或病理条件下,受体的数目会发生变化,表现出上调或下调。

　　2. 高亲和力　受体与配体间的亲和力极强,亲和力的高低可用解离常数 K_d 表示,其值一般在 $10^{-11} \sim 10^{-9}$ mol/L 之间。

　　3. 高专一性　受体对配体的构型和构象都有严格要求,如胰岛素只会与自身受体结合,而不会与胰高血糖素结合。专一性具有相对性,如肾上腺素可与 5 种不同的受体结合,产生不同的生理效应,这种结构和功能上区别但均能识别并结合同一配体的受体,称为同工受体。

4. 可逆性 受体与配体的结合是通过非共价键结合的,因此这种结合是可逆的。配体与受体复合物可以解离,释放出配体原形本身。

5. 特定的作用模式 受体在体内的分布,数量与种类均有组织特异性,并显示特定的作用模式,从而使每种激素产生特定的生理效应。

(二) 激素的作用机制

1. 胞内受体激素影响基因表达 亲脂性激素如类固醇激素分子可弥散通过细胞膜,并与细胞内高亲和力特异性的受体结合形成复合物,这个激素-受体复合物经过一个温度和盐依赖性的活化反应导致其大小、构象及表面电荷改变从而可与染色质结合。这个激素-受体复合物可与 DNA 中的激素反应元件(hormone response element,HRE)结合,从而使特定的基因活化或失活。通过选择性地影响基因转录及相应 mRNA 的产生,从而改变特定蛋白质的含量,影响相应的代谢过程。

细胞内受体为单链蛋白,可位于胞浆(如糖皮质激素受体)或胞核(雄激素、雌二醇及孕酮受体等),包括三个主要的功能域:

(1) N 端高度可变区:位于蛋白质 N 端,序列高度可变,约含 100~500 个氨基酸残基,具备非激素依赖性转录激活作用。

(2) DNA 结合区:位于受体蛋白中部,包含 66~68 个氨基酸残基,序列同源性高。DNA结合区富含 Cys 残基,形成两个锌指结构,与靶基因中的激素反应元件结合。

(3) 激素结合区:位于受体蛋白 C 端,由约 300 个氨基酸残基组成。该区域可特异地结合激素并将受体活化,促进受体二聚化、转录激活等多种功能,是激素依赖性可诱导的转录激活区(图 5-5)。

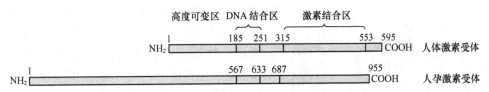

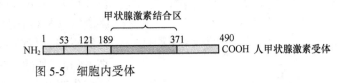

图 5-5 细胞内受体

2. 细胞膜受体激素利用胞内信使 激素大部分受体为膜受体,与膜受体结合的激素均为水溶性,不能透过细胞膜的脂双层进入细胞内,而是通过激素-受体复合物来引发细胞内产生胞内信使(第二信使),再通过后者进一步引发代谢变化。一般将细胞外传递特异信号的信号分子称为第一信使,如激素,而在细胞内传递特异信号的小分子物质称为第二信使,如 cAMP、cGMP、甘油二酯(diacylglycerol,DAG)、1,4,5-三磷酸肌醇(inositol 1,4,5-trisphosphate,IP_3)和 Ca^{2+} 等。

(1) cAMP 信号传递途径:是最经典的信号传递途径,大多数含氮激素通过该途径传递信号,这些激素的受体均位于靶细胞膜上,为 G 蛋白偶联型,与激素结合后通过 G 蛋白来激活或

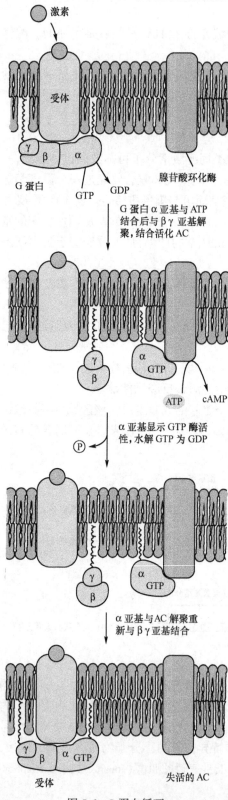

图 5-6 G 蛋白循环

抑制腺苷酸环化酶(adenylate cyclase,AC),使胞内 cAMP 的浓度上升或下降,调节蛋白激酶 A(protein kinase A,PKA)的活性,通过效应蛋白产生一系列的生化改变,最终显示特定的生物学效应。

1) G 蛋白:G 蛋白即鸟苷酸结合蛋白,是存在于质膜内侧面的一组信号传递蛋白,可结合 GTP 或 GDP,由 α、β 和 γ 三个亚基组成异三聚体,所有 G 蛋白的结构类似。G 蛋白的 α 亚基有催化活性(GTPase 活性),不同的 G 蛋白 α 亚基不同,这决定了受体功能的多样性与专一性,β 亚基和 γ 亚基基本相同,且二者不易分开,常以复合物形式存在。

哺乳动物中目前已发现的 α 亚基达 21 种,分为 Gs、Gi、Gq 和 G_t 四个主要家族,其中 Gs 与激活 AC 的受体偶联,对 AC 有激活作用,促进 cAMP 的产生。Gi 与抑制 AC 的受体偶联,对 AC 有抑制作用。当信号分子与 G 蛋白偶联受体结合后,导致受体构象改变,其 G 蛋白偶联区与 G 蛋白相互作用,α 亚基与 βγ 亚基解聚,同时 α 亚基通过鸟苷酸交换与 1 分子的 GTP 结合而激活,参与下一步信号转导。α 亚基还具有 GTPase 活性,又可将亚基上结合的 GTP 水解为 GDP,导致 α 亚基失活,重新与 βγ 亚基结合成异三聚体,信号传递终止。G 蛋白这种有活性无活性状态的转换称为 G 蛋白循环(G protein cycle),如图 5-6。

2) cAMP 途径:cAMP 是最早确定的第二信使,也是动物细胞中最普遍、最重要的信使。在 cAMP 途径中,受体活化的 G 蛋白可激活位于细胞膜的腺苷酸环化酶(AC),催化 ATP 脱去焦磷酸并环化为 cAMP,cAMP 可激活依赖 cAMP 的蛋白激酶 A(PKA),使其靶蛋白(如一些代谢途径的关键酶)的丝氨酸/苏氨酸残基磷酸化,使其活性升高或降低,如图 5-7。PKA 是一个四聚体,包括两个催化亚基(C 亚基)和两个调节亚基(R 亚基),每个调节亚基可以结合两个 cAMP,当 PKA 与 cAMP 结合后,释放出催化亚基,使蛋白底物磷酸化,调节细胞代谢。

(2) DAG/IP₃ 信号传递途径:一些信号分子,如乙酰胆碱、$α_1$ 肾小腺素能儿茶酚胺、血管紧张素 Ⅱ、组胺等通过 G 蛋白偶联受体传递信号,但其第二信使不是 cAMP,而是脂类衍生物 DAG 和 IP_3,

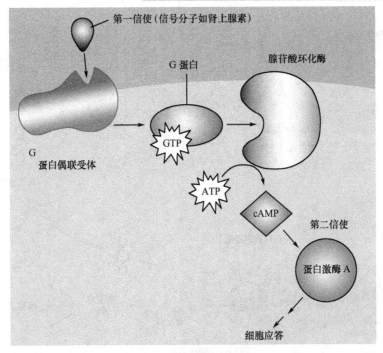

图 5-7　cAMP 信号传递途径

该途径与 cAMP 途径类似,质膜上的磷脂酰肌醇在相应激酶作用下磷酸化成磷脂酰肌醇-4,
5-二磷酸(phosphatidylinositol-4,5-bis-phosphate,PIP$_2$),当受体与激素结合后,通过活化 G 蛋
白激活的磷脂酰肌醇磷脂酶 C(phosphatidylinositol phospholipase C,PI-PLC),激活的 PI-PLC
可催化水解 PIP$_2$,产生 DAG 和 IP$_3$,如图 5-8。两者均作为第二信使,其中 DAG 可单独或与
Ca^{2+}一起激活蛋白激酶 C(protein kinase C,PKC),PKC 通过催化数十种特异的底物蛋白或
酶磷酸化修饰,从而发挥一系列生理生化效应。IP$_3$ 与内质网胞质表面特异的 IP$_3$ 受体结
合,导致内质网中 Ca^{2+} 释放入细胞质,提高胞质中 Ca^{2+} 的浓度。IP$_3$ 受体为四聚体蛋白,其 4
个 C 端联合构成了由 IP$_3$ 和咖啡因激活的 Ca^{2+} 通道。胞浆 Ca^{2+} 的升高有两个途径,除了内
质网中储存的 Ca^{2+} 释放外,胞外的 Ca^{2+} 可通过一些电压门控钙通道和离子通道型受体内
流,升高的 Ca^{2+} 可使 Ca^{2+} 与结合蛋白(如钙调蛋白)结合增加,钙调蛋白(calmodulin,CaM)
广泛分布于真核生物中,是一种由 148 个氨基酸组成的单链水溶性蛋白,其 N 端结构域的
两个 Ca^{2+} 结合位点的亲和性稍高于 C 端结构域的两个 Ca^{2+} 结合位点。当 CaM 与 Ca^{2+} 结合
后,可导致其分子构象改变,疏水区暴露,从而与相应的靶分子结合,目前已鉴定出 30 多种
Ca^{2+}-CaM 的靶分子,大多数是信号转导途径中的酶和蛋白,包括蛋白激酶与磷酸酶、Ca^{2+} 泵-
ATP 酶,AC,环核苷酸磷酸二酯酶、蛋白酶、NOS、G 蛋白、膜受体和离子通道。可见 CaM 是
一种非常重要的钙受体蛋白,对细胞信号转导以及其他生理功能有广泛的直接调节作用。

(3) TPK 信号传递途径:一些外来信息如胰岛素及许多生长因子可与酶偶联受体结
合,这种受体为跨膜糖蛋白,当其与配体结合后,可激活其胞浆侧的催化亚基而显示酪氨酸
蛋白激酶(TPK)活性,TPK 可将 ATP 的 γ 磷酸根转移到靶蛋白的酪氨酸残基上,引起靶蛋
白构象及功能改变,进一步促进 TPK 的功能,如图 5-9。这一连串相互影响的结果使激素的
效应成倍增加,对多种代谢及生长过程起重要作用。

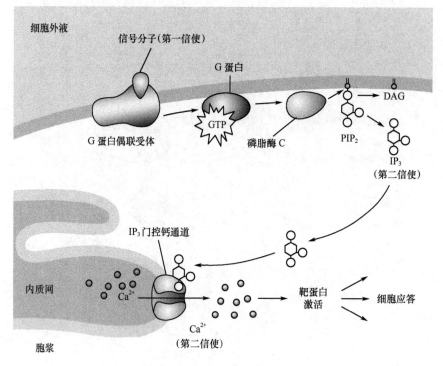

图 5-8 DAG/IP₃ 信号传递途径

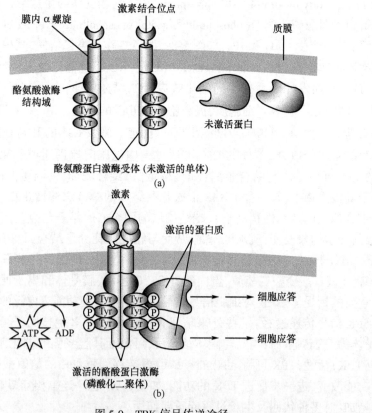

图 5-9 TPK 信号传递途径

(a) 未激活的酪氨酸蛋白激酶受体;(b) 激活的酪氨酸蛋白激酶受体

第二节 肾上腺皮质激素

案例 5-1

35 岁的男性患者因激动、情绪不安、伴有肌肉无力和容易疲劳而入院。体格检查显示患者躯干部肥胖而四肢却很消瘦。脸呈圆形的外观,颈背交接处有小而无压痛的肿块。锁骨上区丰满和腋下有紫纹。实验室检查显示血浆皮质醇浓度增高(0.55mmol/L),空腹血糖为 8.3mmol/L,尿中排出的 11-羟雄酮和 11-羟本胆烷醇酮大量增加。诊断为柯兴氏综合征。

问题讨论:

1. 皮质醇是由什么物质合成的?

2. 皮质醇在血浆中是怎样被运输的?

3. 皮质醇在人体内有哪些代谢效应?

4. 试从分子水平阐明皮质醇的功能。

5. 11-羟雄酮、11-羟本胆烷醇酮和皮质醇有怎样的关系?为什么这个病人的尿中排出这两种物质的量增加?

6. 你认为这个病人尿中也有过量的香草扁桃酸(VMA)排出吗?

一、化学结构、生物合成、分泌与运输

肾上腺皮质分泌多种类固醇激素,主要包括糖皮质激素(如皮质醇、皮质酮)、盐皮质激素(如醛固酮)及性激素(如雄酮)3 类,均有环戊烷多氢菲的共同结构(图 5-10)。其中糖皮质激素和盐皮质激素均含 21 碳,性激素主要为雄激素,含 19 碳,如脱氢表雄酮、雄烯二酮等,其作用比睾丸分泌的睾丸酮要小,还有少量雌激素,含 18 碳。

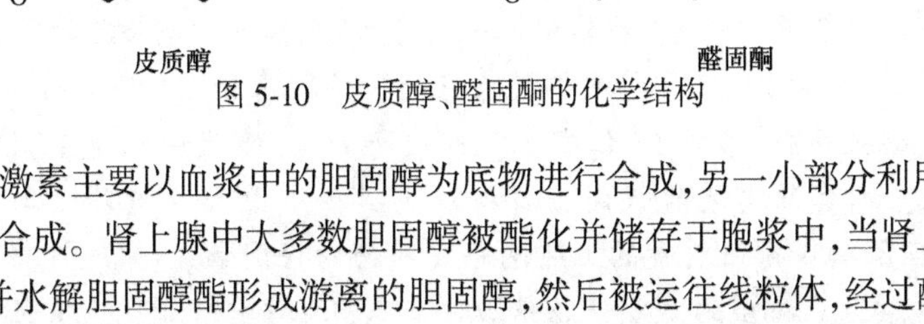

皮质醇　　　　　　　　　　　醛固酮

图 5-10　皮质醇、醛固酮的化学结构

肾上腺皮质激素主要以血浆中的胆固醇为底物进行合成,另一小部分利用乙酰辅酶 A 经甲羟戊酸及鲨烯合成。肾上腺中大多数胆固醇被酯化并储存于胞浆中,当肾上腺受 ACTH 刺激后,酯酶活化并水解胆固醇酯形成游离的胆固醇,然后被运往线粒体,经过酶切割后形成孕烯醇酮,所有哺乳动物的类固醇激素均来自胆固醇经孕烯醇酮通过一系列反应而合成。

类固醇激素合成后即释放入血浆,很少在肾上腺或性腺细胞中储存。皮质醇在血浆中可与蛋白结合或者游离状态进行运输,血浆中与糖皮质激素结合的蛋白主要是一种 α 球蛋

白,称为皮质类固醇结合球蛋白(corticosteroid-binding globulin,CBG),其与皮质醇结合紧密,有一个 1.5~2 小时的半小时的半衰期,相对来说,皮质酮与 CBG 结合较松散,其半衰期不到 1 小时。CBG 对脱氧皮质酮及孕酮有足够的亲和力,因此可与皮质醇竞争结合。醛固酮在血浆中无特异的运输蛋白,但与清蛋白可有很弱的结合。

二、作用机制和生物学功能

糖皮质激素及盐皮质激素的受体位于胞浆中,与热休克蛋白(heat shock protein,HSP)结合存在,处于非活化状态。当激素进入胞内与受体结合使 HSP 与受体解离,暴露 DNA 结合区,激活的受体二聚化并移入核内,与 DNA 上的激素反应元件(HRE)相结合或其他转录因子相互作用,增强或抑制基因的转录。糖皮质激素主要参与糖代谢的调节,以皮质醇活性最强,可抑制糖的氧化分解,诱导肝中糖异生有关酶的合成,促进糖异生,还可拮抗胰岛素的作用,减少外周对葡萄糖的利用,从而升高血糖。糖皮质激素尚有减轻炎症及过敏反应的功能。盐皮质激素主要调节水盐代谢,活性最强的是醛固酮,可通过肾脏保 Na^+ 排 K^+ 和 H^+,其中对 Na^+ 的重吸收是原发的。当分泌增加时,出现血钠升高和血钾降低,功能亢进时会出现高血钠、高血压、高血糖及低血钾。

案例分析 5-1

1. 皮质醇是人体内主要的糖皮质激素,它在肾上腺皮质的束状带合成。胆固醇是皮质醇的前体,也是能从肾上腺皮质分离出来的大约 50 种其他类固醇的前体。用于类固醇激素合成的大部分胆固醇是从血浆脂蛋白摄取,并从胆固醇酯的形式储存于肾上腺皮质细胞内。黄体酮是类固醇激素合成中的共同中间体。

2. 运输　和其他类固醇激素相似,皮质醇在血浆中是由一种特异的载体蛋白,即糖皮质激素结合球蛋白来转运的。这个蛋白质是在肝中合成的一种血浆球蛋白,它也能转运肾上腺皮质产生的另一种主要的糖皮质激素-皮质酮。

3. 对代谢的影响　糖皮质激素的主要代谢作用之一是刺激糖异生而升高血糖浓度。体内蛋白质分解可提供糖异生的底物——氨基酸,这样就导致肌肉量的减少和虚弱。糖皮质激素是通过影响转录机制而起作用的。这个过程涉及激素与胞浆受体蛋白结合,该激素-受体复合物随即转运进入细胞核内,和酸性核蛋白质或和 DNA 结合,并激活 mRNA 的转录。这种 mRNA 能特异的指导上述氨基酸分解酶的合成,这些酶促进氨基酸分解并使分解产物进入三羧酸循环,或进入糖异生途径。糖皮质激素还有另外的作用,如间接地促进脂解,破坏淋巴细胞,和减少循环血中嗜酸性白细胞的数目。糖皮质激素的另一个作用是抑制前列腺素的合成,这是通过抑制 Ca^{2+} 依赖性磷脂酶 A2,减少花生四烯酸的供应而实现的。

4. 分解代谢与排泄　皮质醇通过还原它的 3 位酮基和 △4 双键而分解的。其最后一步是二碳侧链被移去,形成 17 位酮基。皮质醇的 17-酮代谢物是 11-羟雄酮和 11-本胆烷醇酮。几乎所有的皮质醇代谢物都从尿中排出。由于在柯兴综合征皮质醇的产生过量,不难理解病人排出适量的上述两个皮质醇的代谢物。

5. 儿茶酚胺随尿排出的主要产物是 VMA。VMA 排出增加见于有过量儿茶酚胺产生的疾病,如嗜铬细胞瘤。库欣病是肾上腺皮质产生过量糖皮质激素引起的,并不涉及肾上腺髓质或其他产生儿茶酚胺的组织。

第三节 肾上腺髓质激素

一、化学结构、生物合成、分泌与运输

肾上腺髓质的嗜铬细胞分泌的激素主要有两种,即肾上腺素(adrenaline)和去甲肾上腺素(noradrenaline),以肾上腺素为主,肾上腺素与去甲肾上腺素的比例大约为 4:1,两者也是交感神经末梢的化学介质,80% 去甲肾上腺素由交感神经支配的组织产生。血中肾上腺素主要来自肾上腺髓质,而去甲肾上腺素除由髓质分泌外,主要来自肾上腺素能神经纤维末梢(图 5-11)。

两种激素均由酪氨酸转变而来,在嗜铬细胞中,首先酪氨酸经羟化酶作用生成多巴(dopa),再脱羧后形成多巴胺(dopamine),多巴胺羟化形成去甲肾上腺素,再甲基化即形成肾上腺素。多巴胺、去甲肾上腺素及肾上腺素统称为儿茶酚胺。肾上腺素与去甲肾上腺素一起储存在髓质细胞的囊泡里内,以待释放,主要在急性和慢性应激时发挥作用。髓质受交感神经胆碱能节前纤维支配,交感神经兴奋时,节前纤维末梢释放乙酰胆碱,作用于髓质嗜铬细胞上的 N 型受体,引起肾上腺素与去甲肾上腺素的释放。髓质释放的肾上腺素到达肝脏及骨骼肌后被迅速代谢,少量的去甲肾上腺素可达到远端组织,两种激素在血浆中与白蛋白松散结合参与循环。

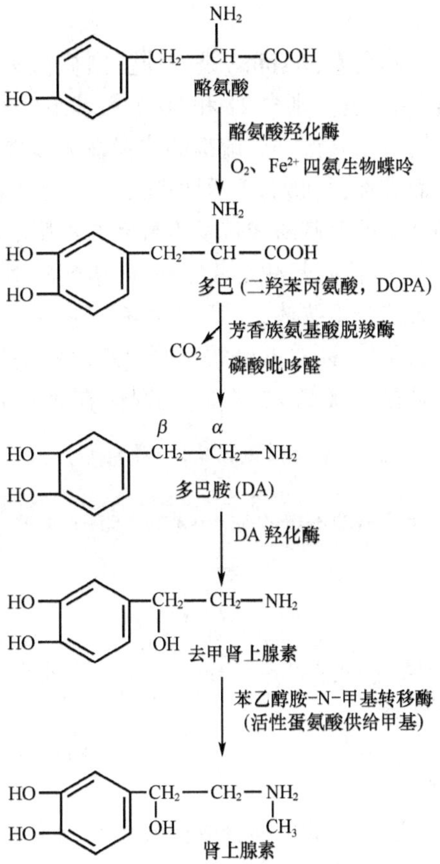

图 5-11 肾上腺素的合成

二、作用机制与生物学功能

肾上腺髓质激素通过肾上腺素受体传递信号,这类受体是典型的 G 蛋白偶联受体,分子结构中包含有 7 次跨膜的 α 螺旋结构。在人体内肾上腺素受体包括 α_1、α_2、β_1、β_2 等不同亚型,分布于不同组织,其中 β 受体分布于肌肉、肝及脂肪细胞等部位,与肾上腺素结合后触发胞内腺苷酸环化酶的活化,通过第二信使 cAMP,最终调节糖及脂肪等的分解代谢。肾上腺素也可与 α 受体结合,而去甲肾上腺素在生理浓度基本只与 α 受体结合。α 受体介导信号转导通路与 β 受体有区别,其胞内第二信使是 DAG/IP_3。

肾上腺素参与体内代谢调节,可促进肝糖原的分解及肌糖原酵解,并增强糖异生作用,升高血糖,对胰岛素有拮抗作用,肾上腺素还可抑制脂肪合成,增强脂肪动员,同时促进蛋白质的分解,使机体处于能量动员状态。肾上腺素可增加心率及心肌收缩力,而去甲肾上

腺素对血管作用大,能促进血管收缩而升高血压。儿茶酚胺类激素可参与机体的应激反应,常与糖皮质激素、生长激素、血管紧张素及胰高血糖素一起发挥作用。

第四节   胰 岛 素

一、化学结构、生物合成、分泌与运输

胰岛素(insulin)是一种蛋白质激素,由胰岛 B 细胞分泌。胰岛素包含 A、B 两条多肽链,两条链分别含 21 和 30 个氨基酸(图 5-12),通过两个链间二硫键进行连接,A 链还含一个链内二硫键。二硫键的位置在大多数物种胰岛素中保持不变,如二硫键因碱或还原剂作用而破坏,则胰岛素活性丧失。不同动物来源的胰岛素结构有轻微差异,胰岛素两条链许多部位的氨基酸残基发生替换并不影响其生物活性,如 A 链的第 8、9 和 10 位。人胰岛素 B 链第 30 位氨基酸是苏氨酸,而猪胰岛素为丙氨酸,虽然不影响活性,但长期应用猪胰岛素可在人体产生抗体。胰岛素也有一些部位高度保守,对生物活性至关重要,除了前述的二硫键部位外,还有 B 链羧基端含疏水残基的区域以及 A 链的氨基及羧基端区域。胰岛素的分子量在 6000 左右,常呈二聚体,在血液中也可以单体形式存在。

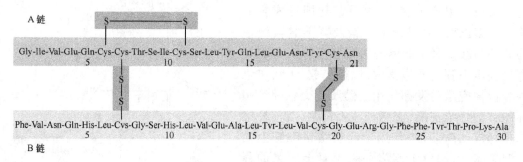

图 5-12   人胰岛素的一级结构

胰岛素的生物合成在胰岛 B 细胞的内质网的核糖体上进行,首先合成的是含 110 个氨基酸残基的前胰岛素原(preproinsulin),经蛋白酶切去其氨基端的 23 个氨基酸残基的信号肽段,成为胰岛素原(proinsulin),储存在 B 细胞的高尔基体复合体中,形成 β 颗粒,如再经蛋白酶作用切除 33 个氨基酸残基组成的 C 肽链,即激活为有活性的胰岛素,然后与 C 肽链一起释放入血,通过血液循环运送到靶组织(图 5-13)。

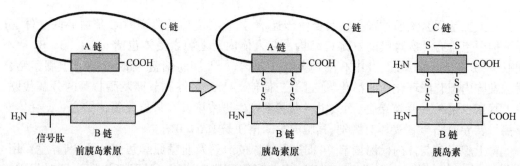

图 5-13   前胰岛素原转换成胰岛素

二、作用机制与生物学功能

胰岛素通过位于细胞膜上的胰岛素受体将信号传递入胞内,胰岛素受体含两个 α 亚基与 β 亚基,其中 α 亚基含有与胰岛素结合的部位,而 β 亚基具有内在的酪氨酸蛋白激酶(tyrosine kinase,TPK)活性(图 5-14)。当受体与胰岛素结合后,可立即激活受体的 TPK 活性,使 β 亚基自身以及底物蛋白中的酪氨酸发生磷酸化,并最终激活属于丝氨酸-苏氨酸激酶的丝裂原活化蛋白激酶(mitogen activated protein kinases,MAPK)级联,从而影响基因表达水平,对细胞生长状态进行调节。胰岛素也可通过激活磷脂酰肌醇-3-激酶(phosphoinositide 3-kinase,PI_3K),然后催化细胞膜上的 PIP_2 磷酸化为 PIP_3,再激活蛋白激酶 B(protein kinase B,PKB),对代谢进行调节。例如胰岛素可刺激葡萄糖转运蛋白 4(Glucose transporter type 4,GLUT4)在脂肪细胞和肌细胞或表达,并可使 GLUT4 分子向细胞膜转移,促进葡萄糖分子的转运过程。

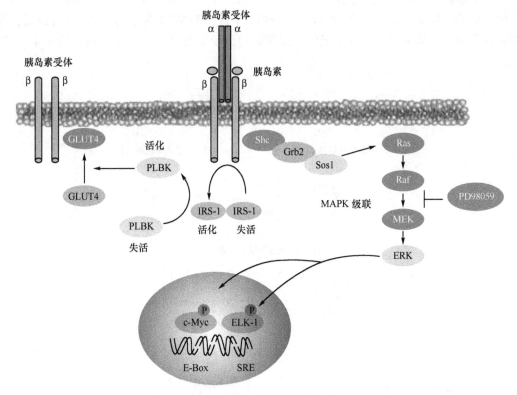

图 5-14　胰岛素信号传递途径

胰岛素在体内最主要的功能是降低血糖,胰岛素可促进葡萄糖的氧化分解,促进糖原的合成,抑制糖原分解,抑制糖异生作用,同时可促进葡萄糖通过心肌、骨骼肌及脂肪细胞膜进入细胞,因此降低血液中葡萄糖的浓度。胰岛素也可抑制脂肪动员,并促进脂肪酸和脂肪的合成,还可促进蛋白质的合成。胰岛素轻度缺乏可表现为糖耐量降低成本,如明显缺乏可导致血糖明显升高,脂肪及蛋白质的分解代谢加强,可出现酮症酸中毒。

第五节　甲状腺激素

一、化学结构、生物合成、分泌与运输

甲状腺是人体最大的内分泌腺,位于甲状软骨的两侧,分泌的激素主要有甲状腺素(thyroxine,T_4)和三碘甲腺原氨酸(triiodothyronine,T_3)(图 5-15)。T_4 产生的量远远多于 T_3,但是 T_3 的生物活性要比 T_4 高 3~5 倍。此外,甲状腺还分泌降钙素(详细请参见本章第八节)。甲状腺素和三碘甲腺原氨酸均为碘化的酪氨酸衍生物。其生物合成需要足够的碘参与,同时合成过程被 TSH 激活。甲状腺是人体吸收碘能力最强的组织,在甲状腺细胞内,摄入的碘离子可被过氧化物酶及过氧化氢等氧化成活性碘,活性碘与酪氨酸作用,产生一碘酪氨酸,进而产生二碘酪氨酸,该过程发生在甲状腺球蛋白(thyroid globulin,TG)的酪氨酸残基上,TG 是一个碘化的糖蛋白,糖类占 TG 质量的 8%~10%,碘约占 0.2%~1%,TG 含有 115 个酪氨酸残基,是潜在的碘化位点。产生的一碘酪氨酸(monoiodotyrosine,MIT)可与二碘酪氨酸(diiodotyrosine,DIT)偶合成 T_3,如果两个二碘酪氨酸偶合即成为 T_4,合成过程可被硫脲等抑制。从摄碘开始到合成甲状腺球蛋白分子上的 T_3 和 T_4,整个过程约需 48 小时以上。

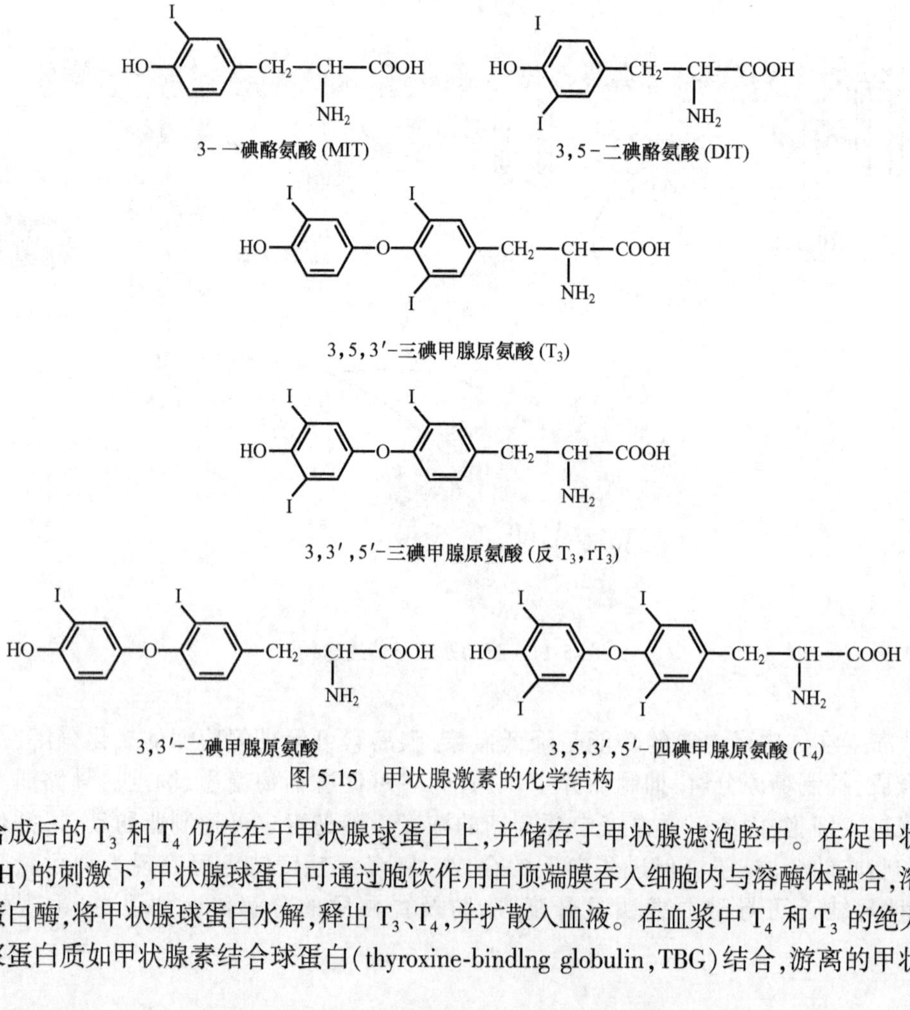

图 5-15　甲状腺激素的化学结构

合成后的 T_3 和 T_4 仍存在于甲状腺球蛋白上,并储存于甲状腺滤泡腔中。在促甲状腺激素(TSH)的刺激下,甲状腺球蛋白可通过胞饮作用由顶端膜吞入细胞内与溶酶体融合,溶酶体中有蛋白酶,将甲状腺球蛋白水解,释出 T_3、T_4,并扩散入血液。在血浆中 T_4 和 T_3 的绝大部分与血浆蛋白质如甲状腺素结合球蛋白(thyroxine-bindlng globulin,TBG)结合,游离的甲状腺激

素与结合的甲状腺激素之间呈平衡状态,但只有游离状态的甲状腺激素才有生物活性。

二、作用机制与生物学功能

甲状腺素受体位于靶细胞的核内,当与激素结合后,可使受体的分子构象发生改变从而活化,其 DNA 结合区与 DNA 分子上的激素调节元件(HRE)相结合,对基因转录选择性地进行促进或抑制,从而影响蛋白质的合成。甲状腺激素的作用非常广泛,包括增加基础代谢率,影响三大物质代谢,促进机体生长和发育等。甲状腺激素可诱导位于胞膜上的 Na^+,K^+-ATP 酶的生成,加快 ATP 的分解,从而使线粒体中的 ADP/ATP 比值增大,使氧化磷酸化加强,因此 ATP 的分解与合成都加强,机体产热量增加。在甲状腺功能亢进的患者常有低热及基础代谢率升高的现象。

甲状腺激素可促进机体基础蛋白质的合成,表现为正氮平衡,但超大剂量情况下也可促进蛋白质分解。甲状腺素可促进小肠中单糖(葡萄糖、半乳糖)的吸收,同时促进肝糖原的分解,使血糖升高。甲状腺还可加强儿茶酚胺和胰岛素对糖代谢的作用,并与其自身剂量大小有关。如胰岛素存在时,小剂量的甲状腺素可增加糖原合成,但大剂量促进糖原分解。甲状腺素能增强脂肪组织对肾上腺素和胰高血糖素的敏感性,使脂肪细胞中 cAMP 浓度增高,促使脂肪酶活性升高,使脂肪动员增加。甲状腺素对胆固醇的合成与转化均有促进作用,但后者大于前者。即主要加速胆固醇转变为胆汁酸,于是血浆胆固醇水平下降,因此甲状腺功能亢进时患者血浆胆固醇降低。甲状腺素可促进骨骼钙化,如在幼年甲状腺功能低下,可致骨骼生长及脑组织发育障碍,表现为身材矮小及智力低下,即呆小病。

第六节 性 激 素

一、化学结构、生物合成、分泌与运输

性激素包括雄激素、雌激素和孕激素,主要由性腺分泌,部分可由肾上腺皮质分泌。雄激素由男性睾丸分泌,睾丸间质细胞是合成雄激素的主要部位,主要有睾丸酮、脱氢异雄酮、雄烯二酮及雄酮等,均为 19 碳类固醇激素,其分子结构中第 17 位的羟基与第 3 位上的酮基决定了其生物活性。雄激素中以睾丸酮的活性最强,雄酮的活性较低,为尿中主要代谢产物,雄烯二酮为中间代谢产物,含量极少,活性低于睾丸酮但强于雄酮,在体内易转化为睾丸酮。在一些靶组织,睾丸酮需经还原酶还原成二氢睾丸酮(dihydrotestosterone,DHT)起作用,在另一些组织则直接发挥作用。

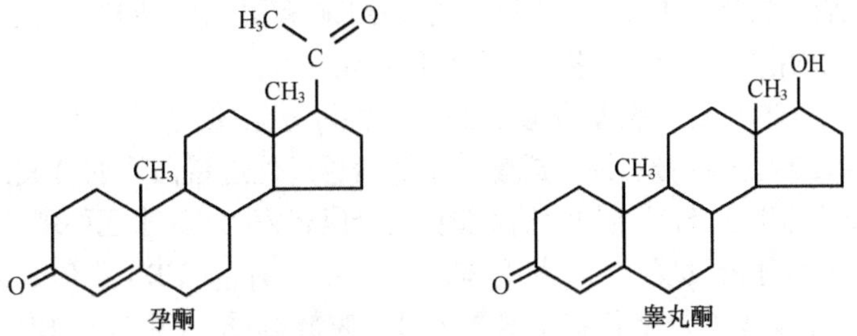

图 5-16 孕酮与睾丸酮

雌激素由卵巢的卵泡及黄体分泌,包括雌二醇(图 5-17)、雌三醇及雌酮三种,为 18 碳类固醇激素,其 α 环有三个双键,且含有酚基,因此呈酸性,17 位的羟基或酮基对生物活性也很重要。雌激素中以雌二醇活性最强,是卵巢的主要激素,而雌三醇和雌酮被认为是雌二醇的代谢产物,肝脏可将雌二醇和雌酮转换成雌三醇。卵巢的黄体可分泌孕激素,主要为孕酮(黄体酮),属 21 碳类固醇激素,胎盘也可分泌雌激素及孕激素,并且是妊娠后期体内孕酮的主要来源。

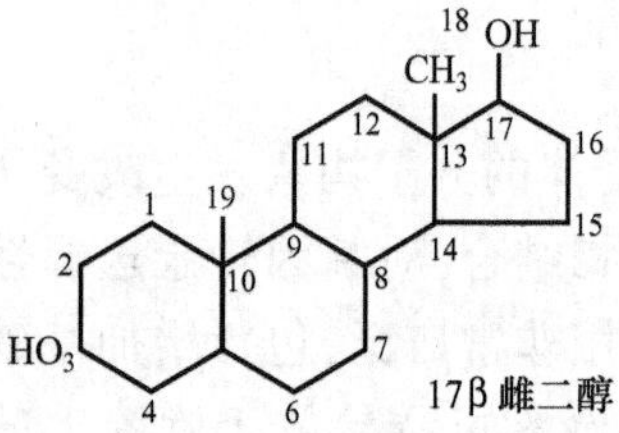

图 5-17 雌二醇

性激素的合成以胆固醇为原料,有共同的合成途径。27 碳的胆固醇经碳链裂解成 21 碳的孕烯醇酮,孕烯醇酮是合成孕激素、雌激素及雄激素的前体,可经氧化和异构成孕激素,孕激素去掉 2 个碳的侧链后转变为 19 碳的雄激素,雄激素可看做是雌激素的前体,在卵巢中,雄烯二酮和睾丸酮经芳香化酶作用即分别转化为 18 碳的雌酮及雌二醇。睾丸可以合成少量雌激素,而卵巢也可合成少量雄激素。睾丸酮的合成受 LH 调节,LH 可促进激素类固醇的生成及睾丸酮的合成。雌激素和孕激素的合成分泌受"下丘脑-腺垂体-卵巢"轴调节,下丘脑分泌的 GnRH 与垂体前叶分泌细胞膜上的特异性受体结合,加速 LH 和 FSH 的合成和释放,刺激卵巢使其分泌雌激素和孕激素,同时性激素可通过反馈作用于下丘脑,调节 GnRH 合成、释放和降解,还可通过反馈作用来调节垂体前叶对 GnRH 的反应。性激素合成后即立刻分泌,没有储存。

性激素在血浆中 90% 以上都和血浆蛋白可逆结合,雄激素和雌激素主要与肝脏合成的性激素结合球蛋白(sex hormone binding globulin,SHBG)结合,睾丸酮及 DHT 对 SHBG 的亲和力要比雌激素强 5 倍,孕酮几乎对 SHBG 无亲和力,但可与 CBG 结合,反过来,CBG 对雌二醇的亲和力很弱,对睾丸酮、DHT 及雌酮等更弱,亦有少量性激素可和清蛋白等结合,游离状态的激素具有生物学活性。

二、作用机制与生物学功能

雄激素细胞核内作用机制与皮质激素类似,游离的睾丸酮可自由扩散或者协助扩散通过质膜进入细胞内,目前已经鉴定两类雄激素受体(androgen receptor,AR),A 型受体的分子量为 87kDa,B 型受体则为 110kDa,未与配体结合的受体一般位于胞浆中,也有发现位于细胞核内,直接与进入细胞核的激素结合。许多细胞的胞浆中包含了 5α-还原酶,可以将睾丸酮转化为 DHT,DHT 与受体的亲和力要超过睾丸酮,这种亲和力的差异,以及靶细胞将睾丸酮转化为 DHT 的能力,决定了受体的活化形式,即睾丸酮-受体复合物还是 DHT-受体复合物。两种受体复合物都进入细胞核内,与靶基因上的雄激素反应元件(ARE)结合,使特定的基因活化。最近已阐明 DHT-受体复合物与 ARE 有更高的亲和力,这解释了为什么一些组织中 DHT 是作用更强的雄激素,而不是睾丸酮。

睾丸酮及 DHT 均有广泛的生理功能,可以参与性别分化,促进精子的生成及第一性征器官和附属结构的发育,参与男性青春期性成熟。雄激素可以促进蛋白质的合成,使机体呈正氮平衡,促进骨骼生长及钙化,这与其增加骨基质蛋白的合成有关。雄激素还可刺激红细胞的生成。

通过 cDNA 序列分析发现,雌激素受体(estrogen receptor,ER)及孕激素受体(progestin receptor,PR)均属于类固醇及甲状腺激素受体基因家族成员。ER 包括 ERα 和 ERβ 两种类型,由两种不同基因编码,PR 包括 PRA 和 PRB,来自相同的基因但是转录时启动子不同。

每种受体均有几个功能域,激素与受体的羧基端部分结合,导致受体构象改变并与 DNA 结合,ER 的 DNA 结合域识别雌激素反应元件(estrogen response element,ERE),含识别序列 AGGTCNNNTG(A/T)CCT,孕激素的反应元件 PRE 识别序列为 GGTACANNNTGTTCT。受体与 DNA 相互作用通过受体的转录活化域影响与 HRE 毗邻的基因活性,使其增加或减少,改变特异蛋白质的合成速度,引起生物效应(图 5-18)。

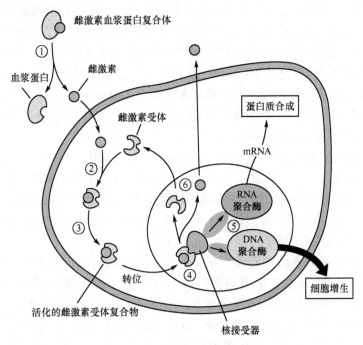

图 5-18　雌激素作用模式

雌激素主要促进女性生殖器官及第二性征的发育,促进原始生殖细胞的成熟,促进子宫肥大、乳腺发育及产生月经,卵巢切除可使输卵管、子宫及乳腺萎缩。雌激素对物质代谢也有影响,可促进肝脏合成血浆蛋白质,如凝血因子、血管紧张素原及激素结合球蛋白等,但作用不如雄激素强。雌激素可改变血浆及肝中胆固醇分布,加速胆固醇的降解及排泄,从而有降低血浆胆固醇作用,也可使高密度脂蛋白的含量增加,防止动脉粥样硬化。雌激素也可促进骨骼中钙的沉积,女性绝经以后,体内雌激素水平下降,骨质丢失加速,可出现骨质疏松。孕酮在体内一般与雌激素联合起作用,使月经及妊娠正常完成。在雌激素的基础上,孕酮可使内膜增厚的子宫进一步发育,使子宫内膜适合受精卵着床,如果受孕,孕酮是安胎必需,可阻止排卵,停止月经及减少子宫收缩。孕酮可产热,排卵后破裂的卵泡变成黄体,使孕酮分泌增加,可使基础体温上升。

第七节　下丘脑与垂体激素

一、下丘脑激素

下丘脑激素(hypothalamic hormone)是下丘脑分泌的肽类激素的总称,调节垂体前叶的功能,直接控制垂体激素的分泌,再通过垂体激素间接控制外周内分泌腺的分泌。下丘脑位于丘脑的腹侧,由前至后分为视前区、结节区和乳头区3个区。这些区内存在一些特殊的神经内分泌细胞群,兼有神经元和腺细胞的功能。可将大脑或中枢神经系统其他部位传来的神经信息,转变为激素的信息,起着换能神经元的作用,从而以下丘脑为枢纽,把神经调节与体液调节紧密联系起来。下丘脑与垂体在功能上密切相关,有两种方式联系,一是下丘脑与神经垂体通过下丘脑-垂体束建立神经联系,由下丘脑视上核和室旁核合成的激素通过轴突运输并储存于神经垂体,并由神经垂体释放入血。二是下丘脑与腺垂体在结构上通过垂体门脉建立血管联系,下丘脑分泌的各种激素释放因子由垂体门脉输送入腺垂体,实现对腺垂体各激素分泌的调节。下丘脑的神经内分泌细胞主要包括两类,一是大细胞,主要分布在视上核和室旁核,可合成催产素和加压素;另一类是小细胞,分布在正中隆起、弓状核、视交叉上核及腹内侧核,分泌各种垂体激素促激素的释放因子或释放抑制因子,如促甲状腺激素释放因子(TRF)、促肾上腺皮质激素释放因子(CRF)、生长激素释放抑制因子(GHRIF)等十几种。举例介绍如下:

1. 促甲状腺激素释放因子(thyrotropin releasing factor,TRF) 是一个三肽激素,含焦谷氨酸、组氨酸及脯氨酰胺三个残基,可溶于水,结构稳定,N 端的焦谷氨酸残基可防止氨肽酶的水解,而 C 端的脯氨酰胺则抗羧肽酶的水解。TRF 的主要生理作用是促进垂体前叶的促甲状腺激素(TSH)的合成和分泌。临床上可注射 TRF 后,通过观察血液中 TSH 的水平变化来鉴别垂体及下丘脑的病变部位。

2. 促肾上腺皮质激素释放激素(corticotropin-releasing fator,CRF) 为由 41 个氨基酸残基组成的神经肽,其主要作用是促进腺垂体促肾上腺皮质激素(ACTH)的合成与释放。腺垂体中存在大分子的阿黑皮素原(pro-opiomelanocortin,POMC),在 CRF 作用下经酶分解出 ACTH、β-脂肪酸释放激素(lipotropin,LPH)和少量的 β-内啡肽。下丘脑的 CRF 以脉冲式释放,并呈现昼夜周期节律,从而导致 ACTH 及皮质醇的节律性分泌。CRF 受体属 G 蛋白偶联受体家族,与 CRF 结合后,通过增加细胞内 cAMP 与 Ca^{2+} 促进 ACTH 的释放。

3. 生长激素释放抑制因子(growth hormone release inhibitory factor,GRIF) 又称为生长抑素,含 14 个氨基酸残基,分布广泛,首先在下丘脑分离得到,也发现存在胃、十二指肠、胰岛及视网膜等部位。GRIF 为一环形多肽分子,在第 3 位及第 14 位半胱氨酸残基间有一二硫键。GRIF 是多功能的抑制因子,作用比较广泛,其主要作用是抑制腺垂体生长激素的基础分泌,也抑制腺垂体对多种刺激所引起的生长激素分泌反应,包括运动、进食、应激、低血糖等。GRIF 与腺垂体生长激素细胞的膜受体结合后,通过减少细胞内 cAMP 和 Ca^{2+} 而发挥作用。GRIF 还可抑制胰高血糖素及胃肠道激素的分泌,也可促进胰岛素的分泌。

二、垂体激素

垂体位于丘脑的下部,分为前叶、后叶及中叶三部分,由垂体柄与下丘脑相连。垂体在下丘脑神经分泌细胞分泌的刺激性或抑制性激素的调控下,分泌多种激素(促激素),调节全身各种内分泌腺,是各种内分泌腺的推动者。垂体前叶及中叶属腺垂体,可自身合成激素,而后叶属神经垂体,其分泌的激素是在下丘脑中合成,随后运送到后叶储存。腺垂体是人体内最重要的内分泌腺,主要分泌八种激素,包括前叶分泌生长激素(growth hormone,

GH)、促甲状腺激素(thryoid-stimulating hormone,TSH)、促肾上腺皮质激素(adrenocorticotropic hormone,ACTH)、卵泡刺激素(follicle-stimulating hormone,SH)、黄体生成素(luteinizing hormone,LH)、脂肪酸释放激素(lipotropic hormone,LPH 或 lipotropin)及催乳激素(luteotropic hormone,LTH 或 prolactin,PRL);中叶分泌促黑素细胞激素(melanophore-stimulating hormone,MSH)。如果按照其合成机制及作用时的胞内介质,则分成三大类,即生长激素-催乳激素家族(为蛋白质),阿黑皮素原(POMC)家族(为多肽)及糖蛋白激素家族。这些激素中,TSH、ACTH、FSH 与 LH 均有各自的靶腺,可分别形成下丘脑-垂体-甲状腺轴、下丘脑-垂体-肾上腺皮质轴及下丘脑-垂体-性腺轴。GH、PRL 与 MSH 则不通过靶腺,分别直接调节机体生长、乳腺发育与泌乳以及黑素细胞活动等。

1. 生长激素和催乳激素　生长激素(GH)和催乳激素(PRL)均为蛋白类激素,属同一蛋白激素家族,其中人 GH 含 191 个氨基酸残基,分子量为 21.5kDa,分子内含两对二硫键,N 端有生物活性,C 端起保护作用,防止激素在循环中被破坏。GH 有明显的种族特异性,不同种动物的 GH,其化学结构与免疫性质等有较大差别,除猴的生长激素外,其他动物的 GH 对人无效,目前临床上 GH 主要通过基因工程方法获得。人 PRL 含 198 个氨基酸残基,分子量 23kDa,含三对二硫键,亦有种族特异性。GH 与 PRL 两者氨基酸序列具有明显的同源性,人 GH 和 PRL 之间氨基酸序列的同源性为 35%。故 GH 有弱 PRL 作用,而 PRL 有弱 GH 作用。

GH 是多功能激素,作用非常广泛。GH 可明显刺激骨及软骨的生长,促进胶原及黏多糖的合成,促进肌肉及其他组织的细胞分裂增殖及蛋白质的合成,增加细胞的数量与体积,表现为促进机体生长的作用,是机体生长发育过程中起关键作用的激素。研究发现 GH 对软骨的生长并无直接作用,而是诱导肝产生一种促生长作用的肽类物质,即生长介素(somatomedin,SM),SM 又称为胰岛素样生长因子(insulin-like growth factor,IGF),主要促进软骨生长,除了促进硫酸盐进入软骨组织外,还促进氨基酸进入软骨细胞,增强 DNA、RNA 和蛋白质的合成,促进骨骺的软骨组织增殖与骨化,使长骨加长。在生长发育阶段的儿童如果 GH 分泌不足,可患侏儒症,但其智力不受影响,如分泌过多,表现为过度生长,称为巨人症,如在成人分泌过多则患肢端肥大症。GH 对机体代谢也有广泛影响,表现为促进蛋白质的合成,促进脂肪分解,增强脂肪酸氧化,抑制外周组织摄取与利用葡萄糖,减少葡萄糖的消耗,提高血糖水平。PRL 的作用主要是促进乳腺的生长、发育及泌乳,同时还可刺激黄体分泌孕酮,所以也称为促黄体激素(luteotrophin)。

GH 受体位于靶细胞膜上,属酪氨酸蛋白激酶相关受体,该受体自身并无酪氨酸激酶活性,但可与一类存在于细胞质中的酪氨酸蛋白激酶 JAK(Janus kinase)偶联,JAK 目前发现有 4 种,包括 JAK_1、JAK_2、JAK_3 及 TYK_2,GH 受体与 JAK_2 结合,然后使胞内另一种信号转导分子 STAT 磷酸化,磷酸化的 STAT 可以形成二聚体进入细胞核,促进靶基因的转录与蛋白质的合成。PRL 与 PRL 受体结合,其信号传递机制与 GH 相似。

2. 阿黑皮素原(POMC)家族　POMC 家族包括 ACTH,β-LPH 及 MSH,均由前体蛋白 POMC 加工而来,POMC 也可作为 β-内啡肽的前体。POMC 蛋白以 285 个氨基酸残基的前体分子合成,有种属特异性,其种间保守序列包括氨基末端片段、ACTH 区域及 β-内啡肽区域。POMC 在垂体的前叶和中叶进行不同的加工,如在垂体前叶 ACTH 细胞可将 POMC 切割成 ACTH 和 β-LPH,而在垂体中叶可将 ACTH 进一步加工成 α-MSH 和类促肾上腺皮质激素中叶肽(CLIP),将 β-LPH 转换成 γ-LPH 和 β-内啡肽,β-MSH 来自 γ-LPH(图 5-19)。

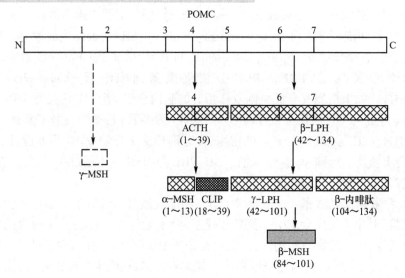

图 5-19   POMC 的加工产物

　　ACTH 为一含 39 个氨基酸残基的单链多肽,其氨基末端 1~24 区域序列保守,对其呈现完全生物活性是必需的,其羧基末端 15 个氨基酸残基属可变区,对生物活性非必需。ACTH 的主要功能是促进肾小腺皮质的增生及皮质激素的合成与分泌,可加强胆固醇向孕烯醇酮的转化。ACTH 自身分泌受 CRF 的调节。ACTH 受体属 G 蛋白偶联受体,通过经典的 AC-cAMP-PKA 途径传递信号。

　　β-LPH 由 POMC 羧基端 91 个氨基酸残基组成,仅在垂体中存在,生理作用很小,可促进脂肪组织分解,释放脂肪酸。因为与 ACTH、MSH 同源,也具有某些类似 ACTH 和 MSH 的作用。

　　促黑素细胞激素(MSH)也称促黑激素,是垂体中叶分泌的主要激素,包括 α、β 两种,均为直链多肽,其中 α-MSH 为 13 肽,与 ACTH1~13 区域的氨基酸序列相同,且其氨基末端乙酰化,在各种哺乳动物中无差异。β-MSH 在人为 22 肽,牛和羊则为 18 肽,α-MSH 和 β-MSH 有共同的 4~10 七肽区域,对其活性是必需的。MSH 的主要作用是刺激黑素细胞内黑素的生成和扩散,使皮肤颜色变暗、变黑。人患阿狄森氏病时,MSH 和 ACTH 分泌过多,可使皮肤色素沉着。

　　3. 促甲状腺激素、黄体生成素和卵泡刺激素　　促甲状腺激素(TSH)、黄体生成素(LH)和卵泡刺激素(FSH)均为糖蛋白激素,其中 LH 和 FSH 合称为促性腺激素(gonadotropic hormone,ganadotropin,GTH)。TSH、LH 和 FSH 均由 α 亚基与 β 亚基组成,α 亚基含 5 个二硫键,β 亚基含 6 个二硫键,两亚基均糖基化。三种激素的 α 亚基在同一种属内均相同,特殊生物活性由 β 亚基决定。三种激素均与细胞膜受体结合,以 cAMP 为第二信使。TSH 能促进甲状腺细胞增生及其活动,促使甲状腺激素的合成和释放。TSH 自身的分泌受下丘脑 TRF 的调节。FSH 的靶细胞是卵巢的卵泡细胞及睾丸的支持细胞,能促进卵巢(或精巢)发育,促进卵泡(或精子)生成与释放。LH 可促进胆固醇转变成孕酮,促进卵泡成熟、排卵和黄体生成。对男性而言,LH 又叫做间质细胞刺激素(interstitial cell-stimulating hormone,IC-SH),可促进睾丸间质细胞分泌雄性激素。

　　4. 加压素和催产素　　加压素(pitressin)和催产素(oxytocin)均为神经垂体分泌的肽类

激素,在下丘脑的室旁核和视上核合成,经神经轴突运输至垂体后叶,在适当的刺激下释放入血液循环。加压素也称为抗利尿激素(antidiuretic hormone,ADH),与催产素结构十分相似(图 5-20),两者均为九肽,其第 1 位与第 6 位间均有一个二硫键,仅第 3 位和第 8 位氨基酸不同,催产素第 3 位为异亮氨酸,第 8 位为亮氨酸,加压素的第 3 位为苯丙氨酸,第 8 位可以是精氨酸,称为精氨酸加压素,也可以是赖氨酸,称为赖氨酸加压素。

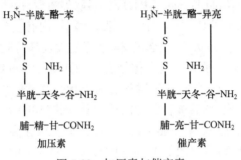

图 5-20　加压素与催产素

加压素无种属特异性,有抗利尿作用,可促进肾远曲小管及集合管对水的重吸收,其分泌减少可引起尿崩症。加压素与肾上皮细胞表面的加压素受体 2 结合,活化 AC,通过 cAMP 介导对肾小管的效应,加压素也可与位于肾外的加压素受体 1 结合,通过 IP$_3$/DAG,引起细胞内钙离子增加和 PKC 活化,可促进血管收缩和提高外周血管张力。催产素有种属特异性,可促进子宫平滑肌收缩,使产程加速,另外,可能具有促进哺乳期乳腺分泌乳汁的作用。加压素和催产素在肝脏中代谢。

第八节　其他激素

一、胰高血糖素

胰高血糖素(glucagon)是一种多肽激素,含 29 个氨基酸残基,分子量是 3.4kDa,由胰岛的 A 细胞分泌,是抵抗低血糖的主要内分泌激素,可以看做是一种胰岛素的拮抗剂。体内首先合成的是胰高血糖素原,为胰高血糖素的前体,分子量较高,没有活性,当切除胰高血糖素原 C 端 8 个氨基酸残基后即活化成有活性的胰高血糖素。胰高血糖素在血浆中以游离形式循环,不与转运蛋白结合,所以血浆半衰期较短(大约 5 分钟),胰高血糖素在肝中可被切除 N 端两个氨基酸而失活。胰高血糖素的分泌可被葡萄糖抑制,但不清楚是直接作用还是通过胰岛素等介导,很多其他物质如氨基酸、脂肪酸、酮体、胃肠道激素以及神经递质也可影响胰高血糖素的分泌。

胰高血糖在体内代谢的影响与胰岛素相反,胰岛素是通过促进糖原合成、脂肪合成及蛋白质的合成,增加机体能量的储备,而胰高血糖素是最强的促进糖异生的激素,可将机体潜在的能量来源转变成血糖,同时,胰高血糖素可激活激素敏感性脂肪酶,促进脂肪动员,使血浆游离脂肪酸增加,增加的脂肪酸可以彻底分解供能,也可转变成酮体。肝脏是胰高血糖素的主要靶器官,胰高血糖素可与肝细胞膜表面特异的 G 蛋白偶联受体结合,通过 G 蛋白活化腺苷酸环化酶的活性,增加第二信使 cAMP 的浓度,cAMP 可活化糖原磷酸化酶而抑制糖原合酶,使肝糖原的分解加速,胰高血糖素的这种作用有组织特异性,对肌糖原的分解无作用,而肾上腺素可同时作用于肌肉与肝脏。

二、甲状旁腺素、降钙素与 $1,25-(OH)_2-D_3$

1. 甲状旁腺素(parathyroid hormone,PTH) 属肽类激素,由甲状旁腺主细胞合成分泌,甲状旁腺是位于甲状腺附近的成对小腺体,一般有两对,内有主细胞及数目较少功能不明的嗜碱性细胞。PTH 分子量为 9.5kDa,含有 84 个氨基酸残基,其 N 端 1~34 肽段具有全部生物活性,其中 25~34 区域主要用于与受体结合。PTH 氨基酸的组成随动物种属不同而略有差异。PTH 首先是以含 115 个氨基酸残基的前甲状旁腺素原(pre-proparathormone)的形式在主细胞粗面内质网合成,然后被转移到内质网腔,同时切除 N 端 25 个氨基酸残基的信号肽而成为 90 肽的甲状旁腺素原(proparathormone),分泌前在高尔基体再切除 N 端 6 个氨基酸残基成为 84 个氨基酸残基组成的 PTH。PTH 以分泌囊泡的形式从高尔基复合体释放有三种去向,包括转运入储存池、降解或者立即分泌入血。PTH 血中半寿期仅约 20min,其分泌受血钙、$1,25-(OH)_2-D_3$、降钙素等的调节,其中血钙是 PTH 合成分泌的主要调节因素,两者呈反比关系。血钙浓度减少可明显增加 PTH 基因的转录与翻译,同时使甲状腺素原的降解减少,使 PTH 的合成与分泌增加。当血钙浓度升高时 PTH 的合成分泌减少。另外,降钙素可直接或间接地促进 PTH 的分泌,$1,25-(OH)_2-D_3$ 则抑制 PTH 基因的表达。PTH 主要在肝脏中被水解灭活,代谢产物经肾排出体外。

PTH 与细胞膜受体结合,通过 cAMP 信号途径传递信号,最终激活特异的基因或胞内的酶而产生生物学反应。PTH 的主要功能是升高血钙,同时使血磷浓度下降,其作用部位主要在骨与肾脏。PTH 可促进溶骨作用,增加血浆钙和磷的来源,PTH 直接作用于肾近曲小管上皮细胞,抑制磷重吸收使尿磷排出增多,而对肾远曲小管上皮细胞的作用是增加钙的重吸收,减少尿钙的排泄,PTH 可促进 1α-羟化酶合成增加,后者使 $1,25-(OH)_2-D_3$ 生成增加,从而促进小肠对钙、磷的吸收。PTH 和降钙素作用相反,共同维持血中钙和磷浓度的稳定。

2. 降钙素(calcitonin,CT) 也是一多肽激素,由甲状腺滤泡旁 C 细胞分泌,含 32 个氨基酸残基,分子量为 3.8kDa。CT 分子 N 端包括一个由二硫键形成的含 7 个氨基酸残基的环,只有完整的分子结构才具有生物学活性。不同种属动物的 CT 氨基酸组成和排列略有差异,但交叉使用仍有生物学活性,最有效的天然降钙素是从鲑鱼中分离出来的。降钙素的分泌直接受血钙浓度的调节,高血钙促进其分泌,低血钙抑制其分泌。动物实验证明,胰高血糖素、肠促胰酶素、促胃液素等均有促进降钙素分泌的作用。

降钙素作用于骨组织、肾脏及小肠等部位,可与靶细胞如破骨细胞膜上的降钙素受体结合,该受体为 G 蛋白偶联型受体,通过经典的 cAMP 途径传递生物信号,也有报道通过 DAG/IP$_3$ 及 MAPK 等途径发挥作用。降钙素的生理功能主要是降低血钙和血磷水平,与 PTH 相拮抗。降钙素抑制破骨细胞的生成和活动,使骨的溶解过程减弱,同时加强成骨细胞活动,促进骨盐沉积,从而降低血钙水平。降钙素可抑制肾近曲小管对磷和远曲小管对钙的重吸收,使尿磷、尿钙排出增加,血钙、血磷浓度降低。降钙素对胃肠道钙的吸收无直接作用,但能抑制肾内的 $25-(OH)-D_3$ 转变为 $1,25-(OH)_2-D_3$ 的过程,因而间接地抑制肠道对钙的吸收。

3. 1,25-(OH)₂-D₃　是维生素 D 的活化形式,是一种肾脏分泌的激素,维生素 D 可认为是一种激素原。它主要由皮肤中的 7α-脱氢胆固醇经日光中的紫外线照射转化而来。7-脱氢胆固醇存在于动物真皮,经紫外线照射后形成维生素 D_3(胆钙化醇),在肝脏经 25-羟化酶系生成 25-(OH)-D_3,进入血液,然后在肾脏 1α-羟化酶的催化下进一步转变成 1,25-(OH)₂-D_3,其结构式见图 5-21。1,25-(OH)₂-D_3 受体属胞内受体,为类固醇激素受体家族成员,受体与激素形成复合物,通过受体 DNA 结合域的两个锌指模体与靶基因的维生素 D 反应元件结合,影响基因的转录,主要是参与将钙从小肠绒毛细胞进出转运的基因。

1,25-(OH)₂-D_3 作用于肠道、肾脏及骨,最终表现为升高血钙与血磷。1,25-(OH)₂-D_3 是目前惟一能够促进肠细胞膜逆浓度梯度转运钙的激素,同时促进小肠对磷的吸收。1,25-(OH)₂-D_3 能促进钙结合蛋白质的合成,钙结合蛋白是小分子可溶性蛋白质,对钙有高度亲和力,促进钙在细胞内的积聚与运输。1,25-(OH)₂-D_3 增加肾小管对钙磷的重吸收,减少钙磷的排泄。1,25-(OH)₂-D_3 增加破骨细胞数量,促进骨盐和骨基质的溶解,使血钙、血磷浓度升高,继之是新骨生成,最终表现骨的代谢和更新加快。

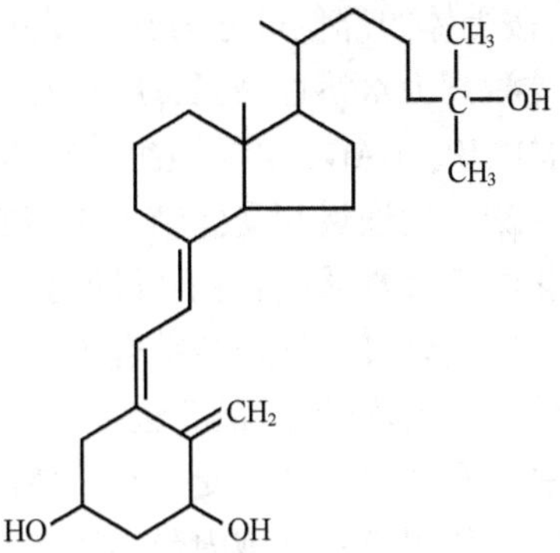

图 5-21　1,25-(OH)₂-D₃

三、前列腺素

前列腺素(prostaglandin,PG)是一类含五元环的 20 碳不饱和脂肪酸,早在 20 世纪 30 年代发现,最初认为其来自前列腺,故名前列腺素,后发现其广泛分布于人体各种组织及体液中,但仍用原名。前列腺素包括 A、B、C、D、E、F、G、H 和 I 等类,每类还可分为不同种,如 PGE_1、PGE_2 和 PGE_3,PGE_2 结构式见图 5-22。前列腺素基本骨架是前列腺烷酸(prostanoic acid),为环戊烷及两个脂肪酸侧链的二十碳羟基脂肪酸,各种前列腺素环戊烷构型不同,侧链上双键数目也不同。

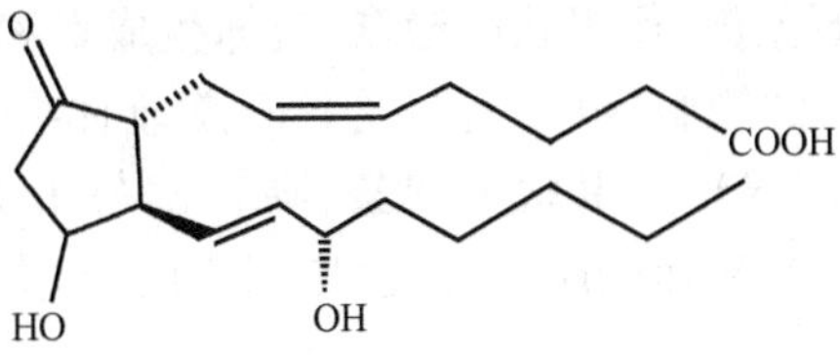

图 5-22　PGE₂ 的化学结构

前列腺素在体内是由花生四烯酸通过环加氧酶作用而生成,其在体内的生理作用广泛而多样,对全身各个系统如心血管、生殖、呼吸、消化及神经等系统均有作用。PGE 和 PGA 可使血管扩张,血流量减少,从而降低血压。前列腺素是诱发炎症的主要因素,可使血管壁及溶酶体膜的通透性增加,引起炎症症状,产生疼痛,以 PGE_2 作用最强。PGE_1、PGE_2 及 PGF_2 可使子宫平滑肌收缩,在卵巢黄体分泌的孕酮减少,可用于临床上引产。对于支气管平滑肌,PGE_1 及 PGE_2 的作用是松弛,可缓解哮喘症状,但 PGF_2 作用相反,可引起收缩而促发哮喘。PGE_1、PGE_2 及 PGI_2 可抑制胃液的分泌、促进胃肠平滑肌蠕动。PGE_1 可明显抑制血小板聚集,PGD_2 和 PGI_2 也有抑制血小板聚集作用,而 PGG_2 及 PGH_2 被认为是血小板聚集的介质。前列腺素可影响外周神经递质的释放,前列腺素的缺乏可能是多种精神分裂症的发病原因之一。

小　结

　　激素是生物体内特殊的组织或腺体产生的,直接分泌到体液中,通过体液的运送到特定部位,从而引起特殊生物学效应的一群微量的有机化合物。激素的作用方式包括内分泌,旁分泌和自分泌。按化学结构来分,激素可分为含氮激素、类固醇激素及脂肪酸衍生物,按受体的部位可分为胞内受体激素及膜受体激素。胞内受体激素为亲脂性激素,而膜受体激素为水溶性激素,通过第二信使介导胞内信号的传递,常见的第二信使包括 cAMP、cGMP、IP_3、DAG、Ca^{2+},激酶及磷酸酶级联等。

　　激素均通过与受体结合来发挥生理作用。受体是能够识别并特异性地与有生物活性的化学信号物质结合,引发细胞一系列生物化学反应,最终产生特定的生物效应的蛋白分子。与受体具有选择性结合能力的生物活性化学信号物质称为配体。受体可分为细胞膜受体与细胞内受体,前者包括 G 蛋白偶联受体、离子通道受体及酶偶联受体,后者包括胞质内受体和核内受体。受体与配体的作用特点包括高亲和力、可饱和性、高专一性、可逆性及特定的作用模式。胞内受体激素与受体结合后形成的复合物可与 DNA 中的激素反应元件结合,从而调节基因的表达。膜受体激素通过激素-受体复合物来引发细胞内产生第二信使,再通过后者进一步引发代谢变化。最经典的膜受体激素信号传递途径为 cAMP 信号传递途径,其受体为 G 蛋白偶联型,与激素结合后通过 G 蛋白来激活或抑制腺苷酸环化酶,使胞内 cAMP 的浓度上升或下降,调节蛋白激酶 A 的活性,最终显示特定的生物学效应。DAG/IP_3 信号传递途径可调节蛋白激酶 C 的活性及 Ca^{2+} 的浓度。TPK 信号传递途径中受体具有酪氨酸蛋白激酶活性,可使靶蛋白分子中的酪氨酸残基磷酸化,引起靶蛋白构象及功能改变。

　　肾上腺皮质激素参与体内糖代谢、水盐代谢的调节。肾上腺髓质激素参与糖及脂类等代谢的调节。胰岛素及胰高血糖调节血糖,维持血糖的稳定。甲状腺激素的作用包括增加基础代谢率,影响三大物质代谢,促进机体生长和发育等。性激素可促进生殖细胞的成熟、性器官及第二性征的发育,其中孕激素在体内一般与雌激素联合起作用,使月经及妊娠正常完成。下丘脑激素包括催产素、加压素以及各种垂体激素促激素的释放因子或释放抑制因子。腺垂体分泌生长激素、催乳激素、阿黑皮素原家族、促甲状腺激素、黄体生成素和卵泡刺激素等。其中 TSH、ACTH、FSH 与 LH 均有各自的靶腺,可分别形成下丘脑-垂体-甲状腺轴、下丘脑-垂体-肾上腺皮质轴及下丘脑-垂体-性腺轴。甲状旁腺素、降钙素与 1,25-$(OH)_2$-D_3 参与钙磷代谢的调节。前列腺素为 20 碳不饱和脂肪酸,生理作用广泛,与炎症的发生等有关。

（曹　俊　朱伟锋）

第二篇
物质代谢及其调控

第 6 章　糖　代　谢

第一节　糖类概述

糖类(carbohydrate)作为四大类生物大分子之一,广泛存在于生物界。同时,它也是地球上总含量最高的一类有机化合物。糖类物质按干重计占植物的 85%~90%,占细菌的 10%~30%。动物体内糖的含量虽然不多,但糖类却是动物生命活动所需能量的主要来源。一般情况下,就人体而言,日常所需能量的 60% 以上来自于糖类物质的分解代谢。

一、糖的分类与结构

大多数糖类物质只由碳、氢、氧三种元素组成,化学分子式呈现出 $C_n(H_2O)_m$ 的形式。由于其氢与氧的原子比例多为 2:1,因此过去曾被误以为是碳的水合物,碳水化合物也因之而得名。但之后的研究发现,"碳水化合物"这一名称并不恰当。为此 1927 年国际化学名词重审委员会建议将此类物质更名为"糖族"。糖族,从化学角度来看,是一类多羟基醛或多羟基酮及其衍生物或多聚物。依照其聚合度,可被分为三大类:

(一) 单糖

单糖(monosaccharide)即不能被再水解为更小糖类分子的一类,也可被称为简单糖,如葡萄糖、果糖、核糖等。

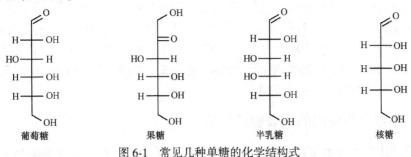

图 6-1　常见几种单糖的化学结构式

111

(二) 寡糖

寡糖(oligosaccharide)为少量(一般 2~20 个)单糖残基以糖苷键连接而成的短链状分子,水解后可产生相应的单糖。常见的寡糖有麦芽糖、蔗糖、乳糖等。

(三) 多糖

多糖(polysaccharide)由 20 个以上单糖残基组成的长链分子,水解后产生相应的单糖或其衍生物。具体包括:

1. 同多糖(homopolysaccharide)　水解时只产生一种单体,如糖原、淀粉等。

2. 杂多糖(heteropolysaccharide)　水解时可产生多种单体,如透明质酸等。

此外,糖类与蛋白质、脂质等生物分子可形成共价结合物如糖蛋白、蛋白聚糖和糖脂等,总称复合糖或糖复合物(glycoconjugate)。

糖 苷 键

环状单糖的半缩醛(半缩酮)羟基可与另一化合物发生缩合形成糖苷(或者糖苷)。糖苷分子中提供半缩醛羟基的那一部分称为糖基,与之相对的另一部分称为糖苷配基,这两部分之间的共价键称为糖苷键(glycosidic bond)。对于寡糖和多糖来说,组成糖苷键的配基也是糖。由于一个环状单糖,可有两种异头物,成苷时形成的糖苷键自然也有两种不同的形式,即 α 糖苷键和 β 糖苷键。

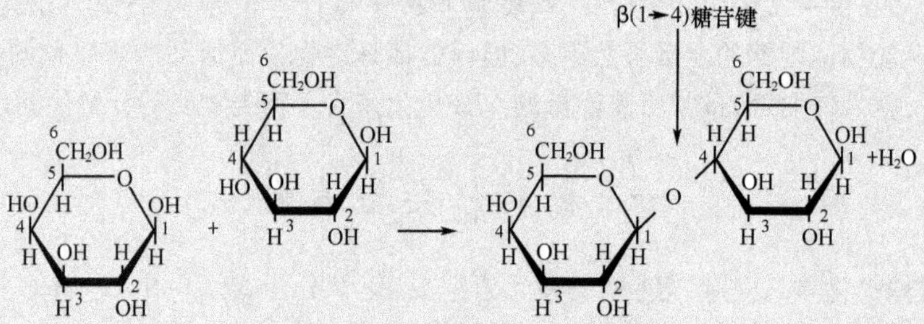

二、糖的生理功能

糖类是细胞中非常重要的一类有机化合物。其生物学作用概括起来主要有以下几方面:

(一) 作为生物体的结构成分

植物的根、茎、叶含有大量的纤维素、半纤维素和果胶物质等,这样物质构成植物细胞壁的主要成分;属于杂多糖的肽聚糖是组成细菌细胞壁的结构多糖;甲壳类昆虫的外骨骼也是一种糖类物质,称为壳多糖。对于人体组织来说,糖类也是组织细胞的重要组成成分:糖与脂类结合形成的糖脂,是构成神经组织和生物膜的重要成分;核糖和脱氧核糖则分别参与构成 RNA 和 DNA 的基本骨架;蛋白聚糖,是构成细胞间基质的主要成分,对维持组织的正常形态和抗局部压力起重要的作用。

(二) 作为生物体内的主要能源物质

糖在生物体内通过生物氧化释放出能量,供生命活动的需要。1mol 葡萄糖完全氧化成

CO_2 和 H_2O 可提供 2840kJ(679kcal)的能量。此外,糖原、淀粉等还可作为生物体内重要的能源储存形式。

(三) 在生物体内转变为其他物质

有些糖是重要的中间代谢物,糖类物质通过这些中间代谢物为合成其他生物分子如氨基酸、核苷酸、脂肪酸等提供碳骨架。

(四) 作为细胞识别的信息分子

糖蛋白是一类在生物体内分布极广的复合糖。它们的糖链可能起着信息分子的作用,早在血型物质的研究中就开始引起广泛关注。随着分离分析技术和分子生物学的发展,近10多年来人们对糖蛋白和糖脂中的糖链结构和功能有了更深的了解。发现细胞识别涉及包括黏着、接触抑制和归巢行为、免疫保护(抗原与抗体)、代谢调控(激素与受体)、受精机制、形态发生、发育、癌变、衰老、器官移植等多种生理病理过程,这些都与糖蛋白的糖链有关。由此一门新的学科——糖生物学(glycobiology)应运而生。

第二节　糖代谢概况及血糖的来源与去路

糖代谢主要描述以葡萄糖为中心的糖类物质在生物体内(主要指的是人体内)进行的各种化学反应过程,大体上可分为葡萄糖的分解代谢途径和合成代谢途径,以及糖原的储存与利用。糖的分解代谢途径主要包括糖的无氧酵解、有氧氧化和磷酸戊糖途径。糖的合成代谢途径,对于人体来说,主要指糖异生,即利用体内某些非糖物质如乳酸、甘油等生糖氨基酸转变成葡萄糖或糖原。此外,作为一种能源的储存方式,人体内葡萄糖也可通过聚合成糖原,储存于肝或肌组织。需要额外说明的是,糖代谢主要在细胞内进行。葡萄糖进入细胞内的过程是依赖葡萄糖转运体(glucose transporter,GLUT)实现的。目前已发现人体内共有 5 种不同的葡萄糖转运体(GLUT1-5),分别在不同组织细胞内起作用。由此,在同一血糖浓度下,不同的组织细胞因其细胞膜上的葡萄糖转运体不同,摄取利用葡萄糖的能力也有所差别。此外,葡萄糖在不同类型细胞中的代谢途径也有所不同,尤其是分解供能的过程,在很大程度上还受到细胞内氧供应状况的影响。

血糖(blood sugar),即是指血液当中的单糖(以葡萄糖为主)。其主要功能是作为体内糖类物质的运输形式,供血细胞和周围组织细胞利用。从某种意义上来说,糖代谢的基本脉络与人体内血糖的来源和去路是相一致的。正常情况下,人体内血糖的水平是相对恒定的,而这是机体不断地对血糖的来源与去路进行调控,使之处于动态平衡的结果。具体的调节机制,我们将在本章第八节详加叙述。

一、血糖的主要来源

血糖的主要来源有:①食物当中含有的糖类物质,经充分消化后吸收入血。这是一般情况下血糖的主要来源。②肝糖原分解释放的葡萄糖,可作为短时间空腹情况下血糖的主要来源。③由非糖物质转变而来。禁食超过 12 小时的情况下,血糖主要由某些非糖物质转变而来,即糖异生作用。

二、血糖的去路

血糖的去路主要有:①氧化供能。血糖最主要的去路是通过氧化分解为各组织提供能量。②合成糖原。③转变成其他糖及糖衍生物,如核糖、脱氧核糖、氨基糖等。④转变为非糖物质,如脂肪、非必需氨基酸等。⑤当血糖浓度超过肾糖阈(8.89~10.00mmol/L)时由尿排出血糖(图6-2)。

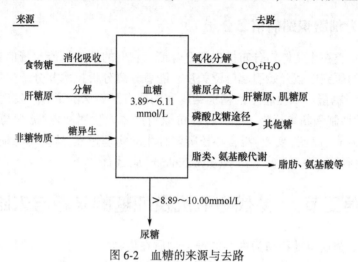

图 6-2 血糖的来源与去路

第三节 糖的消化与吸收

一、糖 的 消 化

人类食物中的糖类主要包括有植物淀粉和动物糖原以及麦芽糖、蔗糖、乳糖、葡萄糖等,一般以淀粉为主。此外,食物中还含有大量的纤维素。虽然人体内缺乏 β-葡萄糖苷酶,不能对其进行分解利用,但由于其具有刺激肠道蠕动等作用,对于维持人体健康也十分重要,在营养学上归属于膳食纤维。唾液和胰液中都有 α-淀粉酶,可水解淀粉分子内的 α-1,4 糖苷键。淀粉的消化是从口腔开始的,但由于食物在口腔停留时间短暂,所以淀粉消化主要在小肠内进行。在胰液的 α-淀粉酶作用下,淀粉被水解为麦芽糖和麦芽三糖(约占 65%)以及含分支的异麦芽糖和由 4~9 个葡萄糖残基构成的 α-临界糊精(约占 35%)。寡糖的进一步消化在小肠黏膜刷状缘进行。α-葡萄糖苷酶(包括麦芽糖酶)水解没有分支的麦芽糖和麦芽三糖;α-临界糊精酶(包括异麦芽糖酶)则可水解 α-1,4 糖苷键和 α-1,6 糖苷键,将 α-糊精和异麦芽糖水解成葡萄糖。当然,肠黏膜细胞还存在蔗糖酶和乳糖酶等,可分别水解食物当中的蔗糖和乳糖。有些个体由于乳糖酶缺乏,在食用牛奶等其他含乳糖较多食物后,易出现消化吸收障碍,引发腹胀、腹泻等症状。

二、糖 的 吸 收

食物当中的糖类物质在被消化成单糖,转化为小分子之后才能被吸收。单糖的吸收部位主要在小肠上部。小肠黏膜细胞对葡萄糖的摄入是一个依赖于特定载体转运的主动耗能过程,在吸收同时伴有 Na^+ 的同向转运。这类葡萄糖转运体被称为 Na^+ 依赖型葡萄糖转运体(Na^+-dependent glucose transporter,SGLT),它们主要存在于小肠黏膜和肾小管上皮细胞。

第四节　糖的分解产能过程

分解产能是糖类物质在生物体内的最为重要的生理作用之一。然而细胞内葡萄糖的分解方式与氧供应情况的有关。大多数生物是需氧的,在氧供应充足时,葡萄糖进行有氧氧化,彻底氧化成二氧化碳和水,从而获得能量。在供氧不足的情况下葡萄糖进行无氧酵解而生成乳酸(lactate)。

一、糖的无氧酵解

就人体而言,在缺氧情况下,由葡萄糖分解供能,形成乳酸的过程称之为糖酵解(glycolysis)。糖酵解过程被认为是生物最古老、最原始的获取能量的一种方式。这一系列过程,不但成为生物体共同经历的葡萄糖供能途径,而且还可作为供氧不足条件下的应急供能方式。

(一)糖酵解的反应过程

糖酵解的代谢反应过程可分为两个阶段:前一阶段是由葡萄糖分解成丙酮酸(pyruvate)的过程,称之为糖酵解途径(glycolytic pathway),也是糖的无氧分解和有氧氧化共有的途径;后一阶段为丙酮酸转变成乳酸的过程。糖酵解的全部反应在胞浆中进行。

1. 糖酵解途径　1分子葡萄糖经过糖酵解途径可转变为2分子丙酮酸。而丙酮酸代谢的具体方式,依细胞内氧供应情况的不同而有所区别。在缺氧状态下,丙酮酸被还原为乳酸;在有氧状态下,丙酮酸可被氧化为乙酰辅酶A,进入三羧酸循环而氧化为二氧化碳和水。

糖酵解途径包含两个阶段的反应,都在胞液中进行。

第一阶段:1分子葡萄糖分解为2分子磷酸丙糖

即糖酵解途径的投入阶段,对于每个葡萄糖分子来说,共需消耗2个ATP。

(1)葡萄糖的磷酸化作用:酵解反应的第一步是葡萄糖的第6位碳磷酸化,成为6-磷酸葡萄糖(glucose-6-phosphate,G-6-P)。这步反应实际上是葡萄糖进行分解代谢的活化过程。同时,值得一提的是,对于葡萄糖分子来说,是可以自由通过细胞膜的;而经过磷酸化修饰后生成的6-磷酸葡萄糖,在细胞内可电离成为带有负电荷的离子,无法自由进出细胞膜从而有效地确保其停留在该细胞内进行后续反应。

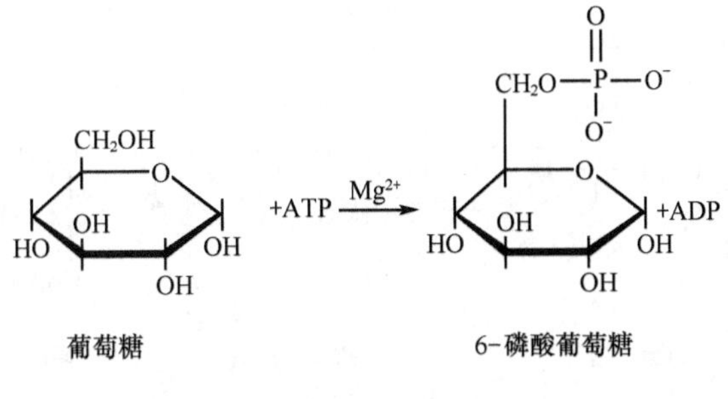

葡萄糖　　　　　　　　　　　　6-磷酸葡萄糖

此反应在细胞内是不可逆的,由 ATP 供给反应中所需的磷酸基团以及能量,由己糖激酶(hexokinase,HK)催化并且需要 Mg^{2+} 参与。己糖激酶的 K_m 值为 0.1mmol/ L,除可催化葡萄糖的磷酸化外,也可催化其他己糖,如果糖、甘露糖和半乳糖等的磷酸化。哺乳动物体内有四种己糖激酶的同工酶,分别称为 I 至 IV 型。其中肝细胞内的为 IV 型,也称葡萄糖激酶(glucokinase,GK),其 K_m 值为 10mmol/ L,对葡萄糖的亲和力很低,即当肝内葡萄糖浓度很高时方可催化葡萄糖磷酸化。由此体现出肝组织在葡萄糖代谢当中的特殊地位。

(2) 6-磷酸葡萄糖的异构作用:6-磷酸葡萄糖在磷酸己糖异构酶催化下,由醛糖异构成为酮糖——6-磷酸果糖(fructose-6-phosphate, F-6-P)。此步反应可逆,且过程中也需要 Mg^{2+}。

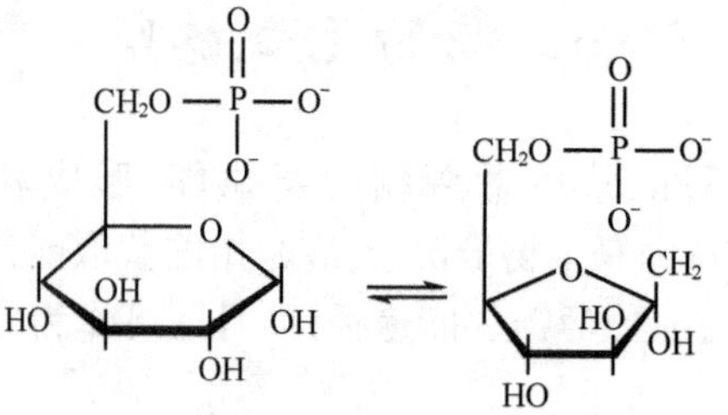

6-磷酸葡萄糖   6-磷酸果糖

(3) 6-磷酸果糖的磷酸化作用:这是糖酵解途径中的第二个磷酸化反应,由 6-磷酸果糖激酶-1(phosphofructokinase 1,PFK-1)催化 6-磷酸果糖的 C^1 磷酸化,生成 1,6-二磷酸果糖(1,6-fructose-biphosphate,F-1,6-2P)。此步反应作为整个途径中第二个不可逆反应,与第一步反应类似,磷酸基团也是由 ATP 供给,必需阳离子 Mg^{2+} 的参与。

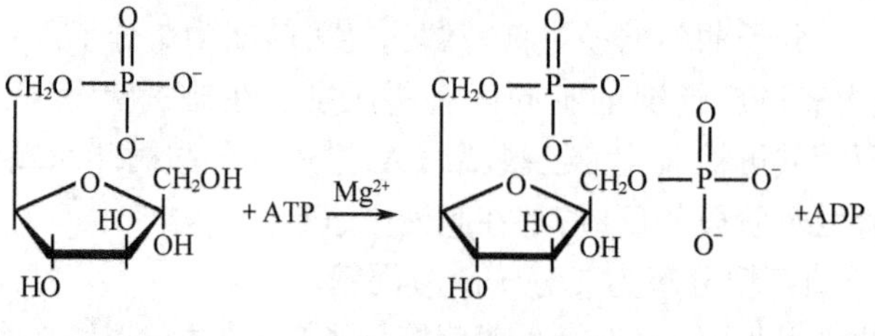

6-磷酸果糖   1, 6-二磷酸果糖

值得一提的是,体内还有 6-磷酸果糖激酶-2(phosphofructokinase-2,PFK-2),催化 6-磷酸果糖 C^2 磷酸化,生成 2,6-二磷酸果糖,它不是酵解途径的中间产物,但在酵解途径的调控上起重要作用。

(4) 磷酸丙糖的生成:6 个碳的 1,6-二磷酸果糖经醛缩酶催化分裂成为磷酸二羟丙酮和 3-磷酸甘油醛两个磷酸丙糖,且这两个丙糖互为同分异构体。

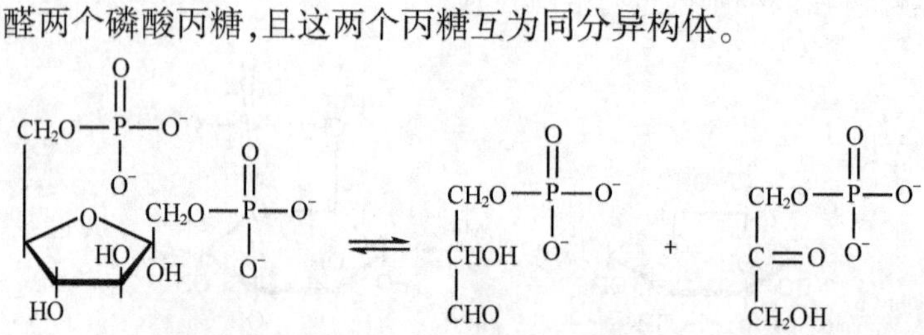

1, 6-二磷酸果糖   3-磷酸甘油醛   磷酸二羟丙酮

（5）在磷酸丙糖异构酶催化下可相互转变：3-磷酸甘油醛生成后迅即由下一步骤反应移去，故在细胞内的条件下该反应虽可以逆向进行，但趋向于生成醛糖。

$$
\begin{array}{c}
\text{CH}_2\text{O}-\overset{\overset{\displaystyle O}{\|}}{\underset{\underset{\displaystyle O^-}{\|}}{P}}-O^- \\
\text{C}=\text{O} \\
\text{CH}_2\text{OH}
\end{array}
\quad \rightleftharpoons \quad
\begin{array}{c}
\text{CH}_2\text{O}-\overset{\overset{\displaystyle O}{\|}}{\underset{\underset{\displaystyle O^-}{\|}}{P}}-O^- \\
\text{HCOH} \\
\text{CHO}
\end{array}
$$

磷酸二羟丙酮　　　　　　　　　3-磷酸甘油醛

经过上述反应，来自葡萄糖的 C^6、C^5、C^4 和 C^1、C^2、C^3 分别成为 3-磷酸甘油醛上 C^3、C^2、C^1。这一阶段 1 分子葡萄糖分解共消耗 2 分子 ATP，是葡萄糖酵解途径的耗能阶段。果糖、半乳糖和甘露糖等己糖也可转变成 3 磷酸甘油醛，进行代谢。

第二阶段：磷酸丙糖转变成为丙酮酸

即糖酵解的产能阶段，对于每个葡萄糖分子来说，在无氧状态下共可产生 4 个 ATP。

（6）3-磷酸甘油醛的氧化脱氢：3-磷酸甘油醛脱氢酶（glyceraldehyde 3-phosphate dehydrogenase GAPDH）催化 3-磷酸甘油醛的醛基氧化成羧基。该酶以 NAD^+ 为辅酶接受氢和电子。参加反应的还有无机磷酸，当 3-磷酸甘油醛的醛基氧化脱氢成羧基之后，立即与磷酸形成混合酸酐——1,3-二磷酸甘油酸。

$$
NAD^+Pi+
\begin{array}{c}
\text{CH}_2\text{O}-\overset{\overset{\displaystyle O}{\|}}{\underset{\underset{\displaystyle O^-}{\|}}{P}}-O^- \\
\text{HCOH} \\
\text{CHO}
\end{array}
\quad \rightleftharpoons \quad
\begin{array}{c}
\text{CH}_2\text{O}-\overset{\overset{\displaystyle O}{\|}}{\underset{\underset{\displaystyle O^-}{\|}}{P}}-O^- \\
\text{HCOH} \\
\text{CO}-\overset{\overset{\displaystyle O}{\|}}{\underset{\underset{\displaystyle O^-}{\|}}{P}}-O^-
\end{array}
\quad +NADH+H^+
$$

3-磷酸甘油醛　　　　　　　　　1,3-二磷酸甘油酸

（7）底物水平磷酸化：1,3-二磷酸甘油酸分子中含有高能磷酸键，它的水解过程能释放出大量的能量。磷酸甘油酸激酶可催化其水解，并将能量转移至 ADP，生成 ATP。这是糖酵解途径中第一个生成 ATP 的步骤。实际上，是将反应（6）醛基氧化为羧基所释出的能量转移至反应（7）生成的 ATP 中。这种借助像 1,3-二磷酸甘油酸这类底物上高能磷酸基团的转移而生成 ATP 或 GTP 的产能形式，称为底物水平磷酸化（substrate-level phosphorylation）。

$$
\begin{array}{c}
\text{CH}_2\text{O}-\overset{\overset{\displaystyle O}{\|}}{\underset{\underset{\displaystyle O^-}{\|}}{P}}-O^- \\
\text{HCOH} \\
\text{CO}-\overset{\overset{\displaystyle O}{\|}}{\underset{\underset{\displaystyle O^-}{\|}}{P}}-O^-
\end{array}
\quad +ADP \rightleftharpoons \quad
\begin{array}{c}
\text{CH}_2\text{O}-\overset{\overset{\displaystyle O}{\|}}{\underset{\underset{\displaystyle O^-}{\|}}{P}}-O^- \\
\text{HCOH} \\
\text{COO}^-
\end{array}
\quad +ATP
$$

1,3-二磷酸甘油酸　　　　　　　　3-磷酸甘油酸

（8）3-磷酸甘油酸转变为 2-磷酸甘油酸：这步反应由磷酸甘油酸变位酶催化磷酸基在磷酸甘油酸的 C^2 和 C^3 上的可逆转移，Mg^{2+} 是必需的离子。

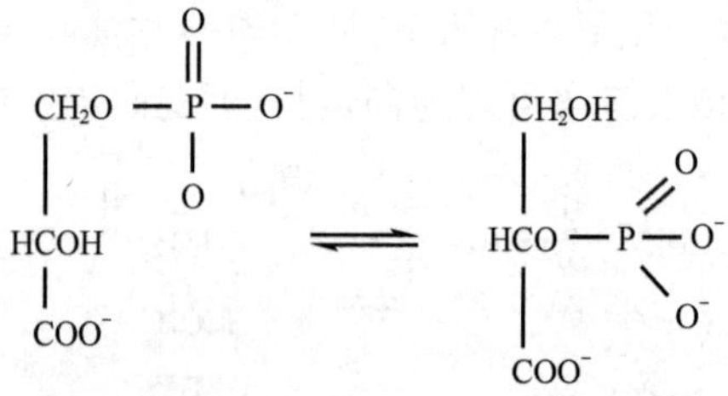

$$\text{3-磷酸甘油酸} \rightleftharpoons \text{2-磷酸甘油酸}$$

（9）2-磷酸甘油酸脱水生成磷酸烯醇式丙酮酸：这步反应由烯醇化酶催化 2-磷酸甘油酸脱水产生磷酸烯醇式丙酮酸。反应时可引起分子内部的电子重排和能量的重新分布，形成一个高能磷酸键，为下一步反应中底物水平磷酸化提供条件。

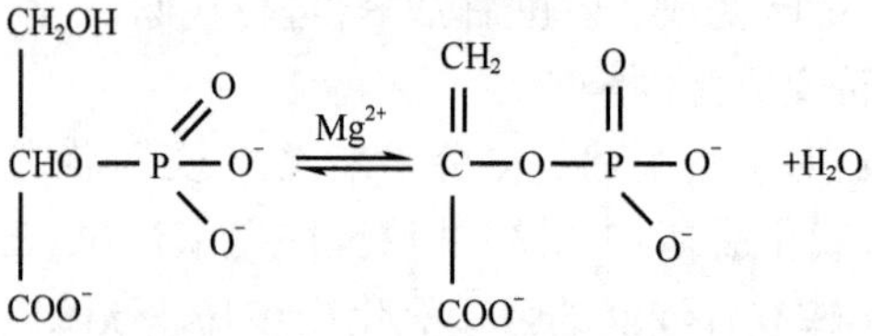

$$\text{2-磷酸甘油酸} \xrightarrow{Mg^{2+}} \text{磷酸烯醇式丙酮酸} + H_2O$$

（10）丙酮酸的生成和底物水平磷酸化：糖酵解途径的最后这一步反应是由丙酮酸激酶（pyruvate kinase，PK）催化的，把磷酸根从磷酸烯醇式丙酮酸上转移给 ADP 而生成 ATP 和丙酮酸。这是糖酵解途径的第二次底物水平磷酸化。反应由丙酮酸激酶催化，需要阳离子 K^+ 和 Mg^{2+}。在细胞内的条件下，此反应不可逆。

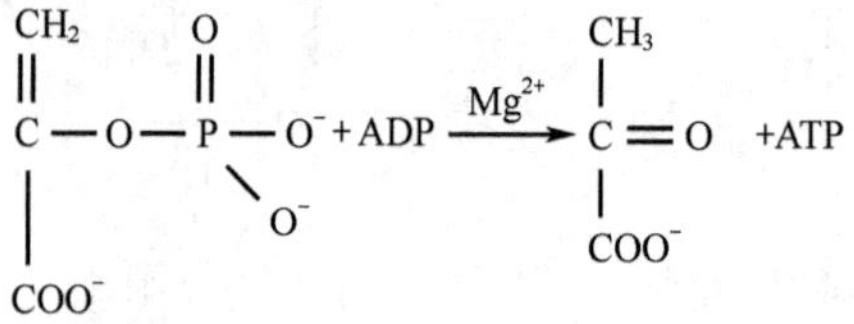

$$\text{磷酸烯醇式丙酮酸} + ADP \xrightarrow{Mg^{2+}} \text{丙酮酸} + ATP$$

糖酵解途径的总反应式总结于下：

$$\text{葡萄糖} + 2NAD^+ + 2ADP + 2Pi \rightarrow 2\,\text{丙酮酸} + 2NADH + 2H^+ + 2ATP + 2H_2O$$

即 1 分子葡萄糖经糖酵解途径转变为 2 分子丙酮酸，净生成 2 分子 ATP，并产生 2 对还原当量（$2NADH + 2H^+$）。在有氧状态下，还原当量可由被传递进入线粒体并最终氧化生成 H_2O，同时产生 ATP。在无氧状态下，还原当量无法被氧化，为了使酵解能够持续进行下去，丙酮酸帮助 $NADH + H^+$ 回复到 NAD^+ 状态，而自身被还原，生成乳酸。

2. 丙酮酸还原为乳酸　这一反应由乳酸脱氢酶催化，丙酮酸还原成乳酸所需的氢原子由 $NADH + H^+$ 提供，后者来自上述第 6 步反应中的 3-磷酸甘油醛的脱氢反应。

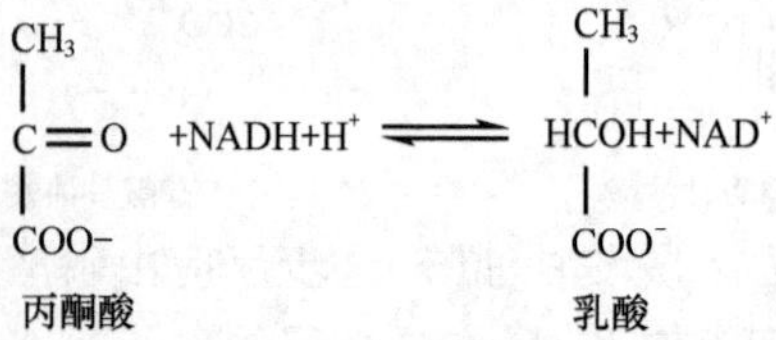

$$\text{丙酮酸} + NADH + H^+ \rightleftharpoons \text{乳酸} + NAD^+$$

葡萄糖的酵解总结如图 6-3：

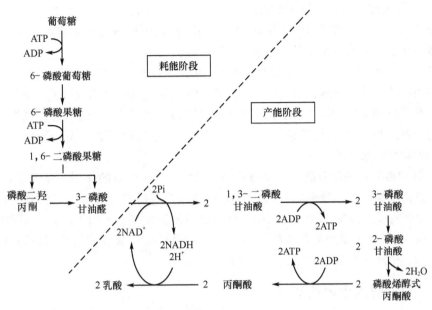

图 6-3　糖酵解反应过程汇总

(二) 糖酵解的调节

　　糖酵解的几乎全部反应都是在特定的酶的催化下进行的,催化糖酵解的所有酶都分布在胞液中。反应大部分可逆,这些可逆反应的方向、速率由底物和产物的浓度控制。值得关注的是,由己糖激酶(葡萄糖激酶)、6-磷酸果糖激酶-1 和丙酮酸激酶分别催化的 3 个反应是不可逆的,是调节糖酵解途径流量的三大关键点。它们分别受到别构效应剂以及可逆性共价修饰等多种形式的调节。

　　1. 6-磷酸果糖激酶-1　目前认为调节酵解途径流量最重要的是依赖于 6-磷酸果糖激酶-1 活性的调控。该酶是由四个亚基构成的,有多个别构效应剂的结合部位。其中 ATP 是 6-磷酸果糖激酶-1 重要的别构抑制剂。该酶有两个 ATP 的结合部位,一个是在催化亚基上的与 ATP 有高亲和力的结合部位,另一个是在调节亚基上的与抑制剂结合的低亲和力部位,需较高的 ATP 浓度才能结合上去。当细胞内 ATP 的产生速度快于消耗时,ATP 浓度升高进而可与调节亚基上相应位点结合,降低酶的活性,使酵解途径流量减少。当 ATP 的产生速度慢于消耗时,ADP 和 AMP 浓度升高,并且可与调节亚基结合,解除 ATP 的抑制,糖酵解途径加强。由此,细胞可依据自身能量代谢情况,适时地反馈性调节糖酵解途径的流量。另外,柠檬酸也是 6-磷酸果糖激酶-1 的别构抑制剂。6-磷酸果糖激酶-1 的别构激活剂有 AMP、ADP、1,6-二磷酸果糖及 2,6-二磷酸果糖。其中 2,6-二磷酸果糖是 6-磷酸果糖激酶-1 最强的别构激活剂。在生理浓度范围(μmol/L 水平)内即可发挥效应。其作用是与 AMP 一起取消 ATP、柠檬酸对 6-磷酸果糖激酶-1 的变构抑制作用。2,6-二磷酸果糖由 6-磷酸果糖激酶-2 催化 6-磷酸果糖 C^2 磷酸化而成;果糖双磷酸酶-2 则可水解其 C^2 位磷酸,使其转变成 6-磷酸果糖(图 6-4)。

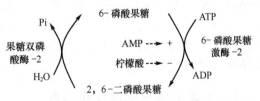

图 6-4　2,6-二磷酸果糖的合成和分解

2. 丙酮酸激酶　1,6-二磷酸果糖是丙酮酸激酶的变构激活剂,而 ATP 则对其有抑制作用。高浓度的 ATP 也可别构抑制丙酮酸激酶。在肝内,丙氨酸也有别构抑制作用。此外,丙酮酸激酶还受乙酰 CoA 和长链脂肪酸的抑制。

同时,丙酮酸激酶还受共价修饰方式调节。依赖 cAMP 的蛋白激酶和依赖 Ca^{2+}、钙调蛋白的蛋白激酶均可使其磷酸化而失活。胰高血糖素可通过 cAMP 抑制丙酮酸激酶活性。

除了对酶分子活性的调节,机体还可以在基因表达水平上,对代谢进行调控。胰岛素可诱导葡萄糖激酶的合成,加速糖的分解。而胰高血糖素通过激活 cAMP 依赖的蛋白激酶,从而抑制丙酮酸激酶的活性。

3. 己糖激酶或葡萄糖激酶　己糖激酶调节糖酵解途径流量的作用不及前二者重要,值得说明的是将葡萄糖等己糖磷酸化并不是糖酵解途径的特异性步骤。该酶受其反应产物 6-磷酸葡萄糖的反馈抑制,仅在葡萄糖激酶(即己糖激酶Ⅳ型)分子内不存在 6-磷酸葡萄糖的变构部位,故不受 6-磷酸葡萄糖的影响。长链脂酰 CoA 对其有变构抑制作用,这对饥饿时减少肝和其他组织摄取葡萄糖有一定意义。

(三)糖酵解的生理意义

糖酵解是生物界普遍存在的供能途径,在人体内,糖的无氧酵解过程已不是主要的供能途径,但在某些组织及一些特殊情况下,糖酵解仍具有最为重要的生理意义。首先,其最为突出的作用在于能够迅速提供能量,这对肌肉收缩十分重要。肌肉内 ATP 含量很低,仅 5~7 μmol/g 新鲜组织,在肌肉收缩几秒钟内即可被耗尽。由于葡萄糖进行有氧氧化的反应过程比糖酵解长,无法满足机体急需;再加上当机体缺氧或剧烈运动肌肉局部血流相对不足,肌肉组织能量主要是通过糖酵解获得的。故剧烈运动后,血中乳酸浓度成倍升高造成肌肉酸痛,而积累在肌肉中的乳酸可由血液运至肝中转变成葡萄糖再进行代谢(详见本章第七节乳酸循环)。除了肌肉组织之外,视网膜、白细胞、骨髓及脑等细胞组织,即使在有氧情况下仍能进行糖酵解以供应一部分能量。其次,体内一般物质氧化产能的过程都离不开线粒体,对于某些特殊的组织如成熟红细胞,因为细胞内不存在线粒体,所以完全依赖于仅在胞浆就能完成的糖酵解提供能量。此外,在一些病理状况下或特殊环境中,糖酵解可作为能量的补充形式。如严重贫血、大量失血、呼吸障碍、循环障碍等均因氧气供应不足使酵解过程加强,甚至可因酵解过度,乳酸堆积而发生乳酸性酸中毒。另外,在人体从平原进入高原的初期,组织细胞一般是通过增强糖酵解过程来适应缺氧的环境。

二、糖的有氧氧化

葡萄糖在有氧条件下彻底氧化成水和二氧化碳的反应过程称为糖的有氧氧化(aerobic glyoxidation)。有氧氧化是糖分解供能的主要方式,绝大多数细胞都通过它获得能量。在有氧状态下,糖酵解途径产生的还原当量($NADH+H^+$)不必由丙酮酸接受而生成乳酸,而是进入线粒体内,通过生物氧化作用生成 H_2O;丙酮酸则可氧化脱羧生成乙酰 CoA 并进入三羧酸循环,最终氧化成 CO_2 和 H_2O。

(一)糖有氧氧化的反应过程

糖的有氧氧化大致可分为三个阶段。第一阶段:葡萄糖循糖酵解途径分解成丙酮酸。

第二阶段:丙酮酸进入线粒体,氧化脱羧生成乙酰 CoA。第三阶段:三羧酸循环及氧化磷酸化。(第一阶段的反应如前所述;氧化磷酸化在其他章节中讨论。)在此重点介绍丙酮酸的氧化脱羧和三羧酸循环的反应过程(图 6-5)。

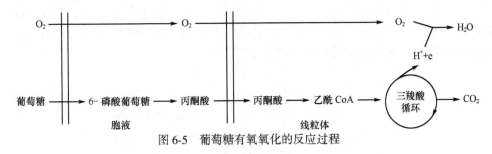

图 6-5　葡萄糖有氧氧化的反应过程

1. 丙酮酸氧化脱羧　丙酮酸进入线粒体后,由丙酮酸脱氢酶复合体(pyruvate dehydrogenase complex)催化氧化脱羧生成乙酰 CoA(acetyl CoA)。在真核细胞中,该多酶复合体存在于线粒体内,由丙酮酸脱氢酶(E_1),二氢硫辛酰胺转乙酰酶(E_2)和二氢硫辛酰胺脱氢酶(E_3)三种酶按一定比例组合而成,其组合比例因生物体种属不同而异。在哺乳类动物细胞中,复合体由 60 个二氢硫辛酰胺转乙酰酶组成核心,周围排列着 12 个丙酮酸脱氢酶和 6 个二氢硫辛酰胺脱氢酶。参与反应的辅助因子有硫胺素焦磷酸酯(TPP)、硫辛酸、FAD、NAD^+ 及 CoA。其中硫辛酸是带有二硫键的八碳酸酸,通过与转乙酰酶的赖氨酸 ε 氨基相连,形成柔性长臂,可帮助乙酰基在复合体内各个活性中心之间进行转移。丙酮酸脱氢酶的辅酶是 TPP,二氢硫辛酰胺脱氢酶的辅酶是 FAD、NAD^+。由于这些辅助因子都是维生素的衍生物,所以膳食当中所含维生素的种类与数量,对于机体内代谢状态有很大影响。例如,脑组织一般完全依赖于葡萄糖的有氧氧化供能,若硫胺素缺乏可致丙酮酸氧化脱羧受阻,丙酮酸及乳酸堆积在神经末梢而发生多发性周围神经炎。

丙酮酸脱氢酶复合体催化反应的具体过程,可分为以下五步描述(图 6-6)。

(1) 丙酮酸脱氢酶(E_1)上 TPP 噻唑环上的活泼 C 原子与丙酮酸的酮基反应,产生 CO_2 以及与噻唑环结合成羟乙基。

(2) 由二氢硫辛酰胺转乙酰酶(E_2)催化使羟乙基-TPP-E_1 上的羟乙基被氧化成乙酰基,同时将其转移给硫辛酰胺,形成乙酰硫辛酰胺-E_2。

(3) 乙酰基从二氢硫辛酰胺转乙酰酶(E_2)上转移给 CoA,形成乙酰 CoA,离开酶复合体。

(4) 二氢硫辛酰胺脱氢酶(E_3)使还原的二氢硫辛酰胺脱氢重新生成硫辛酰胺,以进行下一轮反应。同时将氢传递给 FAD,生成 $FADH_2$。

(5) 在二氢硫辛酰胺脱氢酶(E_3)催化下,将 $FADH_2$ 上的 H 转移给 NAD^+,形成 NADH + H^+。

在整个反应过程中,中间产物并不离开酶复合体,这就使得上述各步反应得以迅速完成,并没有游离的中间产物。丙酮酸氧化脱羧反应的 $\Delta G^{0\prime} = -39.5kJ/mol$,故反应是不可逆的。其总反应式为:

$$丙酮酸 + NAD^+ + HSCoA \rightarrow 乙酰 CoA + NADH + H^+ + CO_2$$

2. 三羧酸循环　三羧酸循环(tricarboxylic acid cycle),由一连串反应组成,主要的目的在于使乙酰 CoA 的彻底氧化分解。循环当中第一步反应的产物是含三个羧基的柠檬酸,故也被称为柠檬酸循环(citric cycle)。由于 Krebs 正式提出了三羧酸循环的学说,故此循环又叫 Krebs 循环。三羧酸循环在细胞的线粒体内进行,以乙酰 CoA 与草酰乙酸缩合成 6 碳的柠檬酸开始,经 8 步反应,最后又回到草酰乙酸。在三羧酸循环的一次循环中,一分子乙酰辅酶 A 中的 2 个碳均被氧化生成 2 个 CO_2,并产生大量的还原当量($NADH+H^+$ 以及 $FADH_2$)。所以三羧酸循环实际上是一个反复氧化的过程,氧化产生的电子和氢通过电子传递链传给氧,生成水并释放出大量能量。进入三羧酸循环的乙酰 COA 除可来自醇解途径的丙酮酸外,还可以来自脂肪酸和氨基酸的分解代谢。

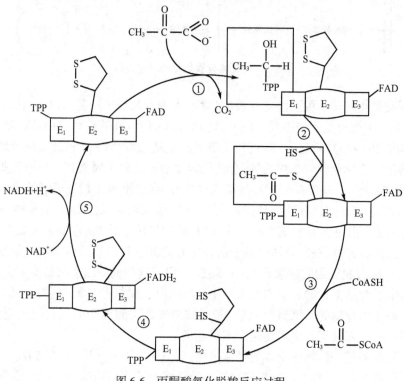

图 6-6　丙酮酸氧化脱羧反应过程

（1）三羧酸循环反应过程

1）柠檬酸形成:乙酰 CoA 与草酰乙酸缩合形成柠檬酸的反应由柠檬酸合酶(citrate synthase)催化。乙酰 CoA 中的高能硫酯键水解释放的能量促进缩合反应的进行。由于柠檬酸合酶对草酰乙酸的 K_m 值很低,所以即便是线粒体中草酰乙酸的浓度很低,反应仍可迅速进行。在反应过程中高能硫酯键水解释放了较多的能量,使该反应前后自由能变化较大,属于单向不可逆反应。

$$CH_3COSCoA+ \quad O=C—COO^- \quad \underset{}{\overset{+H_2O}{\rightleftharpoons}} \quad HO—C—COO^- \quad +CoASH$$

乙酰 CoA　　　草酰乙酸　　　　　　柠檬酸　　　　辅酶 A

2）异柠檬酸的形成:顺乌头酸水合酶催化下,原来 C^3 上的羟基转到 C^2 上,形成它的同分异构体——异柠檬酸。柠檬酸与异柠檬酸的可逆互变,需要形成酶-顺乌头酸复合物这一中间产物。

柠檬酸　　酶-顺乌头酸　　异柠檬酸

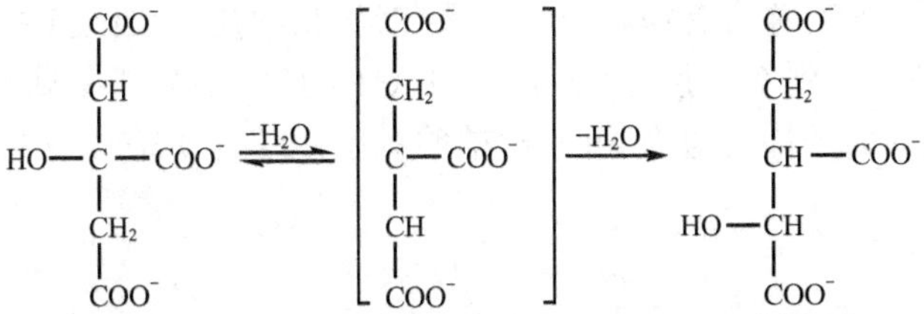

3）第一次氧化脱羧：异柠檬酸脱氢酶（isocitrate dehydrogenase）催化异柠檬酸氧化脱羧成为α-酮戊二酸。人体内有两种异柠檬酸脱氢酶，一种以 NAD^+ 为电子受体，另一种以 $NADP^+$ 为电子受体，它们催化同样的反应，但前者在线粒体基质，而后者线粒体基质和胞质中都存在。后者产生的 NADPH 可能是供应合成代谢中还原反应所需的氢原子。

异柠檬酸　　[草酰琥珀酸]　　α-酮戊二酸

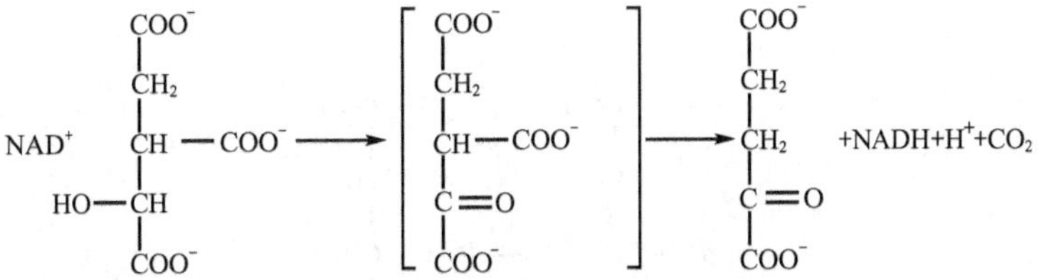

4）第二次氧化脱羧：催化α-酮戊二酸氧化脱羧的酶是α-酮戊二酸脱氢酶复合体（α-ketoglutarate dehydrogenase complex），这个酶复合物与丙酮酸脱氢酶复合体极为类似，也是由 3 种酶组成的（即α-酮戊二酸脱氢酶、二氢硫辛酰胺转琥珀酰酶和二氢硫辛酰胺脱氢酶），并且也需要 5 种辅助因子（即 TPP、硫辛酸、FAD、NAD^+ 和辅酶 A）的参与。

α-酮戊二酸　　琥珀酰 CoA

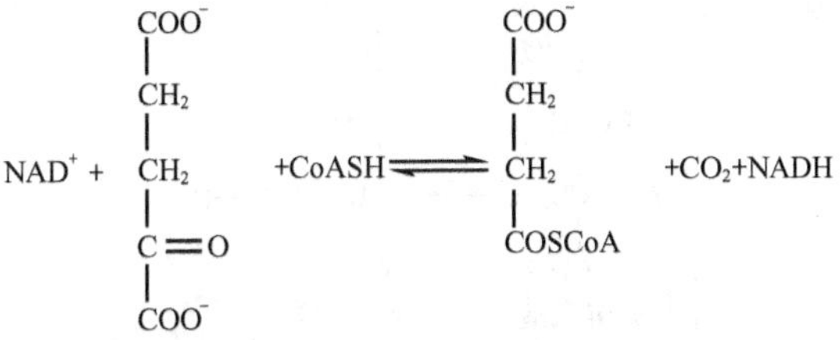

5）底物水平磷酸化反应：琥珀酰 CoA 分子中含有高能硫酯键，水解时释出的能量可使 GDP 磷酸化合成 GTP。这是底物水平磷酸化的又一例子。催化这一反应的酶称为琥珀酰 CoA 合成酶。生成的 GTP 可在二磷酸核苷激酶催化下，将磷酸根转移给 ADP 而生成 ATP 与 GDP。

琥珀酰 CoA　　琥珀酸

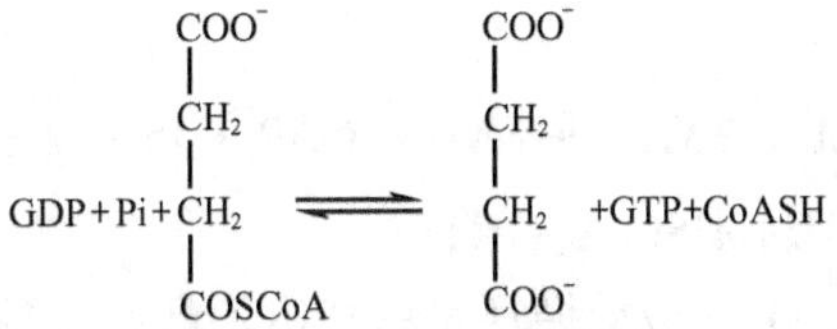

6）琥珀酸脱氢生成延胡索酸：琥珀酸脱氢酶催化琥珀酸（succinate）氧化脱氢成为延胡

索酸。该酶是三羧酸循环中唯一结合在线粒体内膜上的酶,而其他都在线拉体基质中。琥珀酸脱氢酶的辅酶为 FAD,并含有铁硫中心。来自琥珀酸的电子通过 FAD 和铁硫中心进入电子传递链并最终被传递到 O_2,生成 1.5 分子的 ATP(具体细节请参见本书第七章生物氧化)。丙二酸是琥珀酸的结构类似物,可与琥珀酸竞争性结合琥珀酸脱氢酶的活性中心,从而阻断三羧酸循环。

$$FAD + \begin{array}{c} COO^- \\ | \\ CH_2 \\ | \\ CH_2 \\ | \\ COO^- \end{array} \rightleftharpoons \begin{array}{c} COO^- \\ | \\ CH \\ \| \\ HC \\ | \\ COO^- \end{array} + FADH_2$$

琥珀酸　　　延胡索酸

7)延胡索酸加水生成苹果酸:延胡索酸酶可逆催化这个反应,产物为 L-苹果酸。它只能催化延胡索酸的反式双键,对于顺丁烯二酸(马来酸)则无催化作用,具有高度立体异构特异性。

$$H_2O + \begin{array}{c} COO^- \\ | \\ CH \\ \| \\ HC \\ | \\ COO^- \end{array} \rightleftharpoons \begin{array}{c} COO^- \\ | \\ HOCH \\ | \\ CH_2 \\ | \\ COO^- \end{array}$$

延胡索酸　　　L-苹果酸

8)草酰乙酸再生:三羧酸循环的最后一步反应是由 L-苹果酸脱氢酶催化 L-苹果酸脱氢生成草酰乙酸,以 NAD^+ 作为电子受体。在标准的热力学条件下,这个反应的平衡点偏向生成苹果酸,但在完整细胞中,草酰乙酸不断被高度放能的柠檬酸合成反应所消耗,所以反应向生成草酰乙酸方向进行。

$$NAD^+ + \begin{array}{c} COO^- \\ | \\ HOCH \\ | \\ CH_2 \\ | \\ COO^- \end{array} \rightleftharpoons \begin{array}{c} COO^- \\ | \\ C=O \\ | \\ CH_2 \\ | \\ COO^- \end{array} + NADH + H^+$$

L-苹果酸　　　草酰乙酸

回顾整个三羧酸循环的反应过程,从 2 个碳原子的乙酰 CoA 与 4 个碳原子的草酰乙酸缩合成 6 个碳原子的柠檬酸开始,反复地脱氢氧化。羟基氧化成羧基后,通过脱羧方式生成 CO_2。二碳单位进入三羧酸循环后,生成 2 分子 CO_2,这是体内 CO_2 的主要来源。脱氢反应共有 4 次,其中 3 次脱氢由 NAD^+ 接受,1 次由 FAD 接受。脱下的氢经电子传递体将电子传给氧时才能生成 ATP。三羧酸循环本身每循环一次只能以底物水平磷酸化生成 1 个高能磷酸键(图 6-7)。

三羧酸循环的总反应为:

$$CH_3CO \sim SCoA + 3NAD^+ + FAD + GDP + Pi + 2H_2O \rightarrow 2CO_2 + 3NADH$$

$$+ 3H^+ + FADH_2 + HSCoA + GTP$$

(2)三羧酸循环的特点:①三羧酸循环是由草酰乙酸和乙酰 CoA 缩合成柠檬酸开始,到草酰乙酸再生为止,是一个周而复始的过程。每循环一次氧化分解一分子乙酰 CoA。②整个循环过程中只有 1 次底物水平磷酸化,所以并没有直接生成大量的 ATP。然而每次循环有 4 次脱氢失电子(其中三次以 NAD⁺为受氢体,一次以 FAD 为受氢体),这些氢原子最终通过氧化磷酸化过程转变为 H_2O,释放出大量能量(具体细节请参见本书第七章生物氧化)。③在第一次循环过程中,脱掉的羧基来自草酰乙酸,而不是新加入的乙酰基。④三羧酸循环的中间产物类似于催化剂的作用,在整个循环过程前后,本身并无质与量的变化。这些中间产物并不能通过三羧酸循环进行实质上的代谢。例如:草酰乙酸主要来自丙酮酸的直接羧化或由丙酮酸转变成苹果酸后生成。⑤ 三羧酸循环是单向而不可逆的,原因在于由柠檬酸合酶、异柠檬酸脱氢酶和 α-酮戊二酸脱氢酶复合体催化的三个步骤是单向不可逆的,这三种酶也被认为是该途径的关键酶。

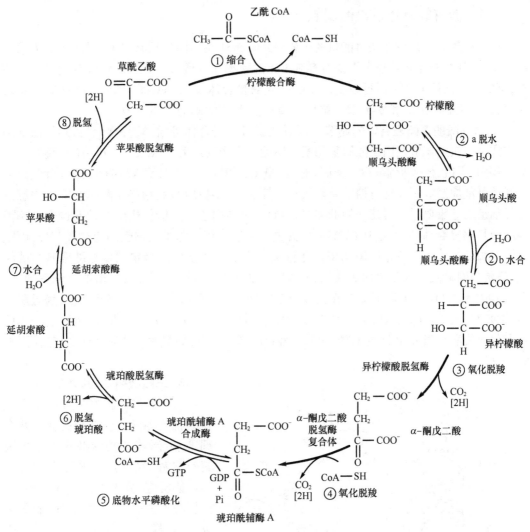

图 6-7　三羧酸循环反应过程

(3) 三羧酸循环的生理意义:三羧酸循环不仅是糖分解供能的最终代谢通路,同时也是脂肪和氨基酸在体内进行生物氧化的最终代谢通路。糖、脂肪、氨基酸在体内进行生物氧化都将产生乙酰 CoA,然后进入三羧酸循环进行降解。三羧酸循环中只有一个底物水平磷酸化反应生成高能磷酸键。循环本身并不是释放能量、生成 ATP 的主要环节。其作用在于通过 4 次脱氢,为氧化磷酸化反应生成 ATP 提供还原当量。

三羧酸循环又是糖、脂肪、氨基酸代谢互相联系的枢纽。糖代谢产生的一些三羧酸循环的中间产物如 α-酮戊二酸、草酰乙酸等可转变成为相应的非必需氨基酸;反过来,一些氨基酸也可通过不同途径转变成草酰乙酸,再经糖异生过程转变成糖及甘油(详情请参看本章第七节糖异生)。葡萄糖有氧氧化产生的乙酰 CoA 在线粒体内与草酰乙酸缩合成柠檬酸后,在载体的转运下可出线粒体到胞质中,由柠檬酸裂解酶(citrate lyase)作用裂解成草酰乙酸和乙酰 CoA,后者可在胞液中一系列的酶作用下合成脂肪酸。

此外,三羧酸循环还可以为一些重要生物分子的合成提供前体。例如,琥珀酰 CoA 可用于与甘氨酸合成血红素,乙酰 CoA 也是合成胆固醇、脂肪酸的基础原料。

(二) 糖有氧氧化过程的调节

糖的有氧氧化是机体获得能量的主要方式。机体在不同生理状况下,对能量的需求变动很大。因此,机体必须根据需要对有氧氧化的速率加以调节。除了对糖酵解途径的调节外,有氧氧化的调节还可通过改变丙酮酸脱氢酶复合体及三羧酸循环中关键酶(即柠檬酸合酶、异柠檬酸脱氢酶和 α-酮戊二酸脱氢酶复合体)的总体活性而实现。

1. 丙酮酸脱氢酶复合体的调节　丙酮酸脱氢酶复合体可通过别构调节和共价修饰两种方式进行快速调节。丙酮酸脱氢酶复合体的反应产物乙酰 CoA 及 NADH+H$^+$ 对酶有反馈抑制作用,当饥饿、大量脂肪酸被动员时,乙酰 CoA/CoA 比例以及 NADH/NAD$^+$ 比例升高,酶活性可被抑制。所以这时糖的有氧氧化被抑制,大多数组织利用脂肪酸作为能量来源以确保脑组织等重要器官对葡萄糖的需要。当然,机体内总体上能量供给的情况也会影响丙酮酸脱氢酶复合体的活性,比如 ATP 对其也有抑制作用。除了反馈性的变构调节外,丙酮酸脱氢酶复合体还可被相应激酶磷酸化修饰。当复合体蛋白上特定的丝氨酸残基被磷酸化,酶蛋白构象发生改变继而失去活性。丙酮酸脱氢酶磷酸酶可使其去磷酸而恢复活性。乙酰 CoA 和 NADH+H$^+$ 除对酶有直接抑制作用外,还可间接通过增强丙酮酸脱氢酶激酶的活性而使其失活。同时,激酶还可被 ATP 别构激活。当 ATP 高时,丙酮酸脱氢酶复合体就磷酸化而失活。当 ATP 浓度下降,激酶活性也减低,丙酮酸脱氢酶复合体活性也较高(图 6-8)。

2. 三羧酸循环的调控

(1) 异柠檬酸脱氢酶和 α-酮戊二酸脱氢酶复合体是最关键的两个调节点:影响三羧酸循环流量的因素有多种,在三羧酸循环中有三个不可逆反应,分别由柠檬酸合酶、异柠檬酸脱氢酶和 α-酮戊二酸脱氢酶复合体催化。目前一般认为异柠檬酸脱氢酶和 α-酮戊二酸脱氢酶复合体才是三羧酸循环中最关键的调节点。由于柠檬酸可移至胞液分解成乙酰 CoA,用于合成脂肪酸,故柠檬酸合酶活性升高并不一定加速三羧酸循环的速率。当异柠檬酸和 α-酮

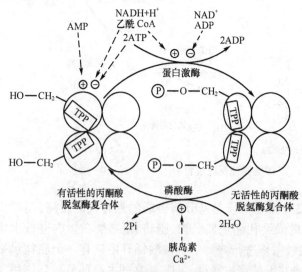

图 6-8　丙酮酸脱氢酶复合体的调节

戊二酸脱氢产物的 NADH 堆积,即 NADH/NAD⁺ 增大,可反馈抑制催化该反应的两种脱氢酶;ATP/ADP 比例升高也起到同样的作用(图 6-9)。

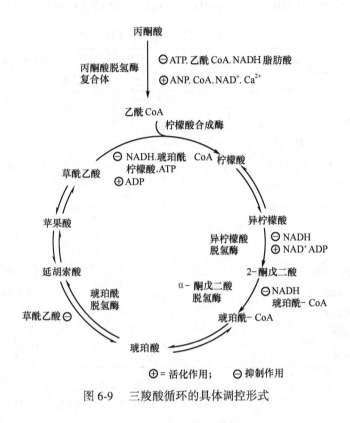

图 6-9　三羧酸循环的具体调控形式

(2) Ca²⁺ 的调节:Ca²⁺ 可降低异柠檬酸脱氢酶和 α-酮戊二酸脱氢酶复合体对底物的 K_m 而使酶活性增强,同时也能激活丙酮酸脱氢酶复合体,而使三羧酸循环和有氧氧化速率加快。

(3) 糖酵解途径、氧化磷酸化与三羧酸循环的关系:正常情况下,糖酵解途径、三羧酸循环和氧化磷酸化相互协调。酵解速度与三羧酸循环速度的配合不仅有赖于高 ATP 和 NADH 的反馈性抑制作用,而且也受柠檬酸的调控。柠檬酸是糖酵解途径中磷酸果糖激酶-1 的重要别构抑制剂。

(4) 氧化磷酸化的速率对三羧酸循环的运转也起着非常重要的作用。三羧酸循环脱下来的氢如不能有效地进行氧化磷酸化,NADH+H⁺ 和 FADH₂ 仍保持还原状态,则三羧酸循环中的脱氢反应都将无法继续进行。

(三) 糖有氧氧化过程当中的能量代谢情况与其生理意义

1 分子乙酰 CoA 进入三羧酸循环,循环一周产生 3 分子 NADH 和 1 分子 FADH₂ 及 1 分子 GTP。4 次氧化作用产生的 NADH 和 FADH₂ 可经电子传递链产生 2.5 个或 1.5 个 ATP (具体细节请参见本书第七章生物氧化)。因此,一分子乙酰 CoA 经三羧酸循环可产生 10 个 ATP。1 分子葡萄糖可分解为 2 分子丙酮酸并转变成乙酰 CoA,在这一过程中产生 4 分子的 NADH+H⁺,经电子传递链可生成 10 或 8 个 ATP(胞液中的 NADH 经不同途径进入线粒体进行电子传递可生成 2.5 或 1.5 个 ATP,具体细节请参见本书第七章生物氧化)。加上糖酵解途径产生的 2 分子 ATP,1 分子葡萄糖完全氧化可产生 32 或 30 个 ATP(表 6-1)。

总反应为:

葡萄糖 + 32(或 30)ADP + 32(或 30)Pi + 6O$_2$→32(或 30)ATP + 6CO$_2$+ 44H$_2$O

表 6-1 葡萄糖有氧氧化产生 ATP 统计

反应阶段	ATP 的消耗	ATP 的生成	
		底物水平磷酸化	氧化磷酸化
胞内阶段			
葡萄糖→6-磷酸葡萄糖	1		
6-磷酸葡萄糖→1,6-二磷酸果糖	1		
3-磷酸甘油醛→1,3-二磷酸甘油酸			2.5 (或 1.5)×2
1,3-二磷酸甘油酸→3-磷酸甘油酸		1×2	
磷酸烯醇式丙酮酸→烯醇式丙酮酸		1×2	
线粒体阶段			
丙酮酸→乙酰 CoA			2.5×2
异柠檬酸→α-酮戊二酸			2.5×2
α-酮戊二酸→琥珀酰 CoA			2.5×2
琥珀酰 CoA→琥珀酸		1×2	
琥珀酸→延胡索酸			1.5×2
苹果酸→草酰乙酸			2.5×2
合 计	2	6	32 (或 30)

注:① NADH 进入线粒体的方式不同,最终产生 ATP 的数目不同。② 1 分子葡萄糖生成 2 分子 3-磷酸甘油醛

需要指出的是,线粒体内生成的 NADH 和 FADH$_2$ 可直接参加氧化磷酸化过程,但在胞液中生成的 NADH 不能自由透过线粒体内膜,故线粒体外 NADH 所携带的氢必须通过苹果酸-天冬氨酸穿梭或 α-磷酸甘油穿梭作用进入线粒体(详细过程请参见本书第七章生物氧化),然后再经过呼吸链进行氧化磷酸化过程。

三、巴斯德效应

法国科学家 Pasteur 发现,酵母菌在无氧条件下,能使糖生醇发酵。若将其移至有氧环境时,酵解过程即被抑制。由此,所谓巴斯德效应(Pasteur effect)是指糖有氧氧化抑制糖酵解的作用。此效应极为广泛地存在于各种属生物体细胞内。研究发现,无氧条件下,通过糖酵解消耗的葡萄糖量约为有氧时的 7 倍。其原因在于,酵解途径中产生的丙酮酸在无氧条件下,不能进入三羧酸循环彻底氧化,而是在胞液中转变成为乳酸。

需要说到的是,细胞内的丙酮酸的去向除与细胞类型有关(如红细胞缺乏线粒体,不能氧化丙酮酸)外,还决定于以下几个条件:①糖酵解途径中产生的 NADH 的去路。②胞内的能量状态。在缺氧时,糖酵解产生的 NADH 不能进入线粒体内进行彻底氧化,为了持续供能,丙酮酸接受了 NADH 上携带的氢离子和电子,被还原为乳酸;而在有氧状态下,酵解产生的还原当量可进入线粒体中,经过电子传递链的氧化作用生成 H$_2$O;丙酮酸则氧化脱羧

生成乙酰 CoA 并进入三羧酸循环而彻底氧化成二氧化碳和水,释出能量。此外,丙酮酸还可羧化为草酰乙酸以补充线粒体内草酰乙酸的量以保证三羧酸循环的正常进行。丙酮酸氧化脱羧作用是介于酵解途径和三羧酸循环之间的桥梁。此外,当体内能量供应充足时,丙酮酸还可转变为丙氨酸,参与氨基酸代谢(图 6-10)。

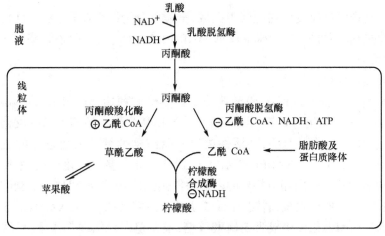

图 6-10　丙酮酸的去向

第五节　磷酸戊糖途径

从糖的生理作用当中,我们知道葡萄糖在机体内除了分解供能之外,还可为其他生物分子的合成提供原料如磷酸核糖和 NADPH。在有些组织中如肝脏、脂肪组织、乳腺、肾上腺等,葡萄糖的分解代谢除了进入糖酵解途径以糖酵解或有氧氧化方式供能之外,尚存在磷酸戊糖途径(pentose phosphate pathway)或称磷酸戊糖旁路。这条途径虽然不能直接产生 ATP,但其对于机体来说意义重大,能够产生非常重要的两种物质——磷酸核糖和 NADPH。

案例 6-1

　　患儿,男性,3 岁,因面色苍白伴血尿 1 天入院。1 天前食用新鲜蚕豆后,出现面色苍白、恶心、呕吐,且排尿呈酱油样色。据家长反映,患者的哥哥也曾发生过类似情况。

　　体格检查:体温 38℃,脉搏 150 次/分,呼吸 40 次/分,血压 80/60mmHg,呼吸急促,神清,萎靡,面色苍白,皮肤及巩膜轻度黄染,体型较同龄人瘦小。心、肺未及异常,肝、脾未触及,双肾区无叩击痛,神经系统检查未及异常。

　　实验室检查:红细胞 $1.98×10^{12}$/L,血红蛋白 53g/L,血清总胆红素 85.5μmol/L,结合胆红素 13.7μmol/L,未结合胆红素 71.8μmol/L,尿蛋白(++),潜血(+),尿胆红素(−),尿胆素原(+),尿液镜下未见红细胞。

问题讨论:

　　1. 该患者初步考虑是何种疾病?如要确诊还应该做哪些检查?

　　2. 分析该疾病的发病具体机制。患者体型瘦小与该病症是否有关?

一、磷酸戊糖途径的基本过程

反应过程

磷酸戊糖途径的反应过程在胞浆中完成,全程可分为两个阶段(图6-11),第一阶段是葡萄糖的氧化过程,不可逆,生成磷酸戊糖、NADPH 及 CO_2;第二阶段是基团之间的可逆性转移,非氧化反应。

第一阶段:氧化阶段

磷酸戊糖途径的基本过程:6-磷酸葡萄糖在 6-磷酸葡萄糖脱氢酶(glucose-6-phosphate dehydrogenase,G6PD)催化下脱氢生成 6-磷酸葡萄糖酸内酯。该酶为磷酸戊糖途径的第一个酶,也是该途径唯一的限速酶,其活性决定 6-磷酸葡萄糖进入此途径的流量。该酶以 $NADP^+$ 为电子受体,活性受 $NADPH/NADP^+$ 的影响。Mg^{2+} 参与催化反应,平衡趋向于生成 NADPH。6-磷酸葡萄糖酸内酯由特异的内酯酶催化,水解成为 6-磷酸葡萄糖酸。后者由 6-磷酸葡萄糖酸脱氢酶催化脱氢、脱羧,生成 5-磷酸核酮糖、CO_2 以及 NADPH。5-磷酸核酮糖可被磷酸戊糖异构酶催化异构成为 5-磷酸核糖,或在差向异构酶作用下,可转变成 5-磷酸木酮糖。

在第一阶段,6-磷酸葡萄糖生成 5-磷酸核糖的过程中,同时生成 2 分子 NADPH 及 1 分子 CO_2。总反应式为:

$$6\text{-磷酸葡萄糖}+2NADP^++H_2O \rightarrow 5\text{-磷酸核糖}+C_2+2NADPH+2H^+$$

第二阶段:基团转移阶段

在第一阶段中共生成 1 分子磷酸戊糖和 2 分子 NADPH。前者用以合成核苷酸,后者在体内许多重要的化学反应中提供氢原子。但一般情况下,细胞对于 NADPH 与磷酸核糖的需求量之比远远大于 2:1。因此,在氧化阶段往往会生成大量多余的核糖。第二阶段反应的意义就在于它能通过一系列基团转移反应,将磷酸核糖转变成 6-磷酸果糖和 3-磷酸甘油醛而进入糖酵解途径。因此磷酸戊糖途径也称磷酸戊糖旁路(pentose phosphate shunt)。

基团转移阶段各步骤均为可逆反应。其结果可概括为:实现 3 分子磷酸戊糖与 2 分子磷酸己糖和 1 分子磷酸丙糖之间的相互转换。具体催化反应的酶分为两类:一类是转酮醇酶,可催化转移含酮基和醇基的二碳基团到醛糖,反应过程中需要焦磷酸硫胺素(TPP)和 Mg^{2+} 参与;另一类是转醛醇酶,可催化转移含醛基的三碳基团至醛糖。具体过程如下:转酮醇酶从 5-磷酸木酮糖带出 1 个二碳单位(羟乙酸)转移给 5-磷酸核糖,产生 7-磷酸景天庚酮糖和 3-磷酸甘油醛;转醛醇酶继续从 7-磷酸景天庚酮糖转移三碳的二羟丙酮基给 3-磷酸甘油醛,生成 4-磷酸赤藓糖和 6-磷酸果糖;4-磷酸赤藓糖接受来自 5-磷酸木酮糖的羟乙醛基,生成 6-磷酸果糖和 3-磷酸甘油醛。由此,基团转移阶段作为桥梁,将磷酸戊糖途径氧化阶段与糖酵解途径联系起来。

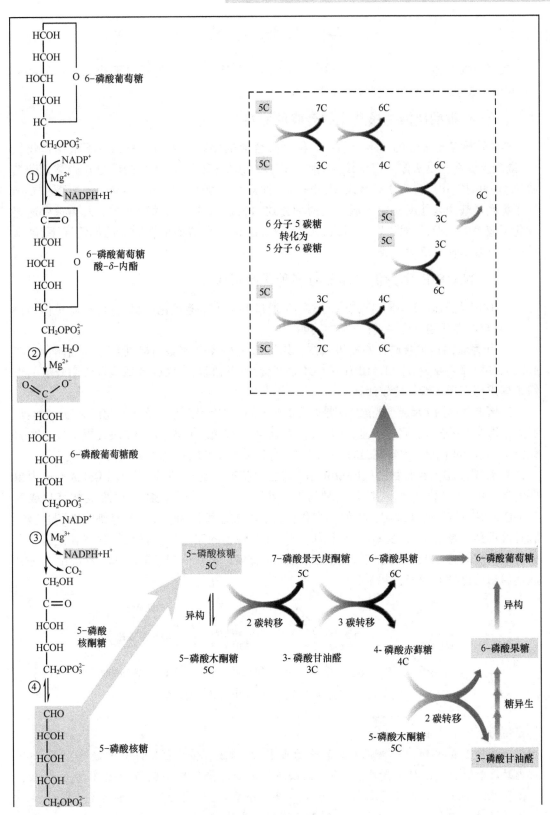

图 6-11　磷酸戊糖途径

二、生理意义

磷酸戊糖途径不是体内葡萄糖氧化供能的重要途径,但其生成的两个重要产物——NADPH 和 5-磷酸核糖却有特殊的生理意义。

(一)5-磷酸核糖是核酸生物合成的原料

5-磷酸核糖是核酸的基本单位——核苷酸合成的原料。体内的核糖并不依赖食物供给,磷酸戊糖途径是机体内产生核糖的唯一途径。葡萄糖既可经氧化阶段由 6-磷酸葡萄糖脱氢、脱羧的氧化反应产生磷酸戊糖,也可通过酵解途径的中间产物 3-磷酸甘油醛和 6-磷酸果糖经过基团转移反应而生成。这两种方式的相对重要性因动物而异。人类主要通过氧化反应生成核糖,但对于特殊组织,如肌组织,缺乏 6-磷酸葡萄糖脱氢酶的情况下,磷酸核糖可靠基团转移反应生成。

(二)NADPH 作为供氢体参与多种代谢反应

NADPH 与 NADH 不同,它携带的氢不是通过电子传递链氧化以释出能量,而是作为供氢体,参与许多代谢反应,发挥不同的功能。

1. 作为体内多种合成代谢的供氢体 如从乙酰 CoA 合成脂肪酸、胆固醇;机体合成非必需氨基酸都需要大量的 NADPH 提供还原当量,所以,脂类合成或者氨基酸代谢旺盛的组织磷酸戊糖途径一般都比较活跃。

2. 参与体内羟化反应 羟化反应是体内最重要的一类氧化反应。有些羟化反应与生物合成有关:例如从鲨烯合成胆固醇,从胆固醇合成胆汁酸、类固醇激素等,都需要 NADPH 提供氢;有些羟化反应则与肝的生物转化(biotransformation)过程有关,如加单氧酶系也以 NADPH 为供氢体。

3. 维持细胞内谷胱甘肽(glutathione)的还原状态 还原型谷胱甘肽(GSH)是体内重要的抗氧化剂,从化学角度讲,是一种活性的小分子肽,2 分子 GSH 可以脱氢被氧化成为 GS-SG 以保护巯基酶和细胞膜中的不饱和脂肪酸不被过氧化物氧化。在红细胞中还原型谷胱甘肽更具有重要作用,主要在于能帮助维持红细胞膜的完整性。谷胱甘肽被氧化后即失去抗氧化的能力,NADPH 可使氧化型谷胱甘肽(GSSH)重新回到还原状态。反应由谷胱甘肽还原酶催化(图 6-12)。

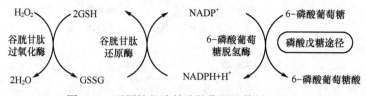

图 6-12　还原性谷胱甘肽的作用及其再生过程

案例分析 6-1

　　遗传性 6-磷酸葡萄糖脱氢酶缺乏的患者,其磷酸戊糖途径不能正常进行,患者体内缺乏 NADPH,GSH 含量减少,导致红细胞尤其是较老的红细胞易于破裂,发生溶血性黄疸。尤其在进食较高氧化性食物或药物如蚕豆后,这些物质可以机体内代谢产生较多的过氧化氢,破坏患者红细胞膜而诱发相应症状,故常被称为蚕豆病。

蚕豆病,起病较突然,往往有进食或接触具氧化性食物或药物经历(如新鲜蚕豆、蚕豆花粉、抗疟药或磺胺药等)。临床表现为急性溶血性贫血样症状,如贫血、黄疸、血红蛋白尿(浓茶色或酱油样),自然转归一般呈自限性。患者存在有6-磷酸葡萄糖脱氢酶遗传性缺陷,一般有相关的家族史。以3岁以下小儿多见,也有成年人发病者,男性显著多于女性。

本患儿为3岁男孩,有进食蚕豆史,发病迅速,出现贫血、黄疸、血红蛋白尿症状;实验室检查符合溶血性贫血表现(RBC 和 Hb 下降;未结合胆红素明显升高,结合胆红素不高;尿胆素原明显升高,尿胆红素阴性);有相应的家族史;基于以上几点,可初步诊断为蚕豆病。

如需进一步确诊,还需做高铁血红蛋白还原试验,荧光斑点试验和红细胞 G6PD 活性检测。(在高铁血红蛋白还原试验中,是利用红细胞内产生的 NADPH 还原高铁血红蛋白,若出现还原率降低,则表明,红细胞内 G6PD 总活性降低。在荧光斑点试验中,利用红细胞内 G6PD 使 NADP 还原为 NADPH,后者在紫外线照射下发出荧光。若出现荧光所需的等待时间过长,表明红细胞内 G6PD 总活性降低。)

蚕豆病并不会影响患儿正常的生长发育,换而言之,G6PD 活性降低并不影响磷酸核糖的合成。因为即使磷酸戊糖途径中第一阶段氧化阶段发生障碍,机体仍可通过第二阶段中可逆性的基团转移,以 6-磷酸果糖和 3-磷酸甘油醛为原料,合成磷酸核糖。

第六节 糖原的合成与分解

糖原(glycogen)是动物体内糖的储存形式。摄入的糖类大部分转变成脂肪(甘油三酯)后储存于脂肪组织内,只有一小部分以糖原形式储存。糖原作为葡萄糖的储备形式,其生物学意义在于当机体需要葡萄糖时它可以迅速被动用以供急需;而脂肪则不能。肝脏和肌肉组织是储存糖原的主要组织器官。人体肝糖原总量约70~100g,肌糖原约180~300g。肌糖原主要为肌肉收缩提供能量的需要;而肝糖原则是血糖的重要来源。这对于一些依赖葡萄糖作为能量来源的组织,如脑、红细胞等重要组织的能量代谢极为重要。从化学结构来说,糖原是由多个葡萄糖残基组成的带分枝的大分子聚合物。糖原分子中的直链是由葡萄糖以 α-1,4 糖苷键相连形成,支链以 α-1,6 糖苷键相连构成。

一、糖原的合成

体内由葡萄糖合成糖原的过程称为糖原合成(glycogenesis)。肝脏、肌肉是合成糖原的主要组织器官。葡萄糖合成糖原时必须先进行活化。尿苷二磷酸葡萄糖(uridine diphophate glucose,UDPG)是葡萄糖的活性形式。糖原合成的整个过程包括以下几个阶段:

(一)葡萄糖的活化

葡萄糖的活化需经过以下几步:首先,葡萄糖被磷酸化为 6-磷酸葡萄糖。在肝脏该反应由葡萄糖激酶催化,在其他组织由己糖激酶催化。6-磷酸葡萄糖在磷酸葡萄糖变位酶作用下转变为 1-磷酸葡萄糖,后者在尿苷二磷酸葡萄糖焦磷酸化酶催化下生成 UDPG。UDPG

是活性葡萄糖,是糖原合成时葡萄糖的供体。反应可逆,但由于焦磷酸随即被焦磷酸酶水解,所以实际上是单向反应。

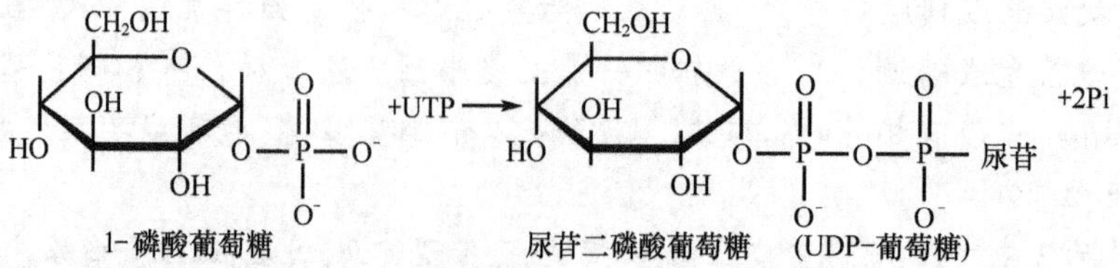

1-磷酸葡萄糖　　　　　　　　　　尿苷二磷酸葡萄糖　(UDP-葡萄糖)

(二) 糖原分子上葡萄糖单位的添加

催化这个反应的酶是糖原合酶(glycogen synthase),该酶是糖原合成的限速酶。糖原合成时需要引物,游离葡萄糖不能作为 UDPG 的葡萄糖基的接受体。所谓糖原引物是指细胞内原有的较小的糖原分子。UDP-GLc 在糖原合成过程中充当葡萄糖的供体,糖原引物为 UDP-GLc 的葡萄糖基的接受体。糖原合酶将 UDPG 的葡萄糖基转移给糖原引物的非还原末端葡萄糖残基上的 C^4 羟基,形成 α-1,4 糖苷键,使糖原分子延长 1 个葡萄糖单位。糖原合酶只能催化形成 α-1,4 糖苷键,产生直链淀粉,不能形成 α-1,6 糖苷键。要合成分枝链,尚要另外的酶。

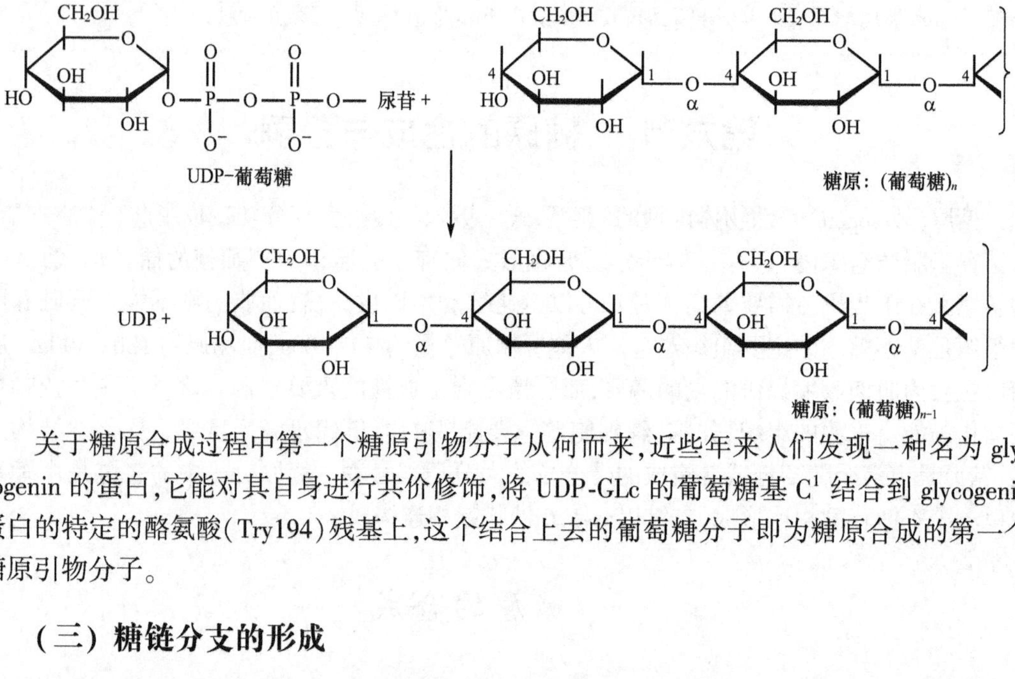

UDP-葡萄糖　　　　　　　　　　　　　糖原:(葡萄糖)$_n$

糖原:(葡萄糖)$_{n-1}$

关于糖原合成过程中第一个糖原引物分子从何而来,近些年来人们发现一种名为 glycogenin 的蛋白,它能对其自身进行共价修饰,将 UDP-GLc 的葡萄糖基 C^1 结合到 glycogenin 蛋白的特定的酪氨酸(Try194)残基上,这个结合上去的葡萄糖分子即为糖原合成的第一个糖原引物分子。

(三) 糖链分支的形成

糖链的延长是有限的。在糖原合酶的作用下,糖链可延长到 12~18 个葡萄糖残基,这时分支酶(branching enzyme)可将一段约 7 个葡萄糖基的糖链转移至邻近糖链上,以 α-1,6 糖苷键连接,形成分支。分支的形成可增加非还原端的数目,有利于糖原磷酸化酶的作用而分解糖原。同时,多分支可增加水溶性,有利于储存。

糖原合成是一个耗能的过程(图6-13)。每增加一个葡萄糖单位需消耗 2 个 ATP。UTP 中的高能磷酸键可由 ATP 转移而来。

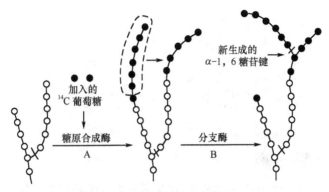

图 6-13 糖原分支的产生

二、糖原的分解

糖原分解通常是指肝糖原分解为游离葡萄糖的过程。肌糖原在肌肉中 ATP 缺乏时可转变为 6-磷酸葡萄糖,从而进入酵解途径,但肌肉中缺乏 6-磷酸葡萄糖磷酸酶,故肌糖原不能分解成游离的葡萄糖。当血糖浓度降低时,肝糖原转变成的 6-磷酸葡萄糖可被肝中 6-磷酸葡萄糖磷酸酶催化水解为葡萄糖,释放至血液中。糖原的分解从糖链的非还原端开始,整个过程分为以下 4 个步骤。

(一) 糖原磷酸解为 1-磷酸葡萄糖

1. 糖原磷酸化酶(glycogen phosphorylase) 从糖原的非还原端分解下一个葡萄糖基,生成 1-磷酸葡萄糖和比原先少了 1 个葡萄糖基的糖原。糖原磷酸化酶只能作用于 α-1,4 糖苷键,不能作用于 α-1,6 糖苷键。它是糖原分解途径的关键酶。由于是磷酸解生成 1-磷酸葡萄糖而不是水解成游离葡萄糖,自由能变动较小,反应是可逆的。但是在细胞内由于无机磷酸盐浓度约为 1-磷酸葡萄糖的 100 倍,所以实际上反应只能向糖原分解方向进行。

$$\text{糖原}(n+1) \xrightarrow{\text{Pi}} \text{糖原}(n) + \text{1-磷酸葡萄糖}$$

2. 1-磷酸葡萄糖转变为 6-磷酸葡萄糖 催化这个反应的是磷酸葡萄糖变位酶。在细胞内的条件下,这个反应接近平衡,即这酶在糖原分解和合成反应上都起作用。

1-磷酸葡萄糖 ⇌ 6-磷酸葡萄糖

3. 6-磷酸葡萄糖转变为葡萄糖 反应由葡萄糖-6-磷酸酶(glucose 6 - phosphatase)催化。葡萄糖-6-磷酸酶只存在于肝、肾中,而不存在于肌肉中。所以只有肝糖原可被利用以维持血糖;而肌糖原只能进入糖酵解或有氧氧化等途径,在该细胞范围内进行代谢。

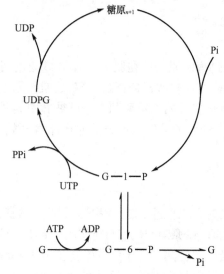

6-磷酸葡萄糖　　　　　　　葡萄糖

（二）糖原侧链的水解

糖原磷酸化酶只作用于 α-1,4 糖苷键,催化葡萄糖基的磷酸解。糖链的缩短是有限的。当糖链缩短至距离分支点(即 α-1,6 糖苷键)4 个葡萄糖残基时,由于位阻原因,磷酸化酶无法再起作用,这时需有脱支酶(debranching enzyme)的参与才可将其完全分解。

脱支酶具有双重酶活性——葡萄糖转移酶和 α-1,6 葡萄糖苷酶。当糖链缩短至距分支点 4 个葡萄糖残基时,脱枝酶的葡萄糖转移酶活性将 3 个葡萄糖基转移到酶蛋白上,再以 α-1,4 糖苷键与邻近的糖链末端相连,结果直链延长 3 个葡萄糖基,剩下一个葡萄糖残基与直链以 α-1,6 糖苷酶相连。在脱支酶的另一功能,即 α-1,6 葡萄糖苷酶活性催化下,这个葡萄糖基被水解脱下为游离的葡萄糖。在磷酸化酶与脱支酶的反复协同作用下,糖原可以完全被磷酸解和水解。一般情况,每磷酸解产生约 12 个 1-磷酸葡萄糖,可水解脱下 1 个游离的葡萄糖。

糖原合成与分解代谢总结如图 6-14:

图 6-14　糖原的合成与分解代谢

三、糖原合成与分解的调节

糖原的合成与分解不是简单的可逆反应,而是分别通过两条途径进行,这样就便于进行精细的调节。当糖原合成途径活跃时,分解途径则被抑制,这样才能有效地合成糖原;反之亦然。这种合成与分解循两条途径进行的现象,是生物体内的普遍规律。

糖原合成中的糖原合酶和糖原分解途径中的磷酸化酶都是催化不可逆反应的关键酶,分别是该二条代谢途径的关键调节点,受机体的精细调节。其活性决定不同途径代谢的速率,从而影响糖原代谢的方向。糖原合酶和磷酸化酶的活性调节通过别构调节和共价修饰调节两种方式调节。共价修饰调节是在激素的作用下进行的调节方式。

（一）糖原代谢的磷酸化调节

磷酸化酶和糖原合酶的活性均可被磷酸化或去磷酸化。两种酶磷酸化和去磷酸化的方式相似,但效果不同,磷酸化酶去磷酸化后活性降低,而糖原合酶的去磷酸化形式却是有较高活性的。这种调控方式,确保糖原分解与合成两个相互拮抗的途径可针对同一信号进行相应的调整,避免了由于两个途径同时进行而造成 ATP 的浪费。

　　如图 6-15 所示,磷酸化酶由两个相同亚基组成,有 a 型和 b 型两种活性形式。其所处的活性形式取决于酶蛋白上的第 14 位丝氨酸残基是否被磷酸化修饰。当其处于去磷酸化状态时,磷酸化酶处于活性很低的 b 型;磷酸化修饰后的磷酸化酶 a 型活性较强。磷酸化过程由磷酸化酶 b 激酶催化;而磷蛋白磷酸酶-1 催化酶蛋白去磷酸化。磷酸化酶 b 激酶酶蛋白上也有磷酸化位点,依其位点的状态(磷酸化/去磷酸化),激酶也可分为 2 种形式,其中去磷酸的磷酸化 b 激酶没有活性,在 cAMP 依赖蛋白激酶(cAMP-dependent protein kinaseS,亦称蛋白激酶 A)作用下可被转变为磷酸化的活性磷酸化酶 b 激酶。

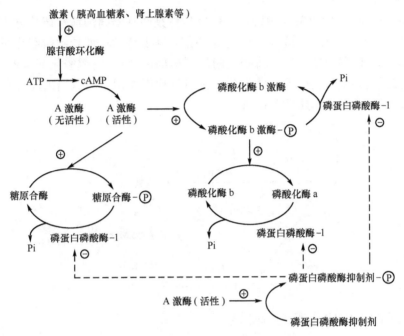

图 6-15　糖原代谢中磷酸化修饰的调节作用

　　糖原合酶是由同一种亚基组成的四聚体,每个亚基有 9 个可被磷酸化的丝氨酸残基。目前已发现 11 种不同的激酶可使之在 1 个或多个丝氨酸残基上磷酸化。糖原合酶也有两种活性形式,与糖原磷酸化酶相反,磷酸化的糖原合酶是无活性的 b 型,而脱磷酸的是有活性的 a 型。cAMP 依赖蛋白激酶可使有活性的糖原合酶 a 磷酸化成无活性的糖原合酶 b。这样,依赖 cAMP 的蛋白激酶可以同时对糖原合成和分解代谢两个途径进行调控,使代谢朝着一个方向进行。

　　cAMP 依赖蛋白激酶,活性受 cAMP 调节。它也有活性及无活性两种形式,当细胞内 cAMP 浓度升高,cAMP 作为酶的必需激活剂,与酶蛋白结合,蛋白酶 A 便处于其活性形式;相反,当细胞内 cAMP 浓度降低,蛋白酶 A 与 cAMP 分离,则处于无活性状态。ATP 在腺苷酸环化酶作用下生成 cAMP,而腺苷酸环化酶的活性受激素调节。这种通过一系列酶促反应将激素信号放大的连锁反应称为级联放大系统(cascade system),与酶含量的调节相比(一般以几小时或天计),反应快,效率高。其意义有二:一是放大效应;二是级联中各级反应都存在可以被调节的方式。例如:肾上腺素和胰高血糖素可通过 cAMP 连锁酶促反应调节糖原代谢并逐级放大。当血糖浓度降低和剧烈活动时,胰高血糖素和肾上腺素分泌增加。这两种激素与肝或肌肉等组织细胞膜受体结合,通过细胞膜上的 G 蛋白介导活化腺苷酸环化酶,使 cAMP 生成增加。而 cAMP 又使 cAMP 依赖蛋白激酶活化,活化的蛋白激酶一方面使有活性的糖原合成酶 a 磷酸化为无活性的糖原合成酶

b;另一面使无活性的磷酸化酶 b 激酶磷酸化为有活性的磷酸化酶 b 激酶,活化的磷酸化酶 b 激
酶进一步使无活性的糖原磷酸化酶 b 磷酸化为有活性的糖原磷酸化酶 a,最终结果是抑制糖原生
成,促进糖原分解。正常情况下,cAMP 在体内很快可被磷酸二酯酶水解成 AMP。

(二) 糖原合酶和磷酸化酶的别构调节

6-磷酸葡萄糖可激活糖原合成酶,刺激糖原合成,同时,抑制糖原磷酸化酶阻止糖原分
解。ATP 可别构抑制糖原磷酸化酶的活性,高浓度 AMP 可别构激活无活性的糖原磷酸化
酶 b,加速糖原分解。

值得一提的是,别构调节与酶的共价修饰虽然是两种不同的活性调节方式,但两者之
间往往有交叉。如 Ca^{2+} 可通过别构调节激活磷酸化酶 b 激酶进而导致磷酸化酶磷酸化,促
进糖原分解。此外,葡萄糖通过与磷酸化酶的别构部位结合,使磷酸化酶构象改变而暴露
出其磷酸化部位,并在磷蛋白磷酸酶催化下去磷酸化而失活。当血糖浓度升高时,可降低
肝糖原的分解,调节方式迅速见图 6-16。

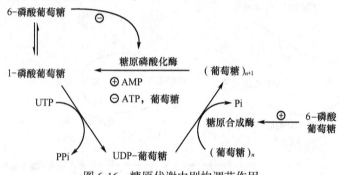

图 6-16　糖原代谢中别构调节作用

(三) 肌肉内糖原代谢的特殊性

肌肉内糖原代谢中两个关键酶的调节方式与肝糖原有所不同。这是因为肌糖原的生理功能
不同于肝糖原,肌糖原不能补充血糖,而仅仅是为肌肉活动提供能量。因此,在糖原分解代谢时,
肝主要受胰高糖素的调节,而肌肉主要受肾上腺素调节。肌肉内糖原合酶及磷酸化酶的变构效
应剂主要为 AMP、ATP 及 6-磷酸葡萄糖。AMP 可激活磷酸化酶 b,而 ATP、6-磷酸葡萄糖可抑制
磷酸化酶 a,并且对糖原合酶有激活作用,使肌糖原的合成与分解受细胞内能量状态的控制。当
肌收缩、ATP 被消耗时,AMP 浓度升高,而 6-磷酸葡萄糖水平较低,这就使得肌糖原分解加快,合
成被抑制。而当静息时,肌肉内 ATP 及 6-磷酸葡萄糖水平较高,有利于糖原合成。

Ca^{2+} 的升高可引起肌糖原分解增加。当神经冲动引起胞液内 Ca^{2+} 升高时,因为磷酸化
酶 b 激酶的 δ 亚基就是钙调蛋白(calmodulin),Ca^{2+} 与其结合,即可激活磷酸化酶 b 激酶,促
进磷酸化酶 b 磷酸化成磷酸化酶 a,加速糖原分解。这样,在神经冲动引起肌收缩的同时,
即加速糖原分解,以获得肌收缩所需能量。

糖原累积症

糖原累积症(glycogen storage disease)是一组由于遗传缺陷(如先天性缺乏与糖原代
谢有关酶类等)所致的糖原代谢障碍,最终使得糖原在组织中大量沉积而引发相应症状
的疾病。糖原代谢中不同酶的缺陷引起不同的病理反应。糖原累积症分为Ⅰ型～Ⅷ型,如Ⅰ
型出现出生后肝肿大、生长发育停滞、严重低血糖、酮症、高尿酸血症、高脂血症等。

第七节 糖 异 生

体内糖原的储备是有限的,正常成人每小时可由肝释出葡萄糖 210mg/kg 体重,如果没有补充,十多小时肝糖原即被耗尽。而事实上即使禁食 24 小时,血糖仍保持于正常范围内,长期饥饿时也仅略下降。这种情况下机体除减少周围组织对葡萄糖的利用外,主要还是依赖肝脏将其他非糖类物质转变成葡萄糖,以维持血糖稳定。这种从非糖化合物(乳酸、甘油、生糖氨基酸等)转变为葡萄糖或糖原的过程称为糖异生(gluconeogenesis)。糖异生的主要原料为主要有生糖氨基酸(包括甘氨酸、丙氨酸、苏氨酸、丝氨酸、天冬氨酸、谷氨酸、半胱氨酸、脯氨酸、精氨酸、组氨酸等)、有机酸(乳酸、丙酮酸及丙酸等)和甘油等。不同原料异生为糖的速度有所不同。正常情况下糖异生主要在肝脏中进行,肾糖异生能力只有肝的1/10。但是当长期饥饿和(或)机体出现酸中毒时,肾脏中的糖异生作用可大大增强,效率相当于同重量的肝组织。糖异生作用在人类和动物生命活动中具有重要的意义。对于那些以葡萄糖为首选供能的细胞和组织,如脑、红细胞、肾髓质、眼晶状体等,在空腹期间血糖浓度的维持完全依赖于糖异生作用。

一、糖异生的反应过程

(一) 糖异生途径

从丙酮酸生成葡萄糖的反应过程称为糖异生途径(gluconeogenic pathway)。从表面上看,糖异生途径似乎是糖酵解途径的逆向过程。但是葡萄糖经酵解途径分解生成丙酮酸时,$\Delta G^{0\prime}$ 为 -520 kJ/mol(-120 kcal/mol)。从热力学角度而言,由丙酮酸生成葡萄糖不可能完全循酵解途径逆行。主要的关键点在于糖酵解途径中己糖激酶、磷酸果糖激酶-1 和丙酮酸激酶三个限速酶催化的不可逆反应都有相当大的能量变化。这些反应的逆过程就需要吸收相等量的能量,因而构成糖异生途径的"能障"。要越过这三个能障,实现糖异生,必须由另外的酶来催化逆反应,并且消耗相当的能量。

1. 丙酮酸转变为磷酸烯醇式丙酮酸 在糖酵解途径中,磷酸烯醇式丙酮酸向丙酮酸的转化是由丙酮酸激酶催化的,产生 1 个 ATP;其逆向过程则由两步反应来完成,消耗 2 个高能键。

(1) 丙酮酸转变为草酰乙酸:催化反应的是丙酮酸羧化酶(pyruvate carboxylase),其辅酶为生物素。反应分二步,CO_2 先与生物素结合,需消耗 ATP;然后活化的 CO_2 再转移给丙酮酸生成草酰乙酸。

$$
\begin{array}{c}
CH_3 \\
|\\
C=O \\
|\\
COO^-
\end{array}
+ HCO_3^- + ATP \longrightarrow
\begin{array}{c}
CH_2COO^- \\
|\\
C=O \\
|\\
COO^-
\end{array}
+ ADP
$$

丙酮酸 草酰乙酸

(2) 草酰乙酸生成磷酸烯醇式丙酮酸的反应

$$
\begin{array}{c}
CH_2COO^- \\
|\\
C=O \\
|\\
COO^-
\end{array}
+ GTP \longrightarrow
\begin{array}{c}
CH_2 \qquad\quad O \\
\|\qquad\qquad\| \\
C-O-P-O^- \\
|\qquad\qquad| \\
COO^- \qquad O^-
\end{array}
+ CO_2 + GDP
$$

草酰乙酸 磷酸烯醇式丙酮酸

此反应由磷酸烯醇式丙酮酸羧激酶催化,草酰乙酸脱羧过程中需消耗一个高能磷酸键。由于丙酮酸羧化酶仅存在于线粒体内,胞液中的丙酮酸必须进入线粒体,才能羧化生成草酰乙酸,而磷酸烯醇式丙酮酸羧激酶在线粒体和胞液中都存在,因此草酰乙酸可在线粒体中直接转变为磷酸烯醇式丙酮酸再进入胞液中,也可在胞液中被转变为磷酸烯醇式丙酮酸。但是,草酰乙酸不能通过线粒体膜,需借助两种方式将其转运入胞液:一种是苹果酸穿梭作用。在苹果酸脱氢酶作用下,草酰乙酸被还原成苹果酸,然后通过线粒体膜进入胞液,再由胞液中苹果酸脱氢酶将苹果酸脱氢氧化为草酰乙酸而进入糖异生反应途径。在此过程中通过苹果酸的转运不仅将草酰乙酸带出线粒体膜,同时又从线粒体内带出一对氢原子,供 3-磷酸甘油醛脱氢酶利用。另一种方式是天冬氨酸穿梭作用。由谷草转氨酶催化,草酰乙酸生成天冬氨酸后再逸出线粒体。进入胞液中的天冬氨酸再经胞液中谷草转氨酶催化而恢复生成草酰乙酸。值得注意的是,草酰乙酸出线粒体的具体方式与糖异生的原料有关。以乳酸为原料进行糖异生时,乳酸在胞液中由乳酸脱氢酶催化转变为丙酮酸,并产生 $NADH+H^+$,在以后的反应中供氢。故乳酸脱氢产生的丙酮酸常在线粒体内生成草酰乙酸后,由天冬氨酸转运出线粒体。而以丙酮酸或能转变为丙酮酸的某些生糖氨基酸为原料进行糖异生时,要考虑到在 3-磷酸甘油醛脱氢酶催化 3-磷酸甘油酸转变为 3-磷酸甘油醛的反应中,需要 $NADH+H^+$。而正常情况下,胞液当中 $NADH+H^+$ 的含量十分低。所以草酰乙酸往往以苹果酸穿梭方式出线粒体。

2. 1,6-二磷酸果糖转变为 6-磷酸果糖   此反应由果糖二磷酸酶-1 催化脱去 C^1 上的磷酸基团。反应过程中可释放能量,易于进行,但不生成 ATP。

3. 6-磷酸葡萄糖水解为葡萄糖   酵解途径中第一步是己糖激酶催化的不可逆的葡萄糖磷酸化反应,其反向过程由葡萄糖-6-磷酸酶催化,同样,由于不生成 ATP,不是葡萄糖激酶的逆反应,热力学上是可行的。

在以上三个反应过程中,作用物的互变反应分别由不同的酶催化其单向反应,这种互变循环称之为底物循环(substrate cycle)。当两种酶活性相等时,则不能将代谢向前推进,结果仅是 ATP 分解释放出能量,成为无效循环。而在细胞内两酶活性不完全相等的情况下,可使代谢反应仅向一个方向进行。现将糖酵解与糖异生途径总结如图6-17。

(二) 乳酸循环

肌肉剧烈收缩(尤其是氧供应不足)时,通过糖酵解可产生大量的乳酸。肌肉内糖异生活性低,不能有效利用乳酸。所以乳酸往往通过细胞膜弥散进入血液,被运送至肝脏,在肝脏内异生为葡萄糖释放入血,再次被肌肉摄取,为肌肉收缩供能,这整个过程就构成了一个循环,称为乳酸循环(lactic acid cycle)或者 Cori 循环(Cori cycle)(图6-18)。乳酸循环的形成是由于肝脏和肌肉组织中不同的代谢特点所引起的。肌肉糖异生活性低,且没有葡萄糖-6-磷酸酶。肌肉内的乳酸既不能被利用,更不能代谢为游离的葡萄糖。而肝内糖异生活跃,有葡萄糖-6-磷酸酶可以水解 6-磷酸葡萄糖,释出游离的葡萄糖。总的来看,乳酸循环是一个耗能的过程,2 分子乳酸异生成葡萄糖需消耗 6 分子 ATP。乳酸循环的生理意义就在于既要避免损失乳酸,又要防止因乳酸堆积引起酸中毒。

类似地,肝具有很强的从丙氨酸异生成糖的作用,而肌肉也可将酵解产生的丙酮酸氨基化成为丙氨酸,或代谢其他氨基酸成为丙氨酸,然后释放到血液,运到肝进行糖异生,形成葡萄糖后再运回肌肉,形成葡萄糖-丙氨酸循环。

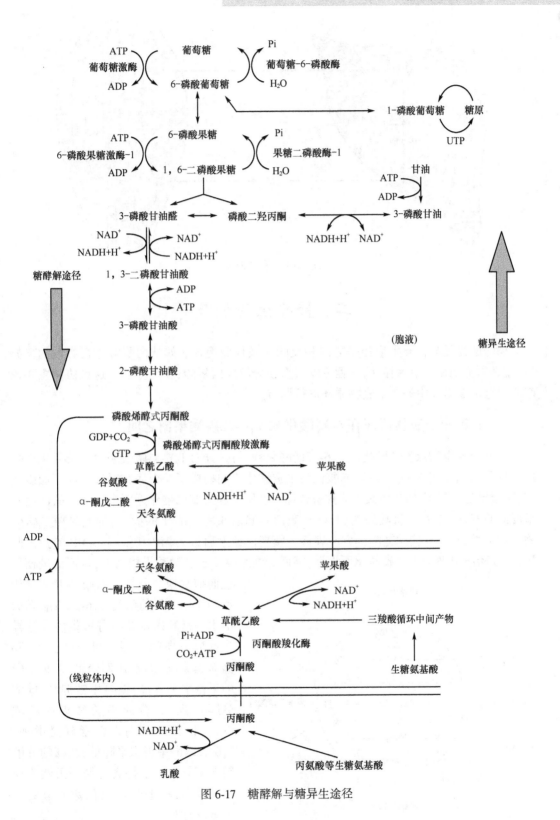

图 6-17　糖酵解与糖异生途径

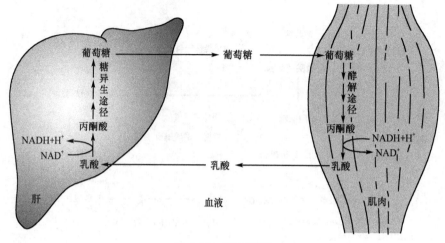

图 6-18　乳酸循环

二、糖异生的调节

糖酵解途径与糖异生途径是方向相反的两条代谢途径。如从丙酮酸进行有效的糖异生,就必须抑制糖酵解途径,防止葡萄糖又重新分解成丙酮酸;反之亦然。这种协调主要依赖于对这两条途径中的 2 个底物循环进行调节。

(一) 第一个底物循环在 6-磷酸化成 1,6-二磷酸果糖之间

一方面 6-磷酸果糖磷酸化成 1,6-二磷酸果糖;另一方面 1,6-二磷酸果糖去磷酸化而生成 6-磷酸果糖见图 6-19。这样,磷酸化与去磷酸化之间构成了一个底物循环。如不加以调节,净结果是消耗了 ATP 而又不能推进代谢。实际上在细胞内催化这两个反应酶的活性常呈反向的变化。2,6-二磷酸果糖和 AMP 激活 6-磷酸果糖激酶-1 的同时,抑制果糖二磷酸酶-1 的活性,在使反应向糖酵解方向进行。胰高血糖素通过 cAMP 和依赖 cAMP 的蛋白激酶,使 6-磷酸果糖激酶-2 磷酸化而失活,降低肝细胞内 2,6-二磷酸果糖水平,从而促进糖异生而抑制糖的分解。而胰岛素则有相反的作用。目前认为 2,6-二磷酸果糖的水平是肝内调节糖分解供能或糖异生反应方向的主要信号。进食后,胰高血糖素/胰岛素比例降低,2,6-二磷酸果糖水平升高,糖异生被抑制,糖的分解加强,为合成脂肪酸提供乙酰 CoA。饥饿时胰高血糖素分泌增加,2,6-二磷酸果糖水平降低,从糖的分解转向糖异生。维持底物循环虽然要损失一些 ATP,但却可使代谢调节更为灵敏、精细。

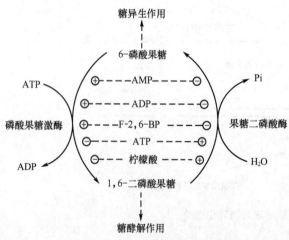

图 6-19　6-磷酸果糖与 1,6-二磷酸果糖之间的底物循环

（二）第二个底物循环在磷酸烯醇式丙酮酸之间

1,6-二磷酸果糖是丙酮酸激酶的变构激活剂,通过1,6-二磷酸果糖可将两个底物循环相联系和协调。胰高血糖素可抑制2,6-二磷酸果糖合成,从而减少1,6-二磷酸果糖的生成,这就可降低丙酮酸激酶的活性。胰高血糖素还通过 cAMP 使丙酮酸激酶磷酸化而失去活性,于是糖异生加强而糖酵解被抑制(图6-20)。

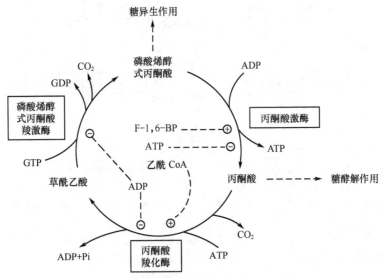

图 6-20　磷酸烯醇式丙酮酸与丙酮酸之间的底物循环

丙酮酸羧化酶必须有乙酰 CoA 存在才有活性,而乙酰 CoA 对丙酮酸脱氢酶复合体却有反馈抑制作用。例如饥饿时,脂肪动员,脂肪酸氧化产生大量乙酰 CoA。乙酰 CoA 在提供 ATP 的同时,促进了葡萄糖的合成。同时也促进了三羧酸循环,增加了柠檬酸的合成,而柠檬酸是酵解途径中 6-磷酸果糖激酶-1 的别构抑制剂,因而 1,6-二磷酸果糖浓度降低。1,6-二磷酸果糖是丙酮酸激酶的别构激活剂,所以糖酵解途径受抑制。同时,ATP 也可抑制 6-磷酸果糖激酶-1,并激活果糖二磷酸酶,抑制糖酵解,促进糖异生。这一方面抑制丙酮酸脱氢酶复合体,阻止丙酮酸继续氧化,一方面又激活丙酮酸羧化酶,使其转变为草酰乙酸,从而加速糖异生。

胰高血糖素可通过 cAMP 快速诱导磷酸烯醇式丙酮酸羧激酶基因的表达,增加酶的合成。胰岛素则显著降低磷酸烯醇式丙酮酸羧激酶 mRNA 水平,而且对 cAMP 有对抗作用。说明胰岛素对该酶有重要的调节作用。

激素对糖异生作用的调节对维持机体的稳态起着重要的作用。激素对糖异生的调节实际上也是调节糖异生和糖酵解这两个途径中的关键酶。同时,激素调节中很重要的一点就是通过调节脂肪动员的速度来控制进入肝代谢的脂肪酸流量。大量的脂肪酸进入肝脏并被氧化,产生大量的乙酰 CoA,也就促进了葡萄糖合成。胰高血糖素通过 cAMP 和蛋白激酶 A 促进脂肪组织分解脂肪,增加血浆脂肪酸,所以促进糖异生;而胰岛素的作用则正相反(具体细节请参见本书第8章脂类代谢)。另外,蛋白激酶 A 还可磷酸化丙酮酸激酶而使之失活,从而抑制糖酵解途径并刺激糖异生途径。并且,胰高血糖素通过 cAMP 促进双功能酶(6-磷酸果糖激酶-2/果糖 2,6-二磷酸酶)磷酸化,降低 2,6-二磷酸果糖的浓度而增多 6-磷酸果糖浓度。因而使糖异生途径加强而糖酵解途径减弱。而胰岛素的作用正与此相反。

胰高血糖素和胰岛素还可以通过诱导或阻遏糖异生和糖酵解途径的关键酶的合成来调节代谢。胰高血糖素/胰岛素比例高诱导大量磷酸烯醇式丙酮酸羧激酶、果糖二磷酸酶-1等糖异生酶合成而阻遏葡萄糖激酶和丙酮酸激酶的合成见图6-21。

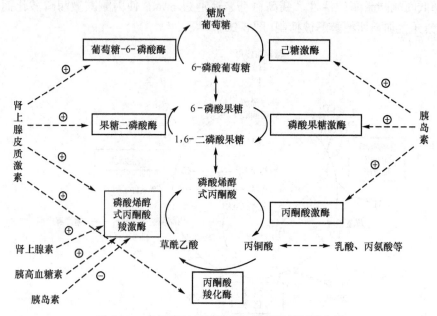

图 6-21　各激素对于糖异生与糖酵解的调节作用

三、糖异生的生理意义

（一）维持血糖浓度恒定

糖异生作用最主要的生理意义是在空腹或饥饿状态下保持血糖浓度的相对恒定。在不进食的情况下,血糖浓度靠肝糖原分解来维持。但肝糖原储备有限,仅能维持不到 12 小时。此后,机体主要靠糖异生来维持血糖浓度。正常成人的脑组织不能利用脂肪酸,主要依赖葡萄糖供给能量;红细胞没有线粒体,完全通过糖酵解获得能量;骨髓、神经等组织由于代谢活跃,经常进行糖酵解。这样,即使在饥饿状况下,机体也需消耗一定量的糖,以维持生命活动。此时这些糖全部依赖糖异生生成。即使禁食数周,由于糖异生作用,血糖浓度仍可保持在 3.40mmol/L 左右。乳酸来自肌糖原分解。肌肉内糖异生活性低,生成的乳酸不能在肌内重新合成糖,经血液转运至肝后异生成糖。这部分糖异生主要与运动强度有关。而在饥饿时,糖异生的原料主要为氨基酸和甘油。饥饿早期,随着脂肪组织中脂肪的分解加速,运送至肝的甘油增多,每天约可生成 10~15g 葡萄糖。但糖异生的主要原料为氨基酸。肌肉的蛋白质分解成氨基酸后以丙氨酸和谷氨酰胺形式运行至肝,每天约生成90~120g 葡萄糖,约需分解 180~200g 蛋白质。长期饥饿时每天消耗这么多蛋白质是无法维持生命的。经过适应,脑每天消耗的葡萄糖可减少,其余依赖酮体供能。这时甘油仍可异生提供约 20g 葡萄糖,所以每天消耗的蛋白质可减少至 35g 左右。

（二）肝糖原的补充与代谢物的回收利用

糖异生是肝补充或恢复糖原储备的重要途径,这在饥饿后进食更为重要。长期以来,进食后肝糖原储备丰富的现象被认为是肝直接利用葡萄糖合成糖原的结果,但近年来发现并非如此。肝灌注和肝细胞培养实验表明:只有当葡萄糖浓度达 12 mmol/L 以上时,才观察到肝细胞摄取葡萄糖。这样高的浓度在体内是很难达到的。即使在消化吸收期,门静脉内葡萄糖浓度也仅为 8 mmol/L。其原因被认为是由于葡萄糖激酶的 K_m 太高,肝摄取葡萄糖能力低。葡萄糖激酶活性是决定肝细胞摄取、利用葡萄糖的主要因素。另一方面,如在灌注液中加入一些可异生成糖原的甘油、谷氨酸、丙酮酸、乳酸,则肝糖原迅速增加。以同位素标记不同碳原子的葡萄糖输入动物后,分析其肝糖原中葡萄糖标记的情况,结果表明:摄入的相当一部分葡萄糖先分解成丙酮酸、乳酸等三碳化合物,后者再异生成糖原。这既是解释了肝摄取葡萄糖的能力低但仍可合成糖原,又可解释为什么进食 2~3 小时内,肝仍要保持较高的糖异生活性。合成糖原的这条途径称为三碳途径,也有学者称之为间接途径。相应地葡萄糖经 UDPG 合成糖原的过程称为直接途径。

肌肉糖酵解生成的大量乳酸可经乳酸循环到肝脏再合成肝糖原和葡萄糖,不仅回收了乳酸,防止乳酸酸中毒的发生,而且有利于回收乳酸分子中的能量,更新肌糖原。由酵解产物丙酮酸转变而来的丙氨酸及其他氨基酸代谢而来的丙氨酸,可经葡萄糖-丙氨酸循环运输到肝进行糖异生,这可能是氨基酸代谢的一条重要途径。

（三）调节机体酸碱平衡

长期禁食后,酮体生成增加造成代谢性酸中毒,体液 pH 降低,促进了肾小管中磷酸烯醇式丙酮酸羧激酶的合成,使糖异生加强。当肾脏中 α-酮戊二酸经草酰乙酸而加速成糖后,可因 α-酮戊二酸的减少而促进谷氨酰胺脱氨成谷氨酸以及谷氨酸的脱氨,肾小管细胞将 NH_3 分泌入管腔中,与原尿中 H^+ 结合,降低原尿 H^+ 的浓度,有利于排氢保钠作用的进行,对于防止酸中毒有重要作用。除此之外,乳酸循环也可以帮助清除由于肌肉剧烈收缩而引发的局部组织过多的乳酸。

第八节　血糖水平的调节与异常

一、血糖水平的调节

血液中的葡萄糖称为血糖。某些组织,如大脑、红细胞等几乎完全靠葡萄糖供能,血糖供应不足,相应功能就会受损。因此,血糖浓度的相对恒定,对于保证组织器官特别是脑组织的正常生理活动具有重要的意义。正常情况下,人体血糖在一个较为恒定的范围内,随进食、活动等情况稍有波动。通常正常人空腹血糖维持在 3.9~5.6 mmol/L 范围。然而,血糖之所以能维持恒定,和机体内灵敏而高效的调节机制息息相关。需要说明的是,糖代谢的调节不是孤立的,它还涉及脂肪及氨基酸的代谢。血糖水平保持恒定是糖、脂肪、氨基酸三大营养物质代谢相互协调的结果;也是肝、肌肉、脂肪组织等各器官组织代谢相互协调的结果。例如,消化吸收期间,自肠道吸收大量葡萄糖,此时肝内糖原合成加强(包括UDPG途径和三碳途径)而分解减弱。肌糖原合成和糖的氧化亦加强。肝、脂肪组织加速将糖转变为脂肪。从肌肉蛋白质分解来的氨基酸的糖异生则减弱。因而血糖仅暂时上升并且很快恢复正常。长跑者经长达2小时多的比赛,其肝糖原本应早已耗尽,但血糖水平仍保持在正常范围。此时肌内能量主要来自脂肪酸,而糖异生来的葡萄糖保持血糖于较低水平。长期饥饿时,血糖虽低,仍保持在正常范围。这时,血糖来自肌肉蛋白质降解来的氨基酸,其次为甘油,以保证脑组织的需要,而其他组织的能量来源则为脂肪酸及酮体,它们摄取葡萄糖被抑制。甚至脑组织的能量需求,一部分也是由酮体供应。这样的结果,血糖仍可维持于低水平。机体的各种代谢以及各器官之间能这样精确协调,以适应能量、"燃料"供求的变化,主要依靠整体激素水平的调节。而代谢过程中各大关键酶总体活性的调节是最基本的调节方式和基础,也是整体激素水平调节的最终落脚点。各种激素的详细作用已在第五章介绍过,下面把几种常见调节血糖水平激素的作用机制总结于表6-2。

表6-2　激素对血糖水平的调节

激　　素	作用机制
降血糖激素	(1) 促进肌肉、脂肪细胞载体转运葡萄糖入细胞内
胰岛素	(2) 通过抑制蛋白激酶促进糖原合成,抑制糖原分解
	(3) 减少脂肪组织动员脂肪酸,促进糖有氧氧化
	(4) 间接激活丙酮酸脱氢酶,加速丙酮酸氧化脱羧
	(5) 抑制肝内糖异生
升血糖激素	(1) 通过激活蛋白激酶促进肝糖原分解
胰高血糖素	(2) 减少糖类利用
	(3) 加速糖异生
	(4) 加速脂肪动员
肾上腺素	促进肝糖原和肌糖原分解
糖皮质激素	(1) 抑制肝外组织摄取葡萄糖
	(2) 促进糖异生
生长激素	抗胰岛素的作用

二、血糖水平的异常

在神经、激素等的调节下,糖代谢的各条途径相互协调,保证了血糖浓度处于相对恒稳的状态,使机体的各个组织和细胞得以顺利完成各种生命活动。许多疾病可以影响糖代谢,造成糖代谢障碍。神经系统疾患、内分泌失调、肝肾功能障碍以及酶和受体的缺陷等,均可引起糖代谢的失调。糖代谢障碍常表现为高血糖、糖尿或低血糖。

案例 6-2

患者,女,60岁,已婚。于3个月前开始自觉口渴、多饮,每日饮水量多达2暖瓶(约4000ml),多尿,每日十余次,每次尿量均较多。无尿急、尿痛或血尿,昼夜尿量无明显差异。无明显多食,日进食约400~500g,无饥饿感。当时未引起重视。近1个月以来,上述症状加重,并出现明显消瘦,体重较之前减轻10kg,伴有乏力,不能正常从事工作。

体格检查:体温 36.5℃,脉搏 79 次/分,呼吸 19 次/分,血压 120/80mmHg。一般状态尚可,神志清楚,消瘦体质,自动体位。皮肤弹性一般,双眼球无突出或凹陷,双侧眼睑无水肿。甲状腺未触及。双肺呼吸音清,心率 79 次/分,律齐,未听到病理性杂音。腹软,无压痛,肝脾未触及,移动性浊音(-)。双肾区无叩击痛。双下肢无水肿。

实验室检查:尿常规:糖(+),酮体(-),蛋白(-),隐血(-),尿相对比重 1.020。尿沉渣镜检白细胞(WBC)2~3 个/HP。空腹血糖 7.0mmol/L。

问题讨论:

1. 初步考虑该患者患何种疾病?其诊断依据有哪些?

2. 为了进一步确诊还应做哪些检查?

3. 出现糖尿病典型症状的机制是什么?

(一) 高血糖和糖尿病

空腹时血糖浓度高于 6.0mmol/L(130mg%)称为高血糖(hyperglycemia)。如果血糖值超过肾糖阈值 8.89~10.00mmol/L,尿中还可出现糖。持续性高血糖和糖尿,特别是空腹血糖和糖耐量曲线高于正常范围,就属于糖尿病(diabetes)。

糖尿病的糖尿是病理性糖尿,其主要症状是高血糖,常伴多尿症。糖尿病的病因至今尚未完全阐明,临床上将此病分为 1 型糖尿病和 2 型糖尿病两类。1 型又称为胰岛素依赖型糖尿病,被认为是由于自身免疫破坏了胰岛中的 B 细胞,引起胰岛素分泌不足所致。1 型糖尿病与遗传有关。2 型又称为非胰岛素依赖型糖尿病,往往在 40 岁以后才发病,故也称为成年发作性糖尿病,也与遗传有关。2 型糖尿病患者血液中的胰岛素水平并不低,甚至高于正常水平,主要是胰岛素受体缺乏或者说产生胰岛素抵抗。在病理学上糖尿病是可表现为不同类型和不同程度的一类较为复杂的疾病。从实验糖尿病动物研究认为体内糖代谢紊乱首先是葡萄糖转运受阻,同时糖异生作用加强,以及由乙酰辅酶 A 合成脂肪下降。糖尿病动物除脑组织外,较少利用葡萄糖的氧化作为能源,这样造成细胞内能量供应不足,患者常有饥饿感而多食;多食又进一步使血糖来源增多,使血糖含量更加升高,血糖含量超过肾糖阈时,葡萄糖通过肾从尿中大量排出而出现糖尿,随着糖的大量排出,必然带走大量水分,因而引起多尿;体内因失水过多,血液浓缩,渗透压增高,引起口渴,因而多饮;由于糖氧化供能发生障碍,导致体内脂肪及蛋白质分解加强,使身体逐渐消瘦,体重减轻。因此有糖尿病的所谓"三多一少"(多食、多饮、多尿及体重减少)的症状,严重的糖尿病人还出现酮血症及酸中毒。

除上述糖尿病所引起的高血糖和糖尿外,有些慢性肾炎、肾病综合征等引起肾小管对糖重吸收功能降低的人,肾糖阈比正常人低,即使血糖含量在正常范围,也可出现糖尿,称肾性糖尿。生理性高血糖或糖尿可因情绪激动、交感神经兴奋及肾上腺素分泌增加,导致肝糖原大量分解所致。因此,临床上遇到高血糖或糖尿现象时,须全面检查,综合分析,才能得出正确的诊断结论。临床上常需做一些系列生化检查以辅助诊断,常选用葡萄糖耐量实验。

所谓葡萄糖耐量(glucose tolerance)或耐糖现象是指人体对摄入的葡萄糖具有较大耐受能力的这种现象,所以正常人体内血糖水平不会出现大的波动和持续升高。医学上对病人作糖耐量试验可以帮助诊断某些与糖代谢障碍相关的疾病。葡萄糖耐量实验是先测被检查者早晨空腹时的血糖含量,然后一次进食葡萄糖 100g,每隔 30 分钟测定一次血糖含量,以时间为横坐标,血糖含量为纵坐标,绘成曲线,称为糖耐量曲线。

案例分析 6-2

糖尿病是由胰岛素绝对或相对缺乏或胰岛素抵抗所致的一组糖、脂类以及蛋白质代谢紊乱综合征。其以高血糖为特征,根据其病因目前主要分 1 型、2 型、其他特异型糖尿病和妊娠期糖尿病。其典型的症状是"三多一少"即多饮、多尿、多食、体重减少,但许多软症或是 2 型糖尿病患者早期常无明显症状,而在普查、健康检查中偶然发现,有些患者甚至以各种急性或慢性并发症而就诊。1997 年 WHO 提出了新的糖尿病诊断标准:随机(一天中任意时间)血糖大于或等于 11.1mmol/L 或者空腹(至少禁食 8 小时)血糖大于或等于 7.0mmol/L,或者 OGTT 2 小时血糖大于或等于 11.1mmol/L。而且上述指标应在另一日重复监测才能被证实。

本病例初步诊断为糖尿病,诊断依据是:1.具有糖尿病"三多一少"典型症状;2.实验室检查:空腹血糖 7.0mmol/L,且尿糖(+)。

由于该患者空腹血糖刚好处于 WHO 诊断标准下限,为了确定诊断还需改日复查,并做 OGTT 或餐后 2 小时血糖。预计该患者在 OGTT 中 2 小时血糖或餐后 2 小时血糖可达到或者超过 11.1mmol/L。

"三多一少"是糖尿病的典型症状。多尿,是由于血糖升高,经肾小球滤出的葡萄糖不能完全被肾小管重吸收,形成渗透性利尿。尿糖越高,尿量越多,日尿量可达5000~10 000ml。多饮是由于多尿,水分丢失过多,发生在细胞内脱水而加重高血糖,使血浆渗透压明显升高,刺激口渴中枢而引发。多饮可进一步加重多尿。多食的机制目前还不十分清楚,多数倾向认为是葡萄糖利用率过低导致。糖尿病患者尽管食欲和食量正常,甚至增加,但却体重下降,主要是由于机体不能充分利用葡萄糖而引发脂类、蛋白质过度分解,消耗过多。

在生理情况下也会出现高血糖和糖尿,如情绪激动时交感神经兴奋,使肾上腺素分泌增加,肝糖原分解,血糖浓度上升而出现糖尿。一次食入大量的糖或静脉点滴葡萄糖速度过快,也会引起糖尿。但上述高血糖和糖尿都是暂时的。病理性高血糖,血糖和糖尿持续性增高,特别是空腹血糖和糖耐量曲线高于正常范围,主要见于糖尿病。糖尿病是由于遗传缺陷导致的胰岛素相对或绝对不足而引起的代谢性疾病。某些慢性肾炎、肾病综合征等引起肾小管对糖的重吸收障碍而出现糖尿,但血糖及糖耐量曲线均正常。

(二) 低血糖症

空腹血糖浓度低于 2.8mmol/L 称为低血糖(hypoglycemia)。低血糖首先影响脑的正常功能,表现出因低血糖刺激而引起的交感神经兴奋和肾上腺素分泌增加的症状,如脸色苍白、心慌、多汗、头晕、手颤等;严重时会出现低血糖休克,如不及时给病人静脉注入葡萄糖液,就会死亡。因为脑细胞所需要的能量主要来自葡萄糖的氧化,当血糖含量降低时,就会影响脑细胞的机能活性而导致脑功能障碍。

低血糖症多见于胰岛 B 细胞增多或癌症胰岛素分泌增多,或治疗时应用胰岛素过量,和某些对抗胰岛素的激素分泌减少以及长期不能进食或严重肝疾病患者。

脑组织对低血糖比较敏感,因为脑组织功能活动所需的能量主要来自糖的氧化,但脑组织含糖原极少,需要不断从血液中提取葡萄糖氧化供能。当血糖浓度过低时,脑组织因缺乏能源而导致功能障碍,出现头昏、心悸、饥饿感及出冷汗等。若血糖浓度继续下降低于 2.52mmol/L(45mg%),就会严重影响大脑的功能,出现惊厥和昏迷,一般称为"低血糖昏迷"或"低血糖休克"。临床上遇到这种情况时,只需及时给病人静脉注入葡萄糖溶液,症状就会得到缓解。引起低血糖的因素有:①胰性(胰岛 B 细胞机能亢进、胰岛 A 细胞机能低下等);②肝性(肝癌、糖原病等);③内分泌异常(垂体机能低下,肾上腺皮质机能低下等);④肿瘤(胃癌)等;⑤饥饿或不能进食等。

小　结

糖类是自然界一类重要的含碳化合物,它在人体生命活动中的主要作用是提供能源和碳源,同时也是组织和细胞结构的重要组成成分。

在糖的代谢中,葡萄糖占据中心的地位。本章节主要讨论葡萄糖在体内的代谢过程,它包括分解代谢和合成代谢。糖的分解代谢途径主要包括糖的无氧分解、有氧氧化和磷酸戊糖途径三条。

在缺氧情况下,由葡萄糖生成乳酸的过程称之为糖酵解。此过程是在胞浆中进行的。糖酵解的代谢可分为两个阶段:第一阶段是由葡萄糖分解成丙酮酸的过程,称之为糖酵解途径;第二阶段为丙酮酸转变成乳酸的过程。糖酵解的反应全部在胞浆中进行,终产物为乳酸。糖酵解中大多数反应是可逆的,己糖激酶(葡萄糖激酶)、6-磷酸果糖激酶-1 和丙酮酸激酶是糖酵解的关键酶,其中 6-磷酸果糖激酶-1 最为重要。整个酵解过程中,一分子葡萄糖经糖酵解可净产生 2 分子 ATP。糖酵解的生理意义在于能在特殊条件下迅速供能,这对肌收缩更为重要。另外,有少数组织即使在氧供应充足情况下,仍然依赖糖酵解供能。如神经、白细胞、骨髓、成熟红细胞等。

糖的有氧氧化是指葡萄糖在有氧条件下彻底氧化分解生成 CO_2 和 H_2O 的过程,是糖氧化供能的主要形式。糖的有氧氧化可分为三个阶段:葡萄糖分解为丙酮酸、丙酮酸进入线粒体生成乙酰 CoA 及三羧酸循环和氧化磷酸化过程。三羧酸循环是不可逆的,柠檬酸合酶、异柠檬酸脱氢酶及 α-酮戊二酸脱氢酶复合体为此途径的限速酶。三羧酸循环的生理意义在于它是糖、脂肪和蛋白质三大类营养物质在体内进行氧化分解的最终代谢通路,糖、脂肪、氨基酸在体内进行生物氧化都将产生乙酰 CoA,然后进入三羧酸循环进行降解;同时也是三大营养物质之间相互转变的联合枢纽。一分子葡萄糖经有氧氧化途径可净产生 30 或 32 分子 ATP。

磷酸戊糖途径在胞浆中进行,其关键酶为 6-磷酸葡萄糖脱氢酶(辅酶为 $NADP^+$)。该途径的重要意义在于为机体提供 5-磷酸核糖和 NADPH,前者是合成核苷酸的重要原料,后者作为供氢体参与多种代谢反应。

糖原是体内糖的储存形式,由葡萄糖经活化为 UDPG 再合成糖原是糖原合成的主要途径。肝和肌肉是糖原的主要储存组织。肌糖原主要供肌肉收缩时能量的需要,肝糖原则是血糖的重要来源。糖原分解习惯指肝糖原分解生成葡萄糖的过程,这是血糖的重要来源之一。肌糖原不能分解成葡萄糖,它能进行糖酵解或有氧氧化。糖原合成与分解的关键酶分别是糖原合酶和磷酸化酶。

糖异生是指由非糖化合物(如乳酸、甘油、生糖氨基酸等)转变为葡萄糖或糖原的过程。糖异生的主要器官是肝,其次为肾。糖异生与糖酵解途径的多数反应是共有的可逆反应,但对糖酵解中的 3 个不可逆反应在糖异生中必须由另外的酶催化的反应来替代。这些酶为丙酮酸羧激酶、磷酸烯醇式丙酮酸激酶、果糖二磷酸酶和葡萄糖-6-磷酸酶。糖异生的生理意义主要是维持血糖水平的恒定、补充肝糖原和调节酸碱平衡。

血糖是指血液中的葡萄糖,其正常水平较恒定,一般为 3.9~5.6 mmol/L 之间,这是血糖的来源与去路保持动态平衡的结果。血糖的主要来源有:①食物经消化吸收;②肝糖原分解;③由非糖物质转变而来。血糖的去路主要有:①氧化供能;②合成糖原;③转变成其他糖及糖衍生物;④转变为非糖物质,如脂肪、非必需氨基酸等;⑤当血糖浓度超过肾糖阈时由尿排出血糖。胰岛素是体内唯一的降低血糖的激素,也是唯一同时促进糖原、脂肪、蛋白质合成的激素。胰高血糖素是体内主要升高血糖的激素。胰岛素和胰高血糖素是调节血糖、实际上也是调节三大营养物代谢最主要的两种激素。至于血糖水平的异常情况,引发的原因往往是多种多样的,既可以是生理性的也可以是病理性的。在临床上多以糖耐量试验作为辅助诊断的手段,来考察患者体内对于糖代谢的调节能力是否出现异常。

（胡晓鹃　揭克敏）

第 7 章 生 物 氧 化

第一节 概　　述

一切生物都依靠能量维持生存,生物体所需的能量大都来源于体内糖、脂肪、蛋白质等有机物的氧化。生物体内的氧化和生物体外的燃烧在化学本质上虽然最终产物都是水和 CO_2,所释放的能量也完全相等,但二者所进行的方式却大不相同。糖、脂肪、蛋白质在生物体内彻底氧化之前,都先经过分解代谢,在不同底物的分解过程中都伴有脱氢过程和辅酶 NAD^+ 或 FAD 的还原。这些还原型辅酶,在最终将电子传递给氧时,都经历了一段相同的过程,即生物氧化过程,人们把糖、脂肪、蛋白质等有机物分子在体内氧化分解成 CO_2 和 H_2O,并释放出能量的过程称为生物氧化(biological oxidation)。生物氧化实际上是需氧细胞呼吸作用中的一系列氧化还原反应。由于是在细胞或组织中发生的,所以又称为细胞氧化或细胞呼吸,有时也称为组织呼吸。

一、生物氧化的方式和特点

(一) 生物氧化的方式

生物氧化包括氧化和还原两个过程。凡发生失电子、脱氢或加氧的反应,称为氧化;相反,得电子、加氢或脱氧称为还原。体内氧化最常见的方式是脱电子及脱氢。

1. 脱电子反应 原子或离子在反应中失去电子,例如,细胞色素(cytochrome,Cyt)中的铁离子为 Fe^{2+},脱电子后由 Fe^{2+} 变为 Fe^{3+},Fe^{3+} 加电子则变为 Fe^{2+}。

$$Cyt\text{-}Fe^{2+} \xrightleftharpoons[+e\,(还原)]{-e\,(氧化)} Cyt\text{-}Fe^{3+}$$

2. 脱氢反应 体内作用物脱氢主要有直接脱氢及加水脱氢两种方式。例如:乳酸在乳酸脱氢酶的作用下,生成丙酮酸,此为直接脱氢。而苯甲醛经醛化酶作用生成苯甲酸是加水脱氢。

直接脱氢

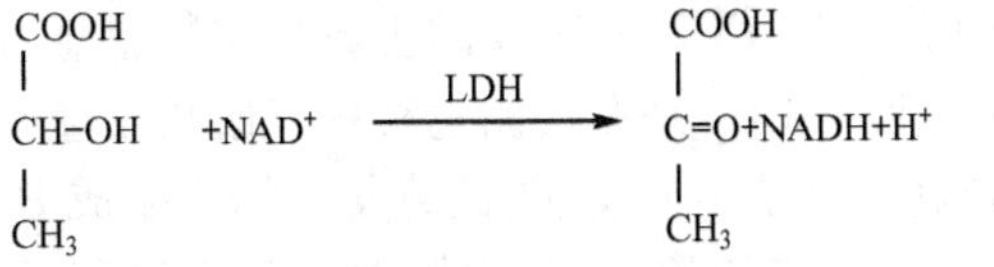

乳酸　　　　　　　　　　　　　丙酮酸

加水脱氢

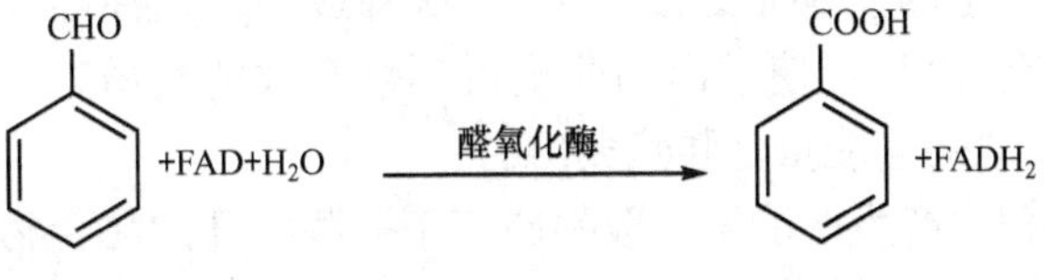

苯甲醛　　　　　　　　　　　　苯甲酸

由于体内并不存在游离的电子或氢原子,所以上述的氧化反应中脱下的电子或氢原子必然为另一物质所接受。这种接受电子或氢原子的物质称为受电子体或受氢体,而供给电子或氢原子的物质称为供电子或供氢体。也就是说氧化反应总是和还原反应偶联进行的,所以又称为氧化还原反应。

3. 加氧反应   物质分子中直接加入氧分子或氧原子,加氧反应包括单加氧反应及双加氧反应,如苯丙氨酸的分解代谢中包含一系列加氧反应。

$$苯丙氨酸 + [O] \xrightarrow{\text{苯丙氨酸羟化酶}} 酪氨酸$$

(二) 生物氧化的特点

生物氧化是发生在生物体内的氧化-还原反应,它具有自然界物质发生氧化-还原反应的共同特征,这主要表现在被氧化的物质总是失去电子,而被还原的物质总是得到电子,并且物质被氧化时,总伴随能量的释放。有机物在生物体内完全氧化和在体外燃烧而被彻底氧化,在化学本质上是相同的。例如 1.0 mol 的葡萄糖在体内氧化和在体外燃烧都是产生 CO_2 和 H_2O,放出的总能量都是 2867.5 kJ。这并不奇怪,因为氧化作用释放的能量等于这一物质所含化学能与其氧化产物所含的化学能差,放出的总能量的多少与该物质氧化的途径无关,只要在氧化后所生成的产物相同,放出的总能量必然相同。但是,由于生物氧化是在活细胞内进行的,故它与有机物在体外燃烧有许多不同之处,即生物氧化有它本身的特点(图 7-1):

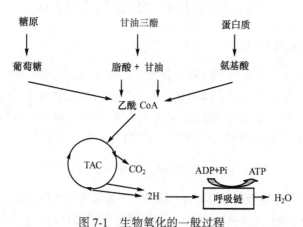

图 7-1   生物氧化的一般过程

(1)有机物在空气中燃烧时,CO_2 和 H_2O 的生成是空气中氧直接与碳、氢原子结合的产物。而有机物在细胞中氧化时,CO_2 是在代谢过程中经脱羧反应释放出来的,H_2O 的生成则是由底物脱氢,经一系列氢或电子传递反应,最终与氧结合生成 H_2O。

(2)生物氧化是在一系列酶的催化下、在恒温恒压下进行的反应,而有机分子在体外燃烧时需要高温。

(3)生物氧化所产生的能量是逐步发生、分次释放的。这种逐步分次的放能方式,不会引起体温的突然升高,而且可使放出的能量得到最有效的利用。与此相反,有机物在体外燃烧产生大量的光和热,且能量是骤然放出的。

(4)生物氧化过程中产生的能量一般都储存于一些特殊的化合物[主要是三磷酸腺苷(ATP)]中。电子由还原型辅酶传递到氧的过程中形成大量的 ATP,占全部生物氧化产生能量的绝大部分。例如,1 个葡萄糖分子氧化时生成 30 个 ATP 分子,其中 26 个是由还原型辅酶氧化得到的。

二、生物氧化的酶类

参与生物氧化的酶类主要是不需氧脱氢酶(如苹果酸脱氢酶)和细胞色素体系,其次为氧化酶、需氧脱氢酶和加氧酶。催化生物氧化反应的酶类都是结合酶,各种酶的酶蛋白不同,但不少酶的辅助因子相同。按作用特点一般将其分为五类:

(一) 氧化酶类

此类酶的辅基常含有铁、铜等金属离子,催化代谢物脱氢,并直接把氢交给氧分子生成 H_2O,如抗坏血酸氧化酶和细胞色素氧化酶等。

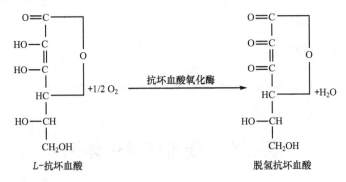

(二) 需氧脱氢酶

此类酶的辅基是黄素单核苷酸(FMN)或黄素腺嘌呤二核苷酸(FAD),故称黄素酶类。有些酶的辅基中还含钼、铁。它们催化代谢物脱氢,也直接把氢交给氧分子,但生成 H_2O_2。习惯上将此类酶也称为氧化酶,如黄嘌呤氧化酶等。

(三) 不需氧脱氢酶

此类酶是体内最重要的脱氢酶,它们催化代谢物脱氢,并把氢交给其辅助因子 NAD^+、$NADP^+$、FMN 或 FAD,如三羧酸循环中的各种脱氢酶等。电子转移酶类(细胞色素体系)也属于不需氧脱氢酶,催化代谢物脱电子,并把电子交给其辅酶(铁卟啉)中 Fe^{3+}。

三、生物氧化中二氧化碳的生成

生物氧化过程中 CO_2 的生成方式是有机酸的脱羧,而不是碳原子与 O_2 的直接结合。根据脱去 CO_2 的羧基位置不同,脱羧反应可分为 α-脱羧和 β-脱羧;根据脱羧是否伴有氧化(脱氢)反应,又可分为氧化脱羧和单纯脱羧。不同类型的脱羧反应有不同的脱羧酶所催化。

(一) α-单纯脱羧

如氨基酸脱羧生成胺。

$$R-CHNH_2-COOH \xrightarrow[\text{维生素B}_6]{\text{氨基酸脱羧酶}} RCH_2NH_2+CO_2$$

（二）β-单纯脱羧

如草酰乙酸脱羧生成丙酮酸。

$$\underset{\underset{COCOOH}{|}}{CH_2-COOH} \xrightleftharpoons[\text{丙酮酸羧化酶}]{\text{（脱羧酶）}} CH_3COCOOH+CO_2$$

（三）α-氧化脱羧

如丙酮酸氧化脱羧生成乙酰 CoA

$$CH_3COCOOH+NAD^++CoASH \xrightarrow{\text{丙酮酸脱氢酶复合体}} CH_3COSCoA+NADH+H^++CO_2$$

（四）β-氧化脱羧

如苹果酸脱羧生成丙酮酸。

$$\underset{\underset{CHOHCOOH}{|}}{CH_2COOH}+NADP^+ \xrightleftharpoons[]{\text{苹果酸酶}} CH_3COCOOH+NADPH+H^++CO_2$$

第二节　线粒体氧化体系

一、呼吸链的组成

（一）呼吸链的概念

位于线粒体内膜一组排列有序的递氢体和递电子体(酶与辅酶)构成的功能单位,代谢物脱下的成对氢原子(2H)通过多种酶和辅酶所催化的连锁反应逐步传递,最终与氧结合生成水。由于此过程与细胞呼吸有关,所以将此传递链称为呼吸链(respiratory chain)。在呼吸链中,酶和辅酶按一定顺序排列在线粒体内膜上。其中传递氢的酶或辅酶称之为递氢体,传递电子的酶或辅酶称之为电子传递体。不论递氢体还是电子传递体都起传递电子的作用, 所以呼吸链又称电子传递链(electron transfer chain)。

（二）呼吸链的组成

1. 呼吸链中的复合体　用胆酸、脱氧胆酸等反复处理线粒体内膜,得到了四种仍具有电子传递功能的复合体,分别为复合体Ⅰ、复合体Ⅱ、复合体Ⅲ、复合体Ⅳ(表7-1)。

表 7-1　人线粒体呼吸链复合体

复合体	酶名称	辅基	作用
复合体Ⅰ	NADH-泛醌还原酶	FMN, Fe-S	将电子从 NADH 传递给泛醌
复合体Ⅱ	琥珀酸-泛醌还原酶	FAD, Fe-S	将电子从琥珀酸传递给泛醌
复合体Ⅲ	泛醌-细胞色素 c 还原酶	Cyt $b562$,Cyt $b566$,Cyt $c1$,Fe-S	将电子从泛醌传递给 Cyt c
复合体Ⅳ	细胞色素 c 氧化酶	Cyt $aa3$,Cu^{2+}	将电子从 Cyt c 传递给 O$_2$

2. 呼吸链成分的排列顺序 呼吸链组分的排列顺序是根据以下的实验结果确定的：

（1）根据呼吸链各组分的标准氧化还原电位,由低到高的顺序排列(表7-2) 氧化-还原电位(E^0)的数值愈低,即负值越大,则该物质失去电子的倾向越大,越易成为还原剂而处于呼吸链的前面。呼吸链中 $NAD^+/NADH$ 的 E^0 最小,而 O_2/H_2O 的 E^0 最大,表明电子的传递方向是从 NAD^+ 到分子氧。

表 7-2 呼吸链中各种氧化还原对的标准氧化还原电位

氧化还原对	$E^{0'}(V)$	氧化还原对	$E^{0'}(V)$
$NAD^+/NADH+H^+$	−0.32	Cyt c_1 Fe^{3+}/Fe^{2+}	0.22
$FMN/FMNH_2$	−0.30	Cyt c Fe^{3+}/Fe^{2+}	0.25
$FAD/FADH_2$	−0.06	Cyt a Fe^{3+}/Fe^{2+}	0.29
Cyt b Fe^{3+}/Fe^{2+}	0.04(或0.10)	Cyt a_3 Fe^{3+}/Fe^{2+}	0.55
$Q10/Q10H_2$	0.07	$1/2O_2/H_2O$	0.82

（2）利用呼吸链特异的抑制剂阻断某一组分的电子传递,在体外将呼吸链拆开和重组,鉴定呼吸链的组成与排列。呼吸链每个组分的氧化和还原状态吸收光谱均不相同,故可根据吸收光谱的改变进行检测,可以推断出呼吸链各组分的排列顺序。在阻断部位以前的组分处于还原状态,后面组分处于氧化状态。

（3）利用呼吸链各组分特有的吸收光谱,以离体线粒体无氧时处于还原状态作为对照,缓慢给氧,观察各组分被氧化的顺序。测定表明:在呼吸链的 NAD^+ 一端,电子传递体的还原性最强;而在靠近氧一端,电子传递体(Cyt aa_3)几乎全部处于氧化状态。在呼吸链中间的电子传递体,按照从底物到氧的方向,氧化程度逐渐升高。这说明电子是沿着底物到氧的方向传递。

（4）在体外将呼吸链进行拆开和重组,鉴定它们的组成与排列。用胆酸、脱氧胆酸等反复处理线粒体内膜,可将呼吸链分离得到上述四种仍具有传递电子或氢的复合体(complex)。通过对各复合体组合不断地进行重组或拆分,分析各复合体之间相互续贯的关系。

由此得出:代谢物氧化后脱下的氢传递至氧的顺序为:从复合体Ⅰ或复合体Ⅱ开始,经泛醌到复合体Ⅲ,再经 Cyt c 到复合体Ⅳ,然后复合体Ⅳ从还原型细胞色素 c 转移电子到氧。最后活化了的氧与质子(活化了的氢)结合成水(如图7-2)。

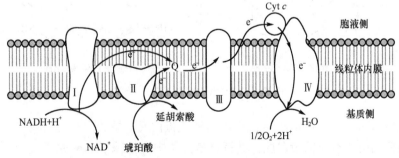

图 7-2 四种复合体在线粒体中的位置及电子传递方向

3. 呼吸链主要成分和作用 呼吸链电子传递体主要有:NAD^+、黄素蛋白、细胞色素、铁硫蛋白、辅酶 Q 等。

(1) 烟酰胺腺嘌呤二核苷酸(NAD$^+$)或称辅酶 I (Co I):NAD$^+$是多种不需氧脱氢酶的辅酶,是连接代谢物与呼吸链的重要环节。分子中除含烟酰胺(维生素 PP)外,还含有核糖、磷酸及一分子腺苷酸(AMP)。

NAD$^+$的主要功能是接受从代谢物上脱下的 2H(2H$^+$+2e)。在生理 PH 条件下,烟酰胺中的吡啶氮为五价氮,它能可逆地接受电子而成为三价氮,与氮对位的碳也较活泼,能可逆地加氢还原,故可将 NAD$^+$视为递氢体。反应时,NAD$^+$中的烟酰胺部分可接受一个氢原子及一个电子,尚有一个质子(H$^+$)留在介质中(图 7-3)。

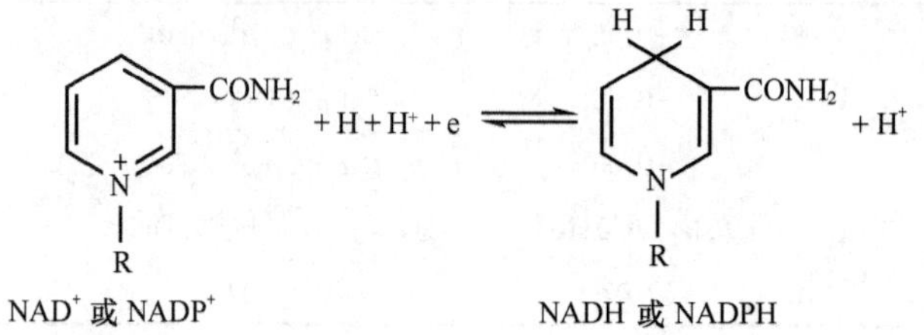

图 7-3　NAD$^+$或 NADP$^+$的作用机制

此外,亦有不少脱氢酶的辅酶为烟酰胺腺嘌呤二核苷酸磷酸(NADP$^+$),又称辅酶 II (Co II),它与 NAD$^+$不同之处是在腺苷酸部分中核糖的 2$'$ 位碳上羟基的氢被磷酸基取代而成。当此类酶催化代谢物脱氢后,其辅酶 NADP$^+$接受氢而被还原生成 NADPH+H$^+$,它须经吡啶核苷酸转氢酶(pyridine nucleotide transhydrogenase)作用将氢转移给 NAD$^+$,然后再经呼吸链传递。但 NADPH+H$^+$通常不直接参与呼吸链,一般是为合成代谢或羟化反应提供氢。

(2) 黄素蛋白(flavoproteins,FP):黄素蛋白种类很多,其辅基有两种,一种为黄素单核苷酸(flavin mononucleotide, FMN),另一种为黄素腺嘌呤二核苷酸(flavin adenine dinucleotide,FAD)。两者均含核黄素(维生素 B$_2$),此外 FMN 尚含一分子磷酸,而 FAD 则比 FMN 多含一分子腺苷酸(AMP)。

黄素蛋白是以 FMN 或 FAD 为辅基的不需氧脱氢酶。催化代谢物脱下的氢,由辅基 FMN 或 FAD 的异咯嗪环上的 1 位和 10 位两个氮原子接受,从而变成还原态的 FMNH$_2$ 或 FADH$_2$。所以 FMN 或 FAD 分子中的异咯嗪环部分发挥功能进行可逆的加氢脱氢反应如图 7-4。

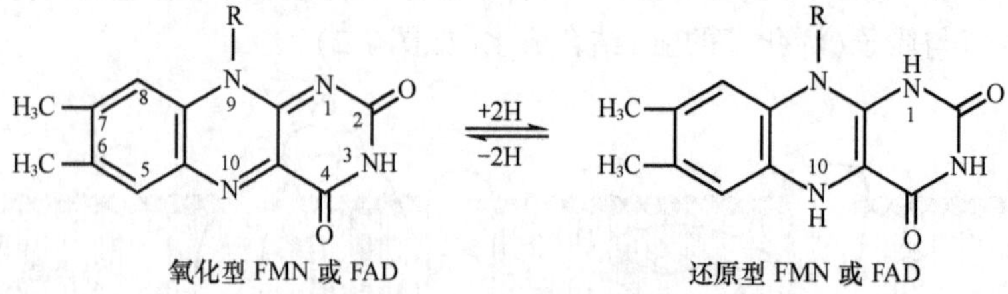

氧化型 FMN 或 FAD　　　　还原型 FMN 或 FAD

图 7-4　FAD 和 FMN 的作用机制

(3) 铁硫蛋白(iron-sulfur protein,Fe-S):铁硫蛋白又称铁硫中心,是存在于线粒体内膜上的一种与传递电子有关的蛋白质。其特点是分子中含铁原子和硫原子,铁与无机硫原子和蛋白质多肽链上半胱氨酸残基的硫相结合。铁硫蛋白在线粒体内膜上往往和其他递氢体或递电子体(黄素蛋白或细胞色素 b)结合成复合物而存在。根据所含铁原子和硫原子的数目不同,分为单个铁原子与半胱氨酸的巯基硫相连、2Fe-2S、4Fe-4S 等类型如图 7-5。

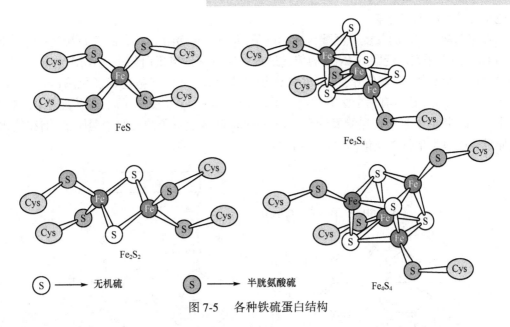

S ⟶ 无机硫　　　S ⟶ 半胱氨酸硫

图 7-5　各种铁硫蛋白结构

　　氧化状态时,铁硫蛋白中的铁原子是三价,当铁硫蛋白还原后,其中的三价铁变成二价铁。在两个铁原子中,只有一个被还原,因此,铁硫蛋白是一种单电子传递体。

　　(4) 泛醌:泛醌(ubiquinone, UQ)又称辅酶 Q(CoQ),是一种脂溶性的苯醌类化合物,广泛存在于生物界。分子结构中带有一很长的侧链,是由多个异戊二烯(isoprene)单位构成的。不同来源的泛醌其异戊二烯单位的数目不同,在哺乳动物组织中最多见的泛醌的侧链由 10 个异戊二烯单位组成。

　　泛醌的醌型结构可以结合 2 个氢而被还原为氢醌型。因此,它在呼吸链中是一种递氢体。因侧链的疏水作用,它能在线粒体内膜中迅速扩散,接受一个电子和一个质子还原成半醌,再接受一个电子和一个质子还原成二氢泛醌,后者又可脱去电子和质子而被氧化为泛醌。

泛醌
(醌型或氧化型)　　泛醌H·
(半醌型)　　二氢泛醌
(氢醌型或还原型)

　　(5) 细胞色素类(cytochromes,Cyt):细胞色素是位于线粒体内膜的含铁电子传递体,其辅基为铁卟啉,铁原子处于卟啉的结构中心,构成血红素(heme)。细胞色素类是呼吸链中将电子从泛醌传递到氧的专一酶类。根据它们不同的吸收光谱细胞色素类分为三类,即 a、b、c,每一类中又因其最大吸收峰的微小差别再分为几种亚类。线粒体的电子传递链至少含有五种不同的细胞色素,即 Cyt b、c、c_1、a、a_3。各种细胞色素的主要差别在于铁卟啉辅基的侧链以及铁卟啉与蛋白质部分的连接方式。Cyt b 的铁卟啉都是铁原卟啉Ⅸ,与血红素相同,而 Cyt c 中卟啉环上的乙烯侧链与蛋白质部分的半胱氨酸残基上的巯基硫相连接。Cyt a 的卟啉环中有一个甲基被甲酰基取代,一个乙烯基侧链被多聚异戊烯长链取代(图 7-6),它是唯一将电子传给氧的细胞色素。

细胞色素 *b*(Cyt *b*)接受从泛醌传来的电子,并将其传递给 Cyt c_1,c_1 又将接受的电子传送给 Cyt *c*。电子在从泛醌到 Cyt *c* 的传递过程中还有一铁硫蛋白起中间作用。Cyt *a* 与 a_3 是最后的一个载体,很难分开,二者以复合物形式存在,又称细胞色素氧化酶(cytochrome oxidase)。Cyt aa_3 还含有两个必需的铜原子。Cyt *a* 从 Cyt *c* 接受电子后,即传递给 a_3,由还原型 Cyt a_3 将电子直接传递给氧分子。在 *a* 和 a_3 间传递电子的是两个铜原子,铜在氧化-还原反应中也发生价态变化($Cu^+ \longleftrightarrow Cu^{2+}$)。

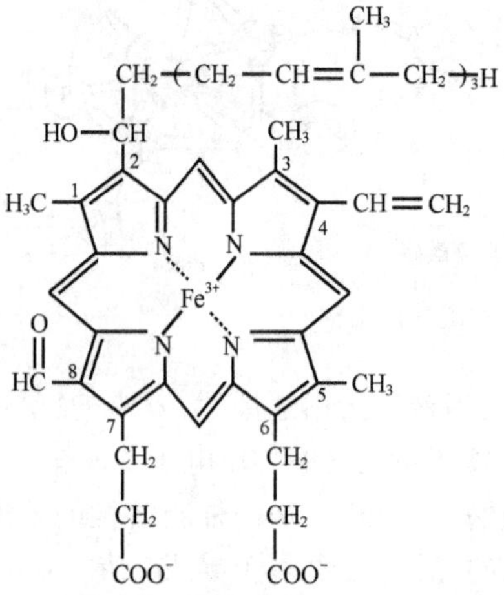

细胞色素 *a* 辅基

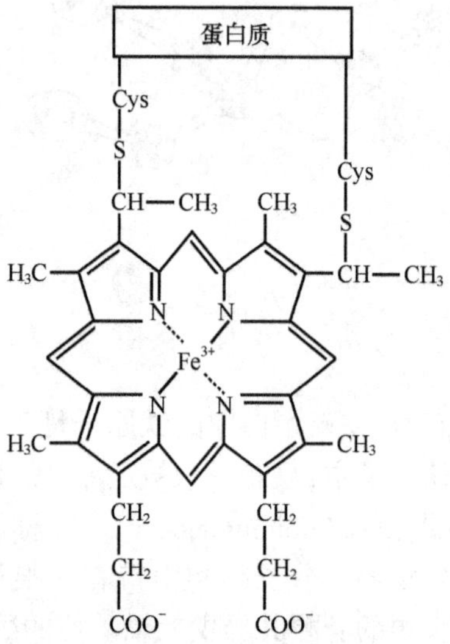

细胞色素 *c* 辅基

图 7-6 细胞色素辅基

二、呼吸链的种类

依照呼吸链成分排列方式的相关实验分析可得到呼吸链各组分的具体排列顺序。体内存在两条氧化呼吸链:

(一) NADH 氧化呼吸链

生物氧化中大多数脱氢酶如乳酸脱氢酶、苹果酸脱氢酶都是以 NAD^+为辅酶的。NAD^+接受氢生成 NADH +H^+, 然后通过 NADH 氧化呼吸链将其携带的 H 和 H^+逐步传递给氧。NADH+H^+脱下的 2H 经 FMN、Fe-S 传给 CoQ,再经 Cyt *b*、Fe-S、Cyt c_1 传至 Cyt *c*,然后传至 Cyt aa_3,最后将 2e 交给 O_2 并生成 H_2O(图 7-7)。

(二) 琥珀酸氧化呼吸链($FADH_2$ 氧化呼吸链)

琥珀酸由琥珀酸脱氢酶催化脱下的 2H 经复合体Ⅱ(FAD,Fe-S,b_{560})使 CoQ 形成 $CoQH_2$,再往下的传递与 NADH 氧化呼吸链相同。α-磷酸甘油脱氢酶及脂酰 CoA 脱氢酶催化代谢物脱下的氢也由 FAD 接受,通过此呼吸链被氧化,故归属于琥珀酸呼吸链(图 7-7)。

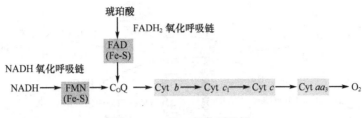

图 7-7　FADH₂ 氧化呼吸链

(三) 胞液中 NADH 的氧化

NADH 不能自由透过线粒体内膜,故胞液中 NADH 所携带的氢必须通过某种转运机制才能进入线粒体,然后再经呼吸链进行氧化磷酸化过程。这种转运机制主要有 α-磷酸甘油穿梭(α-glycerophosphate shuttle)和苹果酸-天冬氨酸穿梭(malate-asparate shuttle)。

1. α-磷酸甘油穿梭　线粒体外的 NADH 在胞液中磷酸甘油脱氢酶催化下,使磷酸二羟丙酮还原成 α-磷酸甘油,后者通过线粒体外膜,再经位于线粒体内膜近胞液侧的磷酸甘油脱氢酶催化下生成磷酸二羟丙酮和 FADH₂。磷酸二羟丙酮可穿出线粒体外膜至胞液,继续进行穿梭,而 FADH₂ 则进入琥珀酸氧化呼吸链(如图 7-8)。此穿梭机制作用主要存在于脑和骨骼肌中,因此在这些组织中糖酵解过程中 α-磷酸甘油醛脱氢产生的 NADH+H⁺ 可通过 α-磷酸甘油穿梭进入线粒体。这种循环主要在肌肉及神经组织中进行。

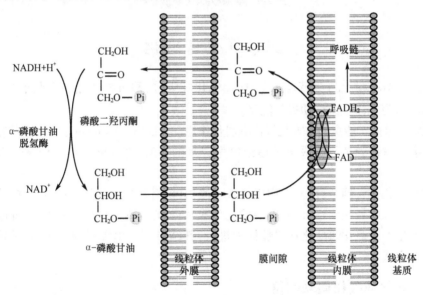

图 7-8　α-磷酸甘油穿梭

2. 苹果酸-天冬氨酸穿梭(mala-aspartate shuttle)　胞液中的 NADH 在苹果酸脱氢酶的作用下,使草酰乙酸还原成苹果酸,后者通过线粒体内膜上的 α-酮戊二酸转运蛋白进入线粒体,又在线粒体内苹果酸脱氢酶的作用下重新生成草酰乙酸和 NADH。NADH 进入NADH 氧化呼吸链。线粒体内生成的草酰乙酸经谷草转氨酶的作用生成天冬氨酸,后者经酸性氨基酸转运蛋白转运出线粒体再转变成草酰乙酸,继续进行穿梭。因此此穿梭机制主要存在于肝和心肌等组织中(图 7-9)。

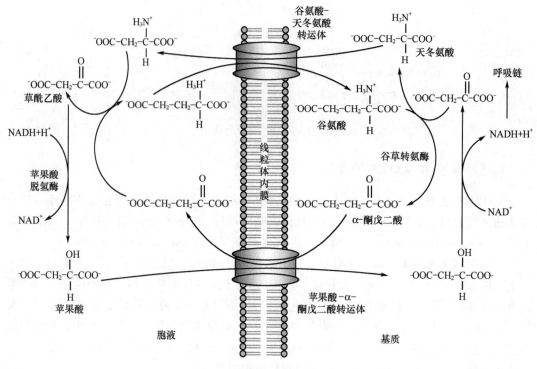

图 7-9 苹果酸-天冬氨酸穿梭

三、氧化磷酸化

无论是 NADH 氧化呼吸链还是 $FADH_2$ 氧化呼吸链,都可将代谢物上脱下的氢与氧结合成水的同时为机体生命活动提供能量。

氧化呼吸链生产能量的方式是氧化磷酸化作用(oxidative phosphorylation),所谓氧化磷酸化作用是指代谢物脱氢经呼吸链传递给氧生成水的同时,释放能量用以使 ADP 磷酸化生成 ATP。

氧化磷酸化包含两个过程:①作用物脱下的 2H 经呼吸链传递被氧化为 H_2O 的过程;②呼吸链递氢过程中释能使 ADP 发生磷酸化生成 ATP 的过程。这两个过程是同时进行、相伴随着而发生的。氧化磷酸化在线粒体内进行,其结果可产生大量的 ATP,是体内 ATP 生成的最重要方式。

(一) 氧化磷酸化偶联部位

根据下述实验结果可大致确定氧化磷酸化的偶联部位,即 ATP 产生的部位。

1. P/O 比值的测定 早在 1940 年 Ochoa S 测定了在呼吸过程中氧的消耗和 ATP 产生的比例关系,提出了 P/O 的概念。P/O 比值是指每消耗 1 摩尔氧原子所需消耗的无机磷的摩尔数。通过测定离体线粒体内几种物质氧化时的 P/O 比值,可以大体推测出偶联部位。在氧化磷酸化过程中,无机磷酸是用于 ADP 磷酸化生成 ATP 的,所以消耗无机磷的原子数可反映 ATP 的生成数。已知 β-羟丁酸的氧化是通过 NADH 进入呼吸链,2H 经 FMN、UQ、Cyt b、c_1、c,最后由 Cyt aa_3 传到氧而生成水。测得 P/O 比值接近于 2.5,即可生成 2.5 分子

ATP。琥珀酸氧化时,测得 P/O 比值接近 1.5,亦即能生成 1.5 分子 ATP。后者与前者不同在于琥珀酸氧化直接经黄素蛋白(辅基为 FAD)进入 UQ,因此表明,在 NADH 至 UQ 之间存在一个偶联部位。此外,测得抗坏血酸氧化 P/O 比值接近 1,还原型 Cyt c 氧化时 P/O 比值也接近 1。即两者氧化均偶联生成 1 分子 ATP。此两者的不同在于,抗坏血酸是通过 Cyt c 进入呼吸链被氧化的,而还原型 Cyt c 则只经 Cyt aa_3 而氧化的,如此表明,在 Cyt aa_3 到氧之间存在一偶联部位。从琥珀酸、抗坏血酸及还原型 Cyt c 的氧化可以表明在 UQ 至 Cyt c 间存在另一偶联部位(如表 7-3,图 7-10)。

2. 自由能变化 从 NAD$^+$ 到 UQ 段测得的电位差约 0.36V,从 UQ 到 Cyt c 的电位差为 0.21V,而 Cyt aa_3 到分子氧为 0.55V。在电子传递过程中,自由能变化($\Delta G^{0\prime}$)与电位变化($\Delta E^{0\prime}$)之间存在以下关系:

$$\Delta G^{0\prime} = -nF\Delta E^{0\prime}$$

$N=$传递电子数;F 为法拉第常数[96.5kJ/(mol·V)]。

通过计算,它们相应的 $\Delta G^{0\prime}$ 分别约为 69.5 kJ/mol、40.5 kJ/mol、102.3 kJ/mol,而生成每摩尔 ATP 需要的能约 30kJ,以上三处提供了足够合成 ATP 所需的能量,所以是 ATP 的偶联部位(图 7-10)。

表 7-3 线粒体离体实验测得的一些底物的 P/O 比值

底物	呼吸链的组成	P/O 比值	可生成的 ATP 数
β-羟丁酸	NAD$^+$→复合体Ⅰ→CoQ→复合体Ⅲ→Cyt c→复合体Ⅳ→O$_2$	2.4~2.5	2.5
琥珀酸	复合体Ⅱ→CoQ→复合体Ⅲ→Cyt c→复合体Ⅳ→O$_2$	1.5	1.5
抗坏血酸	Cyt c→复合体Ⅳ→O$_2$	0.88	1
细胞色素 c	(Fe^{2+})复合体Ⅳ→O$_2$	0.61~0.68	1

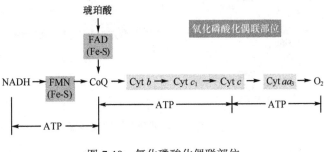

图 7-10 氧化磷酸化偶联部位

(二) 影响氧化磷酸化的因素

案例 7-1

患者,男,40 岁,患者因头痛、头昏、心悸、恶心、呕吐、四肢乏力、意识模糊而入院。

其房内用煤炉取暖,炉盖未封,室内煤炭气味较浓烈,疑为煤气中毒,开窗通风后未见明显好转,为诊治急来我院。患者自发病以来未进饮食,大小便未见明显异常。

患者平素健康,无肝炎、结核等传染病史及密切接触史,无外伤手术史,无药物过敏史。

体格检查:体温 36.6℃,心率 93 次/分,血压 121/100mmHg。浅昏迷状态,查体不合作。口唇黏膜呈樱桃红色,其余皮肤黏膜未见明显异常。全身浅表淋巴结未触及肿大。双眼睑无浮肿,巩膜无黄染,双瞳孔等大同圆,直径约 3mm,对光反应灵敏。耳鼻外形正,无异常分泌物。咽无充血。颈部无抵抗感,气管居中。双肺呼吸音及干、湿啰音。心律不齐。腹平软,无压痛及反跳痛,肝脾肋下未及,移动性浊音阴性。肛门外生殖器未见异常。脊柱四肢无畸形,活动自如。生理反射存在,病理反射未引出。

辅助检查:

(1) 碳氧血红蛋白(HbCO)测定:HbCO>50%。

(2) 动脉血气分析:动脉血氧分压(PaO_2)、氧饱和度($SatO_2$)、动脉血二氧化碳分压($PaCO_2$)下降,碱丢失(BE 负值增大)。

(3) 脑电图检查可发现中度异常。

(4) CT 检查可发现脑部有病理性密度减低区。

问题讨论:煤气中毒的生化机制?

1. 电子传递的抑制剂　能够阻断呼吸链中某一部位电子传递的物质称为电子传递抑制剂。利用专一性电子传递抑制剂选择性地阻断呼吸链中某个传递步骤,再测定链中各组分的氧化-还原态情况,是研究电子传递链顺序的一种重要方法。

常见的抑制剂鱼藤酮、安密妥、粉蝶菌素、抗霉素 A、氰化物、硫化氢、叠氮化物、CO 等。这些电子传递抑制剂的作用部位如图 7-11 所示。

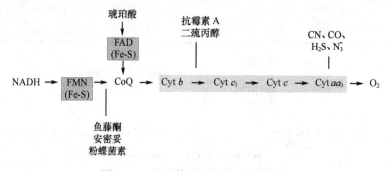

图 7-11　电子传递抑制剂反应的部位

案例分析 7-1

根据临床症状判断,该患者为轻度煤气中毒的患者。其主要发病机制在于煤气中的 CO 吸入机体后,引起的组织缺氧。因为 CO 吸入体内后,85%与血液中红细胞的血红蛋白(Hb)结合,形成稳定的 CO-Hb,导致血氧不易释放而造成周围组织细胞缺氧。同时 CO 还与还原型的细胞色素 c 氧化酶的二价铁离子结合,抑制其活性,致使氧化呼吸链电子传递受阻,影响细胞内的生物氧化过程,阻碍细胞对氧的利用。CO 中毒时,体内血管吻合支少且代谢旺盛的器官如脑组织和心脏最易受损,脑内小血管迅速麻痹、扩张,脑内的 ATP 在无氧情况下迅速耗尽。细胞膜上钠钾泵无法正常运转,导致钠离子蓄积于细胞内而诱发脑细胞内水肿。此外,缺氧时脑内酸性代谢产物蓄积,使血管通透性增加而产生脑细胞间质水肿。

2. 解偶联作用 呼吸链中电子传递与磷酸化作用紧密偶联,但这两个过程可被解偶联剂分离,失去它们的紧密联系。解偶联剂只抑制 ATP 的形成过程,不抑制电子传递过程,使电子传递所产生的自由能都变为热能。这类试剂使电子传递失去正常的控制,造成过分地利用氧和燃料底物,而能量得不到储存。典型的解偶联剂是 2,4-二硝基苯酚(dinitrophenol, DNP),其他一些酸性芳香族化物也有作用。但解偶联剂对底物水平的磷酸化作用没有影响,这就使得这些解偶剂对于氧化磷酸化的研究成为很有用的试剂。

解偶联试剂在代谢研究中是一种非常有用的手段,解偶联效应也被生物所利用,如在冬眠动物和适应寒冷的哺乳动物中,它是一种能够产生热以维持体温的方法。

3. ADP 的调节作用 正常的氧化磷酸化速率主要受 ADP 的调节。当 ADP/ATP 比例增高,氧化磷酸化速率加快;反之比例下降,则速率减慢。ADP/ATP 是调节代谢速度和氧合磷酸化的重要因素。

4. 甲状腺素 甲状腺素诱导细胞膜上 Na^+,K^+-ATP 酶的生成,使 ATP 加速分解为 ADP 和 Pi,ADP 增多促进氧化磷酸化。甲状腺素还可使解偶联蛋白基因表达增强,因而引起耗氧和产热均增加。所以甲状腺功能亢进症患者基础代谢率增高,喜冷怕热,易出汗。

(三) 氧化磷酸化偶联机制

1. 化学渗透假说 化学渗透假说(chemiosmotic hypothesis)是 20 世纪 60 年代初由 Peter Mitchell 提出的,1978 年获诺贝尔化学奖。该假说认为,电子经呼吸链传递释放的能量,可将 H^+ 从线粒体内膜的基质侧泵到膜间隙,线粒体内膜不允许质子自由回流,因此产生质子电化学梯度储存能量。当质子顺梯度经 ATP 合酶 F_0 回流时,质子跨膜梯度中所蕴含的能量便被用以 ADP 和 Pi 生成 ATP。

实验证明,递氢体和电子传递体在线粒体内膜上交替排列,复合体 I、III、IV 如同线粒体内膜上的 3 个质子泵,均能将 H^+ 从线粒体基质泵出到膜间隙。首先由 NADH 提供的一个 H^+ 和 2e,加上线粒体基质内的 1 个 H^+ 使复合体 I 中的 FMN 还原成 $FMNH_2$,$FMNH_2$ 向膜间隙泵出 $2H^+$,产生的 2e 使铁硫簇(Fe-S)还原。然后,铁硫簇放出 2e 重新被氧化,将 2e 和基质内的 $2H^+$ 传递给泛醌,使泛醌还原成二氢泛醌(UQH_2)。泛醌是脂溶性小分子,易于在膜脂质内流动,移动至内膜间隙侧时泵出 $2H^+$,而将 2e 传给复合体 III 的 Cyt b,Cyt b 是跨膜蛋白,还原型的 Cyt b 将 2e 传至基质侧的另一分子泛醌,泛醌接受 2e 并从基质侧获取 $2H^+$ 又还原成 UQH_2。UQH_2 又将 $2H^+$ 泵到膜间隙,2e 传给复合体 III 的 Fe-S、Cyt c_1,再通过 Cyt c 到达复合体 IV 的 Cyt aa_3,最后到氧,O^{2-} 再与基质侧 $2H^+$ 结合成水(图 7-12)。

2. ATP 合酶 ATP 是由位于线粒体内膜上的 ATP 合酶(ATP Synthase)催化 ADP 和 Pi 合成。ATP 合酶是内膜的膜蛋白复合体,由埋入内膜中的疏水的 F_0 和突出与线粒体基质中的亲水的 F_1 组成。F_0 由 6 个亚基组成,镶嵌在内膜中,有 H^+ 通道。F_1 是突出于线粒体基质的颗粒状蛋白,由 $\alpha_3\beta_3\gamma\delta\varepsilon$ 亚基组成(图 7-13),功能是催化生成 ATP,催化部位在 β 亚基中,但 β 亚基必须与 α 亚基结合才有活性。近年来发现,H^+ 回流所释能量还驱动 $\alpha_3\beta_3$ 所形成的六聚体不断地转动(rotation)。在转动中 β 亚基连续变构,结合 ADP+Pi、合成和释放 ATP。γ 亚基控制 H^+ 回流,并且 γ 亚基多肽链 α-螺旋的 C 端深入到 $\alpha_3\beta_3$ 六聚体的中心孔洞,参与了该六聚体的转动。δ 亚基连接 α、β 亚基,ε 亚基可调节 ATP 合酶活性。在 F_0 与 F_1 之间还有寡霉素敏感相关蛋白(oligomycin sensitive conferring protein,OSCP)和偶联因子-6(coupling factor-6,F-6)。OSCP 与寡霉素结合后可抑制 ATP 合酶活性。

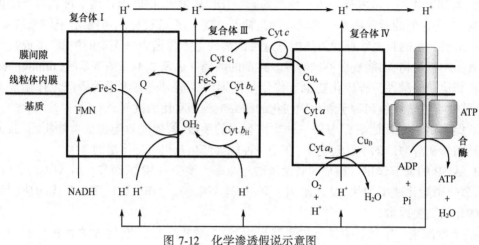

图 7-12 化学渗透假说示意图

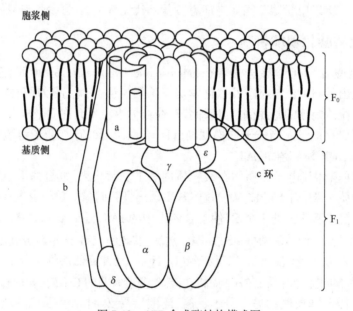

图 7-13 ATP 合成酶结构模式图

四、ATP 的 代 谢

糖、脂肪等营养物质通过氧化分解,即生物氧化过程所释放的能量,有相当大部分以热量的方式散发与周围环境中,另一部分则以化学能的形式储存于某些特殊类型的有机磷酸或硫酯类化合物中,即将能量转移到含高能键的化合物中(如 ATP),暂时储存起来,当生物体需要能量时,如运动、分泌、吸收、神经传递或化学反应,可再释放出来利用,这就是能量代谢的概念。

（一）高能磷酸化合物和高能化合物

糖、脂肪等物质在细胞内分解氧化过程中释放的能量,有相当一部分以化学能的形式储存在某些特殊类型的有机磷酸酯或硫酯类化合物中。通常在代谢过程中出现的有机磷酸化合物有两类,一类化合物的磷酸酯键比较稳定,水解时放能约 $9\sim16kJ/mol$,一般将其称为低能磷酸化合物或低能化合物;另一类有机磷酸化合物大多为酸酐类,如 ATP、ADP、磷酸肌酸、1,3-二磷酸甘油酸、磷酸烯醇式丙酮酸和乙酰磷酸等,这些化合物的磷酸酯键非常不稳定,水解时,释放的能量约为 $30\sim60kJ/mol$。一般将磷酸化合物水解时释出的自由能大于 $20kJ/mol$ 者称高能磷酸化合物或高能化合物,而其所含的磷酸键称为高能磷酸键（energy-rich phosphate bond）,后者以 ~P 表示之。实际"高能磷酸键"的名称是不恰当的,高能磷酸键水解时释放的能量是整个高能磷酸化合物分子释放的能量,并不存在键能特别高的化学键。但由于用高能磷酸键来解释生化反应较为方便,所以仍被采用。代谢过程中也产生一些高能硫酯化合物,如乙酰 CoA、琥珀酰 CoA 等。几种常见的高能化合物及其水解时能量的释放情况见表 7-4。

表 7-4 几种常见的高能化合物

通式	举例	释放能量(pH7.0,25℃)kJ/mol(kcal/mol)
$R-\overset{\overset{\displaystyle NH}{\|\|}}{C}-\underset{\underset{\displaystyle H}{\|}}{N}\sim PO_3H_2$	磷酸肌酸	$-43.9(-10.5)$
$R-\overset{\overset{\displaystyle CH_2}{\|\|}}{C}-O\sim PO_3H_2$	磷酸烯醇式丙酮酸	$-61.9(-14.8)$
$R\overset{\overset{\displaystyle O}{\|\|}}{C}-O\sim PO_3H_2$	乙酰磷酸	$-41.8(-10.1)$
$-\overset{\overset{\displaystyle O}{\|\|}}{\underset{\underset{\displaystyle OH}{\|}}{P}}-O\sim\overset{\overset{\displaystyle O}{\|\|}}{\underset{\underset{\displaystyle OH}{\|}}{P}}-OH$	ATP,GTP,UTP,CTP	$-30.5(-7.3)$
$R\overset{\overset{\displaystyle O}{\|\|}}{C}\sim SCoA$	乙酰 CoA	$-31.4(-7.5)$

（二）ATP 的生成

体内 ATP 生成方式包括底物水平磷酸化（substrate level phosphorylation）和氧化磷酸化（oxidative phosphorylation）。

1. 底物水平磷酸化 由于底物分子内原子的重新排列,使能量集中,产生高能键,然后,把底物分子中的高能磷酸键（或高能硫酯键）的能量直接转交给 ADP（或 GDP）而最终生成 ATP,将此过程称为底物水平磷酸化。底物水平磷酸化是体内生物氧化生成 ATP 的次要方式,主要存在于糖酵解和三羧酸循环中的 3 个反应。

$$1,3-二磷酸甘油酸 +ADP \xrightarrow{\text{磷酸甘油酸激酶}} 3-磷酸甘油酸 +ATP$$

$$磷酸烯醇式丙酮酸 +ADP \xrightarrow{\text{丙酮酸激酶}} 丙酮酸 +ATP$$

$$琥珀酰酰 GoA+GDP+Pi \xrightarrow{\text{琥珀酰 GoA 合成酶}} 琥珀酸 +GTP+CoASH$$

$$(GTP+ADP \rightarrow GDP+ATP)$$

2. 氧化磷酸化　氧化磷酸化是体内生成 ATP 的主要方式,在糖、脂等氧化分解代谢过程中除少数反应外,几乎全通过氧化磷酸化生成 ATP,在呼吸链的作用中已经叙述。

(三) 高能磷酸键的转移、储存和利用

营养物质经生物氧化释放 40% 的化学能储存于 ATP 及其他高能化合物中,其中 ATP 是体内能量直接利用的最主要形式,是体内能量储存和转换的中心。ATP 循环(ATP cycle,也称 ATP/ADP 循环)是这种能量转换和利用的最基本方式(图 7-14)。

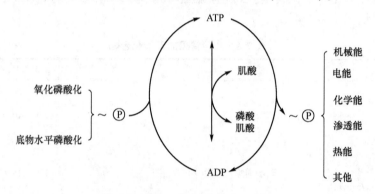

图 7-14　ATP 的生成、储存和利用

1. ATP 的转移　在体内所有高能磷酸化合物中,以 ATP 末端的磷酸键最为重要。此外体内还存在其他高能化合物,如磷酸肌酸、磷酸烯醇式丙酮酸、乙酰磷酸、ATP、GTP、UTP、CTP、乙酰 CoA。为糖原、磷脂、蛋白质合成提供能量的 UTP、CTP、GTP 不能从物质氧化过程中直接生成,只能在二磷酸核苷激酶的催化下,从 ATP 中获得 ~P。反应如下:

$$ATP+UDP \rightarrow ADP+UTP$$

$$ATP+CDP \rightarrow ADP+CTP$$

$$ATP+GDP \rightarrow ADP+GTP$$

另外,当体内 ATP 消耗过多(例如肌肉剧烈收缩)时,ADP 积累,在腺苷酸激酶(adenylate kinase)催化下由 ADP 转变成 ATP 被利用。此反应是可逆的,当 ATP 需要量降低时,AMP 从 ATP 中获得 ~P 生成 ADP。

$$ADP+ADP \Longleftrightarrow ATP+AMP$$

除此,ATP 还可将 ~P 转移给肌酸生成磷酸肌酸(creatine phosphate,CP)作为肌肉和脑组织中能量的一种储存形式。当机体消耗 ATP 过多而致 ADP 增多时,磷酸肌酸将 ~P 转移给 ADP,生成 ATP,供生理活动之用。

$$
\underset{\text{肌酸}}{
\begin{array}{c}
NH_2 \\
| \\
C\!=\!NH \\
| \\
H_3C\!-\!N \\
| \\
CH_2 \\
| \\
COOH
\end{array}
}
\quad +ATP \;\;\underset{\text{肌酸激酶}}{\rightleftharpoons}\;\;
\underset{\text{磷酸肌酸}}{
\begin{array}{c}
H \\
| \\
N\!\sim\!P \\
| \\
C\!=\!NH \\
| \\
H_3C\!-\!N \\
| \\
CH_2 \\
| \\
COOH
\end{array}
}
\quad +ADP
$$

由此可见,生物体内能量的储存和利用都以 ATP 为中心(图 7-14)。在体外 pH7.0, 25℃ 条件下,每摩尔 ATP 水解为 ADP 和 Pi 时释放的能量为 30.5kJ(7.3kcal);在生理条件下可释放 50kJ(12kcal)。人体内 ATP 含量虽然不多,但每日经 ATP/ADP 相互转变的量相当可观。

2. ATP 的储存　生物氧化释放的能量除部分转化为热能外其余的主要以 ATP 中~P 的形式储存。ATP 多由 ADP 磷酸化生成;而 AMP 可先磷酸化生成 ADP,ADP 再磷酸化生成 ATP:

$$
AMP \xrightarrow{\text{磷酸化}} ADP \xrightarrow{\text{磷酸化}} ATP
$$

细胞内腺苷酸(AMP、ADP、及 ATP)是有限的,当体内营养物质氧化分解过多或 ATP 利用减少(如餐后休息)时,细胞内 ATP 数量增加,而 AMP 和 ADP 数量减少使磷酸化过程减弱,生物氧化释放的能量不可能完全被利用。某些组织中富含肌酸激酶,可催化 ATP 将~P 转移至肌酸分子上生成磷酸肌酸(CP)。

$$
\text{肌酸} \xrightarrow[\underset{ATP\quad ADP}{}]{\text{肌酸激酶}} \text{磷酸肌酸}
$$

肌肉中 ATP 含量很低(以 mmol/kg 计),而当肌肉急剧收缩时却必须大量消耗 ATP,消耗量可达 6mmol/(kg·s),远远超过营养物质氧化分解生成 ATP 的速度。这时肌肉收缩的能量来源就依赖于磷酸肌酸。然而,磷酸肌酸虽含有~P,却不能直接提供能量,必须先沿上述反应的逆过程将~P 转移至 ADP 分子上生成 ATP 后,由 ATP 直接提供肌肉收缩所需要的能量。

$$
\text{磷酸肌酸} \xrightarrow{\sim P} ADP
$$
$$
\text{肌酸} \qquad ATP\,(\text{能量直接提供者})
$$

耗能较多的脑组织中也含有丰富的磷酸肌酸。

3. ATP 的利用

(1) 在各种磷酸化反应中提供磷酸基团及能量。

(2) 水解时能提供多种生理活动所需要的能量。

(3) 水解时能生成另一种高能键。

(4) 转移~P,生成其他三磷酸核苷。

体内某些合成反应除需要 ATP 功能外,还特别需要其他三磷酸核苷供能:UTP 在糖原合成中供能;GTP 可在蛋白质生物合成及糖异生过程中供能;CTP 在磷脂的合成中供能。

第三节　非线粒体氧化体系

生物氧化过程是在细胞的线粒体内进行,但线粒体外也有其他的氧化体系,其中以微粒体和过氧化物酶体为重要。其特点是水的生成不经过呼吸链电子传递,氧化过程也不伴随有 ADP 的磷酸化,因此不是产生 ATP 的方式。但非线粒体氧化体系与过氧化氢、类固醇和儿茶酚胺类化合物以及药物和毒物等的代谢都有密切关系,是生物转化作用的重要场所。

一、微粒体氧化体系

（一）加单氧酶

加单氧酶(monooxygenase)催化氧分子中一个氧原子加到底物分子上(羟化),另一个氧原子被氢(来自 NADPH+H$^+$)还原成水。故又称混合功能氧化酶(mixed-function oxidase)或羟化酶(hydroxylase)。

$$RH + NADPH + H^+ + O_2 \rightarrow ROH + NADP^+ + H_2O$$

参与该酶催化的电子传递系统比较复杂,其整个反应途径如图7-15所示。

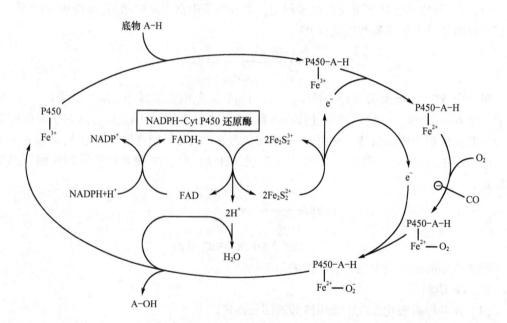

图 7-15　加单氧酶的反应过程

上述反应需要细胞色素 P450(Cytochrome P450, Cyt P450)参与,是单加氧酶系之一。Cyt P450 属于 Cyt b 类,与 CO 结合后在波长 450nm 处出现最大吸收峰。细胞色素 P450 在生物中广泛分布,它的作用类似于细胞色素 aa_3,也是处于电子传递的终端部位,能与氧直接反应。单加氧酶系的另一成分是 NADP-细胞色素 P450 还原酶,催化 NADPH 和细胞色素 P450 之间的电子传递。哺乳类动物 Cyt P450 分属 10 个基因家族。人 Cyt P450 由 100 多种同工酶,对被羟化的底物各有其特异性。此酶在肝和肾上腺的微粒体中含量最多,参与类固醇激素、胆汁酸及胆色素等的生成,以及药物、毒物的生物转化过程。

(二) 加双氧酶

此酶催化氧分子中的 2 个氧原子加到底物中带双键的 2 个碳原子上。如色氨酸吡咯酶,可使色氨酸氧化成甲酰犬尿酸原。

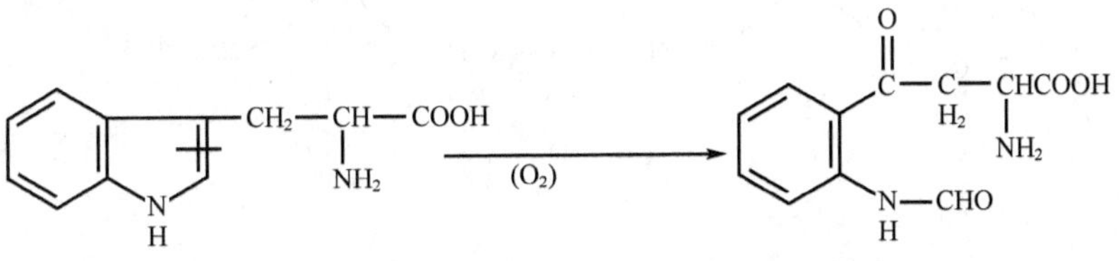

色氨酸   甲酰犬尿酸原

二、过氧化物酶体中的氧化酶类

(一) 过氧化氢酶

过氧化氢酶(catalase)又称触酶,其辅基含有 4 个血红素,再体内广泛存在,过氧化氢酶对机体有双重作用,在粒细胞和吞噬细胞中,H_2O_2 可氧化杀死入侵的细菌;甲状腺细胞中产生的 H_2O_2 可使 $2I^-$ 氧化为 I_2,进而使酪氨酸碘化生成甲状腺激素。对于大多数细胞,它是一种细胞毒,具有强烈的氧化功能。它能氧化具有重要生理功能的含巯基的酶和蛋白,还可以氧化生物膜中的不饱和脂肪酸形成过氧脂质。过氧化氢酶为结合蛋白,催化反应如下:

$$2H_2O_2 \rightarrow 2H_2O + O_2$$

(二) 过氧化物酶

过氧化物酶(perioxidase)也以血红素为辅基,它催化 H_2O_2 直接氧化酚类或胺类化合物,反应如下:

$$R + H_2O_2 \rightarrow RO + H_2O \text{ 或 } RH_2 + H_2O_2 \rightarrow R + 2H_2O$$

临床上判断粪便中有无隐血时,就是利用白细胞中含有过氧化氢的活性,将联苯胺氧化成蓝色化合物。

三、超氧化物歧化酶

超氧化物歧化酶(superoxide dismutase, SOD)可催化 1 分子 O_2^- 氧化生成 O_2,

$$2O_2^- + 2H \xrightarrow{SOD} H_2O_2 + O_2$$

另一分子 O_2^- 还原生成 H_2O_2。

在真核细胞的胞液中,该酶以 Cu^{2+}、Zn^{2+} 为辅基,称为 CuZn-SOD;线粒体内以 Mn^{2+} 为辅基,称 Mn-SOD。生成的 H_2O_2 可被活性极强的过氧化氢酶分解。SOD 是人体防御内、外环境中超氧离子损伤的重要酶。

体内还存在一种含硒的谷胱甘肽过氧化物酶,可使 H_2O_2 或过氧化物(ROOH) 与还原性谷胱甘肽(G—SH)反应,生成的氧化型谷胱甘肽,再由 NADPH 供氢使氧化型谷胱甘肽重新被还原。此类酶具有保护生物膜及血红蛋白免遭损伤的作用。

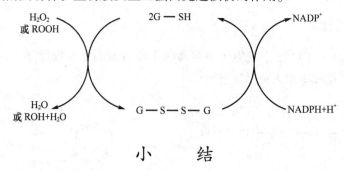

小　结

三大营养物质在体内氧化成水和 CO_2 并释放出能量的过程称为生物氧化。由于整个过程消耗氧并且产生 CO_2 也称细胞呼吸。虽然体内外都能进行物质氧化，但在生物体内是在温和环境下进行的酶促反应；CO_2 经底物直接脱羧；H_2O 经呼吸链反应生成；能量逐步释放，其相当部分可用于合成 ATP。

呼吸链是生物氧化的重要组成部分，有四个复合物组成。根据传递顺序的不同主要有2条呼吸链：NADH 氧化呼吸链和 $FADH_2$ 氧化呼吸链。

体内 ATP 生成的方式是底物水平磷酸化和氧化磷酸化，以后者为主。底物水平磷酸化是把底物分子中高能磷酸键（或高能硫酯键的能量）直接交给 ADP（或 GDP 和 Pi），最终生成 ATP 的过程。氧化磷酸化是呼吸链递氢、递电子过程释能与 ADP 磷酸化生成 ATP 储能相偶联的过程。能量一部分用于合成 ATP 以维持生命活动，其余主要以热能形式维持体温。

胞浆中的 NADH+H^+ 可经 α-磷酸甘油穿梭或苹果酸-天冬氨酸穿梭进入线粒体，再经呼吸链生成 ATP。

生物化学中的高能化合物是指水解时释放的能量大于 30kJ/mol 者。主要为高能磷酸化合物，另外还有高能硫酯化合物等。这些高能化合物中起关键作用的是由 ATP-ADP 构成的 ATP 循环系统。ATP 循环是生物能量转换的基本方式。

影响氧化磷酸化的因素有呼吸链抑制剂与解偶联剂、ADP 与甲状腺素的调节。

除线粒体氧化体系外，在微粒体、过氧化物酶体还存在其他氧化体系，参与呼吸链以外的氧化过程，其特点是不伴有磷酸化的过程，即不能生成 ATP，主要与体内代谢物、药物和毒物的生物氧化有关。

（郑里翔　刘卓琦）

第8章 脂类代谢

第一节 概 述

脂类(lipids)包括脂和类脂,是一类低溶于水而易溶于有机溶剂(如乙醚、丙酮、氯仿),并能为机体利用的有机化合物。其化学本质是脂肪酸(多为四碳以上的长链一元羧酸)和醇(包括甘油醇、鞘氨醇、高级一元醇和固醇)所组成的脂类及其衍生物。脂肪(fat)由 1 分子甘油与 3 分子脂肪酸通过酯键连接而成,又称为三脂酰甘油或甘油三酯(triglyceride,TG),其功能主要是储能和供能。甘油还可与 2 分子脂肪酸、1 分子磷酸及含氮化合物结合成甘油磷脂(phosphoglycerides)。甘油磷脂包括磷脂酰胆碱(卵磷脂)、磷脂酰乙醇胺(脑磷脂)、磷脂酰丝氨酸、磷脂酰肌醇及二磷脂酰甘油(心磷脂)等,是构成生物膜脂双层的基本骨架,含量恒定。脂肪酸与鞘氨醇通过酰胺键结合的脂称为鞘脂,含磷酸者为鞘磷脂,含糖者称为鞘糖脂,是生物膜的重要组分,参与细胞识别及信息传递。

一、脂类的生理功能

脂类物质具有重要的生物学功能。脂肪是机体能量最有效的储存形式,它在体内氧化可释放大量能量供机体利用。一克脂肪氧化分解可释放能量38.9kJ(9.3kcal),人体活动所需能量的 20%~30% 由脂肪提供。脂肪除了供给能量外还可以提供必需脂肪酸(essential fatty acids),如亚油酸、亚麻酸、花生四烯酸等;脂肪也可以协助脂溶性维生素A、D、E、K 和胡萝卜素等的吸收;脂肪组织较为柔软,存在于器官组织之间,使器官之间减少摩擦,对器官起保护作用;而且脂肪不易导热,分布于皮下的脂肪可以防止过多的热量散失而保持体温。此外,脂类是代谢水的重要来源,生长在沙漠的动物氧化脂肪既能供能又能供水。每克脂肪氧化比碳水化合物多生产水 67%~80%,比蛋白质产生的水多1.5 倍左右。

类脂是构成生物膜的重要物质,大多数类脂,特别是磷脂和糖脂是细胞膜重要组成成分。糖脂可能在细胞膜传递信息活动中起着载体和受体作用。各种磷脂、糖脂和胆固醇酯也是各种脂蛋白的主要成分。脂类也参与细胞内某些代谢调节物质的合成。

脂类物质也可作为药物,如卵磷脂、脑磷脂用于肝病、神经衰弱及动脉粥样硬化的治疗,多不饱和脂肪酸如二十碳五烯酸(EPA)及二十二碳六烯酸(DHA)有降血脂作用,可防治动脉粥样硬化。胆酸中的熊去氧胆酸、鹅去氧胆酸可作为利胆药,可治疗胆结石和胆囊炎等。详见表 8-1。

表 8-1　脂类的生理功能

分类	含量	分布	生理功能
脂肪	95%	脂肪组织、血浆	(1) 储脂供能 (2) 提供必需脂肪酸 (3) 促脂溶性维生素吸收 (4) 热垫作用 (5) 保护垫作用 (6) 构成血浆脂蛋白
类脂 糖脂、胆固醇及酯、磷脂	5%	生物膜、神经、血浆	(1) 维持生物膜结构和供能 (2) 胆固醇可转变为类固醇激素、维生素、胆汁酸等 (3) 构成血脂蛋白 (4) 药用功能

二、脂类的消化吸收

　　膳食中的脂类主要为脂肪,此外还含少量磷脂、胆固醇等。脂类不溶于水,在被消化吸收前必须进行溶解度改造。因唾液中无消化脂肪的酶,故脂肪在口腔中不被消化。进入胃中的脂类物质及其他食物与胃酸混合形成酸性食物糜,运至十二指肠刺激肠促胰液肽(secretin)分泌,引起胰腺分泌 HCO_3^- 至小肠。脂肪和氨基酸可刺激肠促胰酶素(pancreozymin)和胆囊收缩素(cholecystokinin)的分泌。前者促进胰酶原分泌,后者引起胆囊收缩,促进胆汁分泌。在十二指肠,进来的胃酸被胰液中的碳酸氢盐中和,使小肠液的酸碱度接近中性,利用脂肪酶作用;碳酸氢盐遇盐酸分解,产生二氧化碳气泡,促使食糜与消化液很好的混合,并协助胆汁酸盐将脂类物质乳化,形成细小的微团(micelles),从而大大提高了脂类物质的溶解度,并增加了脂类物质表面积,利于脂肪和类脂的消化吸收。胰液及胆汁均分泌入十二指肠,因此小肠上段是脂类消化的主要场所,十二指肠下段和空肠上段是脂类消化产物的主要吸收场所。

　　胰腺分泌入十二指肠中消化脂类的酶有胰脂酶(pancreatic lipase)、磷脂酶 A_2(phospholipase A_2)、胆固醇酯酶(cholesteryl esterase)及辅脂酶(colipase)。胰脂酶特异催化甘油三酯的 C^1 位和 C^3 位酯键水解,生成 2-甘油一酯(2-monoglyceride)及 2 分子脂肪酸。胰磷脂酶 A_2 催化磷脂 2 位酯键水解,生成脂肪酸及溶血磷脂;胆固醇酯酶促进胆固醇酯水解生成游离胆固醇及脂肪酸。胰脂酶必须吸附在乳化脂肪微团的水油界面上,才能作用于微团内的甘油三酯。辅脂酶是胰脂酶对脂肪消化不可缺少的蛋白质辅因子,其本身不具脂肪酶活性,相对分子量约 10 kDa,以酶原形式分泌。在十二指肠内受胰脂酶水解作用,在其 N 端切下一个五肽而被激活。激活的辅脂酶具有与甘油三酯和胰脂酶结合的结构域,在两者间起到桥梁作用。胰脂酶的催化活性一方面依赖于胆汁酸盐,同时又受胆汁酸盐抑制。辅脂酶的存在可以接触胆汁酸盐对胰脂酶的抑制作用,促进脂肪水解。脂肪及类脂的消化产物包括甘油一酯、脂肪酸、胆固醇、溶血磷脂、部分水解或未经乳化成的微滴(droplet)。吸收的途径大部分由淋巴系统进入血液循环,也有一小部分直接经门静脉进入肝,而未吸收的脂肪,进入大肠后被细菌分解(图 8-1)。

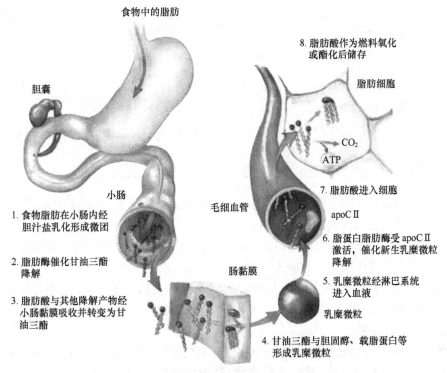

图 8-1 脂类物质的消化与吸收

三、不饱和脂肪酸的命名与分类

自然界存在的不饱和脂肪酸按含双键数目分为单及多不饱和脂肪酸。习惯上将含2个或2个以上双键的不饱和脂肪酸称为多不饱和脂肪酸。

不饱和脂肪酸命名常用系统命名法以标示脂肪酸的碳原子数,即碳链长度和双键的位置。如从脂肪酸的羧基碳起计算碳原子的顺序,则这种编码体系为△编码体系。如从脂肪酸的甲基碳起计算其碳原子顺序则为ω或n编码体系。按ω或n编码体系命名,哺乳动物体内的各种不饱和脂肪酸可分为四族:即ω7、ω9、ω6和ω3四族(表8-2)。

表8-2 常见不饱和脂肪酸

习惯名	系统名	总碳原子及双键数	双键位置 N 系	族	分布
棕榈油酸 (palmitoleic acid)	十六碳一烯酸	16 : 1	7	ω7	广泛
油酸 (oleic acid)	十八碳一烯酸	18 : 1	9	ω9	广泛
亚油酸 (linoleic acid)	十八碳二烯酸	18 : 2	6, 9	ω6	植物油
α-亚麻酸 (α-linolenic acid)	十八碳三烯酸	18 : 3	3, 6, 9	ω3	植物油
γ-亚麻酸 (γ-linolenic acid)	十八碳三烯酸	18 : 3	6, 9, 12	ω6	植物油

续表

习惯名	系统名	总碳原子及双键数	双键位置 N 系	族	分布
花生四烯酸 (arachidonic acid)	二十碳四烯酸	20：4	6,9,12,15	ω6	植物油
timnodonic acid	二十碳五烯酸(EPA)	20：5	3,6,9,12,15	ω3	鱼油
clupanodonic acid	二十二碳五烯酸(DPA)	22：5	3,6,9,12,15	ω3	鱼油
cervonic acid	二十二碳六烯酸(DHA)	22：6	3,6,9,12,15,18	ω3	鱼油,脑
神经酸 (nervonic acid)	二十四碳一烯酸	24：1	9	ω9	脑

哺乳动物体内缺乏在脂肪酸 C9 原子处引入双键的去饱和酶系,因此不能合成 ω6 族的亚油酸($18：2, \triangle^{9,12}$)及 ω3 族的 α 亚麻酸($18：3, \triangle^{9,12,15}$),这两种多不饱和脂肪酸必须由食物中植物油提供。只要供给亚油酸(ω6, n-6)则动物即能合成 ω6 族的花生四烯酸及其衍生物。长链多不饱和脂肪酸如二十碳五烯酸(eicosapentaenoic acid, EPA),二十二碳六烯酸(docosahexaenoic acid, DHA)在脑及睾丸中含量丰富,是脑及精子正常生长发育不可缺少的组分。这类脂肪酸以 ω3 族的 α-亚麻酸(18：3, ω3)为原料可在体内合成,而亚油酸(18：2, ω6)不能代替 α-亚麻酸。

近十多年来的研究发现,在海水鱼油中亦含丰富的 EPA 及 DHA,属 ω3 族多不饱和脂肪酸。这类脂肪酸具有降血脂、抗血小板聚集、延缓血栓形成、保护脑血管、抗癌等特殊生物效应,对心脑血管疾病的防治具有重要价值。

第二节 血脂与血浆脂蛋白代谢

一、血 脂

血浆所含脂类统称血脂。它的组成复杂,包括甘油三酯、磷脂、胆固醇及其酯以及游离脂肪酸等。磷脂主要有卵磷脂(约70%)、神经鞘磷脂(约20%)及脑磷脂(约10%)。血脂的来源有二:一为外源性,从食物摄取的脂类经消化吸收进入血液;二是内源性,由肝、脂肪细胞以及其他组织合成后释放入血。血脂含量不如血糖恒定,受膳食、年龄、性别、职业以及代谢等的影响,波动范围较大。正常成年人空腹 12~14 小时血脂的组成及含量见表 8-3。

表 8-3 正常人空腹血脂组成和含量参考值

组成	血浆含量		空腹时主要来源
	mg/dl	mmol/L	
总脂	400~700 (500)		
甘油三酯	10~150 (100)	0.11~1.69 (1.13)	肝
总胆固醇	100~250 (200)	2.59~6.47 (5.17)	肝
胆固醇酯	70~200 (145)	1.81~5.17 (3.75)	
游离胆固醇	40~70 (55)	1.03~1.81 (1.42)	
总磷脂	150~250 (200)	48.4~80.73 (64.6)	肝

续表

组成	血浆含量		空腹时主要来源
	mg/dl	mmol/L	
卵磷脂	50~200（100）	16.1~64.6（32.3）	肝
神经磷脂	50~130（70）	16.1~42.0（22.6）	肝
脑磷脂	15~35（20）	4.8~13.0（6.4）	肝
游离脂肪酸	5~20（15）		脂肪组织

血脂的含量取决于其来源和去路。血脂的主要来源有：食物中消化吸收的脂类，脂库动员释放的脂类，体内由糖或某些氨基酸转变过来的脂类等。血脂的去路主要有：氧化分解提供能量，进入脂库储存，构成生物膜，转变为其他物质等。

二、血浆脂蛋白的分类、组成及结构

脂类在体内的运输都是通过血液循环进行的。肠系膜吸收的脂类、肝脏合成的脂类和脂库动员的脂肪酸等，都要形成脂蛋白（lipoprotein），才能在血液中运输。这是由于脂类物质与蛋白质结合，形成的脂蛋白具有亲水性，因此，脂蛋白是脂类在血浆中存在和运输形式。

（一）血浆脂蛋白的分类

各种脂蛋白因所含脂类及蛋白质量不同，其密度、颗粒大小、表面电荷、电泳行为及免疫性均有不同。一般用电泳法及超速离心法可将血浆脂蛋白分为四类。

1. 电泳法 由于血浆脂蛋白中载脂蛋白不同，其表面电荷与颗粒大小也不同，因此在电场中具不同的迁移率。按其在电场中移动的快慢，可将脂蛋白分为 α-脂蛋白、前 β-脂蛋白、β-脂蛋白及乳糜微粒四个区带。一般常用滤纸、醋酸纤维素膜、琼脂糖或聚丙烯酰胺凝胶作为电泳支持物。α-脂蛋白泳动最快，相当于 α_1-球蛋白的位置；β-脂蛋白相当于 β-球蛋白的位置；前 β 位于 β-脂蛋白之前，相当于 α_2-球蛋白的位置；乳糜微粒（chylomicron，CM）则留在原点不动（图 8-2）。

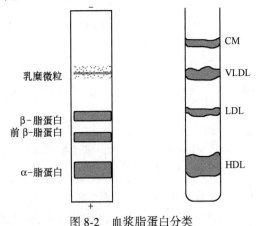

图 8-2 血浆脂蛋白分类

2. 超速离心法(密度离心法)　由于各种脂蛋白含脂类及蛋白质量各不相同,因而其密度亦各不相同,脂类比例高的密度相对小。血浆在一定密度的盐溶液中进行超速离心时,其所含脂蛋白即因密度不同而漂浮或沉降,据此分为四类:乳糜微粒含脂最多,密度小于0.95,易于上浮;其余的按密度大小依次为极低密度脂蛋白(very low density lipoprotein,VLDL)、低密度脂蛋白(low density lipoprotein, LDL)和高密度脂蛋白(high density lipoprotein,HDL);分别相当于电泳分离的CM、前β-脂蛋白、β-脂蛋白及α-脂蛋白。通常用Svedberg漂浮率(S_f)表示其上浮情况。血浆脂蛋白在密度为1.063 g/ml的NaCl溶液中,26℃下,每秒每达因克离心力的力场下,每上浮10^{-13}cm即为$1S_f$单位,即$1S_f = 10^{-13}$cm/(s·dyn·g)。

除上述四类脂蛋白外,还有中密度脂蛋白(IDL),它是VLDL在血浆中的代谢物,其组成及密度介于VLDL及LDL之间,密度为1.006~1.019。HDL中因蛋白质及脂类的含量不同,主要分为HDL_1、HDL_2及HDL_3。HDL_1在高胆固醇膳食时才出现,HDL_2为成熟的HDL,HDL_3是新生的HDL,其分子中蛋白质最多。从脂肪组织动员释放入血的游离脂肪酸,亦不溶于水,常与血浆中的白蛋白结合而运输,不列入血浆脂蛋白内。

(二)血浆脂蛋白的组成

血浆脂蛋白主要由蛋白质、甘油三酯、磷脂、胆固醇及其酯组成。各类脂蛋白都含有这四类成分,但其组成比例及含量却大不相同。乳糜微粒颗粒最大,含甘油三酯最多,达80%~95%,蛋白质最少,约1%,故密度最小,小于0.95,血浆静置即可漂浮。VLDL含甘油三酯亦多,达50%~70%,但其蛋白质含量(约10%)高于CM,故密度较CM大,近于1.006。LDL含胆固醇及胆固醇酯最多,约40%~50%,其蛋白质含量约20%~25%,密度在1.006~1.063之间。HDL含蛋白质量最多,约50%,故密度最高,颗粒最小。详见表8-4。

表8-4　血浆脂蛋白的分类、组成和功能

分类	超速离心法 电泳法	乳糜微粒	VLDL 前β-脂蛋白	LDL β-脂蛋白	HDL α-脂蛋白
性质	密度	<0.95	0.95~1.006	1.006~1.063	1.063~1.210
	S_f值	>400	20~400	0~20	沉降
	直径/nm	80~500	25~80	20~25	7.5~10
组成(%)	蛋白质	0.5~2	5~10	20~25	50
	甘油三酯	80~95	50~70	10	5
	磷脂类	5~7	15	20	25
	胆固醇及胆固醇酯	1~4	15	45~50	20
	载脂蛋白成分(Apo)	AⅠ, AⅡ, AⅣ B-48 CⅠ, CⅡ,CⅢ	B100 CⅠ,CⅡ,CⅢ E	B100	AⅠ, AⅡ CⅠ, CⅡ,CⅢ D, E
合成部位		小肠黏膜细胞	肝细胞	血浆	肝、肠、血浆
主要功能		转运外源性甘油三酯和胆固醇	转运内源性甘油三酯和胆固醇	转运内源性胆固醇	逆向转运胆固醇

（三）脂蛋白的结构

血浆各种脂蛋白具有大致相似的基本结构。疏水性较强的甘油三酯及胆固醇酯均位于脂蛋白的内核,而具极性及非极性基团的载脂蛋白、磷脂及游离胆固醇则以单分子层借其非极性的疏水基团与内部的疏水链相联系,覆盖于脂蛋白表面,其极性基团朝外,呈球状。CM 及 VLDL 主要以甘油三酯为内核,LDL 及 HDL 则主要以胆固醇酯为内核(图 8-3)。HDL 的蛋白质/脂类比值最高,故大部分表面被蛋白质分子所覆盖,并与磷脂交错穿插。大多数载脂蛋白如 apo AⅠ、AⅡ、CⅠ、CⅡ、CⅢ及 E 等均具双性 α-螺旋(amphipathic α-helix)结构。不带电荷的疏水性氨基酸残基构成 α-螺旋的非极性面,带电荷的亲水性氨基酸残基构成 α-螺旋的极性面,这种双性 α-螺旋结构有利于载脂蛋白与脂质的结合并稳定脂蛋白的结构。

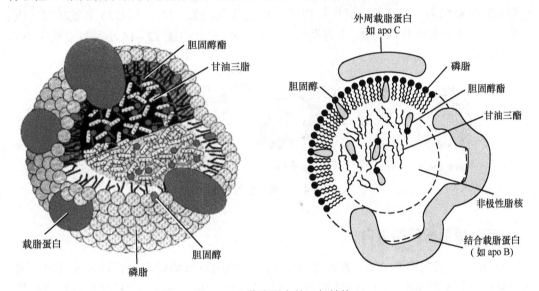

图 8-3　血浆脂蛋白的一般结构

（四）载脂蛋白

血浆脂蛋白中的蛋白质部分称载脂蛋白(apolipoprotein, apo),迄今已从人血浆分离出 apo 有 20 种之多。主要有 apoA、B、C、D 及 E 等五类,其中 apoA 又分为 AⅠ、AⅡ、AⅣ及 AⅤ;apoB 又分为 B100 及 B48;apoC 又分为 CⅠ、CⅡ、CⅢ及 CⅣ。不同脂蛋白含不同的载脂蛋白。如 HDL 主要含 apoAⅠ及 apoAⅡ,LDL 几乎只含 apoB100,VLDL 除含 apoB100 以外,还有 apoCⅠ、CⅡ、CⅢ及 E,CM 含 apoB48 而不含 apoB100。

近年来的研究表明,载脂蛋白不仅在结合和转运脂质及稳定脂蛋白的结构上发挥重要作用,而且还调节脂蛋白代谢关键酶活性,参与脂蛋白受体的识别,在脂蛋白代谢上发挥极为重要的作用。

三、血浆脂蛋白代谢

（一）乳糜微粒

CM 是运输外源性甘油三酯及胆固醇的主要形式。脂肪消化吸收时,小肠黏膜细胞再合成的甘油三酯,连同合成及吸收的磷脂及胆固醇,加上载脂蛋白 B48、AⅠ、AⅣ、AⅡ等形成新生的 CM。新生 CM 经淋巴管进入血液,从 HDL 获得 apoC 及 E,并将部分 apoAⅠ、AⅣ、AⅡ转移给 HDL,形成成熟的 CM。新生 CM 获得 apoC 后,其中的 apoCⅡ激活肌肉、心及脂肪等组织毛细血管内皮细胞表面的脂蛋白脂肪酶(LPL),LPL 使 CM 中的甘油三酯及磷脂逐步水解,产生甘油、脂肪酸及溶血磷脂等。ApoCⅡ是 LPL 不可缺少的激活剂。无 apoCⅡ时,LPL 活性甚低,加入 apoCⅡ后,其活性可增加 10~50 倍。在 LPL 的反复作用下,CM 内核的甘油三酯 90% 以上被水解,释出的脂肪酸为心、肌、脂肪组织及肝组织所摄取利用,同时其表面的 apoAⅠ、AⅣ、AⅡ、C 等连同表面的磷脂及胆固醇离开 CM 颗粒,形成新生的 HDL;CM 颗粒逐步变小,最后转变成为富含胆固醇酯、apoB48 及 apoE 的 CM 残粒(remnant),后者为肝细胞膜 LDL 受体相关蛋白(LDL receptor related protein, LRP)结合并被肝细胞摄取代谢。LRP 的组成和结构与 LDL 受体很相似。LRP 由 4526 个氨基酸构成。正常人 CM 在血浆中代谢迅速,半寿期为 5~15 分钟,因此空腹 12~14 小时后血浆中不含 CM 见图 8-4。

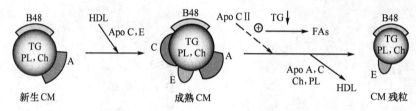

图 8-4 乳糜微粒的代谢

(二)极低密度脂蛋白

VLDL 是运输内源性甘油三酯的主要形式。肝细胞可以葡萄糖为原料合成甘油三酯,也可利用食物及脂肪组织动员的脂肪酸合成脂肪,然后加上 apoB100、E 以及磷脂、胆固醇等即形成 VLDL。此外,小肠黏膜细胞亦可合成少量 VLDL。VLDL 分泌入血后,从 HDL 获得 apoC,其中的 apoCⅡ激活肝外组织毛细血管内皮细胞表面的 LPL。和 CM 一样,VLDL 的甘油三酯在 LPL 作用下,逐步水解,同时其表面的 apoC、磷脂及胆固醇向 HDL 转移,而 HDL 的胆固醇酯又转移到 VLDL。VLDL 本身颗粒逐渐变小,其密度逐渐增加,apoB100 及 E 的含量相对增加,转变为中间密度脂蛋白(IDL)。IDL 中胆固醇及甘油三酯含量大致相等,载脂蛋白则主要是 apoB100 及 E。肝细胞膜 LRP 可与 IDL 结合,因此部分 IDL 为肝细胞摄取代谢。未被肝细胞摄取的 IDL(在人约 50%,大鼠约 10%)甘油三酯被 LPL 及肝脂肪酶进一步水解,最后只剩下胆固醇酯,同时其表面的 apoE 转移至 HDL,仅剩下 apoB100,IDL 即转变为 LDL。VLDL 在血中的半寿期为 6~12 小时。

(三)低密度脂蛋白(LDL)

如上述,人血浆中的 LDL 是由 VLDL 转变而来的。它是转运肝合成的内源性胆固醇的主要形式。利用 [14]C-蔗糖-LDL 证明,肝是降解 LDL 的主要器官,约 50% 的 LDL 在肝降解。肾上腺皮质、卵巢,睾丸等组织摄取及降解 LDL 的能力亦较强。1974 年 Brown 及 Goldstein 发现人成纤维细胞膜表面有特异能结合 LDL 的 LDL 受体。他们已将 LDL 受体纯化,是由 839 个氨基酸残基构成的糖蛋白,分子量 160 000。

LDL 受体广泛分布于肝、动脉壁细胞等全身各组织的细胞膜表面,能特异识别与结合含 apoE 或 apo B100 的脂蛋白,故又称 apoB,E 受体。当血浆中的 LDL 与 LDL 受体结合后,则受体聚集成簇,内吞入细胞与溶酶体融合。在溶酶体中蛋白水解酶作用下,LDL 中的 apo B100 水解为氨基酸,其中的胆固醇酯被胆固醇酯酶水解为游离胆固醇及脂肪酸。游离胆固醇在调节细胞胆固醇代谢上具有重要作用:①抑制内质网 HMG-CoA 还原酶,从而抑制细胞本身胆固醇合成;②在转录水平阻抑细胞 LDL 受体蛋白质的合成,减少细胞对 LDL 的进一步摄取;③激活内质网脂酰 CoA 胆固醇脂酰转移酶(ACAT)的活性,使游离胆固醇酯化成胆固醇酯在胞液中储存。游离胆固醇为细胞膜摄取,可用以构成细胞膜的重要成分;在肾上腺、卵巢及睾丸等细胞中则用以合成类固醇激素。上述血浆中 LDL 与细胞 LDL 受体结合后的一系列过程称为 LDL 受体代谢途径。LDL 被细胞摄取量的多少,取决于细胞膜上受体的多少。肝、肾上腺皮质、性腺等组织 LDL 受体数目较多,故摄取 LDL 亦较多(图 8-5)。

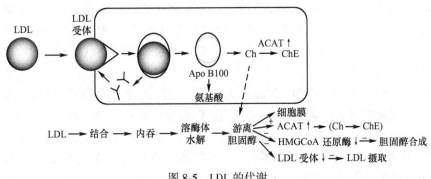

图 8-5　LDL 的代谢

除 LDL 受体代谢途径外,血浆中的 LDL 还可被修饰,修饰的 LDL 如氧化修饰 LDL(Ox-LDL)可被清除细胞即单核吞噬细胞系统中的巨噬细胞及血管内皮细胞清除。这两类细胞膜表面具有清道夫受体(scavenger receptor, SR),可与修饰 LDL 结合而摄取清除血浆中的修饰 LDL。正常人血浆 LDL 每天降解量占总量的 45%,其中 2/3 由 LDL 受体途径降解,1/3 由清除细胞清除。LDL 在血浆中的半寿期为 2~4 天。

(四)高密度脂蛋白

HDL 主要由肝合成,小肠亦可合成部分。此外,当 CM 及 VLDL 中的甘油三酯水解时,其表面的 apoA I、A IV、A II、C 以及磷脂,胆固醇等脱离 CM 及 VLDL 亦可形成新生 HDL。HDL 按密度大小又分为 HDL_1、HDL_2 及 HDL_3。HDL_1 又称为 HDL_C,仅在摄取高胆固醇膳食才在血中出现,正常人血浆中主要含 HDL_2 及 HDL_3。

HDL 的主要功能是参与胆固醇的逆向转运(reverse cholesterol transport, RCT),即将肝外组织细胞内的胆固醇,通过血循环转运到肝,在肝转化为肝汁酸后排出体外。RCT 的第一步是胆固醇自肝外细胞包括动脉平滑肌细胞及巨噬细胞等的移出。大量研究证明,HDL 是胆固醇从细胞内移出不可缺少的接受体(acceptor)。存在于细胞间液中富含磷脂及 apoA I、含游离胆固醇(FC)较少的新生的盘状前 β_1-HDL 能作为 FC 接受体促进细胞胆固醇的外流。

最近发现巨噬细胞、脑、肾、肠及胎盘等的细胞膜存在 ATP 结合盒转运蛋白 A I(ATP-binding cassetle transporter, ABCAI),又称为胆固醇流出调节蛋白(cholesterol-efflux regulatory protein，CERP），它是 ABC 转运蛋白超家族的成员，是由 2261 个氨基酸构成的跨膜蛋白。ABCAI 具有 4 个结构域，其中 2 个结构域为跨膜域，含有由 12 个疏水的模体（motif）构成的疏水区，胆固醇可能由此流出胞外；另外 2 个结构域为伸向细胞质的 ATP 结合部位，它能为胆固醇的跨膜转运提供能量。ABCAI 可介导细胞内胆固醇及磷脂转运至胞外，在 RCT 中发挥重要作用。

胆固醇逆向转运的第二步是 HDL 载运胆固醇的酯化以及胆固醇酯（CE）的转运。刚从肝或小肠分泌出来的 HDL 或 CM 水解时形成的 HDL 均呈盘状，为新生 HDL。新生 HDL 进入血液后，在血浆卵磷脂胆固醇脂酰转移酶（LCAT）的催化下，HDL 表面卵磷脂的 2 位脂酰基转移至胆固醇 3 位羟基生成溶血卵磷脂及胆固醇酯。此过程消耗的卵磷脂及游离胆固醇不断从肝外细胞得到补充。LCAT 由肝实质细胞合成，分泌入血，在血浆中发挥作用。HDL 表面的 apoA I 是 LCAT 的激活剂，它可能是游离胆固醇的接受体，能增加 LCAT 的催化活性。在 LCAT 的作用下生成的胆固醇酯转运入 HDL 的核心。新生 HDL 的 FC 在 LCAT 的反复作用下，生成的 CE 增多，因此进入 HDL 内核的 CE 逐渐增多，使双脂层的盘状 HDL 被逐步膨胀为单脂层的球状 HDL，同时其表面的 apoC 及 apoE 又转移到 CM 及 VLDL 上，最后新生 HDL 转变为成熟 HDL。

在 LCAT 的作用下，新生 HDL 先转变为 HDL_3，然后酯化胆固醇继续增加，再加上 CM 及 VLDL 水解过程中释出的磷脂、apoA I 、A II 等，转变为密度较小，颗粒较大的 HDL_2。此外血浆中胆固醇酯转运蛋白（CETP）能迅速将 CE 由 HDL 转移至 VLDL，后者随即转变成 LDL。HDL 中的 apoD 也是一种转脂蛋白，具有将 CE 由 HDL 表面转移到 HDL 内核的作用。血浆还存在磷脂转运蛋白（PTP）。CETP 既可促进 CE 由 HDL 向 VLDL 和 LDL 转运，又可促进 TG 由 VLDL 转移至 HDL。而 PTP 只能促进磷脂由 HDL 向 VLDL 转移。HDL 在血浆 LCAT、apoA、apoD 以及 CETP 及 PTP 的共同作用下，使 HDL 中由肝外细胞接受的 FC 不断被酯化，酯化的胆固醇约 80% 转移至 VLDL 和 LDL，20% 进入 HDL 内核，同时 HDL 表面的 apoE 及 C 转移到 VLDL，而 TG 又由 VLDL 转移至 HDL，结果使 HDL 脂双层圆盘状逐步膨胀为脂单层球状而成为成熟 HDL。HDL 分子内核的 CE 及 TG 逐渐增加，其颗粒逐步增大而其密度则逐步降低，由 HDL_3 转变为 HDL_2，再由 HDL_2 转变为 HDL_1。

胆固醇逆向转运的最终步骤在肝脏进行。肝脏是机体清除胆固醇的主要器官。肝细胞膜存在 HDL 受体（HDL recepter）、LDL 受体及特异的 apoE 受体。最近研究表明，血浆中的 CE90% 以上来自 HDL，其中约 70% 的 CE 在 CETP 作用下由 HDL 转移至 VLDL 及 LDL 后由肝 LDL 受体结合摄取清除，20% 则通过肝脏的 HDL 受体清除，10% 由特异的 apoE 受体清除。被肝脏摄取的胆固醇可用以合成胆汁酸或直接通过胆汁排出体外。HDL 在血浆中的半寿期为 3~5 天。

由此可见，HDL 在 LCAT、apoAI 及 CETP 等的作用下，可将胆固醇从肝外组织转运到肝进行代谢。这种将胆固醇从肝外组织向肝转运的过程，称为胆固醇的逆向转运。机体可通过这种机制，将外周组织中衰老细胞膜中的胆固醇转运至肝代谢并排出体外。

HDL 也是 apoC II 的储存库。CM 及 VLDL 形成进入血液后，需从 HDL 获得 apoC II 激活 LPL，CM 及 VLDL 中的甘油三酯才能水解。一旦其甘油三酯完全水解后，apoC II 又回到 HDL。

机体内各种脂蛋白的代谢与转运见图 8-6。

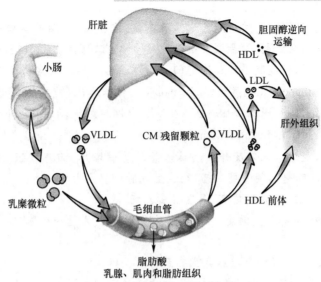

图 8-6 血浆脂蛋白的代谢与转运

四、血浆脂蛋白代谢异常

(一) 高脂蛋白血症

血脂高于正常人上限即为高脂血症(hyperlipidemia)。由于血脂在血中以脂蛋白形式运输,实际上高脂血症也可以认为是高脂蛋白血症(hyperlipoproteinemia)。正常人上限标准因地区、膳食、年龄、劳动状况、职业以及测定方法不同而有差异。一般以成人空腹 12~14 小时血甘油三酯超过 2.26mmol/L(200mg/dl),胆固醇超过 6.21mmol/L(240mg/dl),儿童胆固醇超过 4.14mmol/L(160mg/dl)为高脂血症标准。

1970 年世界卫生组织(WHO)建议,将高脂蛋白血症分为六型,其血浆脂蛋白及血脂的改变见表 8-5。

表 8-5 高脂蛋白血症的分型

分型	脂蛋白变化	血脂变化
I	CM↑	TG↑↑↑,Ch↑
IIa	LDL↑	Ch↑
IIb	VLDL、LDL↑	Ch↑↑,TG↑↑
III	IDL(中密度脂蛋白)↑	Ch↑↑,TG↑↑
IV	VLDL↑	TG↑↑
V	CM、VLDL↑	TG↑↑↑,Ch↑

案例 8-1

　　患者,女,46 岁,干部。因心前区疼痛 5 年,加重伴呼吸困难 6 小时入院。入院前 5 年感心前区疼痛,痛系膨胀性或压迫感,多于劳累、饭后发作,每次持续 3~5 分钟,休息后减轻。入院前 1 个月,痛渐频繁,且休息时也发作,入院前 6 小时,于睡眠中突感头痛、心前区疼痛,并向左肩部、臂部放射,且伴大汗、呼吸困难,咳出少量粉红色泡沫状痰液,急诊入院。体格检查:体温 37.8℃,心率 120 次/分,血压 80/40mmHg。呼吸急促,口唇及指甲发绀,不断咳嗽,咳粉红色泡沫状痰液,皮肤湿冷,颈静脉稍充盈,双肺底部可闻有湿鸣,心界向左扩大,心音弱。实验室检查:总胆固醇(TC)16.3mmol/L(参考值3.3~5.7mmol/L),低密度脂蛋白胆固醇(LDL-C)13.01mmol/L(参考值2.1~3.6mmol/L),HDL-C 为 0.86mmol/L(参考值>1.0mmol/L),甘油三酯(TG)3.48mmol/L(参考值0.45~1.70mmol/L)。外周血白细胞20×10^9/L,中性粒细胞:0.89,尿蛋白(+),血中尿素氮 27.0mmol/L,CO_2结合力 16.0mmol/L。

超声心动图:主动脉根部及升主动脉起始段管壁增厚,回声增强,管腔重度狭窄,僵硬。左右冠状动脉起始段管壁回音增强,主动脉瓣显影欠佳。

四肢关节 X 线片:无骨质破坏,多发性黄色瘤。

冠状动脉造影:冠脉三支病变,右冠状动脉多处狭窄,左冠状动脉回旋支次全闭塞。

问题讨论:

1. 根据以上信息,可诊断该患者主要患有哪些病症?

2. 从生化角度分析该患者发病起因,并为该患者拟定康复方法。

案例分析 8-1

1. 该患者主要患有冠心病、心绞痛、高胆固醇血症等,根据生化检测项目,可能患有Ⅱ型高脂血症。

2. 患者的一系列伴发性病症起因可能是与患者长期高脂、高胆固醇饮食有关,血浆胆固醇和甘油三酯远高出正常水平。血浆中胆固醇含量高,易于附着于血管内壁,形成粥样斑块,引起局部坏死,结缔组织增生,血管壁纤维化和钙化。在冠状动脉处发生这种变化,则引起冠心病。临床上,降低 LDL 水平和提高 HDL 水平是治疗冠心病的基本原则,患者应注意:①禁食高胆固醇食物,控制高热、高糖膳食摄入,增加植物性膳食摄取。②服用他汀类药物,抑制胆固醇合成;③增加运动,增加骨骼肌和心肌细胞耗能。

(二)遗传性缺陷

已发现参与脂蛋白代谢的关键酶如 LPL 及 LCAT,载脂蛋白如 apoCⅡ、B、E、AⅠ和 CⅢ,以及脂蛋白受体如 LDL 受体等的遗传性缺陷,并阐明了某些高脂蛋白血症发病的分子机制。其中 Brown 及 Goldstein 对 LDL 受体的研究取得重大突破,他们不仅阐明了 LDL 受体的结构和功能,而且证明 LDL 受体缺陷是引起家族性高胆固醇血症的重要原因。LDL 受体缺陷是常染色体显性遗传,纯合子细胞膜 LDL 受体完全缺乏,杂合子数目减少一半,LDL 不能正常代谢,血浆胆固醇分别高达 600~800mg/dl 及 300~400mg/dl,患者在 20 岁前就发生典型的冠心病症状。

第三节 甘油三酯代谢

一、甘油三酯的分解代谢

(一)脂肪的动员

储存在脂肪细胞中的脂肪,被脂肪酶逐步水解为游离脂肪酸(free fatty acid, FFA)及甘油并释放入血以供其他组织氧化利用,该过程称为脂肪的动员(fat mobilization)。在脂肪动员中,脂肪细胞内激素敏感性甘油三酯脂肪酶(hormone-sensitive lipase,HSL)起决定性作用,它是脂肪分解的限速酶。

当禁食、饥饿或交感神经兴奋时,肾上腺素、去甲肾上腺素、胰高血糖素等分泌增加,作用于脂肪细胞膜表面受体,激活腺苷酸环化酶,促进 cAMP 合成,激活依赖 cAMP 的蛋白激酶,使胞液内 HSL 磷酸化而活化。后者使甘油三酯水解成甘油二酯及脂肪酸。这步反应是脂肪分解的限速步骤,HSL 是限速酶,它受多种激素的调控,故称为激素敏感性脂肪酶。能促进脂肪动员的激素称为脂解激素(lipolytic hormone),如肾上腺素、胰高血糖素,ACTH 及 TSH 等。胰岛素、前列腺素 E_2 及烟酸等抑制脂肪的动员,对抗脂解激素(antilipolytic hormone)的作用(图 8-7)。

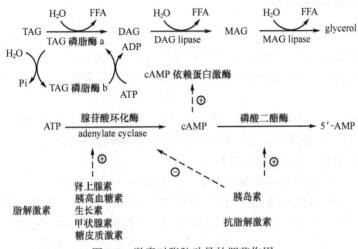

图 8-7 激素对脂肪动员的调节作用

脂解作用使储存在脂肪细胞中的脂肪分解成游离脂肪酸及甘油,然后释放入血。血浆白蛋白具有结合游离脂肪酸的能力,每分子白蛋白可结合 10 分子 FFA。FFA 不溶于水,与白蛋白结合后由血液运送至全身各组织,主要由心、肝、骨骼肌等摄取利用。甘油溶于水,直接由血液运送至肝、肾、肠等组织。主要是在肝甘油激酶(glycerokinase)作用下,转变为 3-磷酸甘油;然后脱氢生成磷酸二羟丙酮,循糖代谢途径进行分解或转变为糖。

(二)甘油代谢

在脂肪细胞中,因为没有甘油激酶,所以无法利用脂解产生的甘油,只有通过血液运至肝脏,甘油才能被磷酸化,转变为 α-磷酸甘油,再在 α-磷酸甘油脱氢酶催化下转变为磷酸二羟丙酮。磷酸二羟丙酮可循糖代谢途径分解,或经糖异生途径转变为糖。

案例 8-2

患者,女,16 岁,因为经常易疲劳和身体耐力差而就诊,基本体检身高 161cm,体重 67.5kg。医生建议给患者做仔细的神经科检查。经检查发现其肢体肌力减弱。取肌肉的活体组织检查,显微镜下发现肌肉充满脂肪泡。生化检测证明这些肌肉样本含有大量的甘油三酯。

问题讨论:

1. 根据患者病史、症状以及有关检查,其可能病因是什么?
2. 为确定病因,需要做进一步检查,你建议做何种检测?

(三) 脂肪酸的 β-氧化

脂肪酸是人及哺乳动物的主要能源物质。在 O_2 供给充足的条件下,脂肪酸可在体内分解成 CO_2 及 H_2O 并释出大量能量,以 ATP 形式供机体利用。除脑组织外,大多数组织均能氧化脂肪酸,但以肝及肌肉最活跃。脂肪酸的 β-氧化大致可以分为活化-转移-氧化三个阶段。

1. 脂肪酸的活化 脂酰 CoA 的生成:脂肪酸进行氧化前必须活化,活化在胞质中进行。内质网及线粒体外膜上的脂酰 CoA 合成酶(acyl-CoA synthetase)在 ATP、CoASH、Mg^{2+} 存在的条件下,催化脂肪酸活化,生成脂酰 CoA。

$$脂肪酸 + HSCoA + ATP \longrightarrow 脂酰 \sim CoA + AMP + PPi$$

脂肪酸活化后不仅含有高能硫酯键,而且增加了水溶性,从而提高了脂肪酸的代谢活性。反应过程中生成的焦磷酸(PPi)立即被细胞内的焦磷酸酶水解,阻止了逆向反应的进行。故 1 分子脂肪酸活化,实际上消耗了 2 个高能磷酸键,相当于消耗 2 分子 ATP。

2. 脂酰 CoA 进入线粒体 脂肪酸的活化在胞液中进行,而催化脂肪酸氧化的酶系存在于线粒体的基质内,因此活化的脂酰 CoA 必须进入线粒体内才能代谢。实验证明,长链脂酰 CoA 不能直接透过线粒体内膜。它进入线粒体需肉碱[carnitine, L-$(CH_3)_3N^+CH_2CH(OH)CH_2COO^-$, L-β 羟-γ-三甲氨基丁酸]的转运。

线粒体外膜存在肉碱脂酰转移酶 I(carnitine acyl transferase I),它能催化长链脂酰 CoA 与肉碱合成脂酰肉碱(acyl carnitine),后者即可在线粒体内膜的肉碱脂肪酰肉碱转位酶(carnitine-acylcarnitine translocase)的作用下,通过内膜进入线粒体基质内。此转位酶实际上是线粒体内膜转运肉碱及脂酰肉碱的载体。它在转运 1 分子脂酰肉碱进入线粒体基质内的同时,将 1 分子肉碱转运出线粒体内膜外膜间腔。进入线粒体内的脂酰肉碱,则在位于线粒体内膜内侧面的肉碱脂酰转移酶 II 的作用下,转变为脂酰 CoA 并释出肉碱。脂酰 CoA 即可在线粒体基质中酶体系的作用下,进行 β-氧化(图 8-8)。

肉碱脂酰转移酶 I 和酶 II 是同工酶,酶 I 是脂肪酸 β 氧化的限速酶,脂酰 CoA 进入线粒体是脂肪酸 β-氧化的主要限速步骤。当饥饿、高脂低糖膳食或糖尿病时,机体不能利用糖,需脂肪酸供能,这时肉碱脂酰转移酶 I 活性增加,脂肪酸氧化增强。相反,饱食后,脂肪合成及丙二酰 CoA 增加,后者抑制肉碱脂酰转移酶 I 活性,因而脂肪酸的氧化被抑制。胰岛素可诱导乙酰 CoA 羧化酶促使丙二酰 CoA 增加,进而抑制酶 I 活性。可见,胰岛素对脂肪酸分解代谢有多重抑制作用。

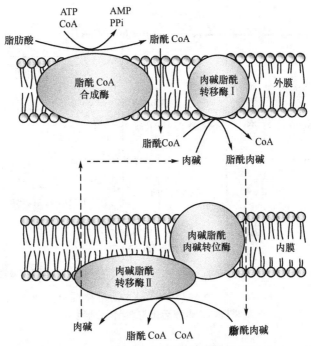

图 8-8 长链脂酰 CoA 进入线粒体的机制

案例分析 8-2   **诊断过程**

患者年轻,体格胖,易疲劳,身体耐力差,说明机体能量代谢受影响。检查后发现肢体肌力减弱,这说明肌肉供能不足,通过进一步活体组织检查发现肌肉充满脂肪泡,这说明甘油三酯在肌肉组织中的分解代谢可能受阻。建议检测脂肪酸代谢中重要载体——肉碱的水平。

检测结果发现:患者肌肉中肉碱含量仅为非原发性肌肉疾病活检肌肉样本的1/6。

生化问题讨论与分析:肉碱在细胞内主要功能是什么,请结合功能还原病理过程?

---

3. 脂肪酸的 β-氧化 脂肪酸的 β-氧化是 1904 年由 Knoop 通过实验提出的。他将不被机体分解的苯基标记脂肪酸的 ω 甲基,以这种脂肪酸喂养犬,按时检测尿中代谢物。结果发现,不论脂肪酸链长短,喂养奇数碳脂肪酸,尿液中均有苯甲酸;若喂饲偶数个碳脂肪酸,尿液中均出现苯乙酸。据此,knoop 大胆地推测:脂肪酸在体内的氧化分解是从羧基端的 β-碳原子开始的,依次断裂一个 2 碳单位,即乙酰 CoA。这就是脂肪酸的 β-氧化学说,后来,同位素示踪奇数和酶学实验也证实脂酰 CoA 分解是在线粒体基质中经脂肪酸 β-氧化多酶复合物的催化完成。

脂酰 CoA 进入线粒体基质后,在线粒体基质中疏松结合的脂肪酸 β-氧化多酶复合体的催化下,从脂酰基的 β-碳原子开始,进行脱氢、加水、再脱氢及硫解等四步连续反应,脂酰基断裂生成 1 分子比原来少 2 个碳原子的脂酰 CoA 及 1 分子乙酰 CoA(图 8-9)。

脂肪酸 β-氧化的过程如下:

(1)脱氢:脂酰 CoA 在脂酰 CoA 脱氢酶的催化下,α、β 碳原子各脱下一氢原子,生成反

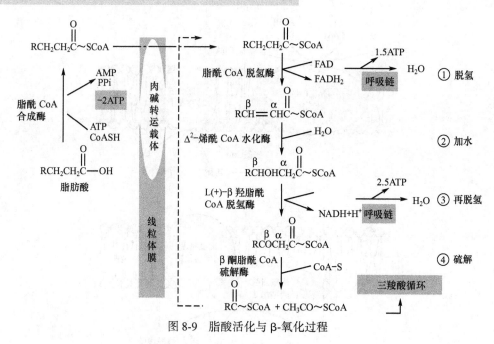

图 8-9   脂酸活化与 β-氧化过程

Δ^2烯酰 CoA。脱下的 2H 由 FAD 接受生成 FADH$_2$。

(2)加水:反 Δ^2烯酰 CoA 在 Δ^2烯酰水化酶的催化下,加水生成 $L(+)$-β-羟脂酰 CoA。

(3)再脱氢:$L(+)$-β-羟脂酰 CoA 在 β-羟脂酰 CoA 脱氢酶的催化下,脱下 2H 生成 β-酮脂酰 CoA,脱下的 2H 由 NAD$^+$接受,生成 NADH 及 H$^+$。

(4)硫解:β-酮脂酰 CoA 在 β-酮脂酰 CoA 硫解酶催化下,加 CoASH 使碳链断裂,生成 1 分子乙酰 CoA 和少 2 个碳原子的脂酰 CoA。

以上步骤生成的比原来少 2 个碳原子的脂酰 CoA,可再进行脱氢、加水、再脱氢及硫解反应。如此反复进行,直至最后生成丁酰 CoA,后者再进行一次 β-氧化,即完成脂肪酸的 β-氧化。

脂肪酸经 β-氧化后生成大量的乙酰 CoA。乙酰 CoA 一部分在线粒体内通过三羧酸循环彻底氧化,一部分在线粒体中缩合生成酮体,通过血液运送至肝外组织氧化利用。

4. 脂肪酸氧化的能量生成   脂肪酸氧化是体内能量的重要来源。以 18 碳的饱和脂肪酸——硬脂酸为例,1 分子硬脂酸需要进行 8 次 β-氧化,生成 8 分子 FADH$_2$、8 分子 NADH+H$^+$及 9 分子乙酰 CoA。每分子 FADH$_2$通过呼吸链氧化产生 1.5 分子 ATP(过去理论值为 2 个 ATP),每分子 NADH+H$^+$氧化产生 2.5 分子 ATP(过去理论值是 3 个 ATP),每分子乙酰 CoA 通过三羧酸循环氧化产生 10 分子 ATP。因此 1 分子硬脂酸彻底氧化共生成(8×1.5)+(8×2.5)+(9×10)= 122 个 ATP。减去脂肪酸活化时耗去的 2 个高能磷酸键,相当于 2 个 ATP,净生成 120 分子 ATP。当 ATP 水解为 ADP 时和 Pi 时,自由能变化为−30.56kJ,因此软脂酸生物氧化可产生 120×30.56 = 3667.2 kJ/mol。研究表明,脂肪酸生物氧化释放的能量有 33%(过去理论值为 40%)转变为磷酸酯键,其余能量以热能形式释放用于维持体温。

与葡萄糖氧化相比较,1 分子葡萄糖彻底氧化生成 32 分子 ATP,3 个葡萄糖分子生成 96 个 ATP。可见,相同的碳原子情况下,脂肪酸氧化可为机体提供更多的能量,脂肪酸是作为体内能量的主要储存形式。

案例分析 8-2

　　肉碱主要起到把活化的脂肪酸(脂酰 CoA)从胞质运输到线粒体基质进行 β-氧化,是脂肪酸代谢中的关键步骤,这一步受阻或运输效率降低,将导致脂肪不能及时分解而在肌肉组织中堆积,同时也造成组织能量供应不足,因此出现肌无力、耐力差、易疲劳等症状。

(四)脂肪酸的特殊氧化形式

1. 奇数碳脂肪酸的氧化　虽然大多数脂肪酸为偶数碳原子,但是许多植物、海洋生物、石油酵母等体内还有奇数碳脂肪酸。奇数碳脂肪酸经过连续多次 β-氧化后,生成多个乙酰 CoA 与 1 分子丙酰 CoA。丙酰 CoA 首先经过丙酰 CoA 羧化酶催化生成甲基丙二酰 CoA,然后在变位酶作用下转变为琥珀酰 CoA,该过程需要维生素 B_{12} 作为辅酶。后者或进入三羧酸循环氧化分解或经过草酰乙酸途径异生为糖(图 8-10)。

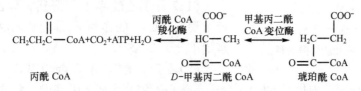

图 8-10　奇数碳脂肪酸降解产物的转化

2. α-氧化　Stumpf 发现植物线粒体中除了有 β-氧化之外,还有一种特殊的氧化途径,称作为 α-氧化作用。

　　这种特殊的氧化系统,首先发现于植物种子、叶子中,后来发现动物的脑和肝细胞中也存在。这个系统中,脂肪酸不需要活化,直接作为底物,每次氧化从脂肪酸羧基端失去一个 C 原子。α 氧化对于降解支链脂肪酸、奇数碳脂肪酸、极长链脂肪酸(如脑中 22C、24C)有重要作用。膳食中的植烷酸(phytanic acid)C-3 位上有一个甲基取代,因此植烷酸第一次降解不能通过正常的 β-氧化方式,而是通过脂肪酸 α-羧化酶水解,产生降植烷酸(pristanic acid)和 CO_2。因 C-3 位不再存在甲基,即可进行正常的 β-氧化。

3. ω-氧化　脂肪酸的 ω-氧化是在肝微粒体中进行,由加单氧酶催化,主要是对一些中短链(12C 以下)的脂肪酸进行加工改造,产生二羧酸,如 11C 脂肪酸可产生 11C、9C 和 7C 的二羧酸(在生物体内并不重要)。ω-氧化涉及末端甲基的羟基化,生成一级醇,并继而氧化成醛,再转化成羧酸。ω-氧化在脂肪烃的生物降解中有重要作用。泄漏的石油,可被细菌 ω 氧化,把烃转变成脂肪酸,然后经 β 氧化降解。

4. 不饱和脂肪酸的氧化　不饱和脂肪酸的氧化也发生在线粒体内,它的活化和运输方式都与饱和脂肪酸相同,也是经过 β-氧化而降解,但是它需要另外两个酶:一个是异构酶,另一个是还原酶。如图 8-11 所示,油酰 CoA 的降解与硬脂酸 CoA 降解的前 3 轮反应完全相同。其后油酰 CoA 生成 Δ^3-顺式-十二烯酰 CoA,不是脂酰 CoA 脱氢酶的底物,而是要通过烯酰 CoA 异构酶催化转变为 Δ^2-反式-十二烯酰 CoA,成为烯酰 CoA 水合酶的正常底物,才能继续 β 氧化过程。

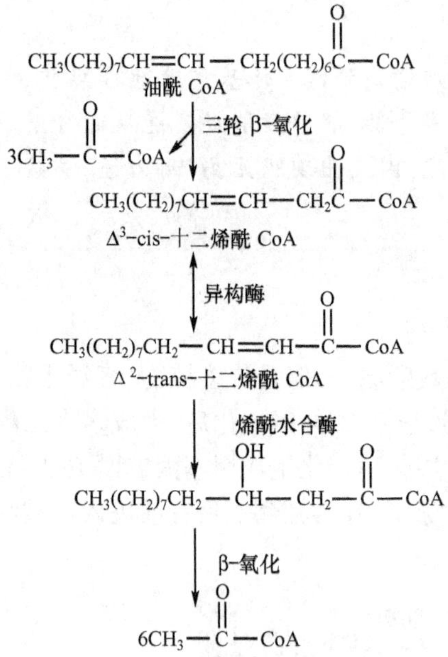

$$CH_3(CH_2)_7CH=CH-CH_2(CH_2)_6\overset{O}{\overset{\|}{C}}-CoA$$

油酰 CoA

3 $CH_3-\overset{O}{\overset{\|}{C}}-CoA$ $\xrightarrow{\text{三轮 β-氧化}}$

$$CH_3(CH_2)_7CH=CH-CH_2\overset{O}{\overset{\|}{C}}-CoA$$

Δ^3-cis-十二烯酰 CoA

$\updownarrow$ 异构酶

$$CH_3(CH_2)_7CH_2-CH=CH-\overset{O}{\overset{\|}{C}}-CoA$$

Δ^2-trans-十二烯酰 CoA

$\downarrow$ 烯酰水合酶

$$CH_3(CH_2)_7CH_2-\overset{OH}{\overset{|}{CH}}-CH_2-\overset{O}{\overset{\|}{C}}-CoA$$

$\downarrow$ β-氧化

6 $CH_3-\overset{O}{\overset{\|}{C}}-CoA$

图 8-11　不饱和脂肪酸的氧化

（五）酮体的生成及利用

乙酰乙酸（acetoacetate）、β-羟丁酸（β-hydroxybutyrate）及丙酮（acetone）三者统称酮体（ketone bodies）。由于只有肝细胞中具有活性较强的酮体合成酶系，所以脂肪酸的降解产物乙酰 CoA 可在酮体合成酶系催化下转变为酮体。然而，肝细胞中又缺乏利用酮体的酶系，因此这些水溶性较好的小分子物质可以通过细胞膜进入血液循环，运往肝外组织利用，形成了酮体独特的"肝内生成、肝外利用"的代谢特点。

1. 酮体的生成　脂肪酸在线粒体中经 β-氧化生成的大量乙酰 CoA 是合成酮体的原料。合成在线粒体内酶的催化下，分三步进行。

（1）2 分子乙酰 CoA 在肝线粒体乙酰乙酰 CoA 硫解酶（thiolase）的作用下，缩合成乙酰乙酰 CoA，并释出 1 分子 CoASH。

（2）乙酰乙酰 CoA 在羟甲基戊二酸单酰 CoA（HMG-CoA）合成酶的催化下，再与 1 分子乙酰 CoA 缩合生成羟甲基戊二酸单酰 CoA（3-hydroxy-3-methyl glutaryl CoA，HMG-CoA），并释出 1 分子 CoASH。

（3）羟甲基戊二酸单酰 CoA 在 HMG-CoA 裂解酶的作用下，裂解生成乙酰乙酸和乙酰 CoA。

乙酰乙酸在线粒体内膜 β-羟丁酸脱氢酶的催化下，被还原成 β-羟丁酸，所需的氢由 NADH 提供，还原的速度由 NADH/NAD$^+$ 的比值决定。部分乙酰乙酸可在酶催化下脱羧而成丙酮。具体过程见图 8-12。

肝线粒体内含有各种合成酮体的酶类，尤其是 HMG-CoA 合成酶，因此生成酮体是肝特有的功能。但是肝氧化酮体的酶活性很低，因此肝不能氧化酮体。肝产生的酮体，透过细胞膜进入血液运输到肝外组织进一步分解氧化。

2. 酮体的利用　肝外许多组织具有活性很强的利用酮体的酶类，主要包括：

（1）琥珀酰 CoA 转硫酶：心、肾、脑及骨骼肌的线粒体具有较高的琥珀酰 CoA 转硫酶活性。在有琥珀酰 CoA 存在时，此酶能使乙酰乙酸活化，生成乙酰乙酰 CoA。

（2）乙酰乙酰 CoA 硫解酶：心、肾、脑及骨骼肌线粒体中还有乙酰乙酰 CoA 硫解酶，使乙酰乙酰 CoA 硫解，生成 2 分子乙酰 CoA，后者即可进入三羧酸循环彻底氧化。

（3）乙酰乙酰硫激酶：肾、心和脑的线粒体中尚有乙酰乙酰硫激酶，可直接活化乙酰乙酸生成乙酰乙酰 CoA，后者在硫解酶的作用下硫解为 2 分子乙酰 CoA，后者即可进入三羧酸循环彻底氧化。

β-羟基丁酸在 β-羟丁酸脱氢酶的催化下，脱氢生成乙酰乙酸；然后再转变成乙酰 CoA 而被氧化。丙酮生成量少，挥发性强，主要通过肺部的呼吸作用排出体外，部分丙酮也可在一系列酶作用下转变为丙酮酸或乳酸，进而异生成糖或彻底氧化。这是脂肪酸的碳原子转变成糖的一个途径。酮体在肝外组织的代谢利用见图 8-13。

3. 酮体生成的生理意义　酮体是脂肪酸在肝内正常的中间代谢产物，是肝输出能源的

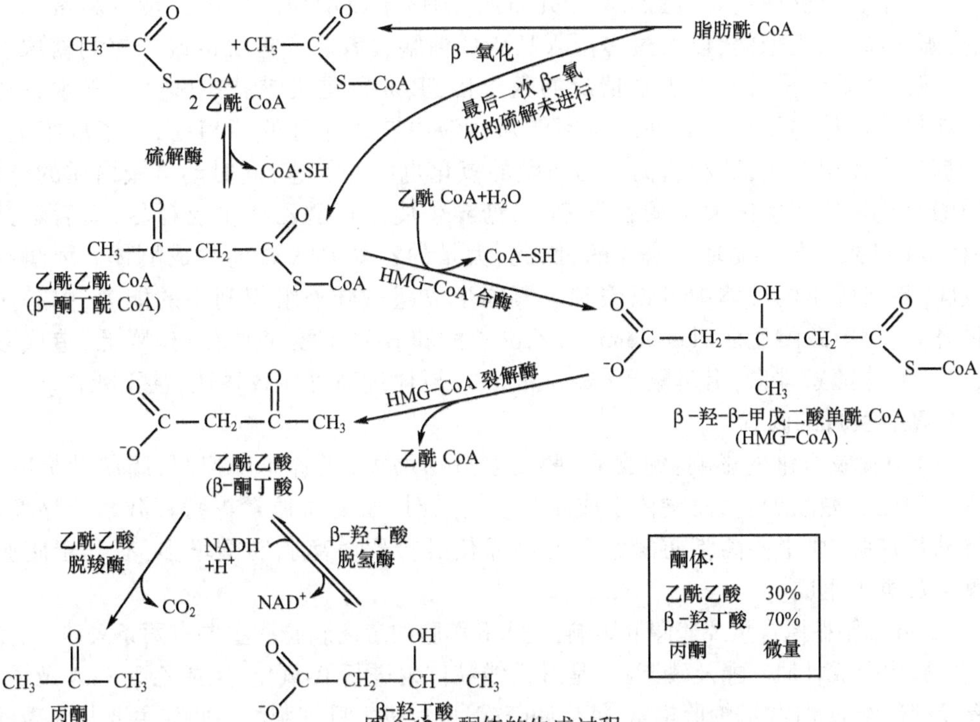

$CH_3-\overset{O}{\overset{\|}{C}}-S-CoA$ + $CH_3-\overset{O}{\overset{\|}{C}}-S-CoA$

2 乙酰 CoA

脂肪酰 CoA

β-氧化

最后一次 β-氧化的硫解未进行

硫解酶 CoA·SH

乙酰 CoA+H_2O

$CH_3-\overset{O}{\overset{\|}{C}}-CH_2-\overset{O}{\overset{\|}{C}}-S-CoA$

乙酰乙酰 CoA
(β-酮丁酰 CoA)

HMG-CoA 合酶 CoA-SH

$\overset{O}{\overset{\|}{C}}-CH_2-\overset{OH}{\underset{CH_3}{\overset{|}{C}}}-CH_2-\overset{O}{\overset{\|}{C}}-S-CoA$

β-羟-β-甲戊二酸单酰 CoA
(HMG-CoA)

HMG-CoA 裂解酶 乙酰 CoA

$\overset{O}{\overset{\|}{C}}-CH_2-\overset{O}{\overset{\|}{C}}-CH_3$

乙酰乙酸
(β-酮丁酸)

乙酰乙酸脱羧酶 CO_2

NADH +H^+　β-羟丁酸脱氢酶　NAD^+

酮体：
乙酰乙酸　30%
β-羟丁酸　70%
丙酮　微量

$CH_3-\overset{O}{\overset{\|}{C}}-CH_3$

丙酮

$\overset{O}{\overset{\|}{C}}-CH_2-\overset{OH}{\overset{|}{CH}}-CH_3$

β-羟丁酸

图 8-12　酮体的生成过程

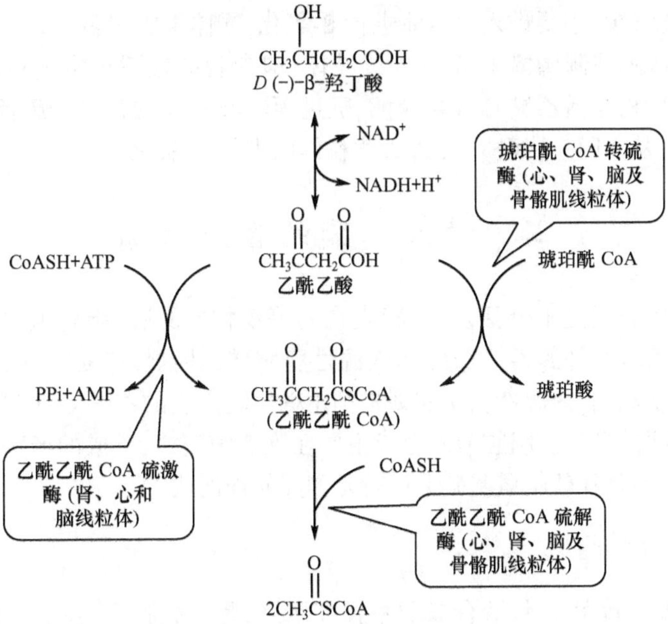

$\underset{CH_3CHCH_2COOH}{\overset{OH}{|}}$

D(-)-β-羟丁酸

NAD^+

$NADH+H^+$

琥珀酰 CoA 转硫酶（心、肾、脑及骨骼肌线粒体）

CH_3CCH_2COH
乙酰乙酸

琥珀酰 CoA

CoASH+ATP

琥珀酸

PPi+AMP

CH_3CCH_2CSCoA
(乙酰乙酰 CoA)

乙酰乙酰 CoA 硫激酶（肾、心和脑线粒体）

CoASH

乙酰乙酰 CoA 硫解酶（心、肾、脑及骨骼肌线粒体）

$2CH_3CSCoA$

图 8-13　酮体的利用

一种形式。酮体溶于水,分子小,能通过血脑屏障及肌肉毛细血胞壁,是肌肉尤其是脑组织的重要能源。脑组织不能氧化脂肪酸,却能利用酮体。长期饥饿、糖供应不足时酮体可以代替葡萄糖成为脑组织及肌肉的主要能源。

正常情况下,血中仅含有少量酮体,为 0.03~0.5mmol/L(0.3~5mg/dl)。在饥饿、高脂低糖膳食及糖尿病时,脂肪酸动员加强,酮体生成增加。酮体含量升高常见于饥饿、妊娠中毒症、糖尿病,以及过多摄入高脂低糖膳食者。严重饥饿或未控制糖尿病患者,血液酮体的含量可高出正常情况的数十倍,其原因是饥饿状态和胰岛素水平过低都会耗尽体内糖的储存。肝外组织不能从血液中获取充分的葡萄糖,为了取得能量,肝中糖异生作用加速,肝和肌肉中脂肪酸的氧化也同样加速,同时动员蛋白质的分解。脂肪酸氧化加速产生出大量的乙酰 CoA,糖异生使得草酰乙酸供应耗尽,而后者又是乙酰 CoA 进入三羧酸循环所必需的,因此,大量的乙酰 CoA 转向生成酮体。丙酮有特殊气味,患者呼出的气体中可以嗅到。酮体生成超过肝外组织利用的能力,引起血中酮体升高,可导致酮血症(ketonemia),乙酰乙酸和 β-羟丁酸使血液 pH 降低,造成酸中毒,另外酮体随尿排出,引起酮尿(ketonuria)。酮体过高可导致昏迷,甚至死亡。

4. 酮体生成的调节

(1)饱食及饥饿的影响:饱食后,胰岛素分泌增加,脂解作用抑制、脂肪动员减少,进入肝的脂肪酸减少,因而酮体生成减少。饥饿时,胰高血糖素等脂解激素分泌增多,脂酸动员加强,血中游离脂肪酸浓度升高而使肝摄取游离脂肪酸增多,有利于脂肪酸 β-氧化及酮体生成。

(2)肝细胞糖原含量及代谢的影响:进入肝细胞的游离脂肪酸主要有两条去路,一是在胞液中酯化合成甘油三酯及磷脂;一是进入线粒体内进行 β-氧化,生成乙酰 CoA 及酮体。饱食及糖供给充足时,肝糖原丰富,糖代谢旺盛,此时进入肝细胞的脂肪酸主要与 3-磷酸甘油反应,酯化生成甘油三酯及磷脂。饥饿或糖供给不足时,糖代谢减弱,3-磷酸甘油及 ATP 不足,脂肪酸酯化减少,主要进入线粒体进行 β-氧化,酮体生成增多。

(3)丙二酰 CoA 抑制脂酰 CoA 进入线粒体:饱食后糖代谢正常进行时所生成的乙酰 CoA 及柠檬酸能别构激活乙酰 CoA 羧化酶,促进丙二酰 CoA 的合成。后者能竞争性抑制肉碱脂酰转移酶 I,从而阻止脂酰 CoA 进入线粒体内进行 β-氧化。

二、甘油三酯的合成代谢

生物机体脂类合成是十分活跃的,特别在高等动物的肝脏、脂肪组织和乳腺中。人体内脂肪按照来源可分为外源性脂肪酸和内源性脂肪酸,外源性脂肪酸来源于食物,可被机体加工改造后转变利用,内源性脂肪酸则是利用糖代谢产生的乙酰 CoA 进行合成。肝脏是脂肪酸合成最主要的场所。脂肪酸的合成主要在胞液中完成,合成的产物为十六碳的软脂酸,其他的长链脂酸是在软脂酸基础上进行延伸和修饰而成。

(一) 软脂酸的合成

1. 乙酰 CoA 的转运   脂酸合成酶系存在于肝、肾、脑、肺、乳腺及脂肪等组织的胞液中,而乙酰 CoA 主要存在于线粒体基质中,它不能任意穿过线粒体内膜。但是可以通过以下途径透过线粒体内膜(图 8-14)。乙酰 CoA 与草酰乙酸结合形成柠檬酸,后者通过三羧酸载体通过膜,再由膜外柠檬酸裂解酶重新形成草酰乙酸和乙酰 CoA。草酰乙酸被还原成苹果酸后,脱羧转变为丙酮酸,丙酮酸可以通过线粒体膜进入基质,完成从胞外返回胞内过程。这一过程称作柠檬酸-丙酮酸循环(citrate pyruvate cycle)。每循环一次,消耗 2 个 ATP,将 1 分子乙酰 CoA 从线粒体带入胞液,并为机体提供 1 分子 $NADPH+H^+$,为合成反应的提供还原力。

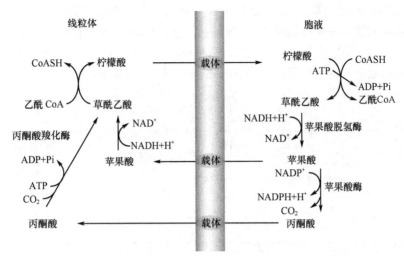

图 8-14 柠檬酸-丙酮酸循环

2. 丙二酰 CoA 的合成 在脂肪酸的合成中,除 1 分子乙酰 CoA 直接参与合成反应外,其余乙酰 CoA 须先羧化生成丙二酰 CoA,才能参与合成反应。此反应由乙酰 CoA 羧化酶(acetyl CoA carboxylase)催化,这是一种别构酶,是脂肪酸合成的限速酶。该酶存在于胞液中,辅基为生物素,起到转移羧基作用,Mn^{2+} 为激活剂。该酶有两种存在形式,一是无活性的单体,分子量约为 4 万,另一是有活性的多聚体,分子量为 60 万~80 万,通常由 10~20 个单体构成,呈线状排列。

乙酰 CoA 羧化酶的活性型和无活性型受到多种物质变构调节:①柠檬酸、异柠檬酸可使此酶发生别构,由无活性的单体聚合成有活性的多聚体,而软脂酰 CoA 及其他长链脂酰 CoA 则能使多聚体解聚成单体,抑制乙酰 CoA 羧化酶的催化活性。②该酶也受磷酸化、去磷酸化的调节。它可被一种依赖于 AMP 的蛋白激酶磷酸化(79,1200 及 1215 位丝氨酸残基磷酸化)而失活。胰高血糖素、肾上腺素能激活此激酶而抑制乙酰 CoA 羧化酶的活性,而胰岛素则能通过蛋白质磷酸酶的作用使磷酸化的乙酰 CoA 羧化酶脱去磷酸而恢复活性。③高糖低脂膳食可诱导乙酰 CoA 羧化酶的合成,因而可促进脂肪酸合成。

(1)酶-生物素+HCO_3^-+ATP⟷酶-生物素-CO_2+ADP+Pi

(2)酶-生物素-CO_2+乙酰 CoA→酶-生物素+丙二酰 CoA

总反应:

$$ATP+HCO_3^-+乙酰\,CoA \longrightarrow 丙二酰\,CoA+ADP+Pi$$

脂肪酸的合成除需乙酰 CoA 外,还需 ATP、NADPH、HCO_3^-(CO_2)及 Mn^{2+} 等。脂肪酸的合成系还原性合成,所需之氢全部由 NADPH 提供。NADPH 主要来自磷酸戊糖通路。胞液中异柠檬酸脱氢酶及苹果酸酶(二者均以 NADP 为辅酶)催化的反应也可提供少量的 NADPH。

3. 脂肪酸合成酶系 从乙酰 CoA 及丙二酰 CoA 合成长链脂肪酸,实际上是一个重复加成反应过程,每次延长 2 个碳原子。16 碳软脂酸的生成,需经过连续的 7 次重复加成反应。各种生物合成脂肪酸的过程基本相似,大肠埃希菌中,此种加成过程是由 7 种酶蛋白聚合在一起构成的多酶体系所催化的,这7种酶蛋白分别为乙酰基转移酶、丙二酰基转移酶、β-酮脂酰合成酶、β-酮脂酰还原酶、β-酮脂酰脱水酶、Δ^2-烯脂酰还原酶和长链脂酰硫酯酶等;大肠埃希菌的脂肪酸合成酶系中,有酰基载体蛋白(acyl carrier protein,ACP),其辅基与辅酶A相同,为4′-磷酸泛酰氨基乙硫醇(4′-phosphopantotheine),是脂肪酸合成过程中脂酰基的载体,脂肪酸合成的各步反应均在ACP的辅基上进行(图8-15)。

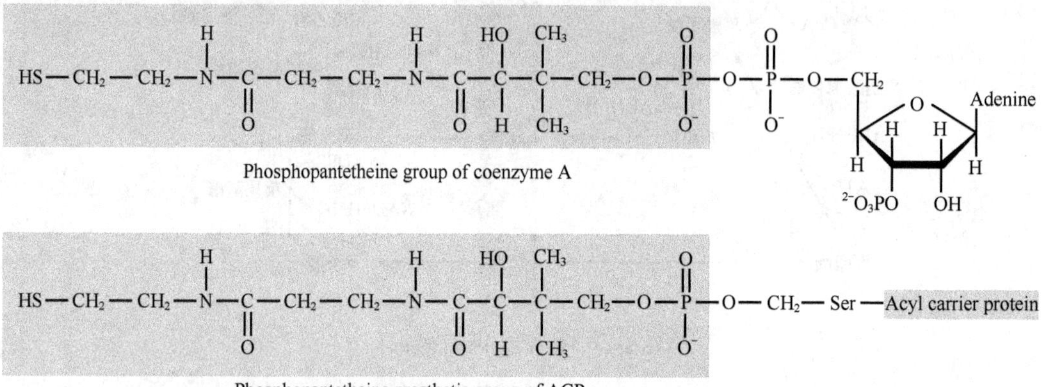

图 8-15   酰基载体蛋白接收臂结构。上面为辅酶A的结构,下面为ACP结构

哺乳类动物中,7种酶活性均在分子量为250kD的一条多肽链上,属多功能酶,由一个基因所编码。具有活性的酶是由两个完全相同的多肽链(亚基)首尾相连组成的二聚体,此二聚体解聚则活性丧失。每一亚基均有一ACP结构域,其丝氨酸残基连有4′-磷酸泛酰氨基乙硫醇,作为脂肪酸合成过程中脂酰基的载体,可与脂酰基相连,用E_1-泛-SH表示。此外,在每一亚基的酮脂酰合成酶结构域中的半胱氨酸残基的SH基亦很重要,它也能与脂酰基相连,用E_2-半胱SH表示,见图8-16。

4. 软脂酸合成过程   软脂酸的合成实际上是重复循环的过程,与其分解过程相同,每次循环延伸2个碳原子(二碳单位)。值得注意的是,这个二碳单位是丙二酰CoA形式加入,装载过程中发生脱羧作用,因此实际装配的是两个碳原子。对于1分子软脂酸的合成,需要1分子乙酰CoA和7分子丙二酰CoA作为原料,经过7次循环完成。其主要的合成程序包括:①启动。乙酰CoA的乙酰基转移到ACP的巯基上,形成乙酰ACP,然后再转移到酶分子半胱氨酸巯基上。②装载。在丙二酰基转移酶的催化下,丙二酰基装载到ACP巯基上,形成"乙酰基-酶-丙二酰基"复合物。③缩合。在β-酮脂酰合成酶催化下,丙二酰基与乙酰基发生脱羧缩合生成乙酰乙酰ACP。④加氢。在β-酮脂酰还原酶催化下,以NADPH+H^+为供氢体,乙酰乙酰ACP加氢还原为α,β-羟丁酰ACP。⑤脱水。在β-羟脂酰脱水酶的催化下,发生脱水生成α,β-反式-丁烯酰ACP。⑥再加氢。在Δ^2-烯脂酰还原酶催化下,α,β-反式-丁烯酰ACP加氢转变为丁酰ACP,完成第一轮循环。⑦硫解。在长链脂酰硫酯酶的催化下,软脂酰ACP的硫酯键断裂,软脂酸被释放出来。软脂酸的具体合成过程见图8-17。

软脂酸合成的总反应式为:

$$CH_3COSCoA+7HOOCCH_2COSCoA+14NADPH+14H^+\longrightarrow$$

$$CH_3(CH_2)_{14}COOH+7CO_2+6H_2O+8HSCoA+14NADP^+$$

总体来说,脂肪酸合成不是β-氧化的可逆过程,两者在组织定位、酰基载体、二碳单位、

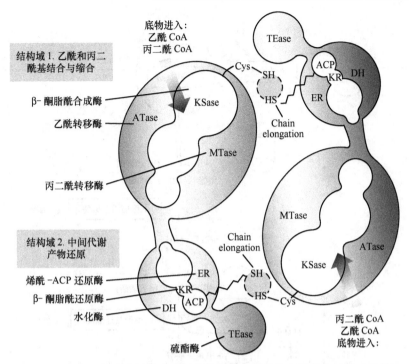

图 8-16　哺乳动物脂肪酸合成酶二聚体结构（示结构二聚体和功能二聚体）

ATase：乙酰转移酶；MTase：丙二酰转移酶；KSase：β 酮脂酰合成酶；KR：β 酮脂酰还原酶；
DH：β-羟脂酰脱水酶；ER：烯酰-ACP 还原酶；TEase：硫酯酶

限速酶、供氢体等方面都不相同（表8-6）。

表 8-6　软脂酸分解与合成代谢的区别

区别点	软脂酸合成	软脂酸氧化
1. 细胞中部位	细胞质	线粒体
2. 酰基载体	ACP	辅酶 A
3. 二碳片段参加或断裂形式	丙二酰 CoA	乙酰 CoA
4. 电子供体或受体	NADPH	FAD, NAD^+
5. 酶系	7 种酶构成酶复合体二聚体	4 种酶
6. 对 HCO_3^- 和柠檬酸要求	要求	不要求
7. 能量变化	消化 7 个 ATP 及 14 个 NADPH	产生 106 个 ATP
8. 反应活跃使其	高糖膳食后	饥饿
9. 关键酶	乙酰 CoA 羧化酶	肉碱酰基转移酶 I

（二）脂肪酸链的延长

脂肪酸合成酶复合体只能合成到 16 碳的软脂酸，人体所需的长链脂肪酸、不饱和脂肪酸等高级脂肪酸都是以软脂酸为母体，在线粒体或内质网经过不同的加工改造完成。

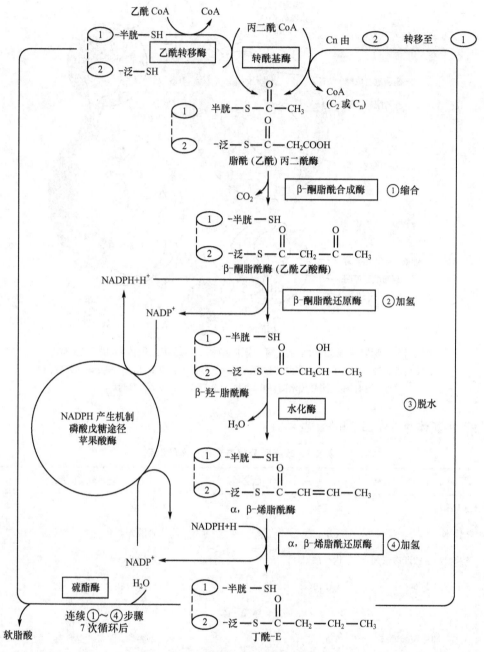

图 8-17　软脂酸的合成过程

1. 线粒体脂肪酸碳链延长酶系　在线粒体基质中,有催化脂肪酸碳链延长的酶系,其前三个酶与脂肪酸 β-氧化中的酶相同。它以乙酰 CoA 为二碳单位供体,NADPH+H$^+$为供氢体,软脂酸与乙酰 CoA 经过缩合-加氢-脱水-再加氢等步骤,使碳链逐渐延长,这个过程类似于 β-氧化的逆反应,仅烯脂酰 CoA 还原酶的辅酶是 NADPH+H$^+$,与 β-氧化不同。线粒体脂肪酸碳链延长系统一般可延长至 24 或 26 个碳的饱和脂肪酸,但其中以 18 碳的硬脂酸最多。

2. 内质网脂肪酸碳链延长酶系 内质网碳链延长酶系以软脂酸为母体,丙二酰 CoA 为二碳单位供体,辅酶 A 为酰基载体,NADPH+H⁺ 为供氢体,经过脱羧缩合-加氢还原-脱水成烯-再加氢还原等步骤,每次延长 2 个碳原子,这个过程与脂肪酸合成酶系相同,只是由辅酶 A 代替 ACP 作为脂酰载体。除脑组织外,内质网碳链延长酶系一般合成 18 碳的硬脂酸为主。

(三) 不饱和脂肪酸的合成

人和动物含有不饱和脂肪酸,主要有棕榈油酸($16:1,\Delta^9$)、油酸($18:1,\Delta^9$)、亚油酸($18:2,\Delta^{9,12}$)、亚麻酸($18:3,\Delta^{9,12,15}$)及花生四烯酸($20:4,\Delta^{5,8,11,14}$)等。前两种单不饱和脂肪酸,可由人体自身合成,而后三种多不饱和脂肪酸人体不能合成,必须从食物摄取,为必需脂肪酸(essential fatty acid)。

哺乳动物不能合成两个以上的多不饱和脂肪酸,但在植物体内则可合成。这是因为植物组织中含有 Δ^{10}、Δ^{12}、Δ^{15} 去饱和酶,能够合成上述多不饱和脂肪酸。脂肪酸的去饱和过程实际是一个脱氢过程,需要有线粒体外电子传递系统参与。

(四) 脂肪酸合成的调节

1. 代谢物的调节作用 进食高脂肪食物以后,或饥饿脂肪动员加强时,肝细胞内脂酰 CoA 增多,可别构抑制乙酰 CoA 羧化酶,从而抑制体内脂肪酸的合成;进食糖类而糖代谢加强,NADPH 及乙酰 CoA 供应增多,有利于脂肪酸的合成,同时糖代谢加强使细胞内 ATP 增多,可抑制异柠檬酸脱氢酶,造成异柠檬酸及柠檬酸堆积,透出线粒体,可别构激活乙酰 CoA 羧化酶,使脂肪酸合成增加。此外,大量进食糖类也能增强各种合成脂肪有关的酶活性从而使脂肪合成增加。

2. 激素的调节作用 胰岛素是调节脂肪合成的主要激素。它能诱导乙酰 CoA 羧化酶、脂肪酸合成酶、乃至 ATP-柠檬酸裂解酶等的合成,从而促进脂肪酸合成。同时,由于胰岛素还能促进脂肪酸合成磷脂酸,因此还增加脂肪的合成。

胰高血糖素通过增加蛋白激酶 A 活性使乙酰 CoA 羧化酶磷酸化而降低其活性,故能抑制脂肪酸的合成,此外也抑制甘油三酯的合成,甚至减少肝脂肪向血中释放。肾上腺素、生长素也能抑制乙酰 CoA 羧化酶,从而影响脂肪酸合成。

胰岛素能加强脂肪组织的脂蛋白脂酶活性,促使脂肪酸进入脂肪组织,再加速合成脂肪而储存,故易导致肥胖。

(五) 甘油三酯的合成

甘油三酯是机体储存能量的形式。机体摄入糖、脂肪等食物均可合成脂肪在脂肪组织储存,以供禁食、饥饿时的能量需要。体内的甘油三酯,按照其来源分外源性和内源性两种。外源性指的是利用食物中脂肪分解产物,如甘油一酯、乳糜微粒等为原料合成;内源性甘油三酯则是利用葡萄糖代谢中间产物合成的脂肪酸、3-磷酸甘油等进行合成,是体内脂肪的主要来源。

1. 合成部位 肝、脂肪组织及小肠是合成甘油三酯的主要场所,以肝的合成能力最强。上述三种组织、细胞均有合成甘油三酯的脂酰 CoA 转移酶。

脂肪组织是机体合成脂肪的另一重要组织。它可利用从食物脂肪而来的乳糜微粒

（CM）或 VLDL 中的脂肪酸合成脂肪,更主要以葡萄糖为原料合成脂肪。脂肪细胞可以大量储存脂肪,是机体合成及储存脂肪的"仓库"。小肠黏膜细胞主要利用脂肪消化产物再合成脂肪,以乳糜微粒形式经淋巴进入血循环。

2. 合成原料　合成甘油三酯所需的甘油及脂肪酸主要由葡萄糖代谢提供。食物脂肪消化吸收后以 CM 形式进入血循环,运送至脂肪组织或肝,其脂肪酸亦可用以合成脂肪。

3. 合成基本过程

（1）甘油一酯途径:小肠黏膜细胞主要利用消化吸收的甘油一酯及脂肪酸再合成甘油三酯。

（2）甘油二酯途径:肝细胞及脂肪细胞主要按此途径合成甘油三酯。葡萄糖循糖酵解途径生成 3-磷酸甘油,在脂酰 CoA 转移酶的作用下,依次加上 2 分子脂酰 CoA 生成磷脂酸（phosphatidic acid）。后者在磷脂酸磷酸酶的作用下,水解脱去磷酸生成 1,2-甘油二酯,然后在脂酰 CoA 转移酶的催化下,再加上 1 分子脂酰基即生成甘油三酯见图 8-18。

合成脂肪的三分子脂肪酸可为同一种脂肪酸,亦可是三种不同的脂肪酸。合成所需的3-磷酸甘油主要由糖代谢提供。肝、肾等组织含有甘油激酶,能利用游离甘油,使之磷酸化生成 3-磷酸甘油。脂肪细胞缺乏甘油激酶因而不能利用甘油合成脂肪。

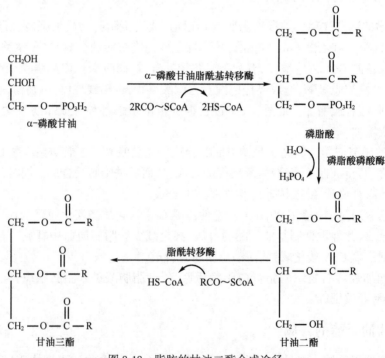

图 8-18　脂肪的甘油二酯合成途径

三、多不饱和脂肪酸的重要衍生物

多不饱和脂肪酸主要是 20 碳的四烯酸,即花生四烯酸（arachidonic acid, AA）。多不饱和脂肪酸在体内的代谢途径主要有两种:一是经环加氧酶的作用生成各种前列腺素（prostaglandin, PG）,如 PGE_2、$PGF_{2\alpha}$、凝血恶烷 A_2（thromboxane, TXA_2）和前列腺素

I_2（PGI_2）；二是经脂质加氧酶作用生产白三烯（leukotrienes，LT）、脂质过氧化物等。Von Eulor 等早在 20 世纪 30 年代发现人精液中含有一种可使平滑肌收缩的物质,认为该物质来自前列腺,故称前列腺素。现在已知它并非来自前列腺,广泛分布人和哺乳动物的组织和体液中,它们含量甚微,活性很强,代谢迅速,作用广泛。后来从血小板和血管中发现凝血噁烷和前列腺素。1979 年又从兔白细胞中分离得到白三烯。这些物质对细胞代谢有重要调节作用,并且与炎症、免疫、过敏反应和心血管疾病等多种疾病的病理有关。

（一）化学结构与命名

1. 前列腺素　前列腺素（PG）是一类具有五元环的 20 碳不饱和羟基脂肪酸,由花生四烯酸经环加氧酶转化产生,其基本骨架为前列腺烷酸（prostanoic acid）。其基本结构如下：

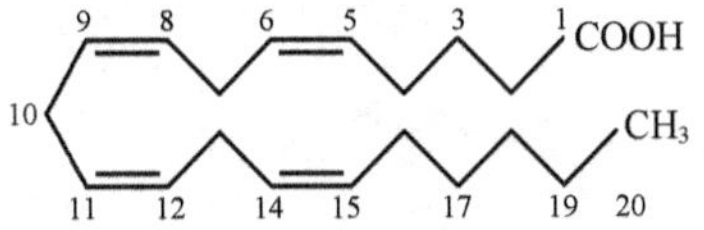

花生四烯酸
$(20:4\Delta^{5,8,11,14})$

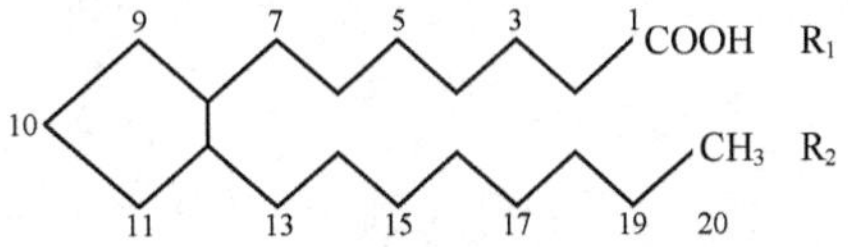

前列腺烷酸

　　根据五碳环上取代基团和双键位置不同,可将前列腺素分为 9 型,按字母顺序分别命名为 PGA、PGB、PGC、PGD、PGE、PGF、PGG、PGH、PGI,根据 R_1、R_2 侧链上双键数目,PG 又分为 1、2、3 类,将数字标在英文大写字母右下角表示。（图 8-19）

2. 血栓素　血栓素由血小板产生,结构上它与 PG 不同的是五碳环被一个环醚结构的六元环取代。在血小板中含有血栓素合成酶,它催化 PGE_2 形成血栓素六元噁烷环,从而形成 TXA_2。

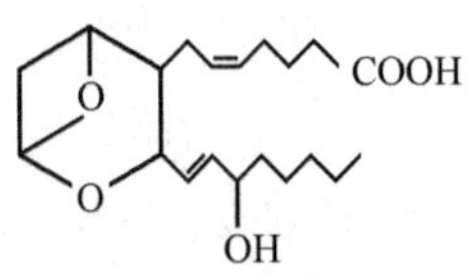

血栓噁烷 A_2

3. 白三烯　白三烯（LT）是由花生四烯酸经线性脂加氧酶（linear lipoxygenase）转化产生,分子中四个双键,三个共轭双键,主要生成部位是白细胞。由于化学结构不同,LT 有 LTA_4、LTB_4、LTC_4、LTD_4、LTF_4 等类,右下角数字代表双键数量。

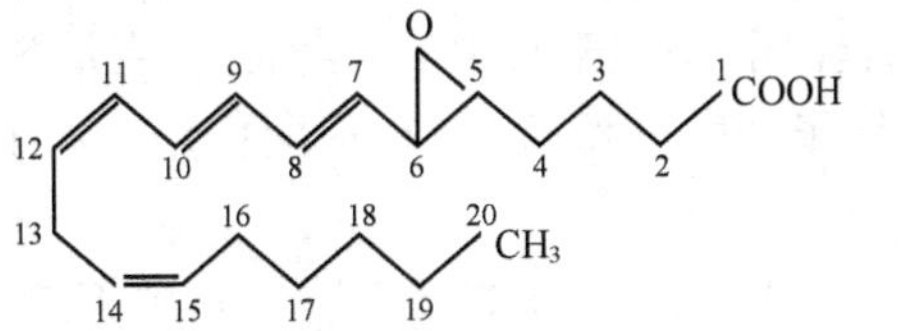

白三烯 A_4（LTA_4）

（二）生理功能

1. PG 的生理作用　PG 在细胞内含量很低,但生理功能很强,其生理作用特点具有多样性和广泛性,在同一组织基本上具有相同的生理作用。

（1）PGE_1、PGE_2 和 $PGF_{2\alpha}$ 具有收缩平滑肌作用,能使卵巢黄体分泌黄体酮减少,在临床

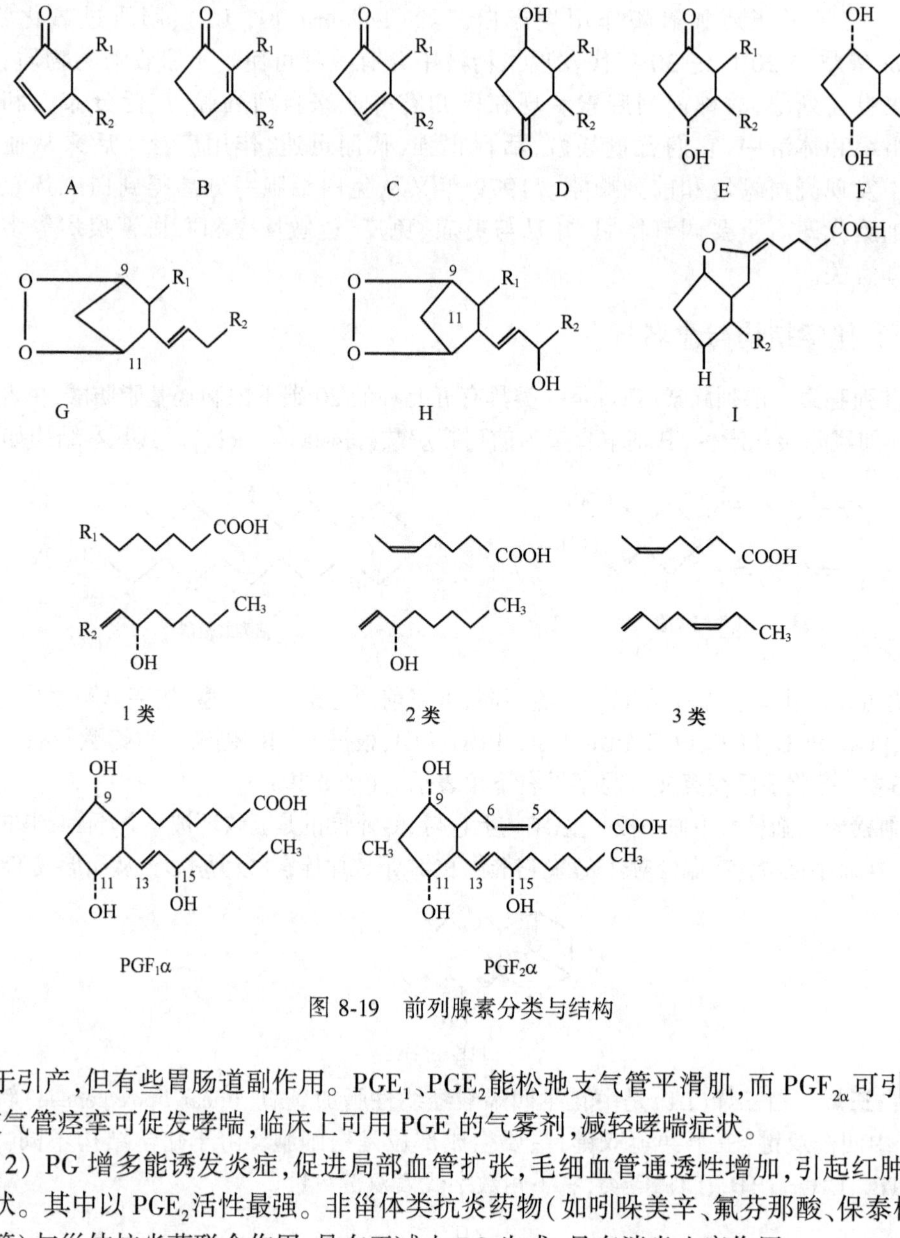

图 8-19 前列腺素分类与结构

上用于引产,但有些胃肠道副作用。PGE_1、PGE_2能松弛支气管平滑肌,而$PGF_{2\alpha}$可引起其收缩,支气管痉挛可促发哮喘,临床上可用 PGE 的气雾剂,减轻哮喘症状。

(2)PG 增多能诱发炎症,促进局部血管扩张,毛细血管通透性增加,引起红肿、热、痛等症状。其中以 PGE_2 活性最强。非甾体类抗炎药物(如吲哚美辛、氟芬那酸、保泰松、阿司匹林等)与甾体抗炎药联合作用,是在于减少 PG 生成,具有消炎止痛作用。

(3)PGE_2 和 PGA_2 能舒张动脉平滑肌,具有降压作用。PGE_2 和 PGI_2 抑制胃酸分泌,促进胃肠平滑肌蠕动。

(4)PG 对免疫系统的主要靶细胞是淋巴细胞。它可抑制细胞活化与分裂,抑制淋巴细胞产生,抑制细胞溶解反应及自然杀伤(NK)细胞的活性。在肿瘤细胞中,PG 对 NK 活性的调节具有特别重要的意义。此外,PG 可以抑制巨噬细胞的增殖和运动。

2. TXA 的生理作用 TXA_2 与 PGE_2 的功能类似,能促进血小板聚集、血管收缩、促进凝血及血栓形成。血管内皮细胞释放的 PGI_2 具有很强的舒张血管和抗血小板聚集作用,抑制凝血过程,与 TXA_2 作用刚好相反。这两者相互平衡与协调,调节血管收缩与血小板黏聚。

3. LT 的生理作用

（1）对呼吸系统的作用：SRS-A（slow reacting substance of anaphylaxis）在过敏性哮喘及其他Ⅰ型变态反应中起重要作用，它是引起变态反应性支气管收缩的介质之一。已证实 LTC_4、LTD_4 和 LTE_4 都是很强的引起支气管痉挛的介质。其作用较组胺及 $PGF_{2\alpha}$ 强 100～1000 倍。

（2）对心血管系统的作用：LT 能增加心肌对组胺所致的快速心率失常作用。已经证实在速发型变态反应中，除气管平滑肌收缩导致窒息或肺气肿外，也可引起血管痉挛而产生局部缺血。参与这些作用的介质有 LT、PG 和组胺，其中 LTC_4、LTD_4 和 LTE_4 是心脏损害的主要介质。

（3）对血管通透性的作用：LTC_4、LTD_4 可使小动脉收缩，减慢血流速度；使小静脉扩张，微血管处血浆渗出，引起水肿。

（4）对白细胞的趋化作用：LTB_4、LTC_4 和 LTD_4 都能引起皮肤反应，LT 对白细胞具有趋化作用，其中 LTB_4 作用最强，可使白细胞定向游走与聚集，刺激腺苷酸环化酶，诱发多核白细胞脱颗粒，使溶酶体释放水解酶类，促进炎症及过敏反应的发展。

第四节　胆固醇的代谢

胆固醇（cholesterol）是最早由动物胆石中分离出具有羟基的固体醇类化合物，故称为胆固醇（cholesterol，chole 胆，sterol 固醇）。胆固醇是类固醇家族的重要成员，具有环戊烷多氢菲烃核结构，该母核由 3 个已烷环及 1 个环戊烷稠合而成，不同的类固醇区别是碳原子数及取代基不同，但其生理功能各异。胆固醇广泛存在于全身各组织中，其中约有 1/4 分布在脑及神经组织中，占脑组织重量的 2% 左右。正常人体内胆固醇含量约为 2g/kg 体重，其中肾上腺的胆固醇含量最高，其次是脑和神经组织，内脏和皮肤亦含较多的胆固醇，而骨骼肌中含量较低。

体内胆固醇既可来自食物，也可在体内合成。正常成人每天从膳食中补充胆固醇约 300～500mg，在肠黏细胞以乳糜微粒形式吸收，通过血液循环入肝，在肝中代谢与转化。

机体内胆固醇具有多种生理功能，主要有：①构成细胞膜：胆固醇是构成细胞膜的重要成分，起到维持细胞膜流动性和正常功能作用。②转变为胆汁酸盐：胆固醇在肝脏中转变为胆汁酸盐，帮助脂类物质乳化、消化和吸收。③合成类固醇激素：胆固醇是合成皮质醇、醛固酮、睾丸酮、雌二醇及维生素 D_3 等类固醇激素的前体。④调节脂蛋白关键酶活性：胆固醇参与脂蛋白组成，影响脂蛋白关键酶活性，调节血浆脂蛋白代谢。胆固醇代谢发生障碍时，可引起血浆胆固醇增高，脑血管、冠状动脉及周围血管病变，导致动脉粥样硬化的产生。

一、胆固醇的合成

(一) 合成部位

除成年动物脑组织及成熟红细胞外,几乎全身各组织均可合成胆固醇,每天可合成 1g 左右。肝是合成胆固醇的主要场所。体内胆固醇 70%~80% 由肝合成,10% 由小肠合成。

胆固醇合成酶系存在于胞液及光面内质网膜上,因此胆固醇的合成主要在细胞胞液及内质网中进行。

(二) 合成原料

乙酰 CoA 是合成胆固醇的原料。乙酰 CoA 是葡萄糖、氨基酸及脂肪酸在线粒体内的分解代谢产物。它不能通过线粒体内膜,需在线粒体内先与草酰乙酸缩合成柠檬酸,后者再通过线粒体内膜的载体进入胞液,然后柠檬酸在裂解酶的催化下,裂解生成乙酰 CoA 作为合成胆固醇之用。每转运 1 分子乙酰 CoA,由柠檬酸裂解成乙酰 CoA 时要消耗 1 个 ATP。此外,还需要大量的 NADPH+H$^+$ 及 ATP 供给合成反应所需之氢及能量。每合成 1 分子胆固醇需 18 分子乙酰 CoA,36 分子 ATP 及 16 分子 NADPH+H$^+$。乙酰 CoA 及 ATP 大多来自线粒体中糖的有氧氧化,而 NADPH 则主要来自胞液中的磷酸戊糖途径。

(三) 合成基本过程

胆固醇合成过程复杂,有近 30 步酶促反应,大致可划分为三个阶段。

1. 甲羟戊酸的合成　这个阶段包括 3 步反应。首先,2 分子乙酰 CoA 在乙酰 CoA 硫解酶的催化下,缩合成乙酰乙酰 CoA。然后在胞液中羟甲基戊二酸单酰 CoA 合酶(3-hydroxy-3methylglutaryl CoA synthase, HMG-CoA 合酶)的催化下再与 1 分子乙酰 CoA 缩合生成羟甲基戊二酸单酰 CoA(3-hydroxy-3-methylglutaryl CoA, HMG-CoA)。HMG-CoA 是合成胆固醇及酮体的重要中间产物。在线粒体中,3 分子乙酰 CoA 缩合成的 HMG-CoA 裂解后生成酮体;而在胞液中生成的 HMG-CoA,则在内质网 HMG-CoA 还原酶(HMG-CoA reductase)的催化下,由 NADPH+H$^+$ 供氢,还原生成甲羟戊酸(mevalonic acid, MVA)。HMG-CoA 还原酶是合成胆固醇的限速酶,这步反应是合成胆固醇的限速反应。

2. 鲨烯的合成　从 MVA 转变为鲨烯需经过 7 步反应,需要大量的 ATP 供能、NADPH+H$^+$ 供氢。MVA(C$_6$ 化合物)与 1 分子 ATP 作用,生成 5-焦磷酸 MVA,反应同时脱去 CO$_2$ 和 H$_2$O,生成活泼的异戊烯焦磷酸酯(Δ^3-isopentenyl pyrophosphate, IPP)(C$_5$ 化合物)。IPP 异构化生成二甲基丙烯焦磷酸酯(DPP),而后 IPP 和 DPP 合成二甲基辛二烯醇焦磷酸酯(GPP),GPP 与另一分子 IPP 缩合成三甲基十二碳三烯醇焦磷酸酯,又称焦磷酸法尼酯(farnesylpyrophosphate, FPP)(C$_{15}$ 化合物)。由 2 分子 FPP 在内质网鲨烯合酶作用下脱去 2 分子焦磷酸,缩合、还原生成鲨烯(squalene)(C$_{30}$ 化合物)。

3. 胆固醇的合成　鲨烯是含有 30 个碳原子的多烯烃,具有与胆固醇母核相近似的结构。鲨烯与胞液中的固醇载体蛋白(sterol carrier protein, SCP)结合进入内质网,经鲨烯单加氧酶、环化酶等作用下,生成羊毛脂固醇(lanosterol)。后者再经过氧化、脱羧、还原等反应,以 CO$_2$ 形式脱去 3 个碳,形成 27 碳的胆固醇。具体合成过程见图 8-20。

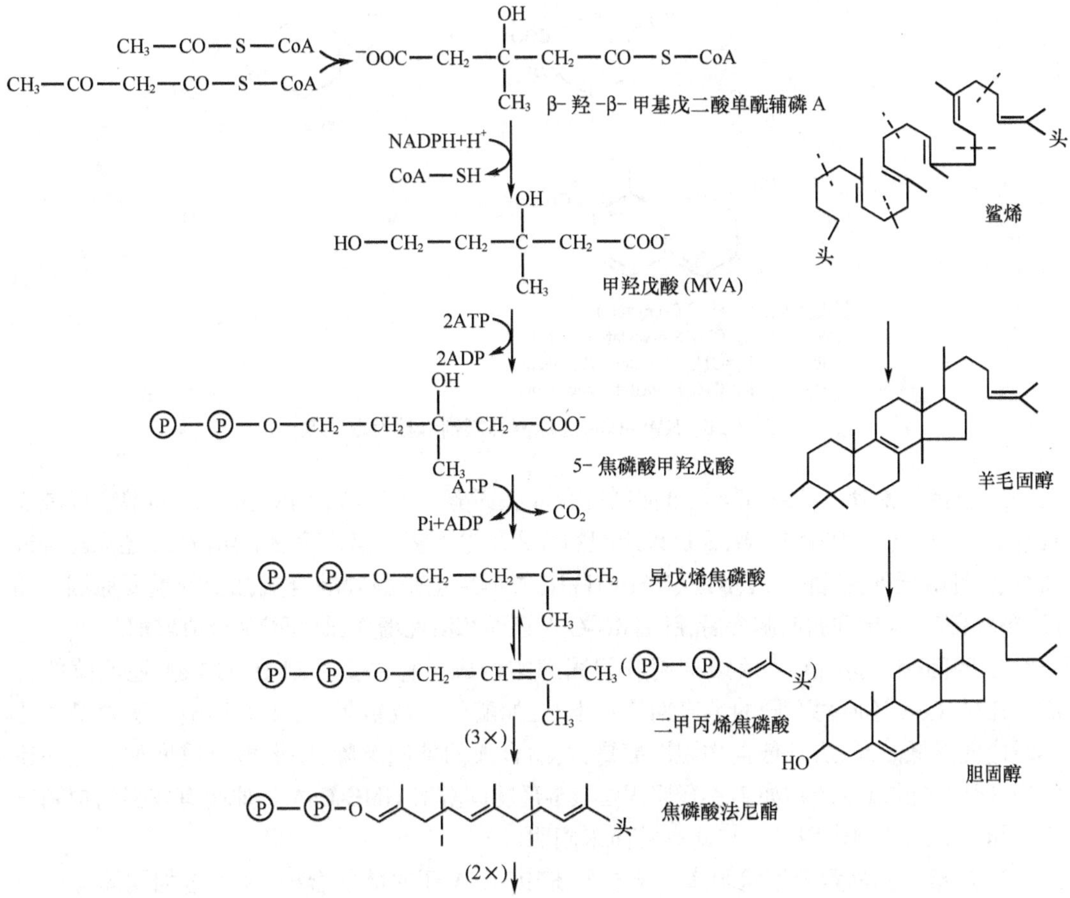

图 8-20　胆固醇的合成过程

（四）胆固醇合成的调节

　　HMG-CoA 还原酶是胆固醇合成的限速酶。各种因素对胆固醇合成的调节主要是通过对 HMG-CoA 还原酶活性的影响来实现的。动物实验发现，大鼠肝合成胆固醇有昼夜节律性，午夜时合成最高，中午合成最低。进一步研究发现，肝 HMG-CoA 还原酶活性也有昼夜节律性，午夜酶活性最高，中午酶活性最低。由此可见，胆固醇合成的周期节律性是 HMG-CoA 还原酶活性周期性改变的结果。

　　HMG-CoA 还原酶存在于肝、肠及其他组织细胞的内质网。它是由 887 个氨基酸残基构成的糖蛋白，分子量 97 000，其 N-端 35 000 的结构域含疏水氨基酸较多，跨内质网膜固定在膜上，C-端 62 000 亲水的结构域则伸向胞液，具催化活性。胞液中有依赖于 AMP 蛋白激酶，在 ATP 存在下，可使 HMG-CoA 还原酶磷酸化而丧失活性。胞液中的磷蛋白磷酸酶可催化 HMG-CoA 还原酶脱磷酸而恢复酶活性。某些多肽激素如胰高血糖素能快速抑制 HMG-CoA 还原酶的活性而抑制胆固醇的合成，可能是该酶磷酸化失活的结果。

　　依据 HMG-CoA 还原酶是胆固醇生物合成的限速酶，在新的降血脂药物开发上，HMG-CoA 还原酶抑制剂可有效地抑制肝脏胆固醇的合成，降低总胆固醇，可用于临床上治疗高胆固醇血症，其中于 20 世纪 80 年代后期相继在国内外上市的药品有洛伐他汀（lovastatin）、普伐他汀（pravastatin）、塞伐他汀（simvastatin）等（图 8-21）。

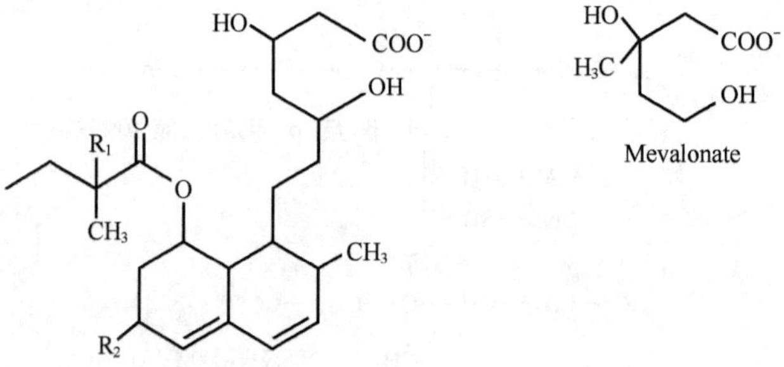

R₁=H   R₂=H   Compactin
R₁=CH₃ R₂=CH₃ Simvastatin(Zoeor)
R₁=H   R₂=OH   Pravastatin(Pravachol)
R₁=H   R₂=CH₃ Lovastatin(Mevacor)

图 8-21 HMG-CoA 还原酶抑制剂母核及取代基

1. 饥饿与饱食 饥饿与禁食可抑制肝合成胆固醇。大鼠禁食 48 小时,胆固醇合成减少 11 倍,禁食 96 小时减少 17 倍,而肝外组织的合成减少不多。禁食除使 HMG-CoA 还原酶合成减少、活性降低外,乙酰 CoA、ATP、NADPH+H⁺ 的不足也是胆固醇合成减少的重要原因。相反,摄取高糖、高饱和脂肪膳食后,肝 HMG-CoA 还原酶活性增加,胆固醇的合成增加。

2. 胆固醇 胆固醇可反馈抑制肝胆固醇的合成。它主要抑制 HMG-CoA 还原酶的合成。HMG-CoA 还原酶在肝的半寿期约 4 小时,如酶的合成被阻断,则肝细胞内酶含量在几小时内便降低。反之,降低食物胆固醇量,对酶合成的抑制解除,胆固醇合成增加。此外还发现,胆固醇的氧化产物如 7-β-羟胆固醇,25-羟胆固醇对 HMG-CoA 还原酶有较强的抑制作用。胆固醇的抑制作用是否与此有关尚未阐明。

3. 激素 胰岛素及甲状腺素能诱导肝 HMG-CoA 还原酶的合成,从而增加胆固醇的合成。胰高血糖素及皮质醇则能抑制并降低 HMG-CoA 还原酶的活性,因而减少胆固醇的合成。甲状腺素除能促进 HMG-CoA 还原酶的合成外,同时又促进胆固醇在肝转变为胆汁酸,且后一作用较前者强,因而甲状腺功能亢进时患者血清胆固醇含量反而下降。

二、胆固醇的转化

胆固醇的母核——环戊烷多氢菲在体内不能被降解,但它的侧链可被氧化、还原或降解转变为其他具有环戊烷多氢菲的母核的生理活性化合物,参与调节代谢,或排出体外。

(一)转变为胆汁酸

胆固醇在肝中转化成胆汁酸(bile acid)是胆固醇在体内代谢的主要去路。成年人每天约合成 1.0~1.5g 胆固醇,其中约 0.4~0.6g 在肝中转变为胆酸,胆酸再与甘氨酸或牛磺酸结合成胆汁酸,胆汁酸以钠盐或钾盐形式储存在胆囊中,称为胆盐。胆盐对脂类的消化与吸收起促进作用。

(二)转化为类固醇激素

胆固醇是肾上腺皮质、睾丸、卵巢等内分泌腺合成及分泌类固醇激素的原料。肾上腺皮质细胞中储存大量胆固醇酯。其含量可达 2%~5%,90% 来自血液,10% 自身合成。肾上腺皮质球状带,束状带及网状带细胞可以胆固醇为原料分别合成醛固酮、皮质醇及雄激素。睾丸间质细胞合成睾丸酮,卵巢的卵泡内膜细胞及黄体可合成及分泌雌二醇及孕酮,三者均是以胆固醇为原料合成的。

(三) 转化为7-脱氢胆固醇

在肝脏及肠黏膜细胞内,胆固醇可转变为7-脱氢胆固醇,后者经过血液运送至皮肤,经过紫外线照射,7-脱氢胆固醇可转变为活性 $1,25\text{-}(OH)_2\text{-}$维生素 D_3,$1,25\text{-}(OH)_2\text{-}$维生素 D_3 能促进钙、磷的吸收,有利于骨骼的生成,故儿童适当的进行日光浴,对生长发育有促进作用。

胆固醇在体内代谢转化可总结如下(图 8-22)。

胆汁酸进入小肠后,一部分会被肠道黏膜细胞重吸收,经过肠肝循环重新吸收进入血液,一部分在肠道细菌作用下还原为粪固醇,随粪便排出体外。因此,患有胆道阻塞的病人,血中胆固醇含量会明显升高。

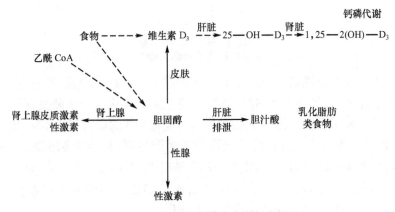

图 8-22 胆固醇在体内代谢示意图

胆 结 石

在胆囊或胆道形成结石称为胆结石。胆结石的产生往往是因血浆胆固醇过高,胆汁浓而淤积或与发病部位感染有关,如炎症、寄生虫、术后等原因造成的。胆结石主要有胆固醇、胆色素、胆酸、脂肪酸钙、碳酸钙等无机盐组成。临床上采用利胆药-去氢胆酸,其作用是促进胆汁分泌,增加胆汁中水分及总量,使胆汁稀释而利于排空胆汁。或利用鹅去氧胆酸、熊去氧胆酸改变胆汁中胆酸的成分,减少胆固醇的合成与分泌,有利于溶解胆结石的作用。

第五节 磷脂的代谢

磷脂种类很多,可分为甘油磷脂和鞘磷脂两大类,前者分子中含有甘油,后者含有鞘氨醇。体内含量最多的磷脂是甘油磷脂。磷脂酸是最简单的甘油磷脂,若磷酸上连接不同的取代基团,则生成磷脂酰胆碱(卵磷脂)、磷脂酰乙醇胺(脑磷脂)、磷脂酰丝氨酸、磷脂酰甘油、二磷脂酰甘油(心磷脂)和磷脂酰肌醇等。甘油磷脂第二位碳原子上的羟基,一般与不饱和脂肪酸相连接。

一、甘油磷脂的代谢

磷脂(phospholipids，PL)是指一类含有磷酸的脂类,机体中主要有两大类磷脂:甘油磷脂和鞘磷脂。

(一) 甘油磷脂的组成、分类及生理功能

甘油磷脂是机体内含量最丰富的一类磷脂,由1分子甘油、2分子脂肪酸、1分子磷酸及1分子X取代基团组成,其基本结构为:

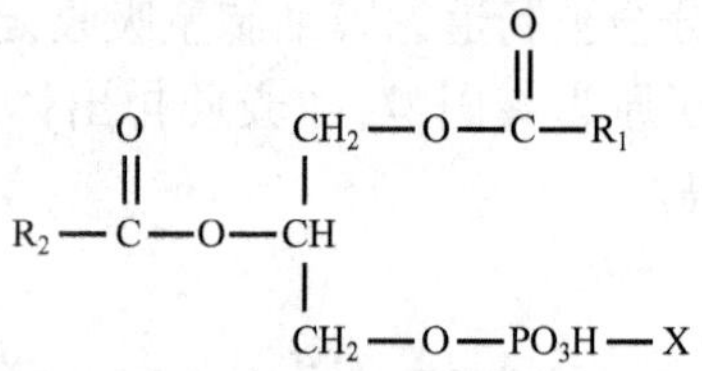

$$
\begin{array}{c}
\text{O} \\
\text{CH}_2\text{—O—C—R}_1 \\
\text{O} \qquad | \\
\text{R}_2\text{—C—O—CH} \\
| \\
\text{CH}_2\text{—O—PO}_3\text{H—X}
\end{array}
$$

R₁ 通常为饱和脂酸,如软脂酸
R₂ 通常为不饱和脂酸,如油酸

在甘油的1位和2位羟基上各结合1分子脂肪酸。通常1位脂肪酸为饱和脂肪酸2位脂肪酸为不饱和脂肪酸,如花生四烯酸、油酸;在3位羟基结合1分子磷酸,即为最简单的甘油磷脂——磷脂酸(phosphatidic acid，PA)。与磷酸羟基相连的取代基团不同,即X基团的不同,可将甘油磷脂分为六类(表8-7)。当取代基为胆碱时,则为磷脂酰胆碱(phosphatidyl choline，PC),即卵磷脂(lecithin);取代基为乙醇胺时,则为磷脂酰乙醇胺(phosphatidyl etha-nolamine，PE),即脑磷脂(cephalin)。当甘油 C_1 或 C_2 位上的脂酰基被水解脱落,即为溶血磷脂(lysophospholipid),这种磷脂能够产生溶血作用。

表 8-7 机体几类重要的甘油磷脂

X-OH	X 取代基	甘油磷脂
水	—H	磷脂酸
胆碱	—CH₂CH₂N⁺(CH₃)₃	磷脂酰胆碱(卵磷脂)
乙醇胺	—CH₂CH₂NH₃⁺	磷脂酰乙醇胺(脑磷脂)
丝氨酸	—CH₂CHNH₂COOH	磷脂酰丝氨酸
甘油	—CH₂CHOHCH₂OH	磷脂酰甘油
磷脂酰甘油	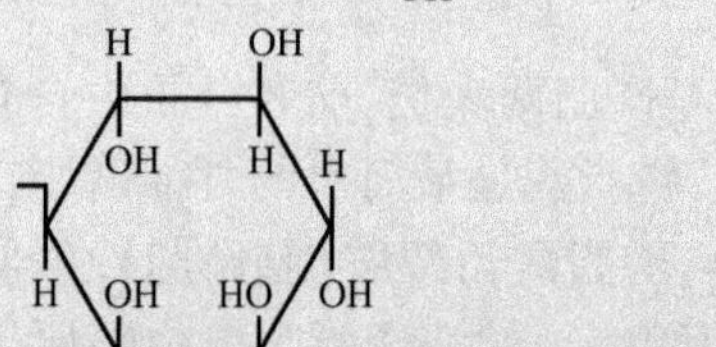 —CH₂CHOHCH₂O—P(O)(OH)—OCH₂(HCOCOR₂)(CH₂OCOR₁)	二磷脂酰甘油(心磷脂)
肌醇	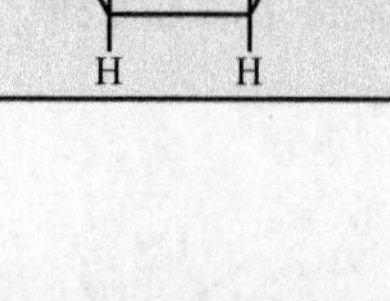 (环己六醇结构)	磷脂酰肌醇

每一类磷脂又因脂酸的不同分为若干种,红细胞就有 100 种以上的不同磷脂。磷脂含有 2 条疏水的脂酰基长链(疏水尾),又含有极性强的磷酸及取代基团(极性头),因此它们具有两亲(amphipathic)性质,当它分散在水溶液中,其亲水的极性头趋向于水相,而疏水尾则互相聚集,避免与水接触,形成稳定的微团或自动排列成双分子层。磷脂双分子层是生物膜的最基本结构,对维持细胞和细胞器的正常形态与功能起重要作用。神经组织中也含有大量磷脂,它们与神经兴奋有关。研究表明,神经膜上的三磷酸磷脂酰肌醇与二磷酸磷脂酰肌醇的相互转变,能改变膜的通透性,完成离子的能动输送,使神经兴奋。磷脂还与生物膜上呼吸链组分活性有关。此外,磷脂还是血浆脂蛋白的重要成分,具有稳定血浆脂蛋白、帮助脂类物质运输的功能。

(二) 甘油磷脂的合成

1. 合成部位 和脂肪的合成不同,在全身各组织细胞内质网均有合成磷脂的酶系,因此各个组织均能合成甘油磷脂,但以肝、肾及肠等组织最活跃,肝脏的合成能力最强。

2. 合成的原料及辅因子 甘油磷脂的合成以脂肪酸、甘油、磷酸盐、胆碱、丝氨酸、肌醇等作为原料。甘油骨架主要由葡萄糖代谢转化,而 C_2 位的多不饱和脂肪酸必须从植物油摄取,胆碱和乙醇胺可由食物供给,亦可由丝氨酸及 S-腺苷甲硫氨酸(S-adenosyl methionine, SAM)在体内合成。丝氨酸本身是合成磷脂酰丝氨酸的原料,脱羧后生成的乙醇胺又是合成磷脂酰乙醇胺的前体。乙醇胺由 S-腺苷甲硫氨酸获得 3 个甲基即可合成胆碱。合成除需 ATP 外,还需 CTP 参加。CTP 在磷脂合成中特别重要,它作为合成 CDP-乙醇胺、CDP-胆碱及 CDP-甘油二酯等活化中间物的载体。

3. 合成基本过程

(1) 甘油二酯合成途径:磷脂酰胆碱(卵磷脂)和磷脂酰乙醇胺(脑磷脂)主要通过此途径合成。这两类磷脂在体内含量最多,占组织及血液中磷脂的 75% 以上。甘油二酯是合成的重要中间物。胆碱及乙醇胺由活化的 CDP-胆碱及 CDP-乙醇胺提供。磷脂酰胆碱亦可由磷脂酰乙醇胺从 SAM 获得甲基直接生成。磷脂酰丝氨酸可由磷脂酰乙醇胺羧化或其乙醇胺与丝氨酸交换生成(图 8-23)。

甘油磷脂的合成在内质网膜外侧面进行。最近发现,在胞液中存在一类能促进磷脂在细胞内膜之间进行交换的蛋白质,称磷脂交换蛋白(phospholipid exchange proteins),分子量在 16 000~30 000 之间,等电点大多在 pH5.0 左右。不同的磷脂交换蛋白催化不同种类磷脂在膜之间进行交换。合成的磷脂即可通过这类蛋白的作用转移至不同细胞器膜上,从而更新其磷脂。例如在内质网合成的心磷脂可通过这种方式转至线粒体内膜,而构成内膜特征性磷脂。

(2) CDP-二酰甘油合成途径:这条途径以 CDP-二酰甘油为重要的中间产物,磷脂酰肌醇、磷脂酰丝氨酸及心磷脂(二磷脂酰甘油)为主要产物。在合成过程中,磷脂酸不必被磷酸酶水解,直接作为合成的前体;丝氨酸、肌醇和磷脂酰甘油等也不先与 CDP 结合,而是在相应的合成酶催化下,直接与 CDP-二酰甘油反应生成磷脂酰丝氨酸(phosphatidyl serine, PS)、磷脂酰肌醇(phosphatidyl inositol, PI)及二磷脂酰甘油(diphosphatidyl glycerol)(图 8-24)。

Ⅱ型肺泡上皮细胞可合成由 2 分子软脂酸构成的特殊磷脂酰胆碱,其 1,2 位均为软脂酰基,称为二软脂酰胆碱,是较强的乳化剂,能降低肺泡的表面张力,有利于肺每次呼气时

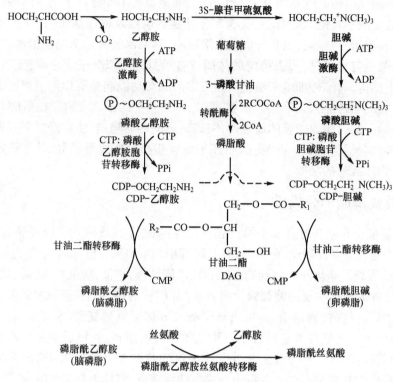

图 8-23 脑磷脂和卵磷脂的生物合成及转化

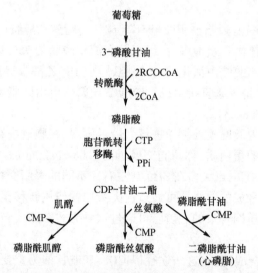

图 8-24 磷脂酰肌醇、磷脂酰丝氨酸及心磷脂的生物合成

肺泡内总是保留一定量残气,使肺泡在呼气时不至于萎缩。如果新生儿肺泡上皮细胞合成障碍,则引起肺不张。

(三) 甘油磷脂的降解

生物体内存在能使甘油磷脂水解的多种磷脂酶类(phospholipase,PL),分别作用于甘油磷脂分子中不同的酯键。作用于 1,2 位酯键的酶分别称为磷脂酶 A_1 及 A_2，作用于溶血磷脂 1 位酯键的酶称为磷脂酶 B_1，作用于 3 位磷酸酯健的酶称为磷脂酶 C，作用磷酸取代基间酯键的酶称为磷脂酶 D（图 8-25）。

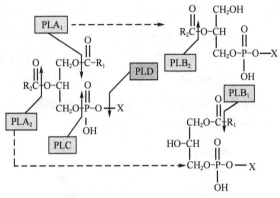

图 8-25　各种磷脂酶的水解位点

1. 磷脂酶 A_1　广泛分布于动物细胞溶酶体中，蛇毒毒液及某些微生物中也存在。特异性作用甘油磷脂 C_1 键，产物一般为饱和脂酸和溶血磷脂 2。

2. 磷脂酶 A_2　广泛分布于动物细胞膜及线粒体膜上，以 Ca^{2+} 为激活剂，特异性水解甘油磷脂 C_2 位酯键，产物一般为多不饱和脂肪酸和溶血磷脂 1。PLA_2 在多种蛇毒毒液中存在，例如五步蛇，因其含有大量的高活性 PLA_2，在被咬伤后，皮下常见大面积出血斑，红细胞溶血导致死亡。

3. 磷脂酶 B_1　又称溶血磷脂酶 1，催化溶血磷脂 1 分子中 C_1 位酯键水解，产物为脂肪酸、甘油磷酸胆碱或甘油磷酸乙醇胺。

4. 磷脂酶 B_2　又称溶血磷脂酶 2，催化溶血磷脂 2 分子中 C_2 位酯键水解，产物与磷脂酶 B_1 水解产物类似。

5. 磷脂酶 C　存在于细胞膜及某些细菌中，催化甘油磷脂分子 C_3 位的磷酸酯键水解，产物为磷酸胆碱或磷酸乙醇胺等。

6. 磷脂酶 D　主要分布在植物及动物脑组织细胞中，催化磷脂分子中磷酸与取代基团间的酯键断裂，释放出取代基团。

磷脂酶 A_1 及磷脂酶 A_2 水解产生的溶血磷脂是一类具较强表面活性的物质，能使红细胞膜或其他细胞膜破坏引起溶血或细胞坏死。人胰腺细胞中含有大量磷脂酶 A_2 原，急性胰腺炎时，胰腺细胞中的磷脂酶 A_2 原被脱氧胆酸或胰蛋白酶激活，作用于细胞膜和线粒体膜上的磷脂酰胆碱，产生大量的溶血磷脂，引起胰腺细胞破坏和溶解，导致胰腺炎病变。磷脂酶 C 能水解溶血磷脂酯键，使其失去溶解细胞膜作用。

二、鞘磷脂的代谢

（一）鞘磷脂的化学组成及结构

鞘脂（sphingolipid，SL）指含有鞘氨醇（sphingosine）或二氢鞘氨醇（dihydrosphingosine）的脂类。鞘脂不含甘油，其一分子脂肪酸以酰胺键与鞘氨醇相连。按其含磷酸或糖基分为鞘磷脂及鞘糖脂两类。

鞘氨醇或二氢鞘氨醇是具有脂肪长链的氨基二元醇,具有疏水的长链脂肪烃尾和2个羟基及1个氨基的极性头,其化学结构式为:

$$CH_3(CH_2)_{12}—CH=CH—CHOH \qquad CH_3(CH_2)_{14}—CHOH$$
$$| \qquad\qquad\qquad\qquad\qquad |$$
$$CHNH_2 \qquad\qquad\qquad\qquad CHNH_2$$
$$| \qquad\qquad\qquad\qquad\qquad |$$
$$CH_2OH \qquad\qquad\qquad\qquad CH_2OH$$

鞘氨醇   二氢鞘氨醇

自然界以18C的鞘氨醇最多,亦有16、17、19及20C鞘氨醇存在。鞘氨醇分子中有双键存在,故有顺反异构体,天然结构中均为反式构型。

鞘氨醇

$$CH_3(CH_2)_m—CH=CH—CHOH$$
$$| \qquad\qquad\qquad 脂酸$$
$$CHNHCO(CH_2)_n CH_3$$
$$|$$
$$CH_2O—X \qquad 取代基$$

鞘脂的化学结构通式
m 多为 12; n 多为 12~22

鞘磷脂是所有动物细胞的组成成分。它在包裹着神经细胞轴突的髓鞘中含量特别丰富,并由此得名,它构成的多层膜的结构对神经纤维起保护和绝缘作用。在红细胞中鞘磷脂主要存在于脂双层的外层。鞘磷脂在血浆脂蛋白中也有发现,因此,又是血浆脂蛋白的组成成分。

(二) 鞘磷脂的合成

人体含量最多的鞘磷脂是神经鞘磷脂(sphingomyelin),由鞘氨醇、脂肪酸及磷酸胆碱构成。它是构成生物膜的重要磷脂,常与磷脂酰胆碱并存于细胞膜的外侧。在神经髓鞘中,脂类的5%为神经鞘磷脂;在人红细胞膜中,20%~30%为神经鞘磷脂。

1. 合成部位 全身各组织细胞内的内质网都含有鞘氨醇合成酶系,均可合成鞘磷脂,但以脑组织最为活跃。

2. 合成原料 软脂酰 CoA 和丝氨酸为合成鞘氨醇的基本原料,长链脂肪酸、CDP-胆碱为合成辅料,磷酸吡哆醛,NADPH+H$^+$、FAD 等为合成所需辅酶。

3. 合成过程 软脂酰 CoA 与丝氨酸在3-酮二氢鞘氨醇合成酶和还原酶的催化下,先脱羧缩合,再加氢还原生成二氢鞘氨醇;后者在脂酰转移酶作用下,其氨基与脂酰 CoA 的脂酰基进行酰胺缩合,生成二氢神经酰胺;再在脱氢酶的催化下,生成神经酰胺(ceramide);最后,在鞘磷脂合成酶(phosphoshingolipidsynthetase)的催化下,由磷脂酰胆碱提供磷酸胆碱与神经酰胺合成神经鞘磷脂。

(三) 鞘磷脂的分解

在脑、肝、脾、肾等细胞的溶酶体中,含有鞘磷脂酶(sphingomyelinase),属于磷脂酶 C 类,能水解神经酰胺与磷酸胆碱间的磷酸酯键,生成神经酰胺及磷酸胆碱。鞘磷脂酶先天缺乏者,因鞘磷脂不能降解而在细胞内沉积,可引起肝、脾肿大及痴呆等症状,称为 Nieman-Pick 病。

小　结

脂类是生物体内一大类重要的有机化合物,包括脂肪(甘油三酯)和类脂两大类。它们物理性质是难溶于水或不溶于水,但能溶解于非极性溶剂中的。脂类是人体重要的营养素,脂肪的主要功能是储能和供能;一些不饱和脂肪酸,如亚油酸、亚麻酸、花生四烯酸等是体内代谢与人生长所必需的脂肪酸。类脂包括磷脂、糖脂、鞘脂、胆固醇及胆固醇酯等,类脂是生物膜的重要组分,参与细胞识别及信息传递。胆固醇也是生物膜重要成分,同时也是体内多种生理活性物质的前体。

食物脂类的消化吸收主要在小肠上段,因为脂类不溶于水,所以此过程需要胆汁酸盐将其乳化,变成细小的微团。食物脂类经小肠中多种酶的共同作用逐步水解,产生的消化产物主要在空肠被吸收。被吸收的甘油、中短链脂肪酸经门脉进入血循环;而被吸收的长链脂肪酸与单酰甘油在黏膜细胞中再合成为甘油三酯,连同被吸收的磷脂、胆固醇及由小肠黏膜合成的 Apo 一起构成乳糜微粒,经淋巴系统最终进入血循环。

血脂是血浆中各种脂类物质的总称。血脂不溶于水,在血浆中以血浆脂蛋白的形式存在和转运。血浆脂蛋白是血浆中脂类(甘油三酯、磷脂、胆固醇及类脂)与载脂蛋白结合生成的复合物。用电泳法可将血浆脂蛋白分为 α、前 β、β 及 CM 四类。按密度梯度离心法可将血浆脂蛋白分为 CM、VLDL、LDL、HDL(密度依次递增),CM 主要功能是转运外源性三酰甘油及胆固醇;VLDL 主要转运肝脏合成的内源性甘油三酯;LDL 主要将肝脏合成的内源性胆固醇运输至肝外组织;HDL 则主要参与胆固醇的逆向转运(从肝外至肝内)。体内脂类代谢的异常可导致高脂血症,而高脂血症与临床心血管疾病的发生关系密切。

脂肪酸是具有长碳氢链和一个羧基末端的有机化合物的总称,脂肪酸的碳氢链有饱和与不饱和之分。脂肪酸及由其衍生的脂质性质与脂肪酸的链长和不饱和程度有密切关系。

脂肪被脂肪酶水解为甘油和脂肪酸。体内脂库脂肪分解受激素的调控,称为脂肪动员。甘油主要在肝脏被利用。脂肪酸则主要在肝、肌、心等组织以 β-氧化的方式分解,此过程释放大量能量并以 ATP 的形式供机体利用。脂肪酸的 β-氧化需要肉碱将脂酰 CoA 转运至线粒体基质。肝中脂肪酸经 β-氧化生成的乙酰 CoA 还可用于合成酮体并运至肝外组织氧化利用。酮体是脂肪酸在肝内不完全氧化生成的中间产物,但是肝脏不能利用酮体。酮体随血液运输至肝向肝外组织进行代谢,是肝输出能源的一种重要形式。血糖充足时糖是脑组织的主要能源,血糖供应不足时,酮体可穿过血脑屏障,给脑组织供能。酮体过多生成可在血积存,严重时可引起酮症酸中毒。

脂肪是机体储存能量的主要形式。肝、脂肪组织及小肠是脂肪合成的主要场所,其中肝脏的合成能力最强。脂肪合成的直接原料是甘油(α-磷酸甘油)和脂肪酸(脂酰 CoA)。机体利用来源于糖的乙酸 CoA(碳源)及 NADPH(氢源)先合成软脂酸(十六碳饱和脂肪酸),再转变为多种不同碳数的、不同饱和度的脂肪酸,但亚油酸、亚麻酸和花生四烯酸等多不饱和脂肪酸必须由食物提供,称为人体必需脂肪酸。花生四烯酸是体内前列腺素、白三烯及血栓素等生理活性物质的前体。

胆固醇是膜结构的重要组分。胆固醇除由食物供应外,主要由体内合成,肝脏是合成胆固醇的主要器官。体内合成胆固醇的主要原料是来源于葡萄糖分解的乙酰 CoA 及 NAD-PH。合成 1 分子胆固醇需要 18 分子乙酰 CoA,16 分子 NADPH 及 36 分子 ATP。胆固醇不能彻底氧化分解提供能量,但可转化生成胆汁酸、维生素 D_3 及类固醇激素等生理活性物质。胆固醇在肝脏转变成胆汁酸或直接排出。

　　体内的磷脂主要包括甘油磷脂和鞘磷脂两大类。甘油磷脂的合成是以磷脂酸为前体,需要 CTP 的参与。甘油磷脂 C_3 位可被其他基团取代,如卵磷脂、脑磷脂、心磷脂等。甘油磷脂在磷脂酶 A、B、C、D 催化下发生水解,再进一步代谢。鞘磷脂不含甘油而含有鞘氨醇,它的合成是以软脂酸及丝氨酸为原料先合成二氢鞘氨醇后,再与脂酰 CoA 和磷酸胆碱合成鞘磷脂。鞘磷脂是生物膜的重要组分,并参与细胞识别及细胞信息传递过程。

(黄春洪　胡晓鹃)

第 9 章 氨基酸代谢

氨基酸是蛋白质的基本组成单位。氨基酸的重要生理功能之一是作为蛋白质合成的原料。由于蛋白质在体内首先分解成为氨基酸而后再进一步代谢，所以氨基酸代谢是蛋白质分解代谢的中心内容。氨基酸代谢包括合成代谢和分解代谢两方面，本章重点论述分解代谢。体内蛋白质的更新和氨基酸的分解均需要食物蛋白质来补充。为此，在讨论氨基酸代谢之前，首先叙述蛋白质的营养作用及蛋白质的消化、吸收问题。

第一节　蛋白质的营养作用

一、蛋白质营养的重要性

蛋白质是生命的物质基础，在维持细胞、组织的生长、更新、修补及催化、运输、代谢等方面均需要蛋白质的参与。其生理功能主要有以下几个方面：①维持组织细胞的生长、更新和修复。蛋白质是组织细胞的主要成分，参与构成各种组织细胞的结构是蛋白质最重要的功能。②参与多种重要的生理活动，体内具有多种特殊功能的蛋白质，例如蛋白酶、多肽类激素、抗体和某些调节蛋白等。肌肉的收缩、物质的运输、血液的凝固等生理过程也均由蛋白质来完成。此外，蛋白质的构建分子氨基酸在代谢过程中还可产生胺类、神经递质、嘌呤与嘧啶等含氮化合物。蛋白质与氨基酸的上述功能不能由糖或脂类代替。③氧化供能，体内蛋白质降解成氨基酸以后，经脱氨基作用生成的 α-酮酸可以直接或间接参加三羧酸循环而氧化分解。每克蛋白质氧化分解可释放约 17kJ（4kcal）能量，是体内能量的来源之一。因此，提供足够食物蛋白质对机体正常代谢和各种生命活动的进行是十分重要的，对于生长发育的儿童和康复期的病人，供给足量、优质的蛋白质尤为重要。

二、蛋白质的需要量和营养价值

（一）氮平衡

氮平衡（nitrogen balance）是反映机体内蛋白质代谢概况的一项指标，实质上是指蛋白质的摄入量与排出量的对比关系。食物中的含氮物质绝大部分是蛋白质，蛋白质的含氮量平均约为 16%。因此，测定食物的含氮量可以估算出所含蛋白质的量。蛋白质在体内分解代谢所产生的含氮物质主要由尿、粪排出。测定尿与粪中的含氮量（排出氮）及摄入食物的含氮量（摄入氮）基本上可以反映人体内蛋白质的代谢概况。

1. 氮的总平衡　摄入氮＝排出氮，反映正常成人的蛋白质代谢情况，即氮的"收支"平衡。

2. 氮的正平衡　摄入氮>排出氮，部分摄入的氮用于合成体内蛋白质。儿童、孕妇及恢复期病人属于此种情况。

3. 氮的负平衡 摄入氮<排出氮,见于蛋白质摄入量不足,例如饥饿或消耗性疾病患者。

(二)生理需要量

氮平衡实验结果表明,正常成年人在食用不含蛋白质食物时,每日排氮量约 3.18g,即相当于分解约 20g 蛋白质。由于食物蛋白质与人体蛋白质组成的差异,经消化、吸收的氨基酸不可能全部被利用,故成人每日最低需要食入 30~50g 蛋白质,才能保持人体总氮平衡。我国营养学会推荐成人每日蛋白质需要量为 80g。

(三)蛋白质的营养价值

体内蛋白质合成的原料来源于食物蛋白质的消化吸收,评定食物蛋白质的营养价值包括三个方面:①食物蛋白质含量:一种食物的蛋白质含量是否丰富是评定其营养价值的重要前提。②蛋白质的消化率:蛋白质的消化率受人体和食物两方面多因素的影响。如大豆,整粒进食时蛋白质消化率为 60%,加工为豆腐时则为 90%。③蛋白质的利用率:也称蛋白质的生理价值或生物价,是指食物蛋白质消化吸收后在体内被利用的程度。蛋白质生理价值的高低,一方面决定于食物蛋白质中各种氨基酸的组成、数量和相互比例是否与人体蛋白质接近,另一方面取决于所含的营养必需氨基酸是否齐全。

营养必需氨基酸(essential amino acid)是指体内需要而又不能自身合成,必须由食物供应的氨基酸。人体内有 8 种营养必需氨基酸:缬氨酸、异亮氨酸、亮氨酸、苏氨酸、甲硫氨酸、赖氨酸、苯丙氨酸和色氨酸,其余 12 种氨基酸在体内可以合成,不一定需要由食物供应,这些氨基酸在营养学上称为非必需氨基酸(non-essential amino acid)。由于动物性蛋白质所含氨基酸的种类和比例与人体需要相近,故生理价值高。

将几种营养价值较低的蛋白质混合食用时,因必需氨基酸可以互相补充从而提高食物蛋白质的营养价值,称为食物蛋白质的互补作用。例如,谷类蛋白质含赖氨酸较少而含色氨酸较多,豆类蛋白质含赖氨酸较多而含色氨酸较少,两者混合食用即可提高营养价值。

第二节 蛋白质的消化、吸收与腐败

一、蛋白质的消化

人体氨基酸主要来源于食入蛋白质的消化、吸收。蛋白质未经消化不易吸收,有时某些抗原、毒素蛋白虽可少量通过黏膜细胞进入体内,但会产生过敏、毒性反应。一般说来,食物蛋白质水解为氨基酸及小肽后才能被机体吸收、利用。唾液中不含水解蛋白质的酶,故不能分解蛋白质。食物蛋白质在胃、小肠及肠黏膜细胞中经一系列酶促反应水解生成氨基酸及小分子肽的过程称为蛋白质的消化。

(一)胃中的消化

食物蛋白质的消化自胃中开始。胃液中的胃蛋白酶(pepsin)在酸性条件下能特异性较低地水解各种水溶性蛋白质,产物主要为多肽和少量的氨基酸。胃液中的蛋白酶是由胃蛋白酶原(pepsinogen)经胃酸激活而生成,胃蛋白酶也能激活胃蛋白酶原转变成胃蛋白酶,这称为自身激活作用(autocatalysis)。胃蛋白酶的最适 pH 为 1.5~2.5。胃蛋白酶对乳中的酪蛋白有凝乳作用,这对乳儿较为重要,因为乳液凝成乳块后在胃中停留时间延长,有利于蛋白质的充分消化。

(二) 小肠中的消化

小肠是蛋白质消化的主要场所。食物蛋白质在胃中停留时间较短,在胃中消化很不完全。胃液中的蛋白质消化产物及未被消化的蛋白质进入肠道后,在胰液及肠黏膜细胞分泌的多种蛋白酶及肽酶的共同作用下,进一步水解成为氨基酸。

小肠中蛋白质的消化主要靠胰酶来完成,胰液中的蛋白酶基本上分为内肽酶(endopeptidase)与外肽酶(exopeptidase)两大类。内肽酶可以水解蛋白质肽链内部的一些肽键,如胰蛋白酶(trypsin)、糜蛋白酶(chymotrypsin)及弹性蛋白酶(elastase)等。这些酶对所水解的肽键羧基侧的氨基酸组成有一定的特异性,例如胰蛋白酶主要水解由赖氨酸和精氨酸等碱性氨基酸残基的羧基组成的肽键。外肽酶有羧基肽酶 A(carboxypeptidase A)和羧基肽酶 B(carboxypeptidase B)两类,它们自肽链的羧基末端开始,每次水解掉一个氨基酸残基,对不同氨基酸组成的肽键也有一定专一性。蛋白质在胰酶的作用下,最终产物为氨基酸和一些寡肽(图 9-1)。

蛋白质经胃液和胰液中各种酶的水解,所得到的产物中仅有 1/3 为氨基酸,其余 2/3 为寡肽。小肠黏膜细胞的刷状缘及胞液中存在着一些寡肽酶(oligopeptidase),例如氨基肽酶(aminopeptidase)及二肽酶(dipeptidase)等。氨基肽酶从肽链的氨基末端逐个水解出氨基酸,最后生成二肽。二肽再经二肽酶水解,最终生成氨基酸。可见,寡肽的水解主要在小肠黏膜细胞内进行。

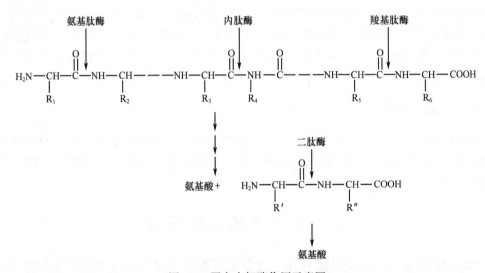

图 9-1 蛋白水解酶作用示意图

各种蛋白水解酶对肽键作用的专一性不同,但通过它们的协同作用,蛋白质消化的效率很高。一般正常成人,食物蛋白质的 95% 可被完全水解。但是,一些纤维状蛋白质只能部分被水解。

由胰腺细胞分泌的各种蛋白酶,最初均以无活性的酶原形式存在,并分泌到十二指肠后通过肠激酶(enterokinase)迅速被激活成为有活性的蛋白水解酶。由于胰液中各种蛋白水解酶最初均以酶原形式存在,且胰蛋白酶的自身激活作用较弱,同时胰液中还存在着胰蛋白酶抑制剂,故这些对保护胰组织免受蛋白酶的自身消化作用具有非常重要的意义。

二、氨基酸的吸收

氨基酸的吸收主要在小肠中进行。关于吸收机制,目前尚未完全阐明,一般认为它主要是一个耗能的主动吸收过程。

(一) 氨基酸吸收载体

实验表明,肠黏膜细胞膜上具有转运氨基酸的载体蛋白,能与氨基酸及 Na^+ 形成三联体,将氨基酸及 Na^+ 转运入细胞,Na^+ 则借钠泵排出细胞外,并消耗 ATP。此过程与葡萄糖的吸收载体系统类似。由于氨基酸结构的差异,主动转运氨基酸的载体也不相同。已知人体内至少有 4 种类型的载体分别参与不同氨基酸的吸收,它们是:中性氨基酸载体、碱性氨基酸载体、酸性氨基酸载体、亚氨基酸与甘氨酸载体。其中,中性氨基酸载体是主要载体。

上述氨基酸的主动转运不仅存在于小肠黏膜细胞,在肌肉细胞、肾小管细胞等细胞膜上也可能存在类似的作用,这对于细胞聚集氨基酸具有重要意义。

(二) γ-谷氨酰基循环对氨基酸的转运作用

除上述氨基酸的吸收机制外,Meister 提出氨基酸吸收及向细胞内的转运过程是通过谷胱甘肽起作用的,称为"γ-谷氨酰基循环"(γ-glutamyl cycle)。其反应过程首先由谷胱甘肽对氨基酸转运,其次是谷胱甘肽的再合成,由此构成一个循环(图 9-2)。催化 γ-谷氨酰基循环反应的酶在小肠黏膜细胞、肾小管细胞和脑组织中均存在,其中 γ-谷氨酰基转移酶位于细胞膜上,是关键酶。

(三) 肽的吸收

肠黏膜细胞上还存在着吸收二肽或三肽的转运体系。此种转运也是一个耗能的主动吸收过程,吸收作用在小肠近端较强,故肽吸收入细胞甚至先于游离氨基酸。不同二肽的吸收具有相互竞争作用。

三、蛋白质的腐败作用

食物蛋白质在体内消化过程中,有一小部分不被消化,也有一小部分消化产物不被吸收。这些未能消化的蛋白质和未被吸收的氨基酸,在大肠下段受肠道细菌(主要是大肠埃希菌)作用,称为蛋白质腐败作用(putrefaction)。腐败作用的大多数产物对人体有害,但也可以产生少量脂肪酸及维生素等可被机体利用的物质。一般认为人体维生素的供应主要来自大肠埃希菌。有害的产物主要有胺类、酚类、吲哚及硫化氢等。

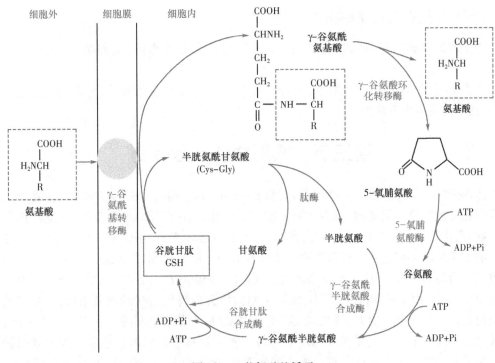

图 9-2　γ-谷氨酰基循环

（一）胺类的生成

肠道细菌的蛋白酶使蛋白质水解成氨基酸,再经氨基酸脱羧基作用,产生胺类（amines）。例如,赖氨酸脱羧基生成尸胺,组氨酸脱羧基生成组胺,色氨酸脱羧基生成色胺,酪氨酸脱羧基生成酪胺等。

酪胺和由苯丙氨酸脱羧基生成的苯乙胺,若不能在肝内分解而进入脑组织,则可分别经 β-羟化而形成 β-羟酪胺和苯乙醇胺。它们的化学结构与儿茶酚胺类似,称为假神经递质。假神经递质增多,可取代正常神经递质儿茶酚胺,但它们不能传递神经冲动,可使大脑发生异常抑制,这可能与肝昏迷的症状有关。

CH₂NH₂ ... （结构式图：苯乙胺　苯乙醇胺　酪胺　β-羟酪胺）

（二）氨的生成

肠道中的氨（ammonia）主要有两个来源:一是未被吸收的氨基酸在肠道细菌作用下脱氨基而生成;二是血液中尿素渗入肠道,受肠菌尿素酶的水解而生成氨。这些氨均可被吸收入血液,在肝中合成尿素。降低肠道的 pH,可减少氨的吸收。

(三) 其他有害物质的生成

除了胺类和氨以外,通过腐败作用还可产生其他有害物质,例如苯酚、吲哚及硫化氢等。

正常情况下,上述有害物质大部分随粪便排出,只有小部分被吸收,经肝的代谢转变而解毒,故不会发生中毒现象。

第三节　氨基酸的一般代谢

体内蛋白质的降解是由一系列蛋白酶(protease)和肽酶(peptidase)完成的。食物蛋白质经消化而被吸收的氨基酸(外源性氨基酸)与体内组织蛋白质降解产生的氨基酸(内源性氨基酸)混在一起,分布于体内各处,参与代谢,称为氨基酸代谢库(metabolic pool)。氨基酸代谢库通常以游离氨基酸总量计算。氨基酸由于不能自由通过细胞膜,所以在体内的分布也是不均匀的。例如,肌肉中氨基酸占总代谢库的50%以上,肝约占10%,肾约占4%,血浆占1%~6%。由于肝、肾体积较小,实际上它们所含游离氨基酸的浓度很高,氨基酸的代谢也很旺盛。消化吸收的大多数氨基酸,例如丙氨酸、芳香族氨基酸等主要在肝中分解,但支链氨基酸的分解代谢主要在骨骼肌中进行。血浆氨基酸是体内各组织之间氨基酸转运的主要形式。虽然正常人血浆氨基酸浓度并不高,但其更新却很迅速,平均半寿期约为15分钟,表明一些组织器官不断向血浆释放和摄取氨基酸。肌肉和肝在维持血浆氨基酸浓度的相对稳定中起着重要作用。

体内氨基酸的主要功用是合成蛋白质和多肽。此外,也可以转变成其他含氮物质。正常人尿中排出的氨基酸极少。各种氨基酸具有共同的结构特点,故它们有共同的代谢途径,但不同的氨基酸由于结构的差异,也各有其个别的代谢方式。体内氨基酸代谢的概况见图9-3。

本节首先介绍氨基酸的一般代谢途径:脱氨基作用及由此而产生的α-酮酸的代谢。

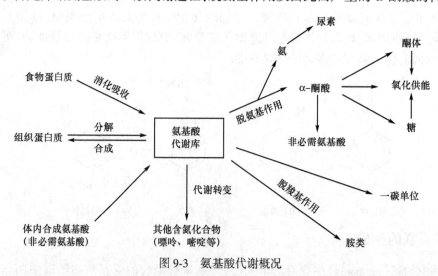

图 9-3　氨基酸代谢概况

一、体内蛋白质的转换更新

人体内蛋白质处于不断降解与合成的动态平衡，即蛋白质的转换更新（protein turnover）。成人每天约有体内总量蛋白质的 1%～2% 被降解，其中主要是肌蛋白。不同蛋白质的寿命差异很大，短则数秒，长则数月甚至更长。蛋白质的寿命常用半寿期（half-life）$T_{1/2}$ 表示，即蛋白质降低其原浓度一半所需的时间。例如，人血浆蛋白质的 $T_{1/2}$ 约为 10 天，肝中大部分蛋白质的 $T_{1/2}$ 为 1～8 天。许多关键性调节酶蛋白的 $T_{1/2}$ 均很短，如胆固醇合成调节酶 HMG-CoA 还原酶的 $T_{1/2}$ 为 0.5～2 小时。

体内蛋白质更新的重要生理意义在于：一是某些调节蛋白质的转换速度可直接影响物质代谢过程及其生理功能，二是通过更新可清除异常或损伤的蛋白质。

真核细胞中蛋白质的降解有两条途径：一条是不依赖 ATP 的过程，在溶酶体内进行，主要降解细胞外来源的蛋白质、膜蛋白和长寿命的细胞内蛋白质。另一条是依赖 ATP 和泛素（ubiquitin）的过程，在胞质中进行，主要降解异常蛋白和短寿命的蛋白质，这一过程在不含溶酶体的红细胞中尤为重要。泛素是一种 8.5k Da 含 76 个氨基酸残基的小分子蛋白质，由于普遍存在于真核细胞中而得名，其一级结构高度保守。如酵母泛素与人体泛素比较，只有 3 个氨基酸的差异。泛素介导的蛋白质降解是一个极为复杂的过程，它主要分两个阶段，首先，是由泛素与需要降解的蛋白质共价结合，使后者标记并被激活，即为泛素化（ubiquitination）过程。然后，经泛素化的蛋白质即可被降解，此过程是由多种蛋白质构成的蛋白酶体（proteasome）参与完成。由此可见，蛋白质的降解是由泛素化和蛋白酶体共同作用完成的。2004 年瑞典皇家科学院将该年度的诺贝尔化学奖授予给以色列科学家 Aaron Ciechanover、Avram Hershko 和美国科学家 Irwin Rose，以表彰三位科学家发现泛素调节的蛋白质降解途径。

蛋白质降解的泛素化过程主要在泛素活化酶（ubiquitin-activating enzyme，E1）、泛素结合酶（ubiquitin-conjugating enzyme，E2）和泛素蛋白连接酶（ubiquitin ligase，E3）三种酶共同作用下完成的。首先 E1 使泛素激活，接着 E2 通过自身肽链上的一个半胱氨酸残基从 E1 上将被激活的泛素接管过来，然后 E3 又与连接有泛素的 E2 相互作用形成复合物。接下来，E2 上的泛素分子又被转移到了底物蛋白分子上，并与底物蛋白中肽链上的赖氨酸残基共价连接。通过 E2 与 E3 的多次相互作用，使底物蛋白分子上加上若干个泛素分子。最后，这种带有多个泛素分子的底物蛋白被一种 26S 蛋白酶体所识别而被多次切割，最终降解形成 3-22 个氨基酸的小肽（图 9-4）。

据目前了解，哺乳动物细胞内蛋白降解过程可分为两个阶段：首先，将要被降解的目标蛋白分子内部的一个赖氨酸被一串泛素分子所修饰；然后，被泛素分子所修饰的目标蛋白分子进入一个由 30 多个亚基组成的圆柱形、并与胞液隔离的蛋白降解复合体腔中，被切割成短肽。

二、氨基酸的脱氨基作用

从量上看，氨基酸分解代谢的最主要反应是脱氨基作用。氨基酸的脱氨基作用在体内大多数组织中均可进行。氨基酸可以通过多种方式脱去氨基，例如转氨基、氧化脱氨基、联

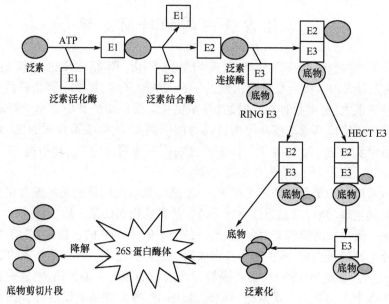

图 9-4 蛋白水解的泛素-蛋白酶体途径

注:①HECT E3 为含 HECT 结构域的泛素连接酶(homologous to e6-AP carboxy terminus E3,HECT)

②RING E3-含环指结构域的泛素连接酶(RING Finger E3)

合脱氨基及非氧化脱氨基等,以联合脱氨基为最重要。

(一) 转氨基作用

1. 转氨酶与转氨基作用 催化转氨基作用的酶统称转氨酶(transaminase)或氨基转移酶(aminotransferase)。体内各组织中都有转氨酶或氨基转移酶。此酶催化某一氨基酸的 α-氨基转移到另一种 α-酮酸的酮基上,生成相应的氨基酸;原来的氨基酸则转变成相应的 α-酮酸(α-ketoacid)。体内存在着多种转氨酶,在体内分布广泛。在转氨酶的作用下,氨基酸的 α-氨基与 α-酮酸的酮基相互交换,生成新的相应的氨基酸和 α-酮酸,这个过程称为转氨基作用(transamination)。不同氨基酸与 α-酮酸之间的转氨基作用只能由专一的转氨酶催化。反应如下:

$$
\begin{array}{c}
R_1 \\
| \\
H-C-NH_2 \\
| \\
COOH
\end{array}
+
\begin{array}{c}
R_2 \\
| \\
C=O \\
| \\
COOH
\end{array}
\underset{\text{转氨酶}}{\rightleftharpoons}
\begin{array}{c}
R_1 \\
| \\
C=O \\
| \\
COOH
\end{array}
+
\begin{array}{c}
R_2 \\
| \\
H-C-NH_2 \\
| \\
COOH
\end{array}
$$

上述反应可逆,平衡常数近于 1。因此,转氨基作用既是氨基酸的分解代谢过程,也是体内某些非必需氨基酸合成的重要途径。反应的实际方向取决于四种反应物的相对浓度。

体内大多数氨基酸可以参与转氨基作用,但赖氨酸、脯氨酸及羟脯氨酸例外。除 α-氨基外,氨基酸侧链末端的氨基,如鸟氨酸的 δ-氨基也可通过转氨基作用而脱去。

在各种转氨酶中,以丙氨酸氨基转移酶(alanine aminotransferase,ALT,也称 GPT)和天冬氨酸氨基转移酶(aspartate aminotransferase,AST, 也称 GOT) 最为重要,它们在体内广泛存在,但各组织中含量不等(表 9-1)。

表 9-1 正常成人各组织中 ALT 及 AST 活性(单位/克湿组织)

组织	AST	ALT	组织	AST	ALT
心	156 000	7 100	胰腺	28 000	2 000
肝	142 000	44 000	脾	14 000	1 200
骨骼肌	99 000	4 800	肺	10 000	700
肾	91 000	19 000	血清	20	16

$$\text{谷氨酸+丙酮酸} \xleftarrow{\quad ALT \quad} \text{α-酮戊二酸+丙氨酸}$$

$$\text{谷氨酸+草酰乙酸} \xleftarrow{\quad AST \quad} \text{α-酮戊二酸+天冬氨酸}$$

正常情况下上述转氨酶主要存在于细胞内,而血清中的活性很低;各组织器官中以心和肝的活性为最高。当某种原因使细胞膜通透性增高或细胞破坏时,则转氨酶可以大量释放入血,造成血清中转氨酶活性明显升高。例如,急性肝炎患者血清 ALT 活性显著升高;心肌梗死患者血清中 AST 明显上升。临床上可以此作为疾病诊断和预后的指标之一。

在新药研究中,有关治疗肝脏疾病的药物或涉及在肝脏解毒的药物,通常以测定转氨酶活性作为重要的观测指标。

2. 转氨基作用的机制 转氨酶的辅酶都是维生素 B_6 的磷酸酯,即磷酸吡哆醛,它结合于转氨酶活性中心赖氨酸的 ε-氨基上。在转氨基过程中,磷酸吡哆醛先从氨基酸接受氨基转变成磷酸吡哆胺,同时氨基酸则转变成 α-酮酸。磷酸吡哆胺进一步将氨基转移给另一种 α-酮酸而生成相应的氨基酸,同时磷酸吡哆胺又变回磷酸吡哆醛。在转氨酶的催化下,磷酸吡哆醛与磷酸吡哆胺的这种相互转变,起着传递氨基的作用。反应如下:

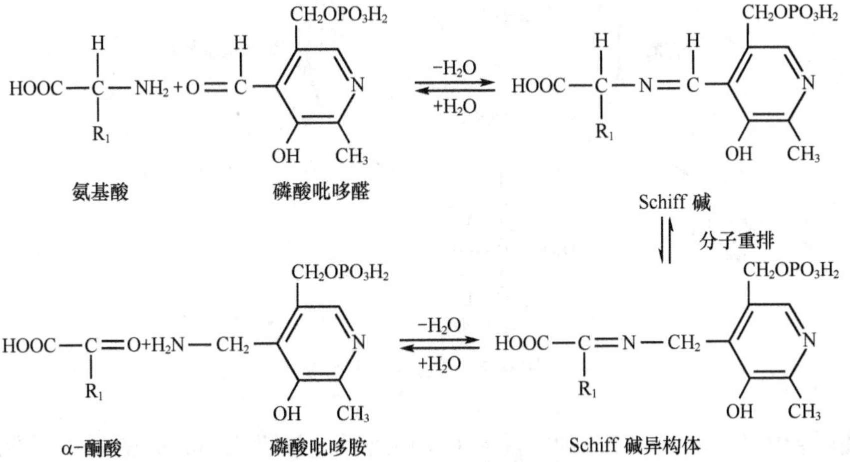

(二) 氧化脱氨基作用

氨基酸脱氨伴有氧化反应称为氧化脱氨作用(oxidative deamination)。催化氨基酸氧化脱氨的酶有两类:氨基酸氧化酶和 L-谷氨酸脱氢酶。氨基酸氧化酶在体内分布不广,活性不高,对脱氨作用并不重要。L-谷氨酸脱氢酶(L-glutamate dehydrogenase)广泛分布于肝、肾、脑等组织中,活性较强,是一种不需氧脱氢酶,催化 L-谷氨酸氧化脱氨生成 α-酮戊二酸,辅酶是 NAD^+ 或 $NADP^+$。

$$
\begin{array}{l}
NH_2 \\
| \\
CH—COOH \\
| \\
(CH_2)_2—COOH
\end{array}
\quad
\underset{\substack{NAD^+ \quad NADH+H^+}}{\xrightarrow{\text{L-谷氨酸脱氢酶}}}
\quad
\begin{array}{l}
NH \\
\| \\
C—COOH \\
| \\
(CH_2)_2—COOH
\end{array}
\quad
\underset{-H_2O}{\overset{+H_2O}{\rightleftharpoons}}
\quad
\begin{array}{l}
O \\
\| \\
C—COOH+NH_3 \\
| \\
(CH_2)_2—COOH
\end{array}
$$

L-谷氨酸 α-酮戊二酸

以上反应可逆,一般情况下,反应偏向于谷氨酸的合成,但是当谷氨酸浓度高而 NH_3 浓度低时,则有利于 α-酮戊二酸的生成。谷氨酸脱氢酶是一种变构酶,由 6 个相同的亚基聚合而成,每个亚基的分子量为 56 000。已知 GTP 和 ATP 是此酶的变构抑制剂,而 GDP 和 ADP 是变构激活剂。因此,当体内 GTP 和 ATP 不足时,谷氨酸加速氧化脱氨,这对于氨基酸氧化供能起着重要的调节作用。

(三) 联合脱氨基作用

联合脱氨基的过程是:氨基酸首先与 α-酮戊二酸在转氨酶作用下生成 α-酮酸和谷氨酸,然后谷氨酸再经 L-谷氨酸脱氢酶作用,脱去氨基而生成 α-酮戊二酸,后者再继续参加转氨基作用(图 9-5)。联合脱氨基作用的全过程是可逆的,因此这一过程也是体内合成非必需氨基酸的主要途径。

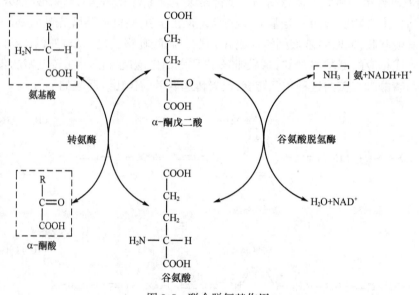

图 9-5 联合脱氨基作用

上述联合脱氨基作用主要在肝、肾等组织中进行。骨骼肌和心肌中 L-谷氨酸脱氢酶的活性弱,难于进行以上方式的联合脱氨基过程。肌肉中存在着另一种氨基酸脱氨基反应,即通过嘌呤核苷酸循环(purine nucleotide cycle)脱去氨基(图 9-6)。

在此过程中,氨基酸首先通过连续的转氨基作用将氨基转移给草酰乙酸,生成天冬氨酸;天冬氨酸与次黄嘌呤核苷酸(IMP)反应生成腺苷酸代琥珀酸,后者经过裂解,释放出延胡索酸并生成腺嘌呤核苷酸(AMP)。AMP 在腺苷酸脱氨酶(此酶在肌组织中活性较强)催化下脱去氨基,最终完成氨基酸的脱氨基作用。IMP 可以再参加循环。由此可见,嘌呤核苷酸循环实际上也可以看成是另一种形式的联合脱氨基作用。

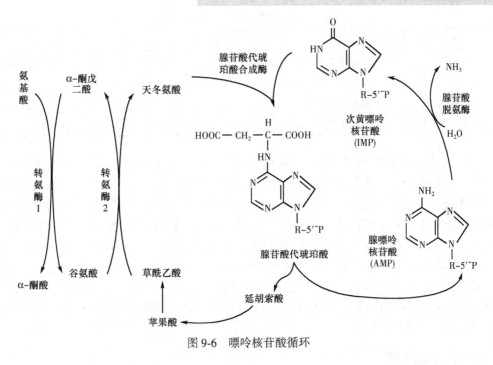

图 9-6　嘌呤核苷酸循环

（四）非氧化脱氨基作用

1. 脱水脱氨基　丝氨酸在脱水酶催化下,先脱去水,再水解为丙酮酸和氨。

2. 脱硫化氢脱氨基　半胱氨酸经脱硫化氢酶作用,先脱下 H_2S,然后水解生成丙酮酸和氨。

3. 直接脱氨基　天冬氨酸在天冬氨酸酶催化下,生成延胡索酸和氨。

三、α-酮酸的代谢

氨基酸脱氨基后生成的 α-酮酸可以进一步代谢,主要有以下三方面的代谢途径:

（一）经氨基化生成非必需氨基酸

人体内的一些非必需氨基酸一般通过相应的 α-酮酸经氨基化而生成。例如,丙酮酸、草酰乙酸、α-酮戊二酸经氨基化可分别转变成丙氨酸、天冬氨酸、谷氨酸。过程如前,不再重复。

（二）转变成糖及脂类

实验发现,用各种不同的氨基酸饲养人工造成糖尿病的犬时,大多数氨基酸可使尿中排出的葡萄糖增加,少数几种则可使葡萄糖及酮体排出同时增加,而亮氨酸和赖氨酸只能使酮体排出量增加。由此,将在体内可以转变成糖的氨基酸称为生糖氨基酸(glucogenic amino acid);能转变成酮体者称为生酮氨基酸(ketogenic amino acid);二者兼有者称为生糖兼生酮氨基酸(glucogenic and ketogenic amino acid)(表 9-2)。在体内,α-酮酸可以转变成糖及脂类。

表 9-2　氨基酸生糖及生酮性质的分类

类别	氨　基　酸
生糖氨基酸	甘氨酸、丝氨酸、缬氨酸、组氨酸、精氨酸、半胱氨酸、脯氨酸、丙氨酸、谷氨酸、谷氨酰胺、天冬氨酸、天冬酰胺、蛋氨酸
生酮氨基酸	亮氨酸、赖氨酸
生糖兼生酮氨基酸	异亮氨酸、苯丙氨酸、酪氨酸、苏氨酸、色氨酸

各种氨基酸脱氨基后产生的 α-酮酸结构差异很大,其代谢途径也不尽相同。在此,并不叙述各种 α-酮酸转变成糖或(及)酮体的具体代谢途径,但这些转变过程的中间产物不外乎是:乙酰辅酶 A(二碳化合物)、丙酮酸(三碳化合物)以及三羧酸循环的中间物,例如琥珀酸单酰辅酶 A、延胡索酸、草酰乙酸(四碳化合物)及 α-酮戊二酸(五碳化合物)等。以丙氨酸为例,丙氨酸脱去氨基生成丙酮酸,丙酮酸可以转变成葡萄糖,所以丙氨酸是生糖氨基酸;又如亮氨酸经过一系列代谢转变生成乙酰辅酰 A 或乙酰乙酰辅酶 A,它们可以进一步转变成酮体或脂肪,所以亮氨酸是生酮氨基酸;再如,苯丙氨酸与酪氨酸经代谢转变既可生成延胡索酸,又可生成乙酰乙酸,所以这两种氨基酸是生糖兼生酮氨基酸。

(三) 氧化供能

α-酮酸在体内可先转变成丙酮酸、乙酰辅酶 A 或三羧酸循环的中间产物,经过三羧酸循环与生物氧化体系彻底氧化成 CO_2 和水,同时释放能量,供生理活动的需要。可见,氨基酸也是一类能源物质,但此作用可被糖和脂肪代替。

综上所述,氨基酸的代谢与糖和脂肪的代谢密切相关。氨基酸可转变成糖与脂肪;糖也可以转变成脂肪及多数非必需氨基酸的碳架部分;三羧酸循环是物质代谢的总枢纽,通过它可使糖、脂肪及氨基酸完全氧化,也可使其彼此相互转变,构成一个完整的代谢体系。

第四节　氨 的 代 谢

案例 9-1

患者,女,47 岁,农民。因反复发作性昏迷半年,今发病 7 小时入院。患者于某年 6 月 12 日凌晨 5 时出现意识丧失,在当地医院给予输液,约 4 小时后清醒。醒后患者未诉不适,照常劳动与生活。8 月和 10 月 25 日也发生类似现象各 1 次,经休息约 6 小时后转轻。于 12 月 7 日进城,次日晨 4 时又发现其昏迷,经观察 7 小时后未清醒而送入我院,作头颅 CT 检查无异常,以"昏迷?"收住院。体检:中度昏迷,稍偏瘦,皮肤偏黑,腹稍凹陷,上腹偏左可见一纵行手术瘢痕,肝未触及,无瘫痪征,腱反射减弱,病理反射及脑膜刺激征阴性。脑电监测可大部分导联散在性慢波,偶有三相波。心电监测无异常。立即使用甘露醇 250ml 静脉滴注及输液,约 3 小时后患者清醒。醒后检查其记忆力、判断力、计算力等均正常。追问病史,患者来自血吸虫病疫区,3 年前因脾脏肿大行脾切除;每次发病前均有进食高蛋白食物史但未引起重视,本次发病前在亲戚家中进食鸡蛋 2 个,烤鸭约 300 克以及少量猪肉等。肝功能检查结果:血氨 150 μmol/L,血清白蛋白 38.2g/L,球蛋白 27.4g/L,白球比值 1.4 : 1,总胆红素 15.2 μmol/L，ALT 135U /L，AST 45U/L。B 超检查示血吸虫性肝纤维化。12 月 10 日又故意进食烤鸡约 400 g，当晚再次昏迷。半年后复诊时又诉发作 1 次。

问题讨论：

1. 患者进食高蛋白食物与肝性脑病发病的关系如何？
2. 该病的发病机制是什么？
3. 从生化角度探讨对肝昏迷治疗的原则。

机体内代谢产生的氨以及消化道吸收来的氨进入血液，形成血氨。氨具有毒性，脑组织对氨的作用尤为敏感。体内的氨主要在肝合成尿素而解毒。因此，除门静脉血液外，体内血液中氨的浓度很低。正常人血浆中氨的浓度一般不超过 0.60μmol/L(0.1mg/100ml)。严重肝病患者尿素合成功能降低，血氨增高，引起脑功能紊乱，常与肝性脑病的发病有关。

一、体内氨的来源

体内氨的来源主要有三个，即各组织器官中氨基酸及胺分解产生的氨、肠道吸收的氨以及肾小管上皮细胞分泌的氨。

（一）氨基酸脱氨基作用产生的氨

它是体内氨的主要来源，胺类的分解也可以产生氨。

（二）肠道来源的氨

主要有两个来源，即肠内氨基酸在肠道细菌作用下产生的氨和肠道尿素经肠道细菌尿素酶水解产生的氨。肠道产氨量较大，每天可产生氨约 4g，并能吸收入血。

在肠道，NH_3 比 NH_4^+ 更易于穿过细胞膜而被吸收；在碱性环境中，NH_4^+ 倾向于转变成 NH_3。当肠道 pH 偏碱时，氨的吸收加强。临床上对高血氨病人采用弱酸性透析液作结肠透析，禁止用碱性肥皂水灌肠，就是为了减少肠道氨的吸收。

（三）肾脏来源的氨

肾小管上皮细胞分泌的氨主要来自谷氨酰胺。谷氨酰胺在谷氨酰胺酶的催化下水解成谷氨酸和 NH_3，这部分氨分泌到肾小管腔中主要与尿中的 H^+ 结合成 NH_4^+，以铵盐的形式由尿排出体外，这对调节机体的酸碱平衡起着重要作用。酸性尿有利于肾小管细胞中的氨扩散入尿，但碱性尿则可妨碍肾小管细胞中的 NH_3 分泌，此时氨被吸收入血，成为血氨的另一个重要来源。由此，临床上对因肝硬化而产生腹水的病人，为减少肾小管对氨的重吸收，不宜使用碱性利尿药（如氢氯噻嗪），以免血氨升高。

二、氨 的 转 运

氨是有毒物质。各组织中产生的氨必须经过转运才能到达肝脏和肾脏。机体将有毒的氨转变成无毒性的化合物，在血中安全转运。氨在血液中的转运主要是以丙氨酸及谷氨酰胺两种形式运输的。

（一）丙氨酸-葡萄糖循环

肌肉中主要以无毒性的丙氨酸作为载体将氨转运到肝合成尿素。肌肉中的氨基酸经转氨基作用将氨基转给丙酮酸生成丙氨酸；丙氨酸经血液运到肝。在肝中，丙氨酸通过联合脱氨基作用，释放出氨，用于合成尿素。转氨基后生成的丙酮酸可经糖异生途径生成葡萄糖。葡萄糖由血液输送到肌组织，沿糖分解途径转变成丙酮酸，后者再接受氨基而生成丙氨酸。丙氨酸和葡萄糖反复地在肌肉和肝之间进行氨的转运，故将这一途径称为丙氨酸-葡萄糖循环（alanine-glucose cycle）。通过这个循环，既可使肌肉中的氨以无毒的丙氨酸形式运输到肝，同时，肝又为肌肉提供了生成丙酮酸的葡萄糖（图 9-7）。

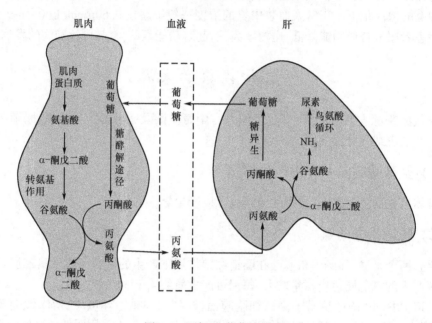

图 9-7　丙氨酸-葡萄糖循环

（二）谷氨酰胺的运氨作用

谷氨酰胺是另一种转运氨的形式，它主要从脑、肌肉等组织向肝或肾转运氨。脑组织中产生的氨可转变为谷氨酰胺并以谷氨酰胺的形式运到脑外，可见，合成谷氨酰胺是脑组织中解氨毒的主要方式。氨与谷氨酸在谷氨酰胺合成酶（glutamine synthetase）的催化下生成谷氨酰胺，并由血液输送到肝或肾，再经谷氨酰胺酶（glutaminase）水解成谷氨酸及氨。谷氨酰胺的合成与分解是由不同酶催化的不可逆反应，其合成需要 ATP 参与，并消耗能量。临床上对氨中毒病人可服用或输入谷氨酸盐，以降低氨的浓度。

$$
\begin{array}{ccc}
\text{COOH} & & \text{CONH}_2 \\
| & \underset{\text{谷氨酰胺合成酶}}{\xrightarrow{\text{NH}_3+\text{ATP} \quad \text{ADP}+\text{Pi}}} & | \\
(\text{CH}_2)_2 & & (\text{CH}_2)_2 \\
| & \underset{\text{谷氨酰胺酶}}{\xleftarrow{\text{NH}_3 \quad \text{H}_2\text{O}}} & | \\
\text{CHNH}_2 & & \text{CHNH}_2 \\
| & & | \\
\text{COOH} & & \text{COOH} \\
\textit{L-谷氨酸} & & \text{谷氨酰胺}
\end{array}
$$

谷氨酰胺既是氨的解毒产物,也是氨的储存及运输形式。谷氨酰胺在肾脏分解生成氨与谷氨酸,氨与原尿中 H^+ 结合形成铵盐随尿排出,这也有利于调节酸碱平衡。另外,由于某些肿瘤的生长需要大量的谷氨酰胺和天冬酰胺,谷氨酰胺酶和天冬酰胺酶可作为抑制肿瘤成分,如临床上常用天冬酰胺酶降低血中天冬酰胺浓度,达到治疗白血病的目的。

三、尿素的生成

如上所述,正常情况下体内的氨主要在肝脏合成尿素而解毒;只有少部分氨在肾以铵盐形式由尿排出。正常成人尿素占排氮总量的 80%~90%,可见肝脏在氨解毒中起着不可替代的作用。

> **案例分析 9-1**
>
> 患者每次发病都有比较明确的诱因,即比平时进食更多的蛋白质食物,超过了肝脏的代谢功能,使氨进入脑组织,出现大脑功能受损。患者肝功能检查结果:血氨 150 μmol/L,血清白蛋白 35.2g/L,球蛋白 27.4g/L,白球比值 1.3∶1,总胆红素 15.2 μmol/L,ALT 135U/L,AST 45U/L。

(一)肝脏是尿素合成的主要器官

正常人体内氨主要是通过肝细胞合成尿素而解毒,尿素氮可占成人排氮量的 80%~90%。将动物(犬)的肝切除,则血液及尿中尿素含量明显降低。若给此动物输入或饲喂氨基酸,则大部分氨基酸积存于血液中,也有一部分随尿排出,另有一小部分氨基酸脱去氨基而变成 α-酮酸及氨,因而血氨增高。若只切除犬的肾而保留肝,则尿素仍然可以合成,但不能排出,血中尿素浓度明显升高。若将犬的肝、肾同时切除,则血中尿素的含量可以维持在较低水平,而血氨浓度显著升高。此外,临床上可见急性肝坏死患者血及尿中几乎不含尿素而氨基酸含量增多。以上动物实验与临床观察充分证明,肝是合成尿素的最主要器官,肾及脑等其他组织虽然也能合成尿素,但合成量甚微;而肾脏是排出尿素的最主要器官。

(二)尿素合成的鸟氨酸循环学说

早在 1932 年,德国学者 Hans Krebs 和 Kurt Henseleit 首次提出了鸟氨酸循环(ornithine cycle)学说,又称尿素循环(urea cycle)。鸟氨酸循环学说的实验根据是:将大鼠肝的薄切片放在有氧条件下加铵盐保温数小时后,铵盐的含量减少,而同时尿素增多。在此切片中,分别加入各种化合物,并观察它们对尿素生成速度的影响。发现鸟氨酸、瓜氨酸或精氨酸能够大大加速尿素的合成。根据以上三种氨基酸的结构推断,它们彼此相关,即鸟氨酸可能是瓜氨酸的前体,而瓜氨酸又是精氨酸的前体。实验还发现,当大量鸟氨酸与肝切片及 NH_4^+ 一起保温时,的确有瓜氨酸的积聚。此外,早已证实肝含有精氨酸酶,此酶催化精氨酸水解生成鸟氨酸及尿素。基于以上事实,Krebs 和 Henseleit 提出了一个循环机制,即:首先鸟氨酸与氨及 CO_2 结合生成瓜氨酸;然后瓜氨酸再接受 1 分子氨而生成精氨酸;接着精氨酸又水解产生尿素和新的鸟氨酸。此鸟氨酸又参与第二轮循环(图 9-8)。由此可见,在这个循环过程中,鸟氨酸所起的作用与三羧酸循环中草酰乙酸所起的作用类似。后来有人用同位素标记的$^{15}NH_4Cl$或含^{15}N的氨基酸饲养犬,发现随尿排出的尿素含有^{15}N,但鸟氨酸中不含^{15}N;用含^{14}C标记的$NaH^{14}CO_3$饲养犬,随尿排出的尿素也含有^{14}C。由此进一步证实了尿素可由氨及CO_2合成。

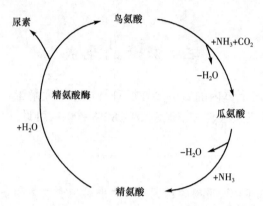

图 9-8　尿素生成的鸟氨酸循环

总的看来,通过鸟氨酸循环,2 分子氨与 1 分子 CO_2 结合生成 1 分子尿素及 1 分子水。尿素是中性、无毒、水溶性很强的物质,由血液运输至肾,从尿中排出。

(三) 鸟氨酸循环的详细步骤

鸟氨酸循环的具体过程比较复杂,其详细过程大致可分为以下四步:

1. 氨基甲酰磷酸的合成　在 Mg^{2+}、ATP 及 N-乙酰谷氨酸(N-acetyl glutamatic acid,AGA)存在时,氨与 CO_2 可在氨基甲酰磷酸合成酶Ⅰ(carbamoyl phosphate synthetase Ⅰ,CPS-Ⅰ)的催化下,合成氨基甲酰磷酸。

$$CO_2+NH_3+H_2O+2ATP \xrightarrow[\text{N-乙酰谷氨酸, Mg^{2+}}]{\text{氨基甲酰磷酸合成酶Ⅰ}} H_2N-\overset{\overset{O}{\|}}{C}-O\sim PO_3^{2-}+2ADP+Pi$$

氨基甲酰磷酸

$$CH_3C-NH-\overset{\overset{COOH}{|}}{\underset{\underset{COOH}{|}}{\underset{(CH_2)_2}{|}}}CH$$
$$\underset{O}{\|}$$

N-乙酰谷氨酸 (AGA)

此反应不可逆,需消耗 2 分子 ATP。CPS-Ⅰ是一种变构酶,AGA 是此酶的变构激活剂。AGA 的作用可能是使酶的构象改变,暴露了酶分子中的某些巯基,从而增加了酶与 ATP 的亲和力。CPS-Ⅰ和 AGA 都存在于肝细胞线粒体中。氨基甲酰磷酸是高能化合物,性质活泼,在酶的催化下易与鸟氨酸反应生成瓜氨酸。

2. 瓜氨酸的合成　在鸟氨酸氨基甲酰转移酶(ornithine carbamoyl transferase,OCT)催化下,氨基甲酰磷酸与鸟氨酸缩合生成瓜氨酸。此反应也不可逆。鸟氨酸氨基甲酰转移酶也存在于肝细胞的线粒体中,并通常与氨基甲酰磷酸合成酶Ⅰ结合成酶的复合体。

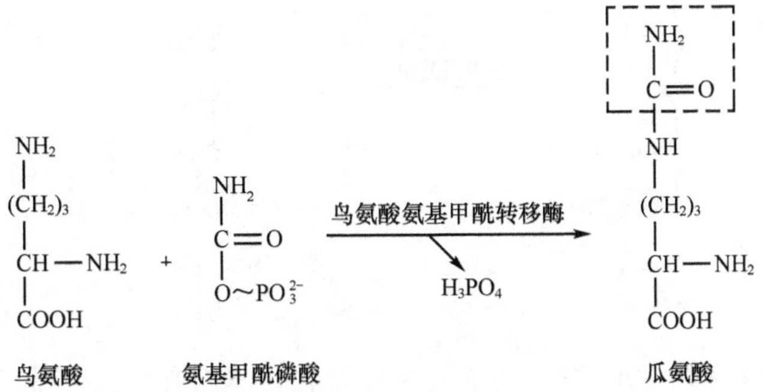

$$
\begin{array}{c}
NH_2 \\ | \\ (CH_2)_3 \\ | \\ CH-NH_2 \\ | \\ COOH
\end{array}
\quad + \quad
\begin{array}{c}
NH_2 \\ | \\ C=O \\ | \\ O\sim PO_3^{2-}
\end{array}
\quad
\xrightarrow[H_3PO_4]{\text{鸟氨酸氨基甲酰转移酶}}
\quad
\begin{array}{c}
\boxed{\begin{array}{c} NH_2 \\ | \\ C=O \end{array}} \\ | \\ NH \\ | \\ (CH_2)_3 \\ | \\ CH-NH_2 \\ | \\ COOH
\end{array}
$$

鸟氨酸　　　　　　氨基甲酰磷酸　　　　　　　　　　　　瓜氨酸

3. 精氨酸的合成　　由瓜氨酸转变成精氨酸的反应分两步进行。首先,瓜氨酸在线粒体合成后,即被转运到线粒体外,在胞液中精氨酸代琥珀酸合成酶(argininosuccinate synthetase)的催化下,与天冬氨酸反应生成精氨酸代琥珀酸,此反应由 ATP 供能。然后,精氨酸代琥珀酸再经精氨酸代琥珀酸裂解酶(argininosuccinase)催化,裂解成精氨酸及延胡索酸。

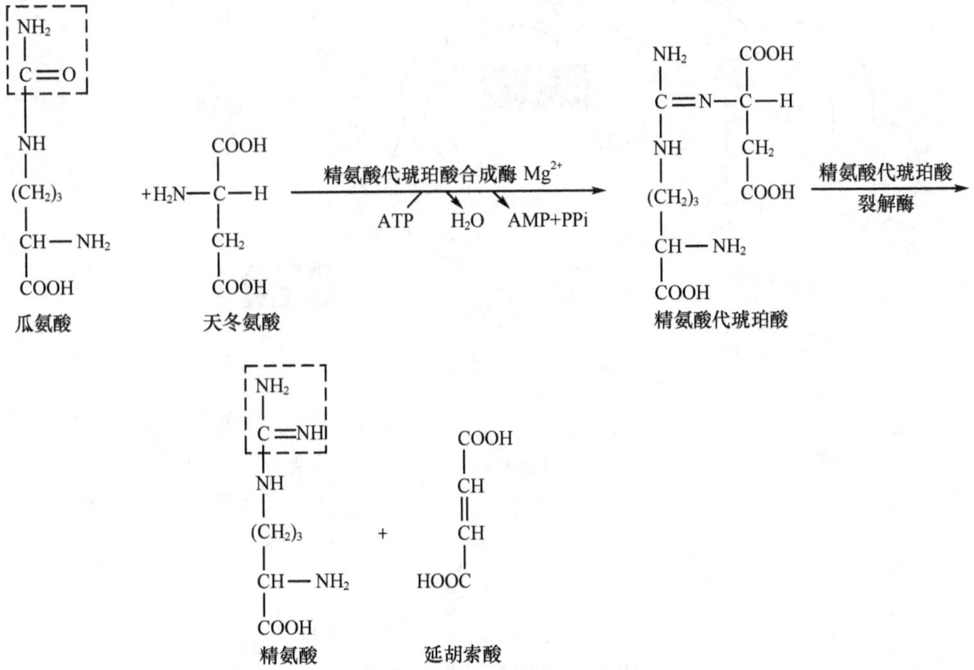

在上述反应中,天冬氨酸起着供给氨基的作用。天冬氨酸又可由草酰乙酸与谷氨酸经转氨基作用而生成,而谷氨酸的氨基又可来自体内多种氨基酸。可见,许多种氨基酸的氨基也可通过天冬氨酸的形式参与尿素合成。

4. 精氨酸水解生成尿素　　在精氨酸酶的作用,精氨酸被水解生成尿素和鸟氨酸,此反应在胞液中进行。鸟氨酸通过线粒体内膜上载体的转运再进入线粒体,并参与瓜氨酸合成。如此反复,完成尿素循环。

$$\begin{array}{c}
NH_2 \\
| \\
C=NH \\
| \\
NH \\
| \\
(CH_2)_3 \\
| \\
CH-NH_2 \\
| \\
COOH
\end{array}
\quad +H_2O \xrightarrow{\text{精氨酸酶}}
\begin{array}{c}
NH_2 \\
| \\
C=O \\
| \\
NH_2
\end{array}
\quad + \quad
\begin{array}{c}
NH_2 \\
| \\
(CH_2)_3 \\
| \\
CH-NH_2 \\
| \\
COOH
\end{array}$$

精氨酸　　　　　　　　　　　尿素　　　　　鸟氨酸

尿素作为代谢终产物排出体外,目前尚未发现它在体内有什么其他的生理功能。综上所述,可将尿素合成的总反应归结为:

$$2NH_3+CO_2+3ATP+3H_2O \longrightarrow \begin{array}{c} NH_2 \\ | \\ C=O \\ | \\ NH_2 \end{array} +2ADP+AMP+4Pi$$

现将尿素合成的中间步骤及其在细胞中的定位总结于图 9-9。

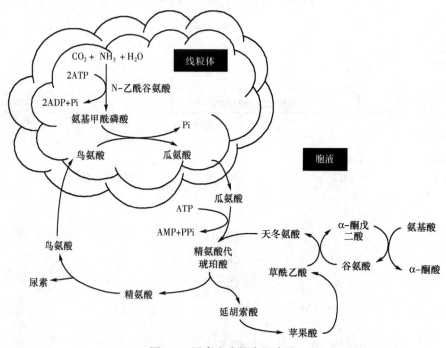

图 9-9　尿素生成的中间步骤

从图 9-9 可见,尿素分子中的 2 个氮原子,1 个来自氨,另 1 个则来自天冬氨酸,而天冬氨酸又可由其他氨基酸通过转氨基作用生成。可见,尿素分子中 2 个氮原子的来源虽然不同,但都直接或间接来自各种氨基酸。另外,还可看到,尿素合成是一个耗能的过程,合成 1分子尿素需要消耗 4 个高能磷酸键。

(四)尿素合成的调节

正常情况下,机体通过合适的速度合成尿素,以保证及时、充分地解除氨毒。尿素合成的速度可受多种因素的调节。

1. 食物蛋白质的影响　高蛋白质膳食时尿素的合成速度加快,排出的含氮物中尿素约占 90%;反之,低蛋白质膳食时尿素合成速度减慢,尿素排出量可低于含氮排泄量的 60%。

2. CPS-Ⅰ 的调节　氨基甲酰磷酸的生成是尿素合成的一个重要步骤。AGA 是 CPS-Ⅰ的变构激动剂,由乙酰辅酶 A 和谷氨酸通过 AGA 合成酶催化而生成。精氨酸是 AGA 合成酶的激活剂,精氨酸浓度增高时,尿素生成量增加。

3. 尿素合成酶系的调节　参与尿素合成的酶系中每种酶的相对活性相差很大,其中精氨酸代琥珀酸合成酶的活性最低,是尿素合成的限速酶,可调节尿素的合成速度。

氨除了主要以尿素形式排出外,还可与谷氨酸反应生成谷氨酰胺,在肾小管上皮细胞通过谷氨酰胺酶的作用水解成氨和谷氨酸,前者由尿排出,后者被肾小管上皮细胞重吸收而进一步利用。

另外,氨还可以通过还原性加氨的方式固定在 α-酮戊二酸上而生成谷氨酸;谷氨酸的氨基又可以通过转氨基作用,转移给其他 α-酮酸,生成相应的氨基酸,从而合成某些非必需氨基酸。

(五) 高血氨症和氨中毒

案例分析 9-1

　　本案例临床特征为:①中年女性,农民。②生活在血吸虫病疫区,有脾肿大及脾切除史。③已出现发作性昏迷 6 次,每次持续数小时,经一般处理即可清醒,发病前进高蛋白食物。④脑电监测示散在性慢波,偶有三相波,头颅 CT 无异常,B 超示血吸虫性肝纤维化,肝功能检查示肝细胞有损害。故诊断为:血吸虫性肝纤维化并发肝性脑病。

正常生理情况下,血氨的来源与去路保持动态平衡,血氨浓度处于较低的水平。氨在肝中合成尿素是维持这种平衡的关键。当肝功能严重损伤时,尿素合成发生障碍,血氨浓度升高,称为高血氨症(hyperammonemia)。尿素合成酶的遗传性缺陷也可导致高血氨症。高血氨的毒性作用机制尚未完全弄清,目前一般认为,氨进入脑组织,可与脑中的 α-酮戊二酸结合生成谷氨酸,氨也可与脑中的谷氨酸进一步结合生成谷氨酰胺。因此,脑中氨的增加可以使脑细胞中的 α-酮戊二酸减少,导致三羧酸循环减弱,从而使脑组织中 ATP 生成减少,引起大脑功能障碍,严重时可发生昏迷,这就是氨中毒学说的机制。

案例分析 9-1

　　肝性脑病的发病机制:虽然非常复杂,但根据本病例的特点来看,仍支持氨中毒学说。患者每次发病都有比较明确的诱因,即比平时进食更多的蛋白质食物,超过了肝脏对氨的解毒功能,使氨进入脑组织,导致大脑功能受损,临床上称肝性脑病,也叫肝昏迷。其发病机制一般用氨中毒学说解释。由此也说明了患者的肝功能处于代偿与非代偿的边缘状态,氮负荷明显降低。因此,患者进食高蛋白食物是导致肝性脑病发生的直接原因。限制蛋白质的摄入量是控制该病发生的一个重量方面。对发作性昏迷的患者进行诊治时,若病史不明确或者有关资料较少难以确诊时,则应考虑肝性脑病的可能。

肝性脑病临床表现:是严重肝病引起的以代谢紊乱为基础的中枢神经系统综合征,临床上以意识障碍和昏迷为主要表现,可见扑翼样震颤,巩膜黄染,但个别患者可无明显肝病史,甚至无黄疸出现。神经系统检查:肌张力增高,膝腱反射亢进,双侧克氏征、巴氏征阴性。实验室检查:肝功能,血氨,胆红素,神经系统检查。注意观察体征变化,有无黄疸及扑翼样震颤。

肝性脑病的防治原则:从生化角度讲,肝功能正常也不能排除本病,要注意检查血氨。限制蛋白质的摄入量、降低血氨浓度和防止氨进入脑组织是治疗本病的关键,临床上常采取服用酸性利尿剂、酸性盐水灌肠、静脉滴注或口服谷氨酸盐、精氨酸等降血氨药物等措施,其目的就是一个,降低患者的血氨浓度。另外,服用一些保肝药物也是非常必要的。

第五节　个别氨基酸的代谢

上节论述了氨基酸代谢的一般过程。但是,有些氨基酸还有其特殊的代谢途径,并具有重要的生理意义。本节首先介绍某些氨基酸的另一些代谢方式,例如氨基酸的脱羧基作用和一碳单位的代谢,然后介绍含硫氨基酸、芳香族氨基酸及支链氨基酸的代谢。

一、氨基酸的脱羧基作用

体内部分氨基酸也可进行脱羧基作用(decarboxylation)生成相应的胺,催化这些反应的是氨基酸脱羧酶(decarboxylase)。例如,组氨酸脱羧基生成组胺,谷氨酸脱羧基生成 γ-氨基丁酸等,也有的氨基酸先经过羟化等变化后再脱羧基而生成胺。氨基酸脱羧酶的辅酶是磷酸吡哆醛。

下面列举几种氨基酸脱羧产生的重要胺类物质。

(一) γ-氨基丁酸

谷氨酸脱羧基生成 γ-氨基丁酸(γ-aminobutyric acid,GABA),催化此反应的酶是谷氨酸脱羧酶,此酶在脑、肾组织中活性很高,所以脑中 GABA 的含量较多。GABA 是中枢抑制性神经递质,对中枢神经有抑制作用。临床上对妊娠呕吐和小儿搐搦患者常用维生素 B_6 治疗,增加 GABA 生成,以抑制神经过度兴奋。

$$
\begin{array}{c}
\text{COOH} \\
| \\
(CH_2)_2 \\
| \\
\text{CH}-\text{NH}_2 \\
| \\
\text{COOH}
\end{array}
\quad
\xrightarrow[CO_2]{L\text{-谷氨酸脱羧酶}}
\quad
\begin{array}{c}
\text{COOH} \\
| \\
(CH_2)_2 \\
| \\
\text{CH}_2\text{NH}_2
\end{array}
$$

L-谷氨酸 　　　　　　　　　　γ-氨基丁酸

(二) 牛磺酸

体内牛磺酸(taurine)可由半胱氨酸代谢转变而来。半胱氨酸首先氧化成磺酸丙氨酸,再脱去羧基生成牛磺酸。此外,活性硫酸根转移也可产生牛磺酸。

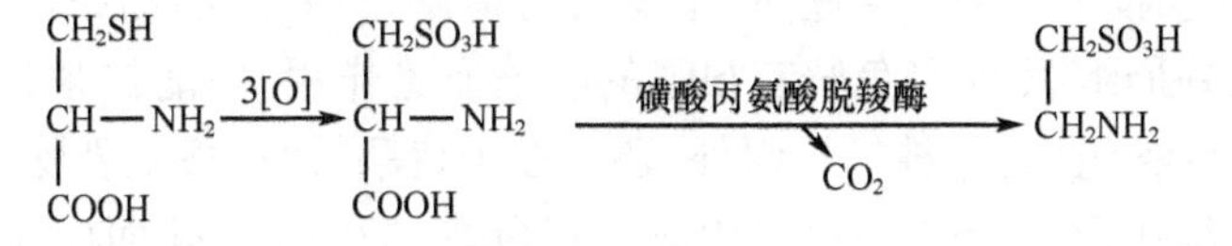

$$\underset{\substack{\text{L-半胱氨酸}}}{\overset{\displaystyle CH_2SH}{\underset{\displaystyle COOH}{\overset{\displaystyle |}{CH-NH_2}}}} \xrightarrow{3[O]} \underset{\substack{\text{磺酸丙氨酸}}}{\overset{\displaystyle CH_2SO_3H}{\underset{\displaystyle COOH}{\overset{\displaystyle |}{CH-NH_2}}}} \xrightarrow[\displaystyle CO_2]{\text{磺酸丙氨酸脱羧酶}} \underset{\substack{\text{牛磺酸}}}{\overset{\displaystyle CH_2SO_3H}{\overset{\displaystyle |}{CH_2NH_2}}}$$

成人体内牛磺酸含量 $12\sim18g$,几乎全部以游离的形式存在,绝大部分在细胞内,细胞内外浓度比为 $100:1\sim5000:1$。人体内牛磺酸主要来自食物,主要由肾脏排泄。牛磺酸是结合胆汁酸的组成成分之一。

近年研究发现,牛磺酸具有广泛的生物学功能,主要表现在:是一种中枢神经抑制性神经递质,调节着中枢神经系统的兴奋性;维持正常的视觉和视网膜结构;抗心律失常、降血压和保护心肌的作用;维持血液、免疫和生殖系统正常功能所必需的物质;促进婴幼儿的生长发育,被认为是婴幼儿的必需营养素。其细胞保护作用表现为:维持细胞内外渗透压平衡、直接稳膜作用、调节细胞钙稳态、清除自由基及抗脂质过氧化损伤等。

（三）组胺

组胺(histamine)是组氨酸在组氨酸脱羧酶作用下脱去羧基而生成。组胺在体内分布广泛,主要存在于肥大细胞中,乳腺、肺、肝、肌肉及胃黏膜中组胺含量较高。

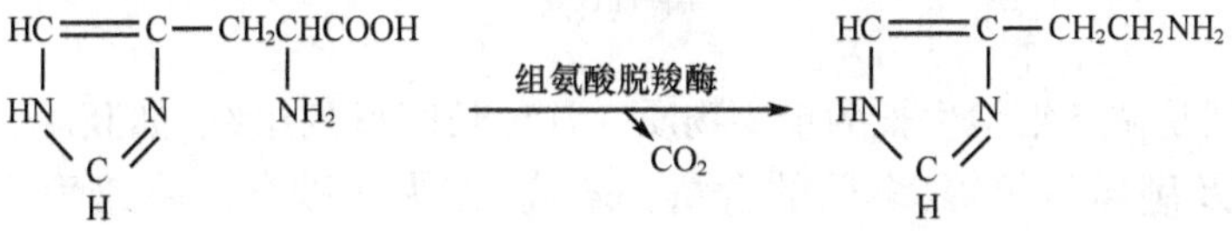

组胺是一种强烈的血管舒张剂,并能增加毛细血管的通透性,引起局部水肿、血压下降。组胺还可刺激胃蛋白酶及胃酸的分泌,常被利用为研究胃活动的物质。创伤性休克或炎症病变部位可有组胺的释放。

（四）5-羟色胺

在色氨酸羟化酶的作用下,色氨酸先羟化生成 5-羟色氨酸,然后经脱羧酶作用生成 5-羟色胺(5-hydroxytryptamine, 5-HT)。

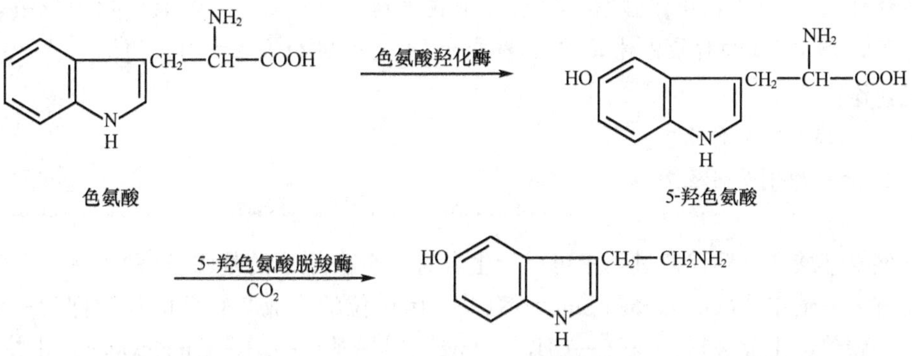

在脑内,5-羟色胺是一种神经递质,主要具有抑制作用;现已知中枢神经系统有 5-羟色胺能神经元。在外周组织,5-羟色胺有很强的收缩血管作用,但能扩张骨骼肌血管。5-羟色胺广泛分布于体内各组织,除神经组织外,还存在于胃肠、血小板及乳腺细胞中。

经单胺氧化酶作用,5-羟色胺可以生成 5-羟色醛,进一步氧化而成 5-羟吲哚乙酸。

(五) 多胺

某些氨基酸经脱羧基作用可以产生多胺(polyamines)。例如,鸟氨酸脱羧酶催化鸟氨酸脱羧生成腐胺;S-腺苷甲硫氨酸脱羧酶催化 S-腺苷甲硫氨酸脱羧产生 S-腺苷-3-甲基硫基丙胺,在丙胺转移酶作用下,S-腺苷-3-甲基硫基丙胺分子中丙胺基被转移到腐胺分子上形成精脒(spermidine);在精脒分子上再加上一个丙胺基即可生成精胺(spermine)。反应如下:

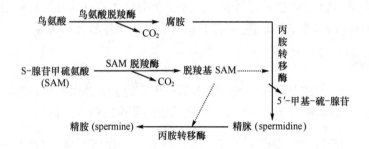

精脒与精胺是调节细胞生长的重要物质。凡生长旺盛的组织,如胚胎、再生肝、生长激素作用的细胞及癌瘤组织等,多胺的含量都较高,作为多胺合成限速酶的鸟氨酸脱羧酶(orinithine decarboxylase)活性均较强。多胺促进细胞增殖的机制可能与稳定核酸和细胞结构,促进核酸和蛋白质的合成有关。临床上把测定癌瘤病人血或尿中多胺的含量作为观察病情的一个重要指标。

二、一碳单位的代谢

案例 9-2

患者,男,5 岁。面色难看,蜡黄苍白,胃口极差,智力不及同龄儿。经医院检查,红细胞计数、血红蛋白(Hb)测定值减低,红细胞平均血红蛋白量(MCH)、红细胞平均体积(MCV)增高,红细胞染色体正常,体积变大,血清叶酸和维生素 B_{12} 减低。

问题讨论:

1. 此病诊断为什么?
2. 治疗原则是什么?

一些氨基酸在分解代谢过程中可以产生含有一个碳原子的基团,这种含有一个碳原子的基团称为一碳单位(one carbon unit)。有关一碳单位的生成与转移的代谢称为一碳单位代谢。一碳单位主要包括:甲基(—CH_3,methyl)、甲烯基(—CH_2—,methylene)、甲炔基(—CH =,methenyl)、甲酰基(—CHO,formyl)及亚氨甲基(—CH =NH,formamino)等。CO_2 不属于一碳单位。一碳单位不能游离存在,常与四氢叶酸(tetrahydrofolic acid,FH_4 或 THFA)结合而转运和参加代谢。哺乳类动物体内,四氢叶酸可由叶酸经二氢叶酸还原酶的催化,通过两步还原反应而生成。四氢叶酸的结构与生成反应如下:

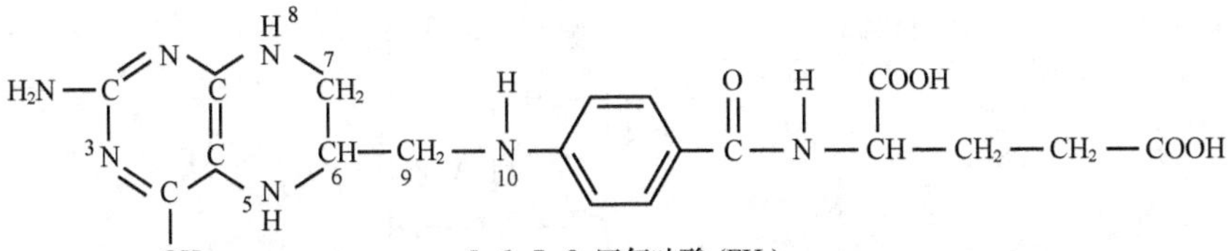

5,6,7,8-四氢叶酸 (FH_4)

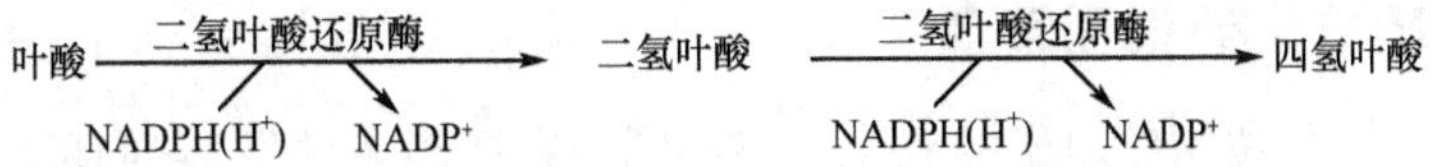

(一) 一碳单位与四氢叶酸

四氢叶酸是一碳单位的运载体,实际上可以认为,四氢叶酸就是一碳单位代谢的辅酶。一碳单位通常结合在 FH_4 分子的 N^5、N^{10} 位上。

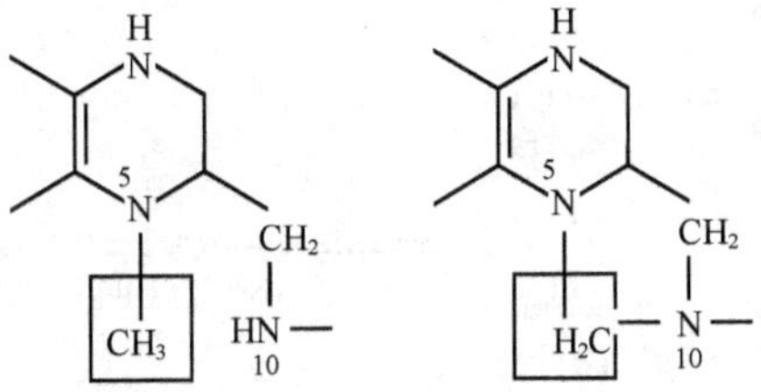

N^5-甲基四氢叶酸
(N^5-CH_3-FH_4)

N^5, N^{10}-甲烯四氢叶酸
(N^5, N^{10}-CH_2-FH_4)

(二) 一碳单位与氨基酸代谢

一碳单位主要来源于丝氨酸、甘氨酸、组氨酸及色氨酸的代谢。

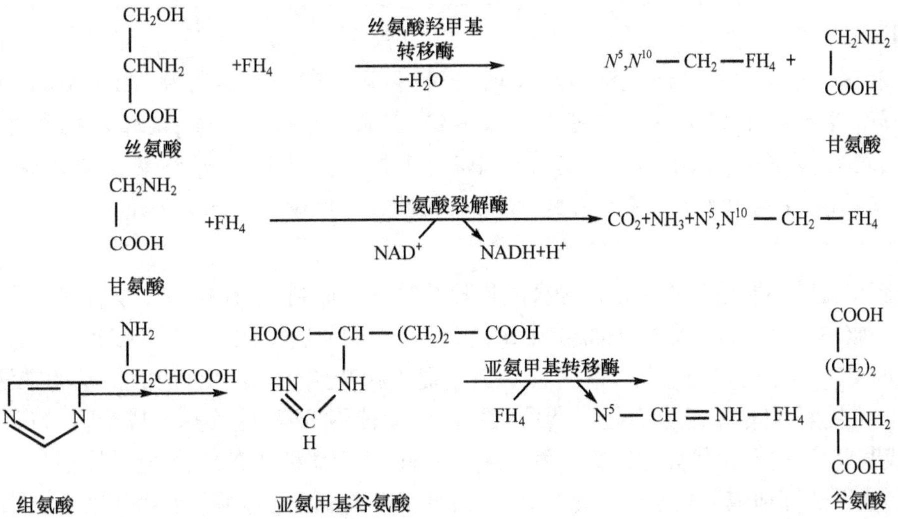

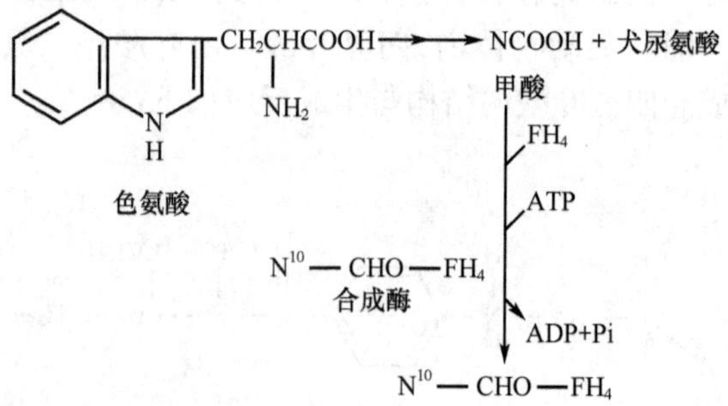

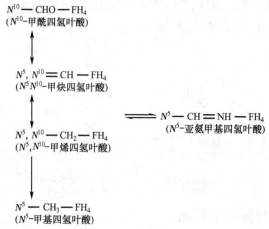

色氨酸

N^{10}—CHO—FH$_4$
合成酶

(三) 一碳单位的相互转变

不同形式一碳单位中碳原子的氧化状态不同。在适当条件下,它们可以通过氧化还原反应而彼此转变。但在这些反应中,N^5-甲基四氢叶酸的生成基本是不可逆的。

$$N^{10} — CHO — FH_4$$
$$(N^{10}\text{-甲酰四氢叶酸})$$

$$N^5, N^{10} == CH — FH_4$$
$$(N^5 N^{10}\text{-甲炔四氢叶酸})$$

$$N^5 — CH == NH — FH_4$$
$$(N^5\text{-亚氨甲基四氢叶酸})$$

$$N^5, N^{10} — CH_2 — FH_4$$
$$(N^5, N^{10}\text{-甲烯四氢叶酸})$$

$$N^5 — CH_3 — FH_4$$
$$(N^5\text{-甲基四氢叶酸})$$

(四) 一碳单位的生理功用

案例分析 9-2

营养性巨幼红细胞性贫血临床表现:一般和贫血表现可有虚胖,毛发稀疏、发黄,常伴肝,脾肿大;神经精神系统可有烦躁不安、震颤、抽搐、嗜睡等;消化系统常有食欲不振、腹泻、舌炎等,根据病史具有贫血症状,还具有神经系统、精神的症状,根据其实验检查结果,要考虑叶酸、维生素 B$_{12}$ 缺乏引起的巨幼红细胞贫血。

一碳单位的主要生理功能是作为合成嘌呤及嘧啶的原料,故在核酸生物合成中占有重要地位。一碳单位是合成核苷酸进而合成 DNA 和 RNA 的原料。例如,N^{10}—CHO—FH$_4$ 提供嘌呤合成时 C$_2$ 与 C$_8$ 的来源;N^5, N^{10}—CH$_2$—FH$_4$ 提供胸苷酸(dTMP)合成时甲基的来源(见第 11 章)。维生素、叶酸缺乏会引起一碳单位的生成和转移障碍,使核酸合成受阻,妨碍细胞增殖,造成某些病理情况,例如红细胞的发育成熟受阻,处于幼稚状态,红细胞的体积却代偿性的增大,形成巨幼红细胞贫血等。由此可见,一碳单位将氨基酸与核酸代谢密切联系起来。磺胺药及某些抗恶性肿瘤药(甲氨蝶呤等)也正是分别通过干扰细菌及恶性肿瘤细胞的叶酸、四氢叶酸合成,进一步影响一碳单位代谢与核酸合成而发挥其药理作用。

案例分析 9-2

　　对这类贫血的治疗,第一,要注意营养及时添加辅食,要加强护理,防止感染,震颤明显而不能进食者可用鼻饲喂养;第二,对引起维生素 B_{12} 缺乏的原因应予以去除;第三,维生素 B_{12} 和叶酸的治疗有精神神经症状者应以维生素 B_{12} 治疗为主,如单用叶酸,反而加重症状,每次肌注维生素 B_{12} 100ug,每周 2~3 次,连续应用数周,直至临床症状好转。叶酸的剂量为 5mg,每日 3 次,连续用数周,直至,临床症状好转,血象正常为止,同时口服维生素 C,有助于叶酸的吸收。

三、含硫氨基酸的代谢

　　体内的含硫氨基酸有三种,即甲硫氨酸、半胱氨酸和胱氨酸。这三种氨基酸的代谢是相互联系的,甲硫氨酸可以转变为半胱氨酸和胱氨酸,半胱氨酸和胱氨酸也可以互变,但后二者不能转变为甲硫氨酸,所以甲硫氨酸是必需氨基酸。

(一) 甲硫氨酸的代谢

　　1. 甲硫氨酸与转甲基作用　甲硫氨酸分子中含有 S-甲基,通过各种转甲基作用可以生成多种含甲基的重要生理活性物质,如肾上腺素、肌酸、肉毒碱等。但是,甲硫氨酸在转甲基之前,首先必须与 ATP 作用,生成 S-腺苷甲硫氨酸(SAM)。

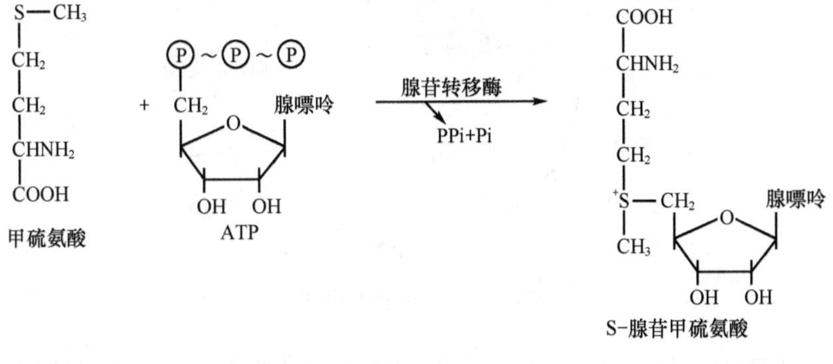

　　此反应由甲硫氨酸腺苷转移酶催化。SAM 中的甲基称为活性甲基,SAM 称为活性甲硫氨酸。活性甲硫氨酸在甲基转移酶(methyl transferase)的作用下,可将甲基转移至另一种物质,使其甲基化(methylation),而活性甲硫氨酸即变成 S-腺苷同型半胱氨酸,后者进一步脱去腺苷,生成同型半胱氨酸(homocysteine)。

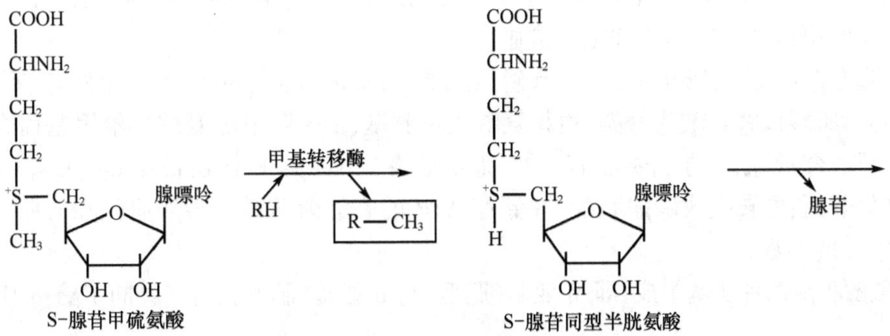

$$
\begin{array}{c}
\mathrm{COOH} \\
| \\
\mathrm{CHNH_2} \\
| \\
\mathrm{CH_2} \\
| \\
\mathrm{CH_2} \\
| \\
\mathrm{SH}
\end{array}
$$

同型半胱氨酸

式中 RH 代表接受甲基的物质

　　甲基化作用是体内重要的代谢反应之一,具有广泛的生理意义(包括 DNA 与 RNA 的甲基化),而 SAM 则是体内最重要的甲基直接供给体。据统计,体内约有 50 多种物质需要 SAM 提供甲基,生成甲基化合物。

　　2. 甲硫氨酸循环　　甲硫氨酸在体内最主要的分解代谢途径是通过上述转甲基作用而提供甲基,与此同时产生的 S-腺苷同型半胱氨酸进一步转变成同型半胱氨酸。同型半胱氨酸可以接受 N^5-甲基四氢叶酸提供的甲基,重新生成甲硫氨酸,形成一个循环过程,即称为甲硫氨酸循环(methionine cycle)(图 9-10)。这个循环的生理意义是由 N^5—CH_3—FH_4 供给甲基合成甲硫氨酸,再通过此循环中的 SAM 提供甲基,以进行体内广泛存在的甲基化反应。因此,N^5—CH_3—FH_4 可看成是体内甲基的间接供体。

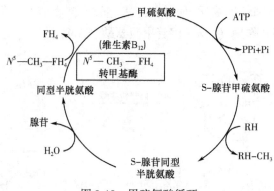

图 9-10　甲硫氨酸循环

　　值得注意的是,由 N^5—CH_3—FH_4 提供甲基使同型半胱氨酸转变成甲硫氨酸的反应是目前已知体内能利用 N^5—CH_3—FH_4 的唯一反应。催化此反应的 N^5-甲基四氢叶酸转甲基酶,又称甲硫氨酸合成酶,其辅酶是维生素 B_{12},它参与甲基的转移。维生素 B_{12} 缺乏时,N^5—CH_3—FH_4 上的甲基不能转移,这不仅不利于甲硫氨酸的生成,同时也影响四氢叶酸的再生,使组织中游离的四氢叶酸含量减少,导致核酸合成障碍,影响细胞分裂。因此,维生素 B_{12} 不足时可以产生巨幼红细胞性贫血。

　　3. 肌酸的合成　　肌酸(creatine)和磷酸肌酸(creatine phosphate)是能量储存、利用的重要化合物。肌酸以甘氨酸为骨架,由精氨酸提供脒基,S-腺苷甲硫氨酸供给甲基而合成(图 9-11)。肝是合成肌酸的主要器官。在肌酸激酶(creatine kinase, creatine phosphokinase, CPK)催化下,肌酸转变成磷酸肌酸,并储存 ATP 的高能磷酸键。磷酸肌酸在心肌、骨骼肌及大脑中含量丰富。

　　肌酸激酶由两种亚基组成,即 M 亚基(肌型)与 B 亚基(脑型),有三种同工酶:MM 型、MB

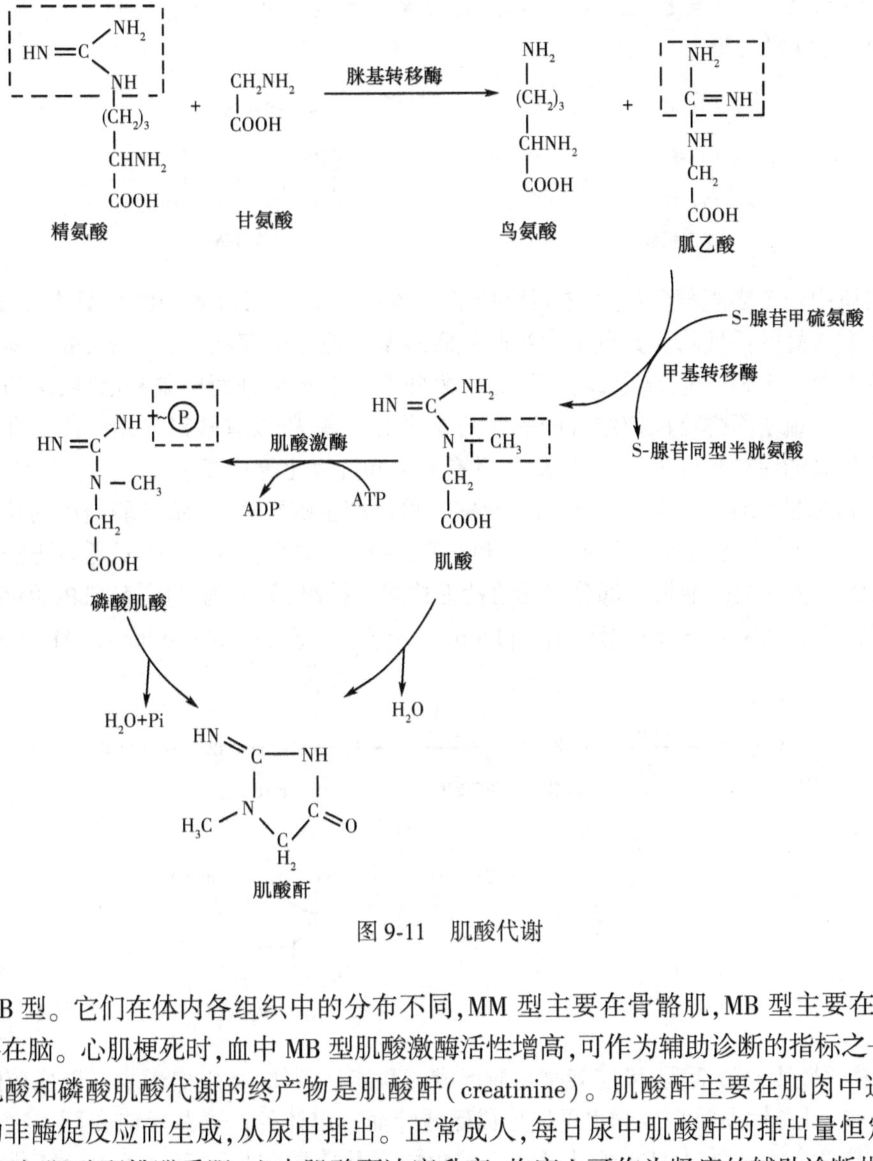

图 9-11　肌酸代谢

型及 BB 型。它们在体内各组织中的分布不同,MM 型主要在骨骼肌,MB 型主要在心肌,BB 型主要在脑。心肌梗死时,血中 MB 型肌酸激酶活性增高,可作为辅助诊断的指标之一。

肌酸和磷酸肌酸代谢的终产物是肌酸酐(creatinine)。肌酸酐主要在肌肉中通过磷酸肌酸的非酶促反应而生成,从尿中排出。正常成人,每日尿中肌酸酐的排出量恒定。肾严重病变时,肌酸酐排泄受阻,血中肌酸酐浓度升高,临床上可作为肾病的辅助诊断指标。

(二) 半胱氨酸与胱氨酸的代谢

案例 9-3

　　患者,女,14 岁。左下腹突发性剧烈疼痛入院。患者尿液出现间歇性混浊,尿液分析在尿沉渣中发现细小的六角型结晶,X 线片检查发现肾结石,24 小时尿胱氨酸含量为 1.88mmol(0.2~0.63mmol),进一步检查发现患者尿中鸟氨酸、赖氨酸和精氨酸排泄较正常高。

问题讨论:

　　1. 这是一种什么病? 其理化基础是什么?

　　2. 半胱氨酸和胱氨酸之间有何差别? 彼此可以互相转变吗?

1. 半胱氨酸与胱氨酸的互变　半胱氨酸含有巯基（—SH），胱氨酸含有二硫（—S—S—），二者可以相互转变。

$$2 \quad \begin{array}{c} CH_2SH \\ | \\ CHNH_2 \\ | \\ COOH \end{array} \quad \underset{+2H}{\overset{-2H}{\rightleftharpoons}} \quad \begin{array}{c} CH_2 - S - S - CH_2 \\ | \qquad\qquad | \\ CHNH_2 \qquad CHNH_2 \\ | \qquad\qquad | \\ COOH \qquad\quad COOH \end{array}$$

半胱氨酸　　　　　　　　　　　　　胱氨酸

蛋白质中两个半胱氨酸残基之间形成的二硫键对维持蛋白质的结构具有重要作用。体内许多重要酶的活性均与其分子中半胱氨酸残基上巯基的存在直接有关，故有巯基酶之称。有些毒物，如芥子气、重金属盐等，能与酶分子的巯基结合而抑制酶活性，从而发挥其毒性作用。二巯基丙醇可以使结合的巯基恢复原来状态，所以有解毒作用。体内存在的还原型谷胱甘肽能保护酶分子上的巯基，也具有解毒和抗氧化等重要生理功用。

2. 硫酸根的代谢　含硫氨基酸氧化分解均可以产生硫酸根；半胱氨酸是体内硫酸根的主要来源。例如，半胱氨酸直接脱去巯基和氨基，生成丙酮酸、NH_3 和 H_2S；后者再经氧化而生成 H_2SO_4。体内的硫酸根一部分以无机盐形式随尿排出，另一部分则经 ATP 活化成活性硫酸根，即 3′-磷酸腺苷-5′-磷酸硫酸（3′phospho-adenosine-5′-phospho-sulfate，PAPS），反应过程如下：

$$ATP+SO_4^{2-} \xrightarrow{-PPi} AMP-SO_3^- \xrightarrow{+ATP} 3-PO_3H_2-AMP-SO_3^-+ADP$$

腺苷-5′-磷酸硫酸　　　　　　　　　　　PAPS

$$^-O_3S-O-\overset{\displaystyle O}{\underset{\displaystyle OH}{\overset{|}{\underset{|}{P}}}}-O-CH_2 \quad 腺嘌呤$$

$$H_2O_3PO \qquad OH$$

PAPS 的结构

PAPS 的性质比较活泼，可使某些物质形成硫酸酯。例如，类固醇激素可形成硫酸酯而被灭活，一些外源性酚类化合物也可以形成硫酸酯而排出体外。这些反应在肝生物转化作用中有重要意义。此外，PAPS 还可参与硫酸角质素及硫酸软骨素等分子中硫酸化氨基糖的合成。上述反应总称为转硫酸基作用，由硫酸转移酶催化。

案例分析 9-3

　　胱氨酸是氨基酸中最难溶的一种，它可以随着 pH 下降其溶解度亦降低。在肾小管细胞内如果其浓度超过了溶解度，胱氨酸将以结晶团块形式沉淀出来，实验检查中发现患儿的结石成分主要是胱氨酸，尿中胱氨酸的含量超标，证实是胱氨酸尿症和胱氨酸结石症。

　　胱氨酸尿症实质上是氨基酸转运入肠上皮细胞或从肾上皮细胞转运出的一种疾病，易化扩散系统调节鸟氨酸、赖氨酸、精氨酸等碱性氨基酸移动，也调节胱氨酸转运，在胱氨酸尿症时，患者肾高负荷的碱性氨基酸可以抑制肾小管摄取胱氨酸，结果是胱氨酸聚集，导致胱氨酸结石的发生。

四、芳香族氨基酸的代谢

芳香族氨基酸包括苯丙氨酸、酪氨酸和色氨酸。苯丙氨酸在结构上与酪氨酸相似,且体内苯丙氨酸可转变成酪氨酸,所以合并在一起叙述。

案例9-4

患者,男,7岁。就诊时其母代述:患儿出生时未见异常,一周岁后发现有生长发育迟缓、随着年龄的增大,智力发育明显低于同龄人,生长迟缓、多动,毛发浅淡色,身上有特殊的发霉样气味。尿液10%三氯化铁试验立即呈现绿色反应,二硝基苯肼试验呈黄色沉淀。

问题讨论:

1. 该患者初步诊断可能是得什么病?
2. 该病的防治原则有哪些?

(一)苯丙氨酸和酪氨酸的代谢

正常情况下,苯丙氨酸的主要代谢是经羟化作用,生成酪氨酸。催化此反应的酶是苯丙氨酸羟化酶(phenylalanine hydroxylase,PHA)。苯丙氨酸羟化酶是一种加单氧酶,其辅酶是四氢生物蝶呤,催化的反应不可逆,因而酪氨酸不能转变为苯丙氨酸。

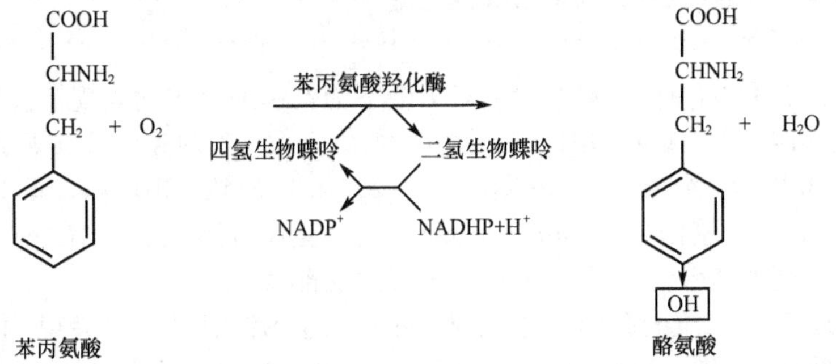

1. 儿茶酚胺的合成 酪氨酸的进一步代谢与合成某些神经递质、激素及黑色素有关。酪氨酸经酪氨酸羟化酶作用,生成3,4-二羟苯丙氨酸(dopa 多巴)。与苯丙氨酸羟化酶相似,此酶也是以四氢生物蝶呤为辅酶的加单氧酶。在多巴脱羧酶的作用,多巴转变成多巴胺(dopamine)。多巴胺是脑中的一种神经递质,帕金森病(Parkinson disease)患者,多巴胺生成减少。在肾上腺髓质中,多巴胺侧链的 β 碳原子可再被羟化,生成去甲肾上腺素(norepinephrine),后者经 N-甲基转移酶催化,由 S-腺苷甲硫氨酸提供甲基,转变成肾上腺素(epinephrine)。多巴胺、去甲肾上腺素、肾上腺素统称为儿茶酚胺(catecholamine),即含邻苯二酚的胺类。酪氨酸羟化酶是儿茶酚胺合成的限速酶,受终产物的反馈调节。

2. 苯丙酮尿症 如上所述,正常情况下苯丙氨酸代谢的主要途径是转变成酪氨酸。当苯丙氨酸羟化酶先天性缺乏时,苯丙氨酸不能正常地转变成酪氨酸,体内的苯丙氨酸蓄积,并可经转氨基作用生成苯丙酮酸,后者进一步转变成苯乙酸等衍生物。此时,尿中出现大量苯丙酮酸等代谢产物,称为苯丙酮尿症(phenyl ketonuria,PKU)。

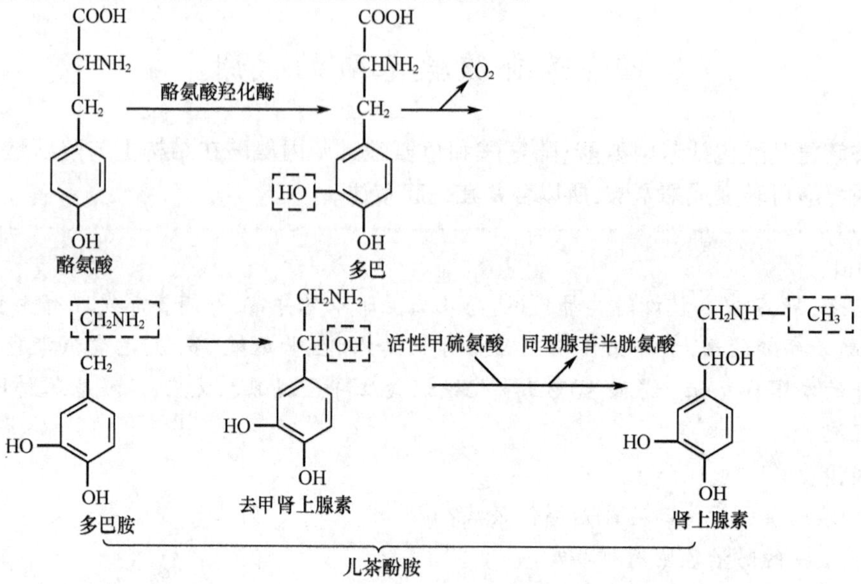

酪氨酸 → 多巴 → 多巴胺 → 去甲肾上腺素 → 肾上腺素（儿茶酚胺）

案例分析 9-4

实验室检查显示：患者的尿液 10% 三氯化铁试验立即呈现绿色反应（阳性），二硝基苯肼试验呈黄色沉淀（阳性）。此两项都是检查尿液中苯丙酮酸含量的指标。表明患者尿液中苯丙酮酸含量很高，身上又有特殊的发霉样（苯乙酸）气味，这些都是苯丙酮尿症的特点。因此，初步诊断为苯丙酮尿症。

苯丙酮尿症为常染色体隐性遗传病，智力低下为本病最突出的表现。按酶缺陷的不同可分为经典型和四氢生物蝶呤（BH_4）缺乏型两种，大多数为经典型。经典型 PKU 是由于患儿肝细胞缺乏苯丙氨酸-4-羟化酶（基因位于 12q22-24.1）所致。BH_4 缺乏型 PKU 是由于鸟苷三磷酸环化水合酶（基因位于 14q22.1-q22.2）、二氢蝶呤还原酶（DHPR）等所致。苯丙酮酸的堆积对中枢神经系统有毒性，故患儿的智力发育障碍。

本病为少数可治的遗传性代谢病之一，对此种患儿的治疗原则是早期发现，并适当控制膳食中的苯丙氨酸含量。我国有些地方正在开展新生儿的 PKU 筛查，旨在及时发现所有可疑的 PKU 婴儿，做出早期诊断，以便得到及时的治疗。PKU 的理想根治方法应当是基因治疗。

3. 黑色素的合成与白化病 酪氨酸代谢的另一条途径是合成黑色素（melanin）。在酪氨酸酶的催化下，黑色素细胞中的酪氨酸经羟化生成多巴，后者经氧化、脱羧等反应转变成吲哚-5,6-醌。黑色素即是吲哚醌的聚合物。人体缺乏酪氨酸酶，黑色素合成障碍，导致皮肤、毛发等发白，称为白化病（albinism）。

案例 9-5

患者，男，13 岁。皮肤呈弥漫性乳白色，毛发纤细、呈银白色，瞳孔为淡红色，伴有眼震、畏光、视力减低、视野异常和斜视。

问题讨论：

1. 这是一种什么病，其病因是什么？
2. 建议如何处理此种疾病？

按其病因可将白化病分为全身性白化病、皮肤型白化病和眼球型白化病。全身性白化病是常染色体隐性遗传病,致病基因位于 11q14-q21;皮肤型白化病为常染色体显性遗传病,致病基因位于 15q11-q12;眼球型白化病是性连锁隐性遗传病,致病基因位于 Xq26.3-27.1。皮肤型白化病的症状仅限于皮肤和毛发,对眼部无影响。

案例分析 9-5

前述患者皮肤呈弥漫性乳白色,瞳孔为淡红色,畏光、视力减低,故诊断为全身性白化病。其病因是酪氨酸酶缺乏。

本病无特殊的治疗方法,应避免阳光直射以防灼伤,配合适的眼镜片可减轻眼部的不适。

除上述代谢途径外,酪氨酸还可在酪氨酸转氨酶的催化下,生成对羟苯丙酮酸,后者经尿黑酸等中间产物进一步转变成延胡索酸和乙酰乙酸,二者分别参与糖和脂肪酸代谢。因此,苯丙氨酸和酪氨酸是生糖兼生酮氨基酸。

(二)色氨酸的代谢

色氨酸除生成 5-羟色胺外,本身还可分解代谢。在肝中,色氨酸通过色氨酸加氧酶(又称吡咯酶)的作用,生成一碳单位。色氨酸分解可产生丙酮酸与乙酰乙酰辅酶 A,所以色氨酸是一种生糖兼生酮氨基酸。此外,色氨酸分解还可产生尼克酸,这是体内合成维生素的特例,但其合成量甚少,不能满足机体的需要。

五、支链氨基酸的代谢

支链氨基酸包括亮氨酸、异亮氨酸和缬氨酸,它们都是必需氨基酸。这三种氨基酸分解代谢的开始阶段基本相同,即首先经转氨基作用,生成各自相应的 α-酮酸,其后分别进行代谢,经过若干步骤,缬氨酸分解产生琥珀酸单酰辅酶 A;亮氨酸产生乙酰辅酶 A 及乙酰乙酰辅酶 A;异亮氨酸产生乙酰辅酶 A 及琥珀酸单酰辅酶 A。所以,这三种氨基酸分别是生糖氨基酸、生酮氨基酸及生糖兼生酮氨基酸。支链氨基酸的分解代谢主要在骨骼肌中进行。

综上可见,各种氨基酸除了作为合成蛋白质的原料外,还可以转变成其他多种含氮的生理活性物质。表 9-3 列举了这些重要的化合物。

表 9-3　氨基酸衍生的重要含氮化合物

化合物	生理功能	氨基酸前体
嘌呤碱	含氮碱基、核酸成分	天冬氨酸、谷氨酰胺、甘氨酸
嘧啶碱	含氮碱基、核酸成分	天冬氨酸
卟啉化合物	血红素、细胞色素	甘氨酸
肌酸、磷酸肌酸	能量储存	甘氨酸、精氨酸、甲硫氨酸
尼克酸	维生素	色氨酸
多巴胺、肾上腺素、去甲肾上腺素	神经递质	苯丙氨酸、酪氨酸

续表

化合物	生理功能	氨基酸前体
甲状腺素	激素	酪氨酸
黑色素	皮肤色素	苯丙氨酸、酪氨酸
5-羟色胺	血管收缩剂、神经递质	色氨酸
组胺	血管舒张剂	组氨酸
γ-氨基丁酸	神经递质	谷氨酸
精胺、精脒	细胞增殖促进剂	甲硫氨酸、精(鸟)氨酸

小　结

　　蛋白质基本组成单位是氨基酸,氨基酸的重要功能之一就是合成蛋白质。体内氨基酸的来源主要由食物蛋白质消化吸收、组织蛋白质分解及体内某些过程合成的氨基酸。体内氨基酸去路主要是合成蛋白质,还可以转变成有特殊生理活性的含氮化合物及氧化分解释放能量。人体需要但体内又不能合成,而必须靠食物供给的氨基酸称营养必需氨基酸,人类有8种营养必需氨基酸。不同的蛋白质由于所含氨基酸的种类和含量不同,其营养价值也不同。人体内蛋白质的降解有溶酶体中蛋白水解酶作用和依赖ATP的泛素化降解两条途径。以色列科学家 Aaron Ciechanover、Avram Hershko 和美国科学家 Irwin Rose 三位科学家因发现泛素调节的蛋白质降解途径而获得了2004年度的诺贝尔化学奖。

　　氨基酸的一般分解代谢包括脱氨基作用和脱羧基作用。脱氨基作用方式主要有转氨基作用、氧化脱氨基及联合脱氨基等,以联合脱氨基最为重要。人体内有 ALT 和 AST 两种重要的转氨酶。氨基酸脱氨基后生成氨及相应的α-酮酸,这是氨基酸的主要分解途径。血液中的氨主要以谷氨酰胺和丙氨酸两种形式运输。氨的主要去路是合成尿素。肝脏是合成尿素最重要的器官,精氨酸代琥珀酸合成酶是尿素合成的限速酶。α-酮酸的代谢去路主要是生成非必需氨基酸、转变成糖和脂肪及氧化分解供能。一些氨基酸脱羧基作用生成的胺类物质在体内具有重要生理功能,如氨基酸脱羧基生成的 γ-氨基丁酸是一种抑制性神经递质,体内牛磺酸可由半胱氨酸氧化脱羧基生成,近年研究发现牛磺酸具有广泛的生物学功能和细胞保护作用。催化氨基酸脱羧的酶为氨基酸脱羧酶,其辅酶为磷酸吡哆醛。

　　一碳单位是指含有一个碳原子的基团,产生一碳单位的氨基酸主要有甘氨酸、丝氨酸、组氨酸和色氨酸。一碳单位的载体为四氢叶酸,一碳单位主要参与嘌呤、嘧啶及肾上腺素的合成等。

　　体内含硫氨基酸主要有甲硫氨酸和半胱氨酸。前者与 ATP 作用生成 S-腺苷甲硫氨酸(SAM),SAM 又称为活性甲硫氨酸,是体内甲基的直接供体。苯丙氨酸和酪氨酸是两种重要的芳香氨基酸。苯丙氨酸经羟化酶作用生成酪氨酸,后者参与儿茶酚胺、黑色素等代谢。白化病是由于酪氨酸酶缺乏引起,苯丙酮酸尿症主要是因苯丙氨酸羟化酶缺乏所致。

（万福生　涂　硕）

第 10 章 物质代谢的联系与调节

物质代谢是生命的本质特征,是生命活动的物质基础。每种物质一般都有若干条代谢途径。同一物质或者不同物质的各条代谢途径之间相互联系形成体内复杂的代谢网络。这种代谢网络在一些调节机制的调控下有条不紊地进行着,使机体能够适应各种内、外环境的变化,完成各种生理功能。一旦调节机制发生异常,就会引起代谢紊乱而导致疾病。

第一节 物质代谢的特点

一、整 体 性

体内各种物质包括糖、脂、蛋白质、水、无机盐、维生素等的代谢。这不是各自为政,而是同时进行的,而且彼此互相联系,或相互转变,或相互依存,或相互制约,从而构成统一的整体。例如进食后,摄取到体内的葡萄糖增加。此时,糖原合成加强,而糖原分解抑制;同时,糖的分解代谢加强,一方面,释放能量增多,以保证糖原、脂肪、磷脂、胆固醇、蛋白质等物质合成的能量需要;另一方面,糖分解代谢的一些中间产物,经过各自不同的代谢转变成脂肪、胆固醇、磷脂及非必需氨基酸等。在由糖转变成脂类、非必需氨基酸的同时,脂肪动员和蛋白质的分解就受到抑制。

二、物质代谢偶联能量代谢

物质在体内的消化、吸收、运转、分解等与生理有关的化学过程称为物质代谢。

物质代谢既有同化作用又有异化作用。生物体把从外界环境中获取的营养物质转变成自身的组成物质,并且储存能量的变化过程,即同化作用;生物体能够把自身的一部分物质加以分解,释放出其中的能量,并且把分解的终产物排出体外的变化过程,即异化作用。

由此可见,体内的物质代谢与能量代谢偶联进行。例如:脂肪是机体最好的能量储存形式,而饥饿时的脂肪动员、脂肪酸分解,释放出能量供机体生命活动所需要。进食后,能量来源超过能量利用,此时,脂肪合成增加以便能量储存。

三、代谢途径的多样性

体内的物质代谢通常是以由许多酶促反应组成的代谢途径进行。代谢途径有多种:

(一)直线反应

一般指从起始物到终产物的整个反应过程中无代谢支路。例如:DNA 的生物合成,RNA 的生物合成及蛋白质的生物合成等。

（二）分支反应

分支反应是指代谢物可通过某个共同中间物进行代谢分途,产生两种或两种以上的产物。例如:在胞液中,由葡萄糖代谢产生的丙酮酸无氧时还原为乳酸;有氧时进入线粒体内转变成乙酰 CoA 后进入三羧酸循彻底氧化,生成 H_2O 和 CO_2 并释放出能量;可经转氨基作用生成丙氨酸;还可羧化成草酰乙酸(图10-1)。

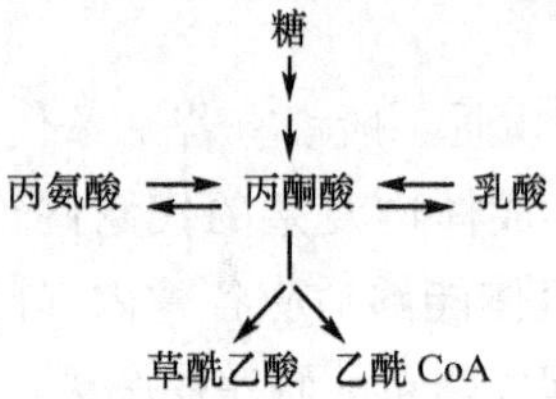

糖
↓
丙氨酸 ⇌ 丙酮酸 ⇌ 乳酸

草酰乙酸　乙酰 CoA

图 10-1　丙酮酸代谢分支反应示意图

（三）循环反应

循环的中间产物可反复生成,反复利用,使生物体能经济而高效地进行代谢变化,可大大提高代谢变化的灵活性。例如三羧酸循环、鸟氨酸循环等。

四、代 谢 调 节

正常情况下,机体各种物质代谢能适应内外环境不断地变化而有条不紊地进行,这是由于机体存在着一套精细、完善而又复杂的调节机制,使各种物质代谢的强度,方向和速度能适应内外环境的不断变化,保持机体内环境的相对恒定及动态平衡,保证机体各项生命活动的正常进行。

五、物质代谢的组织、器官特异性

由于各组织、器官的分化不同,所含酶类的种类和含量各不相同,形成各组织、器官不同的代谢特点。例如酮体在肝内生成而在肝外组织被利用;又如肝既能进行糖原合成,也能进行糖原分解,还能进行糖异生作用,是维持血糖水平恒定的重要器官;再如支链氨基酸主要在肌肉组织中分解,而芳香族氨基酸主要在肝中降解,脑组织及红细胞则以葡萄糖为唯一能源等。这种物质代谢的组织、器官特异性,对理解有关疾病的生化机制十分重要。

六、各种代谢物均具有共同的代谢池

无论是体外摄入的营养物质还是体内各组织细胞的代谢物,在进行中间代谢时,不分彼此,参与到共同的代谢池中进行代谢。例如无论是来自食物蛋白质消化吸收的氨基酸、体内蛋白质降解产生的氨基酸或是机体自身合成的非必需氨基酸混为一体,参与各种组织的代谢。

七、ATP 是机体能量储存与利用的共同形式

一切生命活动需要能量。能量的直接利用形式是 ATP。糖、脂及蛋白质在体内分解氧化释放的部分能量,均以高能磷酸键形式储存于 ATP 中。需要时,ATP 水解释放出能量,供各种生命活动的需要。各种生物合成,肌肉收缩,物质的主动转运,生物电,乃至体温的维持均可直接利用 ATP。

八、NADPH 是合成代谢所需的还原当量

许多参与还原合成代谢的还原酶多以 NADPH 为辅酶,提供还原当量。NADP$^+$为辅酶的脱氢酶有 6-磷酸葡萄糖脱氢酶、6-磷酸葡萄糖酸脱氢酶以及胞液中的异柠檬酸脱氢酶、苹果酸酶等,它们催化底物脱氢生成的 NADPH+H$^+$可为合成脂肪酸、胆固醇、脱氧核苷酸等化合物提供还原当量。

第二节 物质代谢的相互联系

一、在能量代谢上的相互联系

生物体的能量来自糖、脂肪、蛋白质三大营养素在体内的分解氧化。机体所需总能量的 50%~70% 由糖分解代谢提供。而脂肪是能源物质在体内最主要的储存形式,其主要功能是储存和供给能量,人体所需能量的 30%~40% 来自脂肪。当能量摄取超过利用时,多余能量主要以脂肪形式加以储存。蛋白质分解氧化提供的能量可占总能量的 18%,但机体尽可能节省蛋白质的消耗,因为其主要功用是维持组织细胞的生长、更新、修补和执行各种生命活动,而蛋白质的氧化供能可由糖、脂肪所代替。

三大营养素的氧化功能,可分为三个阶段。首先,糖原、脂肪、蛋白质分解产生各自的基本组成单位;然后,这些基本单位按各自不同的分解途径分解生成共同的中间产物——乙酰 CoA;最后,乙酰 CoA 进入三羧酸循环和氧化磷酸化彻底氧化(图 10-2)。

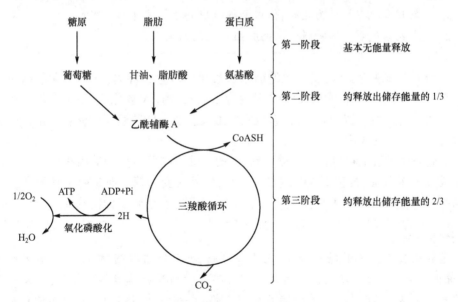

图 10-2 糖、脂肪、蛋白质氧化分解的三个阶段

从能量供应角度看,三大营养素的分解可以互相代替,并相互制约。当其中一营养素的分解氧化占优势时,就会抑制和节省其他供能物质的降解。例如:脂肪分解加强,ATP 生成增多,ATP/ADP 比值增高时,可变构抑制糖分解代谢的最主要限速酶——6-磷酸果糖激酶-1 的活性,从而抑制糖的分解。相反,若供能物质不足,ADP 积存增多,ATP/ADP 比值降

低时,6-磷酸果糖激酶-1活性被变构激活,从而加速糖的分解。又如,在饥饿初期,由于血糖水平降低,胰岛素分泌减少,胰高血糖素分泌增加。这两种激素分泌的平衡改变,为了满足脑组织对糖的需求,维持血糖浓度相对恒定,则肝糖异生增强,蛋白质分解加强。但若饥饿持续进行至3~4周,机体通过代谢调节,各组织包括脑的代谢发生相应变化,以脂肪酸及酮体为主要能源,减少蛋白质分解,改善负氮平衡。

二、糖、脂肪、蛋白质及核苷酸代谢之间的相互联系

如前所述,体内的物质代谢是一个整体。各种物质代谢不仅在同时进行,而且通过它们的共同中间代谢物和共同通路而相互沟通,彼此联系。当一种物质代谢障碍时可引起其他物质代谢的紊乱。

(一)糖代谢与脂肪代谢的相互联系

> **案例 10-1**
>
> 患者,女,19岁。由于体重超重30公斤而求医。到医院化验血脂,其结果如下:甘油三脂:9.34 mmol/l,总胆固醇:6.75 mmol/l,高密度脂蛋白胆固醇:0.55 mmol/l,低密度脂蛋白:1.95 mmol/l。身体无其他明显疾病,患者平时饮食喜爱糖果,甜饼和软饮料。食物中脂肪摄取量一般。
>
> 初步诊断:肥胖症。
>
> **问题讨论:**
>
> 1. 如果膳食中以糖类为主时,体内怎样能形成过量的甘油三脂?
> 2. 从生化角度解释高糖膳食与高胆固醇之间的关系。

(1)糖可以转变为脂肪:当摄入的糖量超过机体能量消耗时,除合成少量糖原储存在肝和肌组织之外,生成的柠檬酸及 ATP 可变构激活乙酰 CoA 羧化酶,使由糖代谢产生的大量乙酰 CoA 羧化成丙二酰 CoA,进而合成脂肪酸及脂肪在脂肪组织中储存。这正是摄取高糖膳食可使人肥胖的原因。

(2)脂肪中的甘油可以转变为糖:脂肪中的甘油可在肝、肾、肠等组织中可被甘油激酶催化生成 α-磷酸甘油,再转变成磷酸二羟丙酮,然后转变为糖。但是由于其量和脂肪中大量脂肪酸分解生成乙酰 CoA 相比是微不足道的。因此,脂肪转变为糖较少。

> **案例分析 10-1**
>
> 患者饮食中爱吃的糖果,甜饼属于高糖膳食,而她摄取脂肪量少,体重又严重超标,说明她摄取的糖类物质是过量的。当其摄取量超过机体能量消耗时,很大一部分糖就转化成脂肪储存起来,尽管脂肪分解产物之一甘油能转变为糖,但其量和脂肪中大量脂肪酸分解成乙酰辅酶 A 相比是微不足道的。

(3)糖可以转变为胆固醇,也能为磷脂合成提供原料:胆固醇合成的原料乙酰 CoA 和 NADPH+H^+,完全可以由糖代谢产生。当进食高糖膳食后,血糖升高时,胰岛素分泌增加,糖的分解加强,为合成胆固醇提供更多的乙酰 CoA 和 NADPH+H^+,这正是为什么高糖膳食

后,胆固醇合成也增加的原因。甘油磷脂的合成需要甘油和脂肪酸,鞘磷脂的合成也需要脂肪酸,而甘油和脂肪酸可由糖代谢转变,因此,糖能为磷脂合成提供原料。

（4）胆固醇不能转变为糖,磷酸甘油磷脂中的甘油部分可以转变成糖。

（5）糖代谢的正常进行是脂肪分解代谢顺利进行的前提。当糖代谢障碍时,引起脂肪大量动员,脂肪酸进入肝 β-氧化加强,酮体量增加,过量酮体不能及时进入三羧酸循环氧化造成血酮体升高,产生高酮血症,甚至尿中有酮体排出,即酮尿症。

（二）糖代谢与氨基酸代谢的相互关系

1. 糖可以转变为非必需氨基酸 糖代谢的一些中间产物,如丙酮酸;三羧酸循环中的中间产物,α-酮戊二酸和草酰乙酸,可以经氨基化或转氨基作用后,生成相应的氨基酸。例如丙酮酸、α-酮戊二酸和草酰乙酸均可加氨基或者经氨基移换作用,分别形成丙氨酸、谷氨酸和天冬氨酸。但苏、甲硫、赖、亮、异亮、缬、苯丙和色氨酸等 8 种氨基酸并不能由糖代谢的中间产物转变而成,只能从食物中摄取,因此称之为必需氨基酸。这就是为什么糖不能替代食物蛋白质的维持组织细胞生长、更新与修补等重要作用的原因。

2. 除亮氨酸和赖氨酸外,其他 18 种氨基酸都可转变为糖 因为亮氨酸和赖氨酸分解代谢的中间产物是乙酰 CoA 和（或）乙酰乙酰 CoA,因此它们只能转变为酮体。其他氨基酸经脱氨基作用生成相应的 α-酮酸,这些 α-酮酸可通过三羧酸循环生成某些中间产物如丙酮酸,循糖异生途径转变为糖;如精氨酸、组氨酸和脯氨酸均可生成 α-酮戊二酸,经草酰乙酸转变成磷酸烯醇式丙酮酸,再循糖酵解逆行途径转变成糖。

（三）脂类代谢与氨基酸代谢的相互联系

1. 脂肪不能转变为氨基酸 仅脂肪中的甘油可以通过生成磷酸甘油醛,循糖酵解途径逆反应生成糖,从而可以转变为某些非必需氨基酸。

2. 氨基酸可以转变为脂肪 氨基酸分解后均可以生成乙酰 CoA,后者经还原缩合反应可合成脂肪酸进而合成脂肪。乙酰 CoA 还可以合成胆固醇以满足机体的需要。

3. 氨基酸可以作为合成磷脂的原料 丝氨酸在脱去羧基之后形成胆胺,胆胺是脑磷脂的组成部分;而且胆胺由 S-腺苷甲硫氨酸提供甲基生成胆碱,胆碱是卵磷脂的组成成分。

（四）核酸与氨基酸代谢的相互联系

氨基酸还是体内合成核酸（RNA、DNA）的重要原料,如嘌呤的合成需要谷氨酰胺、甘氨酸、天冬氨酸和某些氨基酸分解代谢产生的一碳单位;嘧啶的合成需要谷氨酰胺、天冬氨酸及一碳单位。

糖、脂、氨基酸及核苷酸代谢途径间的相互关系见图 10-3。

第三节 某些组织、器官的代谢特点及联系

机体各组织、器官的物质代谢都不尽完全相同,是因为个体在生长发育过程中,各组织、器官的细胞分化结构不同及功能差异,但它们并非彼此孤立各自为政,它们的代谢物、代谢中间物及终产物,通过血液循环及神经系统及激素调节连成统一整体。但由于它们结构,酶体系的组成及含量不同,功能各异,因而代谢各具特色。

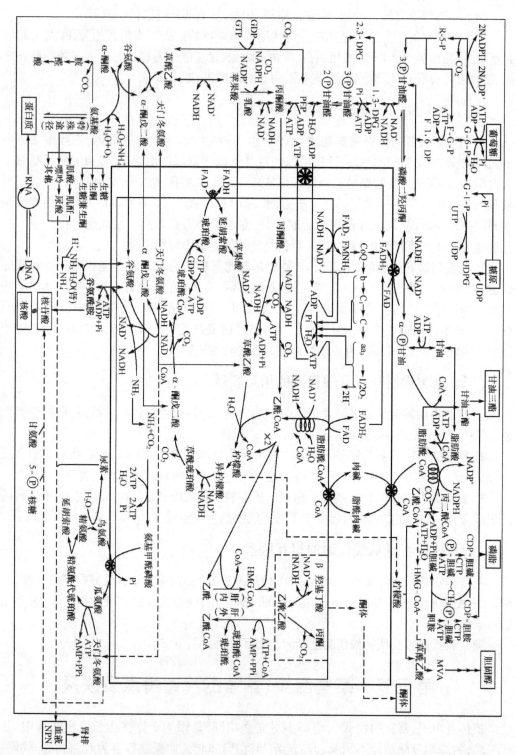

图 10-3　糖、脂类、氨基酸、核苷酸代谢途径间的相互联系

一、肝

肝细胞中含有各种活性较高和完备的酶体系,因此肝脏代谢极为活跃,耗氧量也大,占全身耗氧量的 20%。它不仅在糖、脂、蛋白质、水、无机盐及维生素等营养素的代谢中,而且在胆汁酸代谢及激素和胆色素等非营养物质的代谢中均具有独特而重要的作用。所以,它是机体物质代谢的枢纽,是人体的"中心生化工厂"。以糖代谢为例,肝通过糖原合成、糖原分解和糖异生作用,以维持血糖浓度的相对恒定。肝与肌肉相比,由于肝细胞中的己糖激酶为葡萄糖激酶,该酶对葡萄糖的亲和力低,K_m 值为 10mmol/L,故肝糖原的合成不能直接利用葡萄糖,而是经过三碳途径合成,肌糖原的合成是直接途径。肝具有葡萄糖-6-磷酸酶,可以使储存的糖原直接分解生成葡萄糖,而肌因无相应酶体系则缺乏此能力。又如酮体的代谢,肝细胞线粒体中有较强合成酮体的酶体系,但缺乏利用酮体的酶体系,故有"肝内生酮肝外用"之说。另外肝特有的作用还有可以进行胆汁酸的生成、尿素的合成和激素的灭活等。

二、心

心肌细胞富含线粒体,三羧酸循环与氧化磷酸化酶体系、脂蛋白脂酶丰富,且心肌细胞中的乳酸脱氢酶为同工酶-1,故心肌细胞依次以酮体、乳酸、自由脂肪酸及葡萄糖等为能源物质,并以有氧氧化途径为主。因此,在能源供给匮乏时,能可以保证心脏搏动所需要的 ATP。

三、脑

脑是人体的神经中枢,能量需求和耗氧量大,耗氧量占全身耗氧的 20%~25%。几乎以葡萄糖为唯一供能物质。每天耗用葡萄糖约 100g。通常情况下,脑的能量来自葡萄糖的有氧氧化,脑组织无糖原储存,其耗用葡萄糖主要由血糖供应,所以血糖恒定对脑十分重要。长期饥饿血糖供应不足时,则主要利用由肝生成的酮体作为能源。饥饿 3~4 天每天耗用 50g 酮体,饥饿两周后耗用酮体可达 100g。

四、肌

肌细胞富含脂蛋白脂酶和呼吸链,所以,通常以脂肪酸氧化供能为主,也能利用酮体。剧烈运动时则以糖的无糖酵解产生乳酸为主,以提供能量的急需。肌细胞能直接利用葡萄糖合成糖原,由于肌缺乏葡萄糖-6-磷酸酶,因此肌糖原不能直接分解为葡萄糖。

五、红细胞

成熟红细胞无线粒体,因此不能进行糖的有氧氧化,能量全靠葡萄糖的酵解途径产生,而且是经 2,3-二磷酸甘油酸支路进行酵解。该途径产生的 2,3-二磷酸甘油酸,能调节血红蛋白携氧功能,每天消耗 30g 葡萄糖。

六、脂 肪 组 织

脂肪组织是合成及储存脂肪的重要组织。当摄取的糖量超过机体的消耗时,大量的糖可在脂肪细胞内转变为脂肪以便能量储存。脂肪细胞还含有动员脂肪的激素敏感甘油三酯脂肪酶,在需要时能使储存的脂肪分解成脂肪酸和甘油供全身各组织利用。脂肪细胞因缺乏甘油激酶而不能代谢甘油。

七、肾

肾(皮质)是肝外唯一能进行糖异生和生成酮体的器官。肾皮质异于肝脏的是它不仅能生成酮体,还能利用酮体。肾的糖异生作用在长期饥饿时加强,几乎与肝糖异生能力相当,故它对维持空腹血糖恒定尤为重要。肾髓质因无线粒体,主要由糖酵解功能,而肾皮质主要由脂肪酸及酮体的有氧氧化供能。

第四节 代 谢 调 节

体内的物质代谢是由许多连续和相关的代谢途径所组成(如糖的分解代谢,脂肪酸的合成等),而每条代谢途径又是由一系列酶促反应所组成。正常情况下,体内千变万化的物质代谢和错综复杂的代谢途径所构成的代谢网络能井然有序、相互联系、相互协调地进行,并且物质代谢的强度、方向和速度能适应内外环境的不断变化,保持机体内环境的相对恒定和动态平衡,这是因为体内存在着完善、精细、复杂的调节机制。

代谢调节普遍存在于生物界,是生物进化过程中逐步形成的一种适应能力。生物进化程度愈高其代谢调节愈精细愈复杂。单细胞的生物因直接与外界环境接触,所以主要通过细胞内代谢物浓度的变化,对酶的活性和(或)含量进行调节。这种调节称为原始(基础)调节或细胞水平代谢调节。从单细胞生物进化至高等生物,在细胞水平调节的基础上,又出现了激素水平的调节。这种通过内分泌细胞或内分泌器官分泌的激素来影响细胞水平的调节,所以更为精细而复杂。高等动物不仅有完整的内分泌系统,而且还有功能十分复杂的神经系统。在中枢系统的控制下,或通过经神经纤维及神经递质对靶细胞直接发生影响,或通过某些激素的分泌来调节某些细胞的代谢与功能,并通过各种激素的互相协调而对机体代谢进行综合调节,这种调节称为整体水平的代谢调节。细胞水平代谢调节、激素水平代谢调节及整体水平代谢调节统称为三级水平代谢调节(图 10-4)。在这些水平代谢调节中,细胞水平代谢调节是基础,激素水平和整体水平的调节最终是通过细胞水平的代谢调节实现的。所以,细胞水平的代谢调节是本章重点。

一、细胞水平的代谢调节

(一)细胞内酶的区域化分布

代谢途径是指某一物质在一系列功能相关的酶催化下,按一定的顺序和方向进行的连

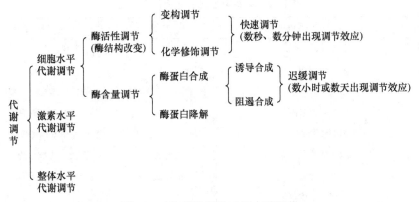

图 10-4 物质代谢的三级水平调节

锁反应,产生特定产物的通路。

代谢途径中一些功能相关的酶常组成酶体系,并分布于细胞的某一区域或亚细胞结构中,这种区域化分布使代谢途径区域化。有的代谢途径中有若干个酶体系,使代谢途径的不同阶段在不同亚细胞结构中进行(表 10-1)。物质代谢的这种区域化分布,使各种代谢途径之间既相对独立,又相互联系,从而保证了机体内复杂的代谢网络有条不紊地进行。例如,脂肪酸合成酶系定位胞液,而脂肪酸 β 氧化酶类分布于线粒体。脂肪酸合成原料(底物)之一——乙酰 CoA 正好是脂肪酸 β-氧化的产物,如果两条途径共处同一区域,则会造成乙酰 CoA 的无意义循环。

表 10-1 主要代谢途径的区域化

代谢途径	亚细胞结构	代谢途径	亚细胞结构
糖酵解	胞液	胆固醇生物合成	胞液及内质网
磷酸戊糖途径	胞液	糖异生	线粒体及(或)胞液
糖原合成与分解	胞液	酮体的生成	线粒体
脂肪酸合成途径	胞液	尿素合成	线粒体及胞液
脂肪酸 β-氧化	线粒体	DNA 合成	胞核
三羧酸循环	线粒体	RNA 合成	胞核
糖的有氧氧化	胞液及线粒体	血红素合成	胞液及线粒体

在酶体系中,调节整条代谢途径的速度和方向的酶称为调节酶或关键酶(key enzymes)。该酶所催化的反应具有以下特点:①这类酶催化的反应速度最慢,其活性大小决定整个代谢途径的总速度,故又称为限速酶(limting velocity enzymes);②这类酶催化单向反应或非平衡反应,因此其活性还决定整个代谢途径的方向;③这类酶通常处于代谢途径的起始部位或分支处;④这类酶活性除受底物控制外,还受多种代谢物或效应剂的调节。因此对关键酶活性的调节是细胞代谢调节的一种重要方式。表 10-2 列出一些重要代谢途径的关键酶。

表 10-2 某些重要代谢途径的关键酶

代谢途径	关键酶	代谢途径	关键酶
糖原分解	磷酸化酶		α-酮戊二酸脱氢酶系
糖原合成	糖原合成酶	糖异生	丙酮酸羧化酶
糖酵解	己糖激酶		磷酸烯醇式丙酮酸羧激酶
	磷酸果糖激酶-1		果糖 1,6-二磷酸酶
	丙酮酸激酶		葡萄糖-6-磷酸酶
糖有氧氧化	丙酮酸脱氢酶系	脂肪酸合成	乙酰 CoA 羧化酶
	柠檬酸合成酶	胆固醇合成	HMG-CoA 还原酶
	异柠檬酸脱氢酶		

代谢调节主要是对关键酶的活性或含量进行调节。通过改变原有酶结构从而改变酶活性的调节,在数秒及数分钟内即可发生调节,属快速调节,包括变构调节和化学修饰调节。通过改变酶含量的调节,一般需数小时或几天才能实现,为迟缓调节,包括酶蛋白的合成和降解。

(二) 变构调节

1. 变构调节的概念 变构调节或别位调节(allosteric regulation):小分子化合物与酶蛋白分子活性中心外的某一部位(调节部位或调节亚基)特异的非共价键的结合,引起酶分子构象变化,从而改变酶活性的调节。变构酶或别构酶(allosteric enzyme):受变构调节(或具有变构调节性质)的酶。变构效应剂:使酶发生变构效应(或能引起变构调节作用)的物质。变构激活剂:通过变构调节,使酶的活性增加的效应剂。变构抑制剂:通过变构调节,使酶活性降低的效应剂。变构效应剂可以是酶的底物,也可以是酶的产物或酶体系的终产物,或其他代谢物。它们在细胞内浓度的改变能灵敏地反应代谢途径的强度和能量供需情况,并通过变构调节,从而调节代谢强度、速度、方向以及能量的供需平衡。表 10-3 列举一些代谢途径中的变构酶及其效应剂。

表 10-3 一些代谢途径中的变构酶及其效应剂

代谢途径	变构酶	变构激活剂	变构抑制剂
糖酵解	己糖激酶		G-6-P
	葡萄糖激酶(肝)		长链脂酰 CoA
	6-磷酸果糖激酶-1	AMP,ADP,1,6-双磷酸果糖 2,6-双磷酸果糖	ATP,柠檬酸
	丙酮酸激酶	AMP,1,6-双磷酸果糖	ATP,丙氨酸(肝)
三羧酸循环	柠檬酸合酶	AMP	ATP,长链脂酰 CoA
	异柠檬酸脱氢酶	AMP,ADP	ATP
糖原分解	磷酸化酶	AMP,pi,G-1-P	ATP,G-6-P
糖异生	丙酮酸羧化酶	乙酰 CoA,ATP	AMP
	果糖 1,6-二磷酸酶-1	ATP	AMP,2,6-双磷酸果糖
脂酸合成	乙酰 CoA 羧化酶	柠檬酸,异柠檬酸	长链脂酰 CoA,ATP
氨基酸脱氨基作用	L-谷氨酸脱氢酶	ADP,GDP	ATP,GTP
嘌呤核苷酸合成	PRPP 酰胺转移酶	PRPP	IMP,AMP,GMP

2. 变构调节的机制　变构酶常是由两个以上亚基组成的具有一定构象的四级结构的聚合体。在变构酶分子中有的亚基能与底物结合,起催化作用,称为催化亚基;有的亚基能与变构剂结合而起调节作用,称为调节亚基;有的变构酶催化部位和调节部位在同一个亚基上,只是这两个部位在亚基上的位置不同。变构剂通过非共价键与调节亚基可逆性结合,引起酶分子构象改变,从而对酶与底物的结合产生影响,使酶活性受到抑制或激活。酶分子构象的改变,有的表现为亚基聚合,有的表现为亚基解聚。通常情况下,亚基聚合使酶活性增加,亚基解聚使酶活性抑制。

3. 变构调节的生理意义　变构调节是细胞水平代谢调节中一种较常见的快速调节,其生理意义在于:①代谢途径的终产物作为变构抑制剂反馈抑制该途径的起始反应的酶,从而既可使代谢产物的生成不致过多,也避免原材料的不必要的浪费。例如,长链脂酰 CoA 可反馈抑制乙酰 CoA 羧化酶,从而抑制脂肪酸的合成,也避免乙酰 CoA 的消耗。②通过变构调节,使能量得以有效储存。例如,正常情况下,当血糖升高,G-6-P 增多时,G-6-P 变构抑制磷酸化酶使糖原分解减少,同时又激活糖原合酶,使过多的葡萄糖转变为糖原,从而使能量得以有效储存。③通过变构调节维持代谢物的动态平衡。例如 ATP 既可变构抑制 6-磷酸果糖激酶-1,又可变构激活丙酮酸羧化酶、果糖 1,6 双磷酸酶-1,从而在抑制糖分解代谢的同时又促进糖异生作用,这对维持血糖浓度恒定极为重要。④通过变构调节使不同代谢途径相互协调。例如,乙酰CoA 既可抑制丙酮酸脱氢酶复合体,又可激活丙酮酸羧化酶,从而协调糖的分解代谢与合成代谢。再如,血糖升高时,柠檬酸生成增多。柠檬酸既可变构抑制 6-磷酸果糖激酶-1,又可变构激活乙酰 CoA 羧化酶,使大量的乙酰 CoA 用以合成脂肪酸,进而合成脂肪。

（三）化学修饰调节

1. 化学修饰的概念　酶蛋白分子上的某些氨基酸残基上的功能基团在不同酶催化下发生可逆的共价修饰(covalent modification),从而引起酶活性变化的一种调节称为酶的化学修饰(chemical modification)。

2. 化学修饰的方式　化学修饰方式有磷酸化与脱磷酸,乙酰化与脱乙酰,甲基化与脱甲基,腺苷化与脱腺苷及 SH 与—S—S—互变等,其中以磷酸化与脱磷酸为最常见的化学修饰。酶蛋白分子中丝氨酸(ser)、苏氨酸(Thr)及酪氨酰(Tyr)的羟基是磷酸化修饰的位点,可被一类蛋白激酶(protein kinase)催化磷酸化,磷酸基供体是 ATP,脱磷酸是磷蛋白磷酸酶催化的水解反应(图 10-5)。磷酸化后可以使酶激活,也可以使酶抑制,同样脱磷酸可以是激活,也可以是抑制(表 10-4)。

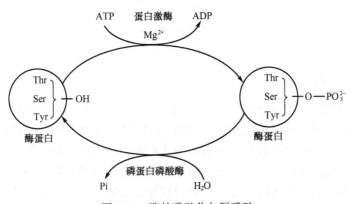

图 10-5　酶的磷酸化与脱磷酸

表 10-4   酶促反应化学修饰对酶活性的调节

酶	化学修饰类型	酶活性改变
糖原磷酸化酶	磷酸化/脱磷酸	激活/抑制
糖原合成酶	磷酸化/脱磷酸	抑制/激活
磷酸果糖激酶	磷酸化/脱磷酸	抑制/激活
丙酮酸脱氢酶	磷酸化/脱磷酸	抑制/激活
HMG-CoA 还原酶	磷酸化/脱磷酸	抑制/激活
乙酰 CoA 羧化酶	磷酸化/脱磷酸	抑制/激活
甘油三脂脂肪酶	磷酸化/脱磷酸	激活/抑制
黄嘌呤氧化酶	SH—/—S—S—	脱氢酶/氧化酶

3. 化学修饰特点

(1) 绝大多数化学修饰的酶都具有无活性(或低活性)与有活性(或高活性)两种形式,它们之间的互变由两种不同的酶催化,催化互变反应的酶又受其他因素如激素的调节。

(2) 化学修饰的调节效率比变构调节高,因为化学修饰是酶促反应,而酶促反应具有高度催化效率,而且磷酸化修饰具有级联放大效应。

(3) 磷酸化与脱磷酸是最常见的化学修饰方式。酶的 1 分子亚基发生磷酸化常需消耗 1 分子 ATP,这与合成酶蛋白所消耗的 ATP 相比显然要少得多,磷酸化修饰仅需以 ATP 供给磷酸基团,其耗能远少于合成酶蛋白,且作用迅速,又有级联放大效应,因此是体内调节酶活性经济而有效的方式。

(4) 细胞内同一关键酶同受化学修饰与变构调节的双重调节,两种调节方式的相互协作、相辅相成,更增强了调节因子的作用。例如肌肉磷酸化酶 b 无活性,可被 AMP 变构激活成活性较低的磷酸化酶 b,后者更易受有活性的磷酸化酶 b 激酶催化磷酸化,形成活性更强的磷酸化酶 a,且不易受磷蛋白磷酸酶催化脱磷酸,从而增强了磷酸化酶 a 的稳定性。只有当 ATP 或 G-6-P 增多,使有活性的磷酸化酶 a 变构转变为无活性的磷酸化酶 a,才能被磷蛋白磷酸酶催化脱磷酸回到无活性的磷酸化酶 b(图 10-6)。

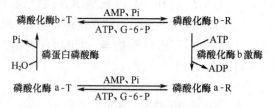

图 10-6   磷酸化酶的变构调节与磷酸化修饰的关系

T:紧密型构象(无活性);R:疏松型构象(活性)

(四) 酶量的调节

细胞内物质代谢调节除通过改变酶分子结构以调节细胞内原有的酶活性外,还可通过改变细胞内酶蛋白的合成与降解速度来调节细胞内酶的含量,从而调节代谢的速度和强度。由于酶蛋白的合成涉及基因表达的调控,一般需数小时或更长时间才能实现,而且调节效应持续时间也较长久和稳定,故酶含量的调节属于长程调节或慢速调节。酶蛋白合成的调节包括诱导和阻遏两个方面。某些代谢物、激素或药物可诱导相关酶蛋白的合成,进而使机体加强对这些诱导物的基础代谢效率,称为酶的诱导。反之,抑制相关酶蛋白的合成,称为阻遏。例如,很多药物和毒物可促进肝细胞微粒体中加单氧酶或其他一些药物代谢酶的诱导合成,从而加速药物、毒物的代谢失活,具有解毒作用。当然,这也是引起耐药性的原因。

细胞内酶含量还受酶蛋白分子降解速度的影响。细胞内蛋白降解的因素主要包括存在于溶酶体中的蛋白水解酶和细胞内的蛋白酶体(proteasome)。其中,溶酶体中的蛋白水解酶水解细胞内退化的蛋白或病原蛋白,而蛋白酶体能特异水解泛素化的待降解蛋白。泛素是由 76 个氨基酸残基组成的蛋白质,它与待降解蛋白的结合称为泛素化,泛素化过程尚需特异识别蛋白的参与。

二、激素水平的代谢调节

通过激素来调控物质代谢是高等动物体内代谢调节的重要方式。不同的激素作用于不同组织产生不同的生物效应。激素(hormone)是由内分泌细胞或腺体产生的一群微量有机化合物,直接分泌到体液中并运送到特定的作用部位,从而引起特定的生物学效应。激素作用的特点有:①浓度很低($\leqslant 10^{-8}$ mol/L),但能引起明显的生物学效应;②半衰期短,有利于随时适应环境的变化;③激素的作用有饱和现象;④激素的作用有较高的组织特异性和效应特异性。激素能对特异的组织或细胞(即靶组织或靶细胞)发挥作用,是由于该组织或细胞上有能特异识别和结合相应激素的受体(receptor)。当激素与靶细胞受体结合后,能将激素的信号跨膜传递入细胞内,转化为细胞内的一系列化学反应,最终表现为激素的生物学效应。

按激素受体在细胞的部位不同,可将激素分为两大类:

1. 膜受体激素　膜受体是一类存在于细胞表面质膜上的跨膜糖蛋白。膜受体激素多为蛋白类或肽类激素,包括胰岛素、生长激素、促性腺激素、促甲状腺激素、甲状旁腺素、生长因子等,此外,还包括肾上腺素等儿茶酚胺类激素。这类激素一般都是亲水的,难以跨过脂质双层结构的细胞膜。细胞膜受体按其结构和功能可分为三类:与 G 蛋白偶联的受体、催化性受体、通道性受体。膜受体激素的作用机制是:这类激素作为第一信使,与相应的靶细胞膜受体结合,并通过跨膜传递将所携带的信息传递到细胞内。然后通过细胞内第二信使将信号逐级放大,产生显著的代谢效应。各跨膜信号传递见"细胞信息传递"有关章节。

2. 胞内受体激素　胞内受体激素包括类固醇激素、前列腺素、甲状腺素等疏水性激素,这类激素可通过细胞膜脂质双层结构进入细胞,与细胞内相应受体结合。细胞内受体大多位于细胞核内,也有的位于细胞液中,胞液中的受体与激素结合后进入核内,再与核内特异性受体结合成复合物,该复合物可与 DNA 的特定序列即激素反应元件(hormone response element)结合,促进或抑制相关基因的转录和表达,调节细胞内蛋白或酶的合成,从而对物质代谢进行调节,产生相应的生理学效应。

三、整 体 调 节

在人类生活过程中,其内外环境是不断变化的,整体调节主要是机体通过神经、体液途径,对机体功能及物质代谢进行调节,以适应环境的不断变化,力求维持内环境的相对稳态。机体内各细胞、组织、器官之间的物质代谢,不是孤立地进行的,而是相互协调、相互联系,又相互制约,构成一个统一的整体,以维持整体的生命活动,这就是物质代谢的整体调节。现以饥饿及应激为例说明物质代谢的整体调节。

（一）饥饿

在病理状态（如昏迷等）或特殊情况下不能进食时，若不能及时治疗和补充食物，机体物质代谢在整体调节下将发生一系列的变化。

1. 短期饥饿　在不能进食第 1 天，肝糖原分解加强以维持血糖相对稳定；1~3 天后，肝糖原显著减少，血糖趋于降低。引起胰岛素分泌减少和胰高血糖素分泌增加，产生下列代谢改变。

（1）肌肉蛋白质的分解增强：肌肉蛋白质分解产生的氨基酸大部分转变为丙氨酸和谷氨酰胺，并进入血循环。饥饿第 3 天，肌肉释放的丙氨酸占输出总氨基酸的 30%~40%。

（2）糖异生作用增强：饥饿 2 天后，肝脏糖异生速度约为 150g 葡萄糖/天，其中 40% 来自氨基酸，30% 来自乳酸，10% 来自甘油；肝脏是饥饿初期糖异生的主要来源（约 80%），另有 20% 的糖异生在肾脏中进行。

（3）脂肪动员加强，酮体生成增多：脂肪动员出的脂肪酸约 25% 在肝脏生成酮体，此时，脂肪酸和酮体成为心肌、骨骼肌和肾脏的重要燃料，一部分酮体可被大脑利用。

（4）组织对葡萄糖的利用率降低：由于心肌、骨骼肌和肾皮质摄取和氧化脂肪酸和酮体增加，因而减少这些组织对糖的利用，保障大脑葡萄糖的供应。

总而言之，饥饿时主要的能量来源是储存的蛋白质和脂肪，其中脂肪提供的能量约占总能量的 85%，其次的能量来源于蛋白质。所以，短期饥饿时如果补充葡萄糖，不但可减少酮体的生成，降低酸中毒的发生率，而且可防止蛋白质的消耗。每输入 100g 葡萄糖可节省 50g 蛋白质的消耗，这对不能进食的消耗性疾病患者尤其重要。

2. 长期饥饿　长期饥饿时的代谢改变与短期饥饿不同的是：

（1）脂肪动员进一步加强，机体主要利用脂肪酸供能。肝内大量酮体产生，脑组织利用酮体增加，超过葡萄糖的利用。肌肉则以脂肪酸替代酮体为主要燃料，以保证酮体优先供应给脑组织。

（2）肌肉释放的谷氨酰胺主要进入肾脏，在肾脏一部分进行糖异生，一部分脱氨排入肾小管，回收 $NaHCO_3$ 以纠正酮症酸中毒。

（3）肾脏糖异生明显增强，与肝脏糖异生各占糖异生总量的一半。糖异生的原料主要是乳酸和丙酮酸。

（4）肌肉蛋白质分解减少，负氮平衡有所改善，尿素排出比短期饥饿减少而尿铵排出增多。

（二）应激

案例 10-2

患者，男，35 岁，企业管理人员。因经常失眠，做恶梦来医院就诊。症状具体表现为记忆力下降、烦躁不安、多疑、暴躁，对工作产生厌倦感等。各项检查并没有明显异常。诊断：应激反应综合征。

问题讨论：

1. 什么是应激反应综合征？

2. 应激反应综合征在代谢上的主要表现是什么？

3. 怎样可以避免应激反应综合征的发生？

应激(stress)是机体受到强烈刺激(如剧痛、创伤、出血、烧伤、冷冻、中毒、急性感染、情绪紧张及强力活动等)时所引起机体的"紧张状态",其特征是以交感神经兴奋和肾上腺皮质激素分泌增多为主要表现的一系列神经和内分泌变化。肾上腺素、胰高血糖素和生长激素的分泌增加,同时伴有胰岛素分泌减少。

> **案例分析 10-2**
>
> 　　当强烈刺激的强度、频率和持续时间适当,不但不会对人体造成损害,而且对保护机体有益。但是,如果外界的刺激过度激烈(与本人承受能力比较而言),或者长期、反复地出现,以致超出机体能够承受的极限,将会造成病理性损害,出现诸如失眠、持续疲劳、乏力、食欲不振、烦躁不安、精神难以集中、记忆力减退、性功能下降、无名低热等症状,但又查不出任何明显的器质性病变;严重的则可能有胃溃疡、心肌梗死等症,并导致内分泌、免疫功能和行为方面的负面变化,这便是应激反应综合征了。

虽然不同原因引起的应激状态在代谢改变上不尽相同,但一般都有以下特点:

1. 血糖水平升高　人和动物在应急状态下都有血糖水平升高,原因是应激时交感神经兴奋,引起:①肾上腺素和胰高血糖素分泌增加,激活磷酸化酶而抑制糖原合成酶活性,从而促进肝糖原分解而抑制糖原合成,是血糖增高的直接原因。②同时肾上腺皮质激素和胰高血糖素使糖异生作用增强,亦使血糖增高。③肾上腺皮质激素和生长激素使周围组织对糖的利用降低。上述因素使血糖维持在较高的水平,对于保证大脑的能量供应具有特殊意义。

2. 脂肪动员加强　肾上腺素和胰高血糖素分泌增多,激活甘油三酯脂肪酶(激素敏感性酶),脂肪动员增强,使血中游离脂肪酸升高,成为心肌、骨骼肌等组织能量的主要来源。

3. 蛋白质分解增强　应激时肾上腺素和肾上腺皮质激素分泌增加,使蛋白质分解增强,尿素合成和排泄增加,出现负氮平衡。

从上述代谢变化可知,应激时糖、脂肪和蛋白质代谢变化的共同特点是分解代谢增强,合成代谢减弱,血中分解代谢的产物葡萄糖、氨基酸、游离脂肪酸、甘油、乳酸、酮体和尿素等的含量增加,使代谢适应环境的变化,维持机体代谢平衡。应激时,机体代谢的改变见表10-5。

表 10-5　应激时机体的代谢变化

内分泌腺或组织	代谢改变	血中含量
垂体前叶	ACTH 分泌增加	ACTH↑
	生长素分泌增加	生长素↑
胰腺 A 细胞	胰高血糖素分泌增加	胰高血糖素↑
B 细胞	胰岛素分泌抑制	胰岛素↓
肾上腺髓质	肾上腺素分泌增加	肾上腺素↑
皮质	皮质醇分泌增加	皮质醇↑
肝	糖原分解增加	葡萄糖↑
	糖原合成减少	
	糖异生增强	
	脂肪酸 β-氧化增加	
	酮体生成增加	酮体↑

续表

内分泌腺或组织	代谢改变	血中含量
脂肪组织	脂肪分解增强	游离脂肪酸↑
	葡萄糖摄取和利用减少	甘油↑
	脂肪合成减少	
肌	糖原分解增加	乳酸↑
	葡萄糖摄取和利用减少	葡萄糖↑
	蛋白质分解增加	氨基酸↑
	脂肪酸 β-氧化增加	

案例分析 10-2

　　为了避免应激反应综合征的发生,要在心理上做好自我疏导和调节。首先要充分认识到现代社会的高效率必然带来高竞争和高挑战性,对于由此产生的某些负面影响要有足够的心理准备,免得临时惊慌失措,加重压力。同时心态要保持正常,乐观豁达,不为小事斤斤计较,不为逆境心事重重。要善于适应环境变化,保持内心的安宁。

　　另外对自己有个正确的自我期望,生活上也要有劳有逸,要忙里偷闲暂时丢掉一切工作和困扰,彻底放松身心,使精力和体力得到及时恢复。还有,要保持正常的感情生活。事实表明,家人之间,朋友之间的相互关心和爱护,对于人的心理健康是十分重要的。遇到冲突、挫折和过度的精神压力时,要善于自我疏解,如参加文体、社交、旅游活动等,借此消除负面情绪,保持心理平衡。

小　　结

　　体内各种物质代谢是相互联系、相互制约的。体内物质代谢的特点是:①整体性;②物质代谢偶联能量代谢;③代谢途径多样性;④具有代谢调节作用;⑤具有共同的代谢池;⑥ATP 是共同的能量形式;⑦NADPH 是合成代谢所需的还原当量;⑧具有组织器官特异性和多级调控。

　　糖、脂肪和蛋白质是人体内的主要供能物质。它们的分解代谢有共同的代谢通路——三羧酸循环。三羧酸循环是联系糖、脂肪和氨基酸代谢的纽带。通过一些枢纽性中间产物,可以相互联系及沟通。体内各器官代谢也是相互联系,其中肝脏是物质代谢的中心。

　　物质代谢按其调节水平,大致分为三个层次:①细胞水平的调节,这是生物最基本的调节方式,主要是通过改变限速酶的结构或含量以影响酶活性,或通过酶的区域化分布,影响整条代谢途径的总速度,甚至还可改变代谢方向。酶结构的调节是使业已存在的酶通过其结构改变来调节酶的活性,因此可快速适应机体的需要,包括:变构调节、化学修饰调节、同工酶的调节、酶原及酶原激活的调节。变构调节是指某些代谢物分子能结合于酶分子的非催化部位,诱导酶蛋白分子构象发生改变,使酶活性改变。多数变构酶系由多个亚基构成,其中有的为调节亚基,有的为催化亚基。酶的化学修饰指酶分子上的一些基团,受其他酶的催化而与某些化学基团发生共价结合或解离,使酶活性改变,最常见的化学修饰方式是磷酸化和脱磷酸化。同工酶是催化的化学反应相同,但其动力学性质不同的一组酶。不同组织中的同工酶,对同一作用物的亲合力不同,催化该代谢途径的速度不同,可以适应不同组织的需要。酶含量的调节是通过调节酶的合成与降解来影响酶的含量,从而影响酶的活性。但由于酶是蛋白质,其基因表达及生物合成过程耗时、耗能,因此属于慢调节。酶在细胞内的分布呈区域化,使各类代谢分布在不同亚细胞结构中进行,既不互相干扰,又可使作用物在局部浓集。如脂肪酸合成在胞液中进行,而脂肪酸分解在线粒体中进行。②激素(内分泌)水平的调节,在细胞与细胞之间,以及各远离的器官之间,可通过激素来调节其代谢与功能。按激素受体所在部位,可将激素分为作用于细胞膜受体的激素和作用于细胞内受体的激素。③整体水平的调节是机体通过神经体液途径,对各组织的物质代谢进行调节,以适应内外环境的变化,利于组织更新及提供生命活动的能源。

（涂　硕　万福生）

第 11 章 核酸的结构、功能与核苷酸代谢

核酸(nucleic acid)是一类含磷的生物大分子化合物,因最初是从细胞核分离得到,又具有酸性,故称为核酸。核酸常与蛋白质结合形成核蛋白。根据化学成分不同,核酸可分为脱氧核糖核酸(deoxyribonucleic acid, DNA)和核糖核酸(ribonucleic acid, RNA)两类。DNA 存在于细胞核和线粒体内,携带遗传信息,决定细胞和个体的基因型。RNA 分布在细胞质、细胞核和线粒体内,参与遗传信息的传递与表达。在某些病毒,RNA 也可作为遗传信息的载体。

第一节 核酸的化学组成及一级结构

一、核酸的元素组成

组成核酸的元素为 C、H、O、N 和 P。在核酸酶的作用下,核酸水解为核苷酸。而核苷酸完全水解可释放出等摩尔量的碱基、戊糖和磷酸(图 11-1)。因此,核酸的基本组成单位是核苷酸(nucleotide)。DNA 的基本组成单位是脱氧核糖核苷酸(deoxyribonucleotide),RNA 的基本组成单位是核糖核苷酸(ribonucleotide)。

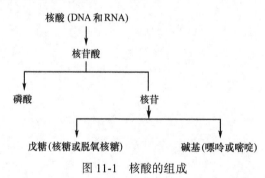

图 11-1 核酸的组成

二、核苷酸

(一) 碱基

碱基是含氮的杂环化合物,可分为嘌呤(purine)和嘧啶(pyrimidine)两类(图 11-2)。常见的嘌呤有腺嘌呤(adenine, A)和鸟嘌呤(guanine, G)。常见的嘧啶有胞嘧啶(cytosine, C)、尿嘧啶(uracil, U)和胸腺嘧啶(thymine, T)。DNA 中含有 A、G、C 和 T,RNA 中含有 A、G、C 和 U。T 在 tRNA 中也有少量存在。

五种碱基的酮基或氨基位于杂环上氮原子的临位,受介质 pH 的影响,可形成酮-烯醇互变异构体或氨基-亚氨基互变异构体,这是碱基之间形成氢键的结构基础。

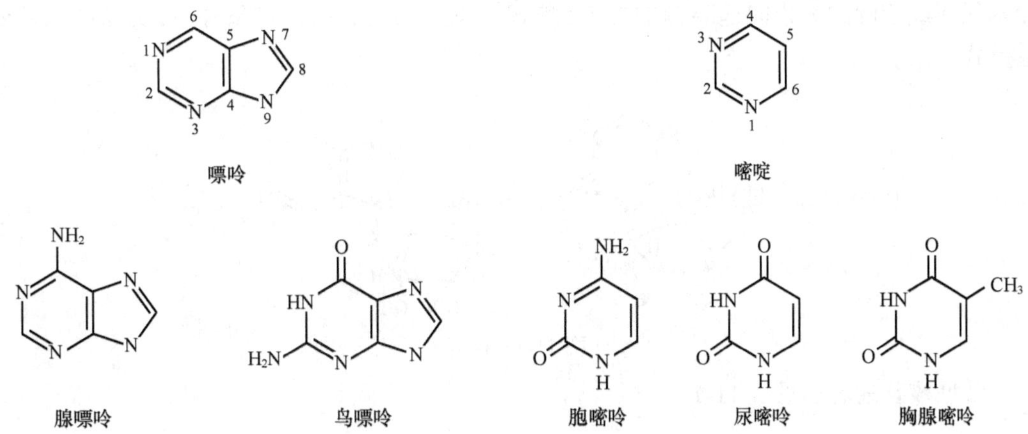

图 11-2 参与组成核酸的主要碱基

除了 A、G、C、T、U 这五种基本的碱基外,核酸中还有一些含量甚少的碱基,称为稀有碱基(rare base)。稀有碱基种类很多,大多是甲基化碱基。tRNA 中含有较多的稀有碱基,可高达 10%。对于 tRNA 来说,其中的碱基 T 也为稀有碱基。

(二) 戊糖

戊糖是含有五个碳原子的单糖。为了和碱基上原子的编号相区别,戊糖的碳原子编号加上"′"。参与核酸组成的戊糖有 β-D-核糖和 β-D-2′脱氧核糖两种(图 11-3)。核糖和脱氧核糖的差别就在于 C-2′原子所连接的基团。正是按其分子中所含戊糖的不同,核酸分为脱氧核糖核酸和核糖核酸两类。脱氧核糖存在与 DNA 中,核糖存在于 RNA 中。戊糖结构的差异使得 DNA 分子较 RNA 分子更为稳定,从而被自然选择作为遗传信息的载体。

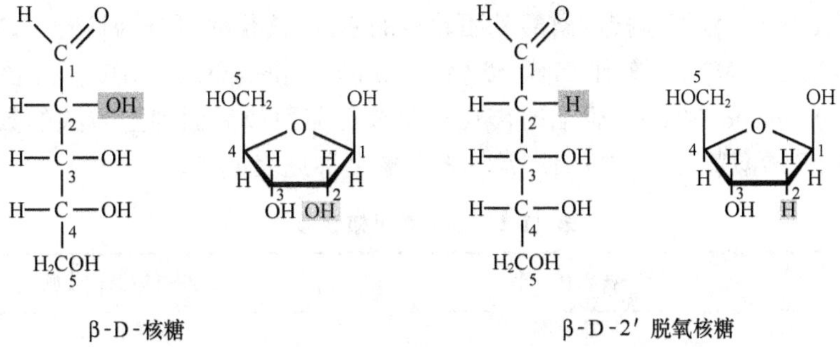

图 11-3 β-D-核糖和 β-D-2′脱氧核糖

(三) 核苷

碱基和戊糖缩合生成核苷(nucleoside)。根据核苷中所含戊糖的不同,核苷分为核糖核苷和脱氧核糖核苷两类。戊糖的第 1 位碳原子(C-1′)与嘌呤碱的第 9 位氮原子(N-9)或嘧啶碱的第 1 位氮原子(N-1)之间通过 N-糖苷键(glycosidic linkage)相连(图 11-4)。核苷的命名是在核苷前面加上碱基的名字,例如腺嘌呤核苷(简称腺苷)、胸腺嘧啶脱氧核苷(简称脱氧胸苷)等。碱基平面绕糖苷键旋转产生顺式(syn)和反式(anti)构象。反式构象是指嘌呤六元环或嘧啶的氧指向远离糖的方向;顺式构象则相反。在天然条件下,戊糖和碱基处在反式构象。

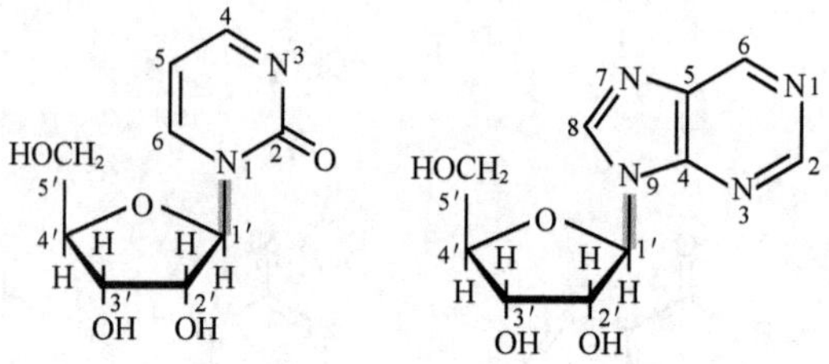

图 11-4 核苷

常见核苷的名称见表 11-1。

表 11-1 各种常见核苷

碱基	核糖核苷	脱氧核糖核苷
腺嘌呤(adenine,A)	腺苷(adenosine)	脱氧腺苷(deoxyadenosine)
鸟嘌呤(guanine,G)	鸟苷(guanosine)	脱氧鸟苷(deoxyguanosine)
胞嘧啶(cytosine,C)	胞苷(cytidine)	脱氧胞苷(deoxycytidine)
尿嘧啶(uracil,U)	尿苷(uridine)	–
胸腺嘧啶(thymine,T)	–	脱氧胸苷(deoxythymidine)

(四) 核苷酸

核苷中的戊糖含有自由羟基,可与磷酸反应脱水后生成酯键,得到核苷酸。核苷酸分为核糖核苷酸和脱氧核糖核苷酸两类。核糖核苷的糖基上有 3 个自由羟基,所以能分别形成 2′、3′ 和 5′-核苷酸;脱氧核糖核苷的糖基上只有两个自由羟基,只能形成 3′ 和 5′-脱氧核苷酸,生物体内游离存在的多是 5′-核苷酸。核苷酸的命名是在相应核苷后面加上酸字即可,如腺苷酸(AMP)。根据连接的磷酸基团数目的不同,核苷酸可分为核苷一磷酸(nucleoside monophosphate, NMP)、核 苷 二 磷 酸(nucleoside diphosphate, NDP)和 核 苷 三 磷 酸(nucleoside triphosphate,NTP)。命名时需在相应核苷前面或后面加上磷酸的数目,如二磷酸腺苷(ADP)、三磷酸腺苷(ATP)等。常见核苷酸名称见表 11-2。

表 11-2 各种常见核苷酸

碱基	核糖核苷酸	脱氧核糖核苷酸
腺嘌呤	腺苷酸	脱氧腺苷酸
	(adenosine monophosphate, AMP)	(deoxyadenosine monophosphate,dAMP)
鸟嘌呤	鸟苷酸	脱氧鸟苷酸
	(guanosine monophosphate,GMP)	(deoxyguanosine monophosphate,dGMP)
胞嘧啶	胞苷酸	脱氧胞苷酸
	(cytidine monophosphate,CMP)	(deoxycytidine monophosphate,dCMP)
尿嘧啶	尿苷酸	–
	(uridine monophosphate,UMP)	
胸腺嘧啶		脱氧胸苷酸
	–	(deoxythymidine monophosphate,dTMP)

核苷酸还可以环化为环核苷酸,如 3′,5′-环腺苷酸(cAMP)和 3′,5′-环鸟苷酸(cGMP)等。它们在细胞信号转导过程中起重要作用。图 11-5 为各种核苷酸的结构式。

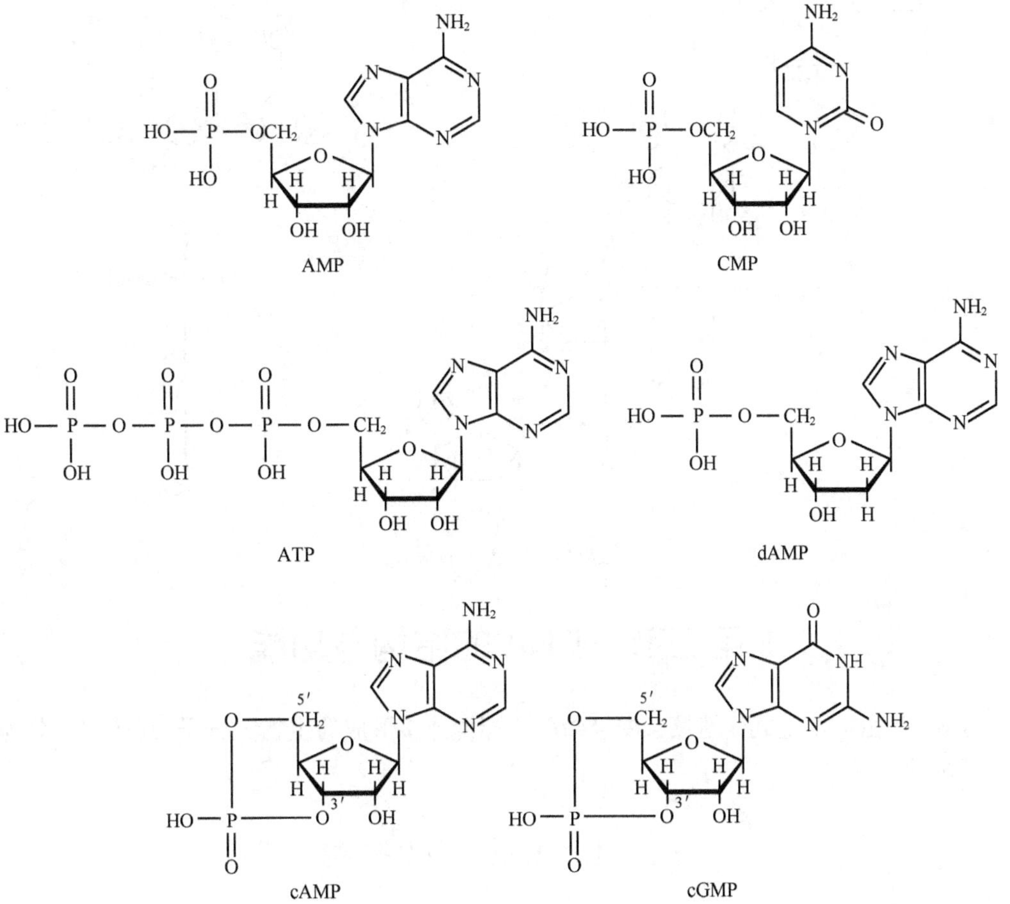

图 11-5　不同类型核苷酸的结构

三、核苷酸的连接方式

核酸是由数量众多的核苷酸相互连接而成的生物大分子。核苷酸之间的连接方式是前一个核苷酸的 C-3′原子的羟基与后一个核苷酸的 C-5′原子的磷酸基团之间形成 3′,5′-磷酸二酯键(phosphodiester linkage),从而形成没有分支且有方向性的线性大分子。由许多脱氧核糖核苷酸通过 3′,5′-磷酸二酯键构成的多聚脱氧核糖核苷酸称为 DNA,而由许多核糖核苷酸通过 3′,5′-磷酸二酯键构成的多聚核糖核苷酸称为 RNA。多聚核苷酸的两个末端分别称为 5′-末端(带有游离磷酸基)和 3′-末端(带有游离羟基)。

核酸的结构书写采用自左至右按核苷酸顺序排列的方式来表示,左侧为 5′-磷酸末端,右侧为 3′-OH 末端。由于核酸分子的主链骨架都是由糖基和磷酸基组成,所不同的只是碱基,故可简化为仅写出自左至右的碱基顺序。核苷酸连接的方向性及书写方式从简到繁如图 11-6 所示。

核酸分子的大小常用碱基(base,kilobase,用于单链 DNA 和 RNA)数目或碱基对(base pair,bp 或 kilobase pair,kbp,用于双链 DNA 和 RNA)数目表示。小的核酸片段(<50bp)常

被称为寡核苷酸。

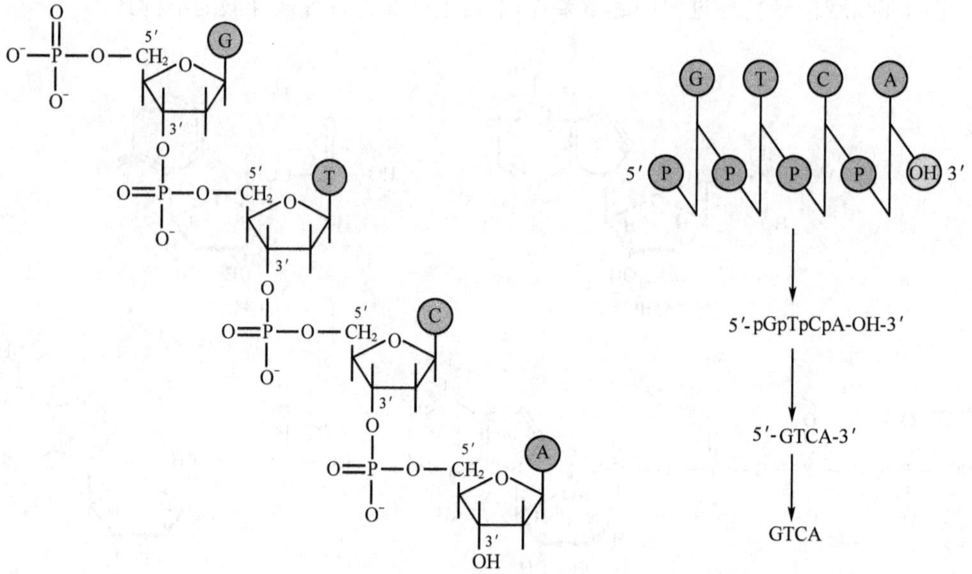

图 11-6   核酸的书写方式

第二节   DNA 的结构与功能

DNA 是由许多脱氧核糖核苷酸经磷酸二酯键连接形成的生物大分子,其结构可分为一级、二级和三级。

一、DNA 的一级结构

DNA 的一级结构(primary structure)是指 DNA 分子中脱氧核糖核苷酸的排列顺序。由于脱氧核糖核苷酸之间的差异仅仅是碱基的不同,故又可称为碱基顺序。生物体的遗传信息就储存在于 DNA 分子的碱基顺序中。

二、DNA 的空间结构

构成 DNA 的所有原子在三维空间的相对位置关系,称为 DNA 的空间结构。DNA 的空间结构又可分为二级结构和三级结构。

(一) DNA 的二级结构——双螺旋结构

1953 年,在前人的工作基础上,Watson 与 Crick 提出 DNA 分子二级结构的双螺旋结构模型,揭示了生物界遗传性状得以世代相传的分子机制。DNA 双螺旋结构模型的提出被认为是 20 世纪自然科学最伟大的成就之一,它给生命科学带来深远的影响,并为分子生物学的发展奠定了基础。Watson 与 Crick 因此获得了 1962 年诺贝尔生理学或医学奖。

1. DNA 双螺旋结构的研究背景   Chargaff 等科学家应用层析和紫外吸收分析等技术研究了多种生物 DNA 的碱基组成,提出了 DNA 分子中碱基组成的 Chargaff 规则:①不论种属来源,几乎所有的 DNA 分子中,腺嘌呤与胸腺嘧啶的摩尔数相同(A=T),而鸟嘌呤则与胞嘧啶的摩尔数相同(G=C);②不同生物种属的 DNA 碱基组成不同,表现在(A+T)/(G+C)比值的不同;③同一个体的不同器官、不同组织的 DNA 碱基组成均相同。这一规则暗示了A 与 T、G 与 C 相互配对的可能性,为 Watson 与 Crick 提出双螺旋结构模型提供了重要依据。

Wilkins 和 Franklin 对 DNA 分子的 X-射线衍射分析显示 DNA 是螺旋性分子,并且是以双链的形式存在的。

2. DNA 双螺旋结构的模型的要点

(1) DNA 分子由两条反向平行的多聚脱氧核苷酸链围绕同一中心轴盘曲而成,两条链均为右手螺旋(图 11-7),且呈反向平行(从 5′→3′,一条链是从上到下,而另一条是从下到上)。

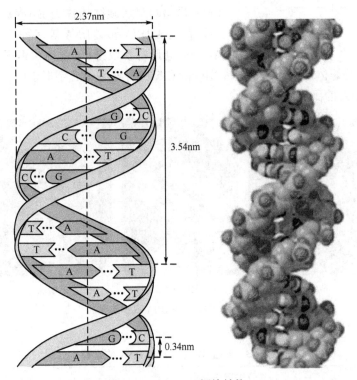

图 11-7　DNA 双螺旋结构

(2) DNA 链的骨架由交替出现的脱氧核糖基和磷酸基构成,位于双螺旋的外侧,与糖基相连的碱基位于双螺旋的内侧。

(3) 两条链以碱基之间形成氢键配对而相连。碱基的化学结构决定了碱基的配对方式:A 与 T 配对,形成两个氢键,G 与 C 配对,形成三个氢键(图 11-8)。这种碱基配对关系称为碱基互补。每个 DNA 分子中的两条链互为互补链。碱基对平面与双螺旋结构的螺旋轴垂直。

(4) 双螺旋的直径是 2.37nm,碱基对平面与螺旋轴几乎垂直,相邻碱基对之间的垂直距离为 0.34nm,沿轴转 34.6°,每个螺旋有 10.4bp,螺距为 3.54nm。

(5) 两条链之间的螺旋形成两个凹槽:浅的称为小沟(minor groove),深的称为大沟(major groove)。双螺旋表面的沟是蛋白质和 DNA 相互作用的基础。

（6）DNA 双螺旋结构的稳定主要由互补碱基间的氢键和碱基对间的碱基堆积力来维

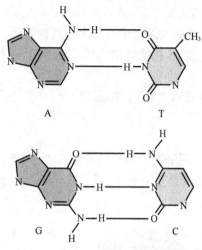

图 11-8　DNA 分子中碱基配对模式

持。横向稳定依靠氢键维系,纵向稳定则靠疏水性堆积力维持。碱基堆积力是碱基对之间在垂直方向上的相互作用,可以使 DNA 分子层层堆积,分子内部形成疏水核心。与氢键相比,碱基堆积力对双螺旋结构的稳定更为重要。

3. DNA 双螺旋结构的多样性　Waston 和 Crick 提出的 DNA 双螺旋结构模型是 DNA 分子在水性环境和生理条件下最稳定的结构。但这种结构不是一成不变的,在改变溶液的离子强度或相对湿度时,DNA 结构会发生改变。为便于区分,将 Waston 和 Crick 提出的双螺旋结构称为 B-DNA。此外,在自然界还存在 A-DNA 和 Z-DNA 等多种不同的构象形式。A-DNA 也是右手双螺旋,螺体由两条反向的多核苷酸链组成的,但是螺体短而宽。Z-DNA 中磷酸和糖的骨架呈现 Z 字形走向,故称 Z-DNA(图 11-9)。三种 DNA 的比较见表 11-3。

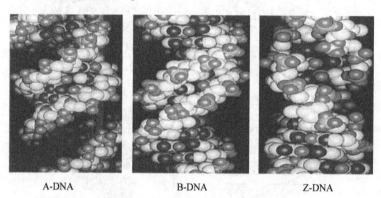

A-DNA　　　　　　B-DNA　　　　　　Z-DNA

图 11-9　不同类型的 DNA 双螺旋结构

表 11-3　A 型、B 型和 Z 型 DNA 的比较

	A-DNA	B-DNA	Z-DNA
外形	粗短	适中	细长
螺旋方向	右手	右手	左手
螺旋直径	2.55nm	2.37nm	1.84nm
相邻碱基对之间的垂直距离	0.23nm	0.34nm	0.38nm
相邻碱基对之间的转角	33°	34.6°	60°*
每一螺旋的碱基数目	11	10.4	12
螺距	2.53nm	3.54nm	4.56nm
糖苷键构象	反式	反式	嘧啶反式,嘌呤顺式反式和顺式交替
大沟	窄深	宽深	平坦
小沟	宽浅	窄深	窄深

注:Z-DNA 的嘌呤和嘧啶核苷酸交替出现顺反式,故以两个核苷酸为单位,转角为 60°。

在生物体内,不同类型的 DNA 在功能上有所差异,这与基因表达的调节和控制相适应。

(二) DNA 的多链螺旋结构

在较低 pH 条件下,含有较长多聚嘌呤和多聚嘧啶配对的片段,在不破坏 Watson-Crick 氢键(原有双螺旋碱基间的氢键)的情况下,通过 Hoogsteen 氢键(第三条链与双螺旋碱基间的氢键)而形成局部 DNA 三螺旋,亦称 H-DNA(图 11-10)。三螺旋 DNA 可能在遗传重组中起重要作用。除了三螺旋 DNA,真核生物体内还存在四螺旋 DNA。

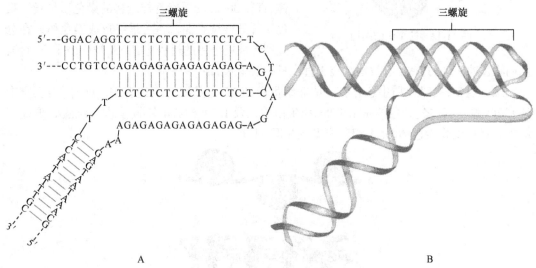

图 11-10 分子内三螺旋(H-DNA)结构

(三) DNA 的三级结构

DNA 的三级结构是指 DNA 分子(双螺旋)通过扭曲和折叠所形成的特定构象。两端开放的 DNA 双螺旋分子在溶液中以处于能量最低的状态存在时,称为松弛态 DNA(relaxed DNA)。如果使这种正常的 DNA 分子额外的多转几圈或少转几圈,就会使双螺旋中存在张力。当双螺旋分子的末端是开放时,这种张力可以通过链的转动而释放出来,DNA 将恢复正常的双螺旋状态。如果 DNA 分子的两端是固定的,或者是环状分子(如真核生物线粒体 DNA 和绝大多数原核生物的 DNA),这种额外的张力就不能释放,DNA 分子本身就会发生扭曲,用以抵消张力。这种扭曲称为超螺旋(supercoil)(图 11-11)。超螺旋是

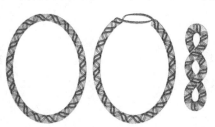

图 11-11 环状和超螺旋 DNA 示意图

DNA 三级结构的一种形式,可分为正超螺旋和负超螺旋。当扭曲方向与 DNA 双螺旋方向相同时,称为正超螺旋,当扭曲方向与 DNA 双螺旋方向相反时,称为负超螺旋。

三、真核生物染色体的组装

对于真核生物来说,DNA 在细胞周期的大部分时间里以染色质的形式出现,在细胞分裂期形成高度致密的染色体。染色质的基本组成单位是核小体(nucleosome)(图 11-12),它是由

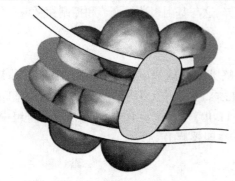

图 11-12　核小体的结构

DNA 和 5 种组蛋白共同构成的。各两分子的 H_2A、H_2B、H_3 和 H_4 组成一个八聚体的组蛋白核心，长度约为 146bp 的 DNA 在组蛋白核心上盘绕 1.75 圈。组蛋白核心和其上的 DNA 形成核小体的核心颗粒。核心颗粒之间再由组蛋白 H_1 和连接 DNA（长度约为 54bp）构成的连接区连接形成串珠样结构。核小体链进一步盘绕，形成每圈六个核小体、直径 30nm 的螺旋管样结构的染色质纤丝。染色质纤丝继续卷曲、折叠，最终形成染色体。在分裂期形成染色体的过程中，DNA 被压缩了近万倍，从而将长约 2 米的 DNA 有效地组装于直径只有数微米的细胞核中。

除了组蛋白，染色质中还存在一些非组蛋白，它们与基因的表达有关。此外，染色质中还有 RNA。简言之，染色体是由 DNA 和蛋白质以及 RNA 构成的不同层次缠绕线和螺线管结构。真核生物染色体 DNA 组装模型图见图 11-13。

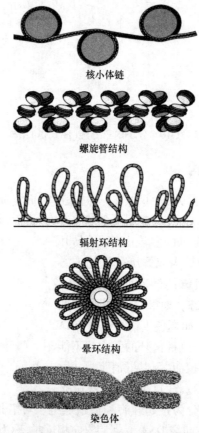

核小体链

螺旋管结构

辐射环结构

晕环结构

染色体

图 11-13　真核生物染色体 DNA 组装不同层次的结构

四、DNA 的功能

细胞学的证据早就提示 DNA 可能是遗传物质。DNA 分布在细胞核内，是染色体的主要成分,而染色体已知是基因的载体。一些可作用于 DNA 的物理化学因素均可引起遗传性状的改变。但直接证明 DNA 是遗传物质的证据则来肺炎球菌转化实验和噬菌体的感染实验。

【科学小故事】

　　1928 年 Giffith 发现把有多糖荚膜(细菌致病所必需)的 S 型肺炎球菌加热杀死,然后将之与 R 型肺炎球菌(没有荚膜)混合,注射到小鼠体内,小鼠死亡,并且从小鼠体内分离出 S 型肺炎球菌。Giffith 认为这是由于那些加热杀死的 S 型肺炎球菌的存在导致那些活的 R 型肺炎球菌获得了生成荚膜的能力,称其为转化作用。

　　1944 年,Avery 等证明 DNA 是使无荚膜的 R 型肺炎球菌产生荚膜的转化因子,而不是蛋白质或其他的大分子。他们从 SⅢ 型肺炎球菌中分别提取多糖、脂类、RNA、蛋白质和 DNA 等,分别加入有 RⅡ 型细菌的培养物中,结果发现只有加入 SⅢ DNA 的 RⅡ 发生转化,产生了 RⅡ 和 SⅢ 型细菌,其余的只有 RⅡ 型细菌。但有人提出质疑:DNA 的提取可能带有少量的蛋白质,有可能正是这些少量的蛋白质使肺炎球菌发生了转化。针对这个问题,Avery 又增加了一组实验,即在加入 DNA 的同时加入核酸酶,结果这一组不能发生转化,表明不仅 DNA 是转化因子,而且如果 DNA 提取不纯的话,即使有蛋白质或别的物质存在也不能导致肺炎球菌的转化。

　　1952 年,Hershey 和 Chase 用噬菌体 T_2 进行实验。他们把噬菌体分成 2 批:一批用放射性同位素 ^{35}S 标记噬菌体的外壳蛋白质,另一批用 ^{32}P 标记噬菌体的 DNA。两批标记的噬菌体均与细菌混合,在噬菌体感染细菌后立即搅拌,使已感染细菌的噬菌体外壳从细菌表面脱落下来,然后离心分离,细菌在沉淀中,而游离的噬菌体悬浮在上清液中,分别测定沉淀及上清液的放射性。结果发现,在用 ^{35}S 标记噬菌体外壳蛋白质的那批实验里,放射性主要存在于上清液。而在用 ^{32}P 标记噬菌体 DNA 的那批实验里,放射性主要存在于沉淀中。本实验说明了噬菌体蛋白质外壳没有进入细菌体,而是遗留在细菌细胞之外,噬菌体 DNA 主导着噬菌体生命的繁衍,DNA 确实是遗传物质。

　　DNA 的遗传信息是以基因的形式存在的。基因(gene)是指 DNA 中的特定区段,其中的核苷酸排列顺序决定了基因的功能。基因组(genome)是指一个生物体的全部遗传信息,即 DNA 的全部核苷酸序列。但有些病毒的基因组是 RNA。一般来讲,进化程度越高的生物体,其基因组越大、越复杂,但并非完全如此。

　　DNA 的基本功能是以基因的形式携带遗传信息,并作为基因复制和转录的模板。它是生命遗传的物质基础,也是个体生命活动的信息基础。DNA 具有高度的复杂性和稳定性,可以满足遗传多样性和稳定性的需要。不过 DNA 分子又并非一成不变,它可以发生重组和突变,适应环境的变化,为自然选择提供机会。

第三节　RNA 的结构与功能

　　RNA 是以 3′,5′-磷酸二酯键连接而成的多聚核糖核苷酸链。组成 RNA 分子的基本单位是四种核糖核苷酸：AMP、GMP、CMP 和 UMP。除此之外，有些 RNA 分子中尚含有少量的稀有碱基。成熟的 RNA 主要存在于细胞质中，少量位于细胞核中。RNA 一般比 DNA 小得多，由数十至数千个核苷酸组成。RNA 通常是单链线型分子，但可自身回折在碱基互补区（A 与 U 配对，C 与 G 配对）形成局部短的双螺旋结构，而非互补区则膨出成环（loop）。

　　RNA 的种类、大小、结构都比 DNA 多样化，在 DNA 的遗传信息表达为蛋白质的氨基酸排列顺序的过程中，发挥着重要作用（表 11-4）。

表 11-4　动物细胞内主要 RNA 的种类及功能

	细胞核和胞液	线粒体	功　　能
信使 RNA	mRNA	mt mRNA	蛋白质合成的模板
转运 RNA	tRNA	mt tRNA	转运氨基酸
核糖体 RNA	rRNA	mt rRNA	核糖体组成成分
不均一核 RNA	hnRNA		成熟 mRNA 的前体
核仁小 RNA	snRNA		参与 hnRNA 的剪接和转运
核内小 RNA	snoRNA		rRNA 的加工和修饰
胞质小 RNA	scRNA		蛋白质内质网定位合成的信号识别体的组成部分
小干扰 RNA	siRNA		基因表达的调控
微小 RNA	miRNA		基因表达的调控

一、信使 RNA 的结构与功能

　　DNA 决定蛋白质合成的作用是通过一类特殊的 RNA 来实现的，其作用很像一种信使作用，因此，这类 RNA 被命名为信使 RNA（messenger RNA，mRNA）。

　　mRNA 是细胞内含量较少的一类 RNA，仅占细胞总 RNA 的 3%～5%。在细胞核内合成的 mRNA 初级转录产物比成熟的 mRNA 大得多，而且这种初级的 RNA 分子大小不一，故被称为不均一核 RNA（heterogeneous nuclear RNA，hnRNA）。hnRNA 在细胞核内的时间极短，经过剪接成为成熟的 mRNA，再运送到细胞质中。成熟的 mRNA 由氨基酸编码区和非编码区组成。mRNA 是合成蛋白质的模板，每种多肽链都是由一种特定的 mRNA 负责编码，因此，mRNA 的种类最多。在所有 RNA 中，mRNA 的寿命最短，从几分钟到数小时不等。

　　真核生物 mRNA 的结构特点是含有特殊的 5'-末端的帽结构和 3'-末端多聚 A 尾结构（图 11-14）。原核生物没有这种结构。

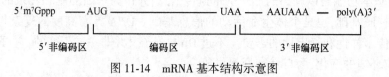

图 11-14　mRNA 基本结构示意图

1. 5'-末端有 7-甲基鸟嘌呤-三磷酸核苷（m⁷GpppN）的帽结构　5'-末端帽结构是在鸟苷酸转移酶的作用下，在转录产物 5'-端加上一个甲基化鸟苷酸，与 mRNA 中其他所有核苷酸呈相反方向，与 5'-末端起始核苷酸形成 5'-5'的特殊连接方式，使 mRNA 不再具有 5'-末端的磷酸基团。与帽结构中鸟苷酸相邻的第一个和第二个核苷酸残基中戊糖 C-2′ 也常被甲基化,故可产生数种不同的帽结构(图 11-15)。

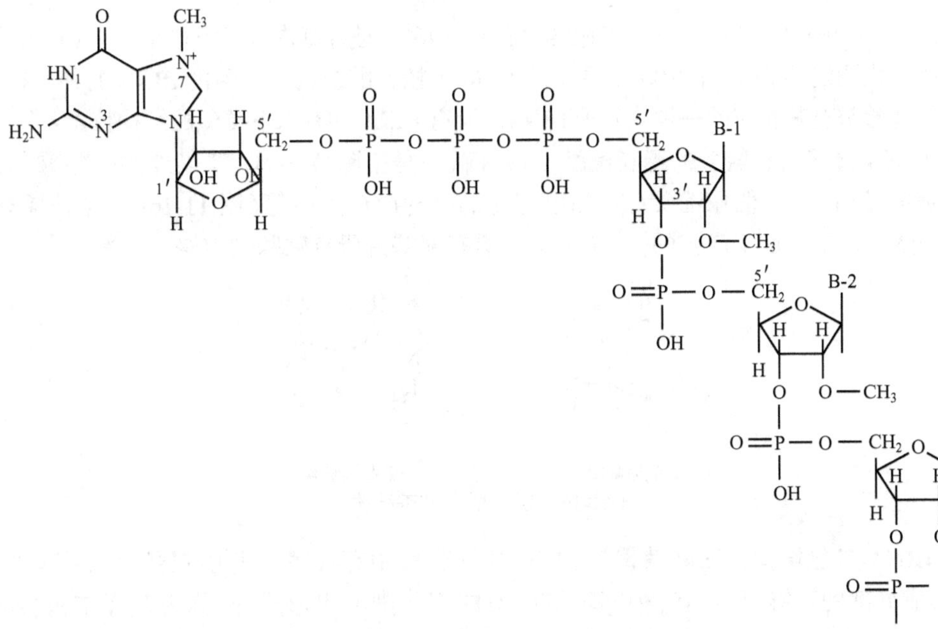

图 11-15　真核生物 mRNA 的帽子结构

　　mRNA 的帽子结构可以与一类称为帽结合蛋白(cap binding proteins,CBPs)的分子结合。这种结合复合物对于 mRNA 从细胞核向细胞质的转运、与核糖体的结合、与翻译起始因子的结合以及 mRNA 稳定性的维持等均有重要作用。

　　2. 3′-末端具有多聚腺苷酸尾巴结构　转录完成后,在 poly A 转移酶的作用下,在 mRNA 3′-末端加上一段由数十个至百余个腺苷酸连接而成的多聚腺苷酸结构,称为多聚腺苷酸尾或多聚 A 尾[poly A-tail]。多聚 A 尾在细胞内与 poly A 结合蛋白[poly A-binding protein,PABP]相结合而存在。

　　5′-帽结构和 3′-多聚 A 尾结构共同负责 mRNA 从核内向胞质的转位、mRNA 稳定性的维系以及翻译起始的调控。去除 5′-帽结构和 3′-多聚 A 尾结构可导致细胞内 mRNA 的降解。

　　3. mRNA 的成熟过程是 hnRNA 的剪接过程　比较成熟 mRNA 和其前体 hnRNA,发现后者长度远远大于前者。hnRNA 含有许多外显子和内含子,在 mRNA 成熟的过程中,内含子被剪切,使得外显子连接在一起,成为决定多肽链的编码序列(见第 13 章)。

　　从 mRNA 分子 5′-末端的第一个 AUG 开始,每 3 个核苷酸为一组定义一个密码子(codon)或三联体密码(triplet code)。每一个密码子编码一种氨基酸或决定肽链的起始或终止。AUG 为起始密码子,而决定肽链终止的密码子称为终止密码子。位于起始密码子和终止密码子之间的核苷酸序列称为开放阅读框(open reading frame,ORF),决定了多肽链的氨基酸序列。

　　mRNA 的功能是作为遗传信息的传递者,将核内 DNA 的碱基序列按碱基互补原则抄录并转送至核糖体,指导蛋白质的合成。

二、转运 RNA 的结构与功能

转运 RNA(transfer RNA,tRNA)约占总 RNA 的 15%,是细胞内分子量最小的 RNA,目前已完成一级结构测定的 tRNA 有 100 多种,由 70~90 个核苷酸组成。细胞内 tRNA 的种类很多,每一种氨基酸都有其相应的一种或几种 tRNA。所有 tRNA 均有以下类似的结构特点:

1. tRNA 分子含有较多的稀有碱基　稀有碱基是指除 A、G、C、U 以外的一些碱基,包括双氢尿嘧啶(DHU)、假尿嘧啶(ψ)和甲基化的嘌呤(^mG、^mA)等(图 11-16)。各种稀有碱基均是 tRNA 转录后加工产生的。tRNA 中的稀有碱基占所有碱基的 10%~20%。

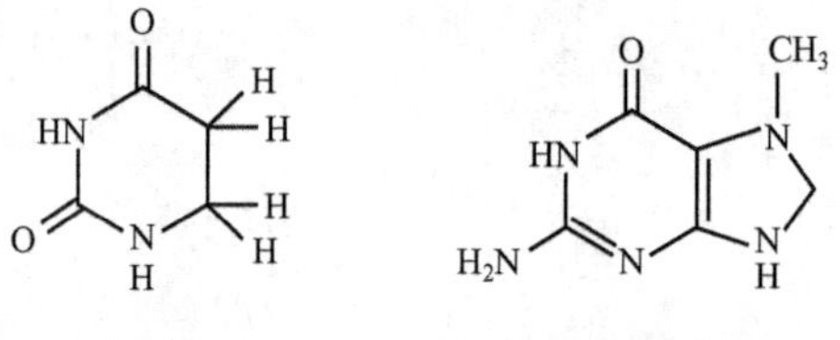

双氢尿嘧啶　　　　　7-甲基鸟嘌呤

图 11-16　部分稀有碱基结构

2. tRNA 二级结构呈三叶草形　tRNA 的核苷酸中存在着一些能局部互补配对的区域,可形成局部的双链,呈茎状,中间不能配对的部分则膨出形成环,称为茎环结构(stem-loop)或发夹结构(hairpin)。由于茎环结构的存在,使得 tRNA 分子的二级结构形似三叶草形(cloverleaf pattern)。三叶草形结构由双氢尿嘧啶环、反密码环、额外环、TΨC 环和氨基酸臂等 5 个部分组成(图 11-17)。

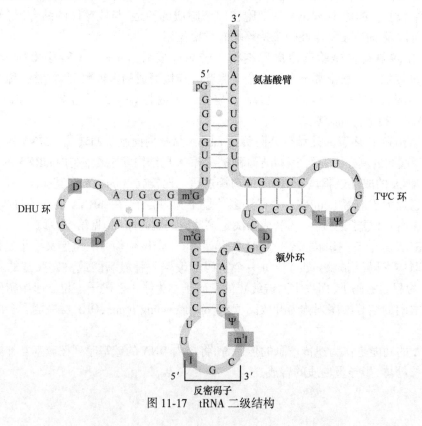

图 11-17　tRNA 二级结构

（1）双氢尿嘧啶环（dihydrouracil loop，DHU 环）：5′-端起第一个环，由 8~12 个核苷酸组成，含有双氢尿嘧啶，故得名。另由 3~4 对碱基组成的双螺旋区（也称双氢尿嘧啶臂）与 tRNA 分子的其余部分相连。

（2）反密码环（anticodon loop）：由 7 个核苷酸组成。环中部的 3 个碱基可以与 mRNA 的密码子形成碱基互补配对，构成反密码子。次黄嘌呤核苷酸（缩写 I）常出现于反密码子中。反密码环通过由 5 对碱基组成的双螺旋区（反密码臂）与 tRNA 分子的其余部分相连。在蛋白质生物合成中，tRNA 反密码子依靠碱基互补的方式辨认 mRNA 的密码子，将其所携带的氨基酸正确地运送到蛋白质合成的场所。

（3）额外环（extra loop）：由 3~8 个核苷酸组成，不同 tRNA 的此环大小是高度可变的，故又称可变环，是 tRNA 分类的重要指标。

（4）TψC 环：近 3′-端的环结构，由 7 个核苷酸组成，含有胸腺嘧啶核苷酸（T）及假尿嘧啶核苷酸（ψ）。除个别 tRNA 外，几乎所有 tRNA 都含有 TψC 环。此环与 tRNA 的大亚基起作用，与三级结构折叠有关。

（5）氨基酸臂（amino acid arm）：由 5′-端和 3′-端 7 对碱基组成，富含鸟嘌呤，所有 tRNA 的 3′-末端均为 CCA，是活化氨基酸的结合部位，又称氨基酸接纳臂。

3. tRNA 的三级结构是倒 L 形　tRNA 折叠形成的三级结构呈倒 L 形（图 11-18）。氨基酸臂与 TψC 臂形成一个连续的双螺旋区，构成字母 L 下面的一横。而 DHU 臂与它相垂直，DHU 臂与反密码臂及反密码环共同构成字母 L 的一竖。反密码臂经额外环而与 DHU 臂相连接。此外，DHU 环中的某些碱基与 TψC 环及额外环中的某些碱基之间形成额外的碱基对。这些额外的碱基对是维持 tRNA 三级结构的重要因素。

tRNA 在蛋白质生物合成过程中具有转运氨基酸和识别密码子的作用，它的名称也是由此而来的。

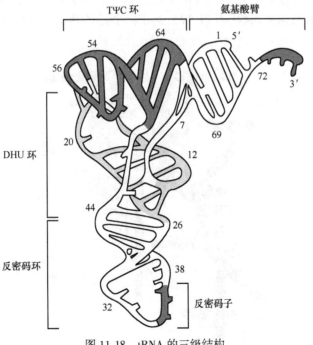

图 11-18　tRNA 的三级结构

三、核糖体 RNA 的结构与功能

核糖体 RNA(ribosomal RNA,rRNA)是细胞内含量最多的 RNA,约占 RNA 总量的 80% 以上。rRNA 与核糖体蛋白(ribosomal protein)共同构成核糖体(ribosome)。核糖体均由易于解聚的大、小两个亚基组成。

原核生物有三种 rRNA,大小分别为 5S、16S 和 23S(S 是大分子物质在超速离心沉降中的沉降系数,可间接反映分子量的大小)。真核生物有四种 rRNA,大小分别为 5S、5.8S、18S 和 28S。它们分别与不同的核糖体蛋白质结合形成核糖体的大亚基和小亚基。原核生物的核糖体大亚基为 50S,小亚基为 30S,真核生物的核糖体大亚基为 60S,小亚基为 40S(表 11-5)。

表 11-5 核糖体的组成

	原核生物(以大肠埃希菌为例)		真核生物(以小鼠肝为例)	
小亚基	30S		40S	
rRNA	16S	1542 个核苷酸	18S	1874 个核苷酸
蛋白质	21 种	占总量的 40%	33 种	占总量的 50%
大亚基	50S		60S	
rRNA	23S	2940 个核苷酸	28S	4718 个核苷酸
	5S	120 个核苷酸	5.8S	160 个核苷酸
			5S	120 个核苷酸
蛋白质	31 种	占总量的 30%	49 种	占总量的 35%

各种 rRNA 的碱基顺序均已测定,并据此推测出了二级结构和空间结构。如真核生物的 18SrRNA 的二级结构呈花状(图 11-19),其中多个茎环结构为核糖体蛋白的结合和组装提供了结构基础。

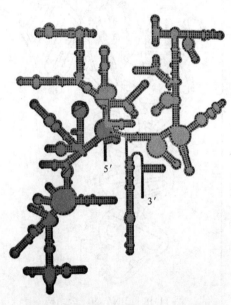

图 11-19 核糖体小亚基 rRNA 二级结构

rRNA 的主要功能是与多种蛋白质构成核糖体,为多肽链合成所需要的 mRNA、tRNA 以及多种蛋白因子提供了相互结合的位点和相互作用的空间环境。

四、其他小分子 RNA 及 RNA 组学

除了 mRNA、tRNA 和 rRNA 外,细胞的不同部位还有许多其他种类的小 RNA,这些 RNA 被统称为非信使小 RNA(small non-messenger RNA,snmRNAs)。snmRNAs 主要包括核内小 RNA(small nuclear RNA,snRNA)、核仁小 RNA(small nucleolar RNA,snoRNA)、胞质小 RNA(small cytoplasmic RNA,snRNA)、小干扰 RNA(small interfering RNA,siRNA)、催化性小 RNA(small catalytic RNA)及微小 RNA(microRNA,miRNA)等。这些小 RNA 在 hnRNA 和 rRNA 的转录后加工、转运及基因表达的调控等方面具有非常重要的作用。

随着对 snmRNAs 研究的深入,产生了 RNA 组学(RNomics)的研究领域。RNA 组学是研究细胞中非编码 RNA 结构与功能的一门新的科学。RNA 组学是后基因组时代一个重要的科学前沿,因为它有可能揭示一个全新的由 RNA 介导的遗传信息表达调控网络,从而以不同于蛋白质编码基因的角度来阐明基因的结构与功能。同时,基于非编码 RNA 研究所获得的新的发现,将为人类疾病的研究和治疗提供新的技术和思路。

第四节　核酸的理化性质、变性和复性及其应用

核酸的化学成分和结构特征决定着其一些特殊的理化性质,这些理化性质已被广泛用于基础研究和疾病诊断中。

一、核酸的一般理化性质

核酸分子中有末端磷酸和许多连接核苷的磷酸残基,为多元酸,具有较强的酸性。核酸分子中还有含氮碱基上的碱性基团,故为两性电解质。不同核酸分子大小及所带电荷不同,可用电泳和离子交换法对其进行分离。

在引力场中,溶液中的核酸分子下沉。在超速离心形成的引力场中,不同构象的核酸分子沉降速率有较大差别,因此可用超速离心法对核酸进行分离和纯化。

DNA 是线性大分子,黏度极大。RNA 远小于 DNA,黏度也小得多。在机械力作用下 DNA 易断裂,因此在提取 DNA 过程中注意不能过度用力,比如剧烈振荡吹打等。

由于嘌呤和嘧啶中都有共轭双键,使碱基、核苷、核苷酸和核酸在 240~290nm 的紫外波段有一强烈的吸收峰,最大吸收峰在 260nm 附近。利用这一性质可以对碱基、核苷、核苷酸和核酸进行定性、定量分析。在得到 260nm 的吸光度(absorbance)后,可以计算出溶液中 DNA 或 RNA 的含量。通常以 A_{260} 为 1 相当于 $50\mu g/ml$ 双链 DNA,或 $40\mu g/ml$ 单链 DNA(或 RNA),或 $20\mu g/ml$ 寡核苷酸来计算。在核酸提取过程中,蛋白质是最常见的杂质。由于蛋白质的最大吸收峰 280nm,故常用 A_{260}/A_{280} 来判断提取的核酸纯度。纯 DNA 的 A_{260}/A_{280} 应大于 1.8,纯 RNA 应达到 2.0。

二、DNA 的变性

在某些理化因素(温度、pH、乙醇和丙酮等有机溶剂以及尿素、离子强度等)作用下,DNA 双链互补碱基对之间的氢键发生断裂,DNA 解开成为单链,这种现象称为 DNA 变性(denaturation)。DNA 变性只改变其二级结构,不改变它的核苷酸序列。

在 DNA 解链的过程中,由于有更多的碱基得以暴露,DNA 在 260nm 处的吸光度增加,这种现象称为 DNA 的增色效应(hyperchromic effect)。它是监测 DNA 是否发生变性的一个常用的指标。

引起核酸变性的因素很多。由酸碱度改变引起的变性称酸碱变性,由温度升高而引起的变性称热变性。实验室内最常用的 DNA 变性方法之一是加热。如果在连续加热 DNA 的过程中以温度对 A_{260} 作图,所得的曲线称为解链曲线(melting curve)。解链曲线呈 S 型。S 型曲线下方平坦段,表示 DNA 的氢键未被破坏,待加热到某一温度处时,次级键突然断开,DNA 迅速解链,同时伴随紫外吸光率急剧上升,此后因没有双链可以解离而出现上方平坦段(图 11-20)。在解链过程中,紫外吸光度的变化 ΔA_{260} 达到最大变化值一半时的温度称为 DNA 的解链温度,又称熔解温度(melting temperature,T_m)。在温度达到 T_m 时,DNA 分子内 50% 的双链被打开。

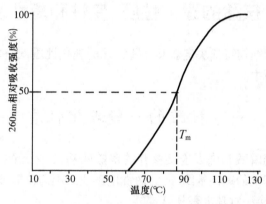

图 11-20　DNA 的解链曲线

在溶剂相同的前提下,DNA 的 T_m 值与下列因素有关:

1. DNA 的均一性　均质 DNA 的熔解过程发生在一个较小的温度范围之内,而异质 DNA 的熔解发生在一个较宽的温度范围之内。所以 T_m 值可作为衡量 DNA 样品均一性的指标。

2. GC 含量　G 与 C 之间有 3 个氢键,而 A 与 T 之间只有 2 个氢键。所以在溶剂固定的前提下,T_m 值的高低取决于 DNA 分子中 GC 的含量。GC 含量越高,T_m 值越高。

3. 介质中的离子强度　一般说离子强度较低的介质中,DNA 的 T_m 值较低,而且熔解温度的范围较宽。而在较高的离子强度时,DNA 的 T_m 值较高,且熔解过程发生在一个较小的温度范围之内。所以 DNA 制品不应保存在极稀的电解质溶液之中,一般在含盐缓冲溶液中保存较为稳定。

T_m 的计算公式为:$T_m = 69.3 + 0.41 \times (G+C)\%$。

式中(G+C)% 为碱基 G 和 C 的百分含量。

三、DNA 的复性与分子杂交

当变性条件缓慢去除后,两条解离的互补链可重新配对,恢复原来天然的双螺旋结构,这一现象称为复性(renaturation)。如热变性的 DNA 经缓慢冷却后即可复性(图 11-21),这一过程亦称为退火(annealing)。DNA 片断越大,复性越慢。而且,只有温度缓慢下降才可使其重新配对复性。如加热后将其迅速冷却至 4℃以下,则几乎不能发生复性。这一特性常被用来保持 DNA 的变性状态。

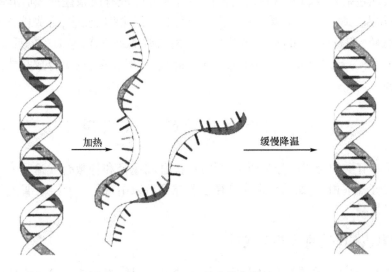

图 11-21　DNA 的变性与复性

在 DNA 变性后的复性过程中,如果在同一溶液中有不同来源的 DNA 单链分子或 RNA 分子,只要两种单链分子之间存在着一定程度的碱基配对关系,在适宜的条件(温度及离子强度等)下,它们就可以形成杂化双链(heteroduplex)。这种杂化双链可以在不同的 DNA 分子之间形成,也可以在不同的 RNA 分子之间形成,也可以在 DNA 和 RNA 分子之间形成。这种现象称为核酸分子杂交(hybridization)。

作为一项基本技术,核酸分子杂交已被广泛应用于核酸研究的各个方面。如可用来研究 DNA 分子中某一基因的位置、检测某些专一序列在待测样品中存在与否、鉴定不同生物核酸分子间序列相似性以确定它们在进化中的关系等。

第五节　核苷酸代谢

核苷酸(nucleotide)是核酸的基本组成单位。人体内的核苷酸主要由机体利用氨基酸和葡萄糖等作为原料自身合成,另有一部分是由食物中的核酸降解而来。食物中的核酸多以核蛋白的形式存在。食物进入胃后,在胃酸的作用下,核蛋白分解成蛋白质和核酸。核酸在进入小肠后,由胰液中的核酸酶水解成为核苷酸,肠液中的核苷酸酶又可催化核苷酸水解成为核苷和磷酸。核苷再经过核苷磷酸化酶的催化生成碱基(嘌呤或嘧啶)和磷酸戊糖。磷酸戊糖受磷酸酶催化降解成戊糖和磷酸。所有的降解产物均可被吸收,磷酸和戊糖可被机体利用,碱基除小部分可被利用外,大部分被分解而排出体外。与必需氨基酸不同,核苷酸不属于营养必需物质。

核苷酸在人体内分布广泛,具有多种生物学功能:①作为核酸合成的原料,这是其最主要功能。②体内能量的利用形式。ATP 是是细胞的主要能量形式。另外,GTP、CTP 和 UTP 等也可供能。③参与代谢和生理调节。如体内许多代谢过程受 ATP、ADP 或 AMP 的调节,cAMP 和 cGMP 则是重要的细胞内第二信使。④组成辅酶。如腺苷酸可作为 NAD^+、$NADP^+$、FMN、FAD 及 HSCoA 等的组成成分。⑤活化中间代谢物。核苷酸可以作为多种活化中间代谢物的载体。如 UDPG 是合成糖原、糖蛋白的活性原料,CDP 二酰基甘油是合成磷脂的活性原料,SAM 是活性甲基的载体等。

核苷酸代谢包括合成和分解代谢。体内核苷酸的合成有两条途径:利用磷酸核糖、氨基酸、一碳单位及二氧化碳等简单物质为原料,经过一系列酶促反应,合成核苷酸的过程称为从头合成途径(de novo synthesis);利用体内游离的碱基或核苷,经简单的反应,生成相应核苷酸的过程,称为补救合成途径(salvage pathway)。一般说来,从头合成是体内核苷酸的主要合成途径。

一、嘌呤核苷酸的合成代谢

体内嘌呤核苷酸的合成可分为两条途径:从头合成途径和补救合成途径。两者在不同组织中的重要性各不相同,如从头合成途径主要在肝组织中进行,而在脑、骨髓等部位则是采用补救合成途径。

(一)嘌呤核苷酸的从头合成

除某些细菌外,几乎所有生物体都能合成嘌呤碱。同位素示踪实验证明体内合成嘌呤的原料为:氨基酸(甘氨酸、天冬氨酸和谷氨酰胺)、CO_2 和一碳单位(N^{10}-甲酰-FH$_4$)等(图 11-22)。

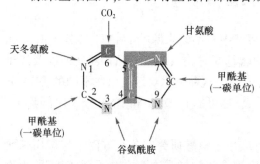

图 11-22   嘌呤环合成的原料来源

嘌呤核苷酸的从头合成在胞液中进行,可分为两个阶段:首先是合成次黄嘌呤核苷酸(inosine monophosphate,IMP),然后通过不同途径分别生成腺嘌呤核苷酸(adenosine monophosphate,AMP)和鸟嘌呤核苷酸(guanosine monophosphate,GMP)。

1. IMP 的合成   IMP 的合成经过 11 步反应(图 11-23)。①5-磷酸核糖与 ATP 作用生成磷酸核糖焦磷酸(phosphoribosyl pyrophosphate,PRPP),此步反应由磷酸核糖焦磷酸合成酶催化。②在谷氨酰胺-PRPP-酰胺转移酶(glutamine-PRPP amidotransferase)催化下,谷氨酰胺提供酰胺基取代 PRPP 的焦磷酸基团,形成 5-磷酸核糖胺(5-phosphoribasyl-amine,PRA)。PRA 极不稳定,半寿期为 30 秒。③由 ATP 供能,在甘氨酰胺核苷酸合成酶(GAR synthetase)催化下,甘氨酸与 PRA 加合生成甘氨酰胺核苷酸(glycinamide ribonu-cleotide,GAR)。④GAR 甲酰化生成甲酰甘氨酰胺核苷酸(formylglycinamide ribonucleotide,FGAR)。催化此反应的酶为 GAR 甲酰转移酶(GAR transformylase),由 N^{10}-甲酰-FH$_4$ 提供甲酰基。⑤在 FGAR 酰胺转移酶催化下,由谷氨酰胺提供酰胺基,使 FGAR 生成甲酰甘氨咪核苷酸(formylglycinamidine ribonucleotide,FGAM)。此反应由 ATP 水解供

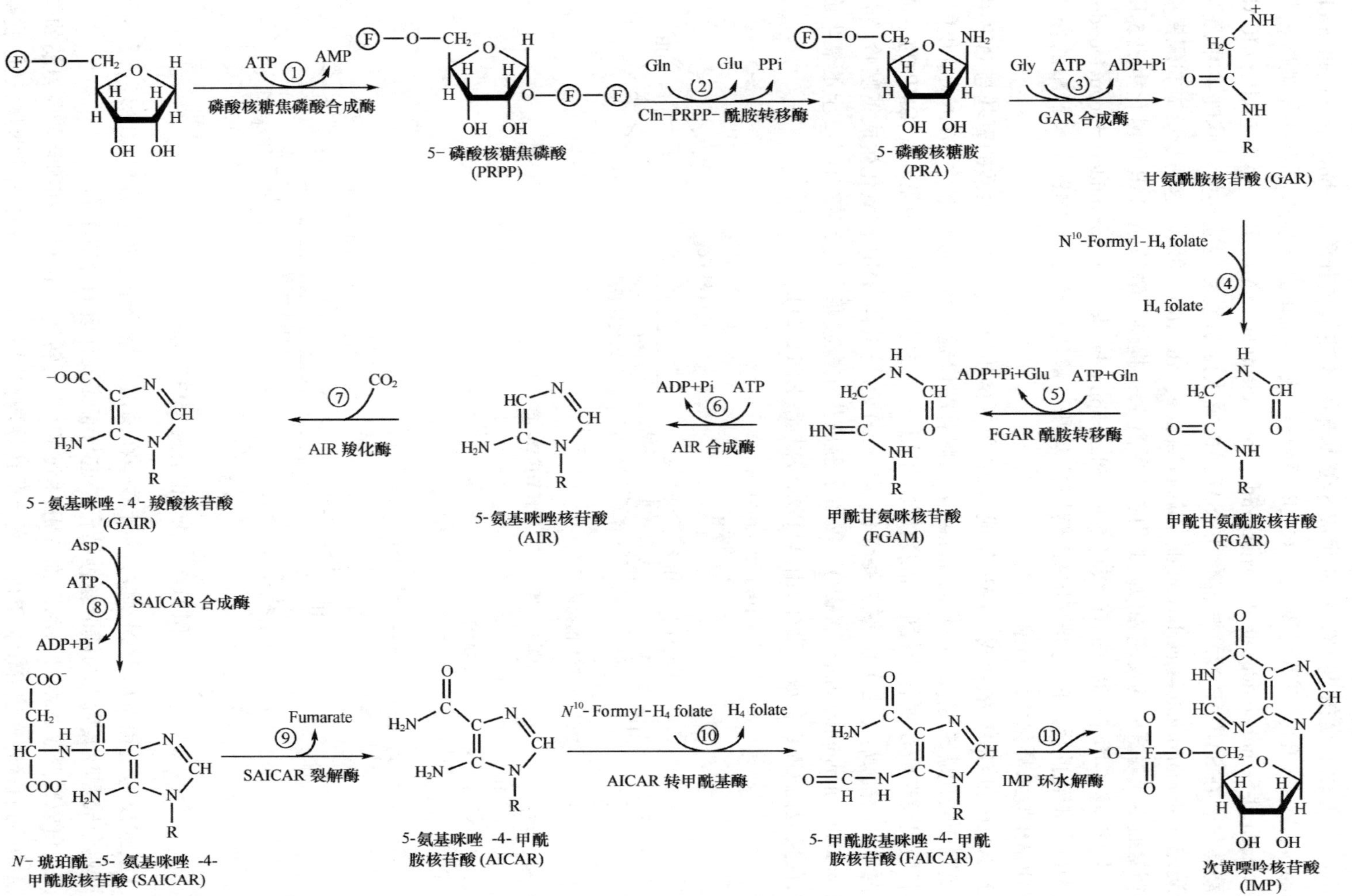

图 11-23　次黄嘌呤核苷酸的合成

能。⑥FGAM 经过耗能的分子内重排,环化生成 5-氨基咪唑核苷酸(5-aminoimidazole ribonucleotide, AIR)。至此,合成了嘌呤环中的咪唑环部分。⑦ 在 AIR 羧化酶(AIR carboxylase)催化下,AIR 与 CO_2 反应生成 5-氨基咪唑-4-羧酸核苷酸(carboxyamino-imidazole ribonucleotide,CAIR)。⑧天冬氨酸与 CAIR 缩合,生成 N-琥珀酰-5-氨基咪唑-4-甲酰胺核苷酸(N-Succinyl-5-aminoimidazole-4-carboxamide ribonucleotide, SAICAR)。此反应由 SAICAR 合成酶催化。在 SAICAR 裂解酶催化下,SAICAR 脱去延胡索酸生成 5-氨基咪唑-4-甲酰胺核苷酸(5-aminoimidazole-4-carboxamide ribonucleotide, AICAR)。⑧、⑨这两步反应与尿素循环中精氨酸生成鸟氨酸的反应相似。⑩由 N^{10}-甲酰-FH_4 提供甲酰基,AICAR 甲酰化生成 5-甲酰胺基咪唑-4-甲酰胺核苷酸(5-formylaminoimidazole-4-carboxamide ribonucleotide, FAICAR)。催化此反应的酶是 AICAR 转甲酰基酶。最后一步是在 IMP 环水解酶的作用下,FAICAR 脱水环化生成 IMP。

2. AMP 和 GMP 的合成 IMP 生成 AMP 包括两步反应:①天冬氨酸的氨基与 IMP 相连生成腺苷酸代琥珀酸(adenylosuccinate)。由腺苷酸代琥珀酸合成酶催化,GTP 水解供能。②腺苷酸代琥珀酸在腺苷酸代琥珀酸裂解酶作用下脱去延胡索酸生成 AMP。GMP 的生成也由两步反应完成:①由 IMP 脱氢酶催化,以 NAD^+ 为受氢体,IMP 被氧化生成黄嘌呤核苷酸(xanthosine monophosphate, XMP)。②谷氨酰胺提供酰胺基取代 XMP 中 C-2 上的氧生成 GMP,此反应由 GMP 合成酶催化,由 ATP 水解供能(图 11-24)。

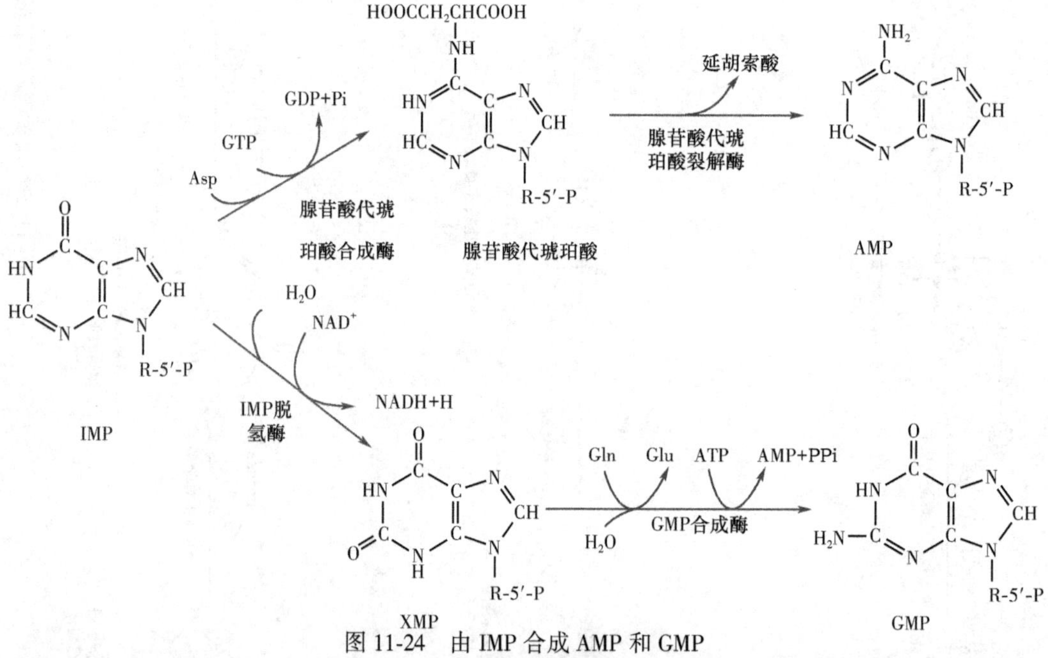

图 11-24 由 IMP 合成 AMP 和 GMP

从上述反应过程可以看到,嘌呤核苷酸是在磷酸核糖分子上逐步合成嘌呤环,而不是首先单独合成嘌呤碱后再与磷酸核糖结合。这与嘧啶核苷酸的合成不同。

IMP 可以转变成 AMP 和 GMP,而 AMP 和 GMP 也可转变为 IMP 。在腺苷酸脱氨酶的作用下,AMP 可直接转变成 IMP。GMP 在鸟苷酸还原酶作用下,以 NADPH 为供氢体,还原脱氨基也可生成 IMP。因此,AMP 和 GMP 之间也是可以相互转变的,从而保持彼此的平衡。

在激酶的作用下,AMP 和 GMP 可分别生成 ATP 和 GTP,从而参与核酸的合成。

$$AMP \xrightarrow[\text{ATP} \quad \text{ADP}]{\text{激酶}} ADP \xrightarrow[\text{ATP} \quad \text{ADP}]{\text{激酶}} ATP$$

$$GMP \xrightarrow[\text{ATP} \quad \text{ADP}]{\text{激酶}} GDP \xrightarrow[\text{ATP} \quad \text{ADP}]{\text{激酶}} GTP$$

3. 嘌呤核苷酸从头合成的调节　从头合成是体内嘌呤核苷酸的主要来源,此过程要消耗氨基酸及大量 ATP。机体对合成速度有着精细的调节,一方面满足机体合成核酸的需要,又不会大量过剩以节省营养物及能量。调节的机制是反馈调节,主要发生在四个部位(图 11-25)。PRPP 合成酶和谷氨酰胺-PRPP-酰胺转移酶可被 IMP、AMP 和 GMP、ADP 和 GDP 抑制,而 5-磷酸核糖和 PRPP 可分别增强 PRPP 合成酶和谷氨酰胺-PRPP-酰胺转移酶的活性。在 AMP 和 GMP 的生成过程中,GMP 抑制 IMP 生成 XMP,AMP 抑制 IMP 生成腺苷酸代琥珀酸。此外,GTP 可促进 AMP 的生成,而 ATP 可促进 GMP 的生成。这种交叉调节对维持 ATP 和 GTP 水平的平衡具有重要意义。

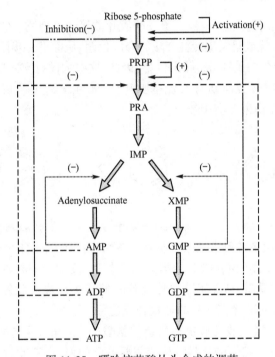

图 11-25　嘌呤核苷酸从头合成的调节

(二) 嘌呤核苷酸的补救合成

与从头合成途径相比,补救合成途径比较简单,消耗的能量也少。有两种酶参与嘌呤核苷酸的补救合成:腺嘌呤磷酸核糖转移酶(adenine phosphoribosyl transferase,APRT)和次黄腺嘌呤-鸟嘌呤磷酸核糖转移酶(hypoxanthine-guanine phosphoribosyl transferase,HGPRT)。

(1) 嘌呤与 PRPP 直接合成嘌呤核苷酸

$$次黄嘌呤 + PRPP \xrightarrow{\text{HGPRT}} 次黄嘌呤核苷酸 + PPi$$

$$鸟嘌呤 + PRPP \xrightarrow{\text{HGPRT}} 鸟嘌呤核苷酸 + PPi$$

$$腺嘌呤 + PRPP \xrightarrow{\text{APRT}} 腺嘌呤核苷酸 + PPi$$

HGPRT 受 IMP 和 GMP 的反馈抑制,APRT 受 AMP 的反馈抑制。

（2）腺嘌呤也可在核苷磷酸化酶的催化下与 1-磷酸核糖作用生成腺苷,再经腺苷激酶作用生成腺苷酸。

$$腺嘌呤 + 1-磷酸核糖 \xrightarrow{\text{核苷磷酸化酶}} 腺苷 + Pi$$

$$腺苷 + ATP \xrightarrow{\text{腺苷激酶}} 腺苷酸 + ADP$$

嘌呤核苷酸补救合成途径的生理意义在于减少从头合成时能量和原料（某些氨基酸）的消耗;同时,体内某些组织器官,例如脑、骨髓等由于缺乏从头合成嘌呤核苷酸的酶体系,不能从头合成嘌呤核苷酸,只能进行补救合成。对于这些组织器官来说,补救合成途径具有重要的意义。例如,由于基因缺陷而导致 HGPRT 完全缺失的患儿,表现为自毁容貌征或称 Lesch-Nyhan 综合征,这是一种 X 染色体连锁的遗传代谢病。自伤行为是其特异症状,并可造成严重的伤残,以致必须固定才能强迫制止,故称为自毁容貌征。

（三）嘌呤核苷酸的抗代谢物

嘌呤核苷酸的抗代谢物是一些嘌呤、氨基酸或叶酸等的类似物。它们主要以竞争性抑制或"以假乱真"等方式干扰或阻断嘌呤核苷酸的合成代谢,从而进一步阻止核酸和蛋白质的合成。肿瘤细胞的核酸及蛋白质的合成十分旺盛,因此,这些抗代谢物具有抗肿瘤的作用。

1. 嘌呤类似物　嘌呤类似物有 6-巯基嘌呤（6-MP）、6-巯基鸟嘌呤、8-氮杂鸟嘌呤（8-AG）等,其中以 6-MP 在临床上应用较多。

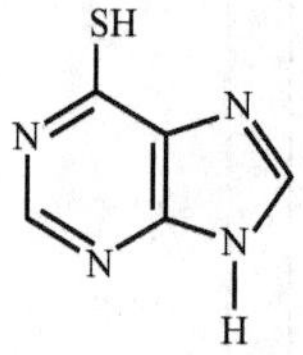

6-巯基嘌呤（6-MP） 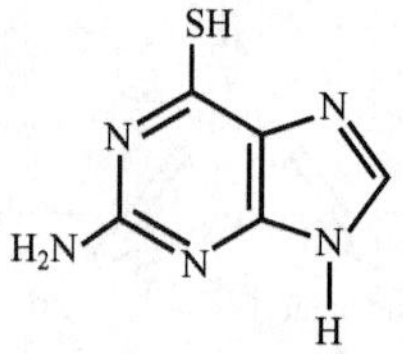　　　6-巯基鸟嘌呤 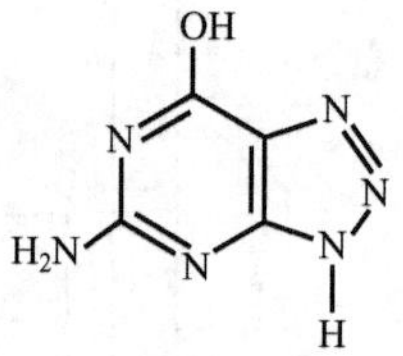　　　8-氮杂鸟嘌呤（8-AG）

6-MP 在结构上与次黄嘌呤相似,可经磷酸核糖化而生成 6-MP 核苷酸,从而抑制 IMP 转变为 AMP 和 GMP。6-MP 核苷酸的结构与 IMP 相似,反馈抑制谷氨酰胺-PRPP-酰胺转移酶使磷酸核糖胺的合成受阻,从而阻断嘌呤核苷酸的从头合成。此外,6-MP 还能通过竞争性抑制影响 HGPRT,阻断嘌呤核苷酸的补救合成途径。

2. 氨基酸类似物　氨基酸类似物有氮杂丝氨酸（azaserine）及 6-重氮-5-氧正亮氨酸（6-diazo-5-oxonorleucine）等。它们的化学结构与谷氨酰胺相似,在嘌呤核苷酸合成中抑制谷氨酰胺-PRPP-酰胺转移酶和甲酰甘氨咪核苷酸转移酶,从而抑制嘌呤核苷酸的合成。

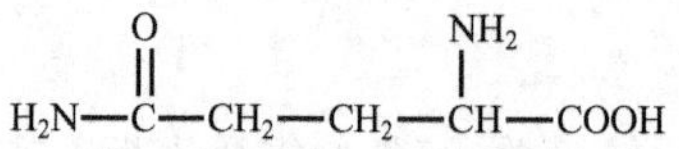

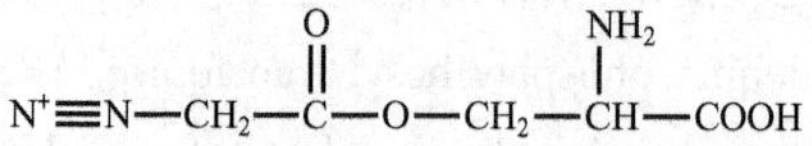

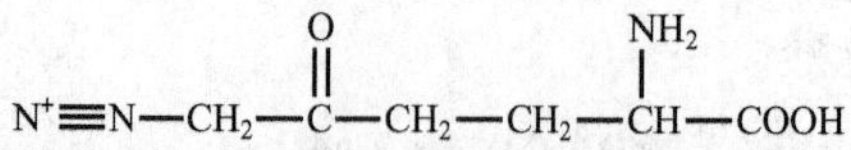

3. 叶酸类似物　常见的叶酸类似物有氨蝶呤（aminopterine）及甲氨蝶呤（methotrexate,MTX）。它们能竞争性抑制二氢叶酸还原酶,使叶酸不能还原成二氢叶酸及四氢叶酸。因此,嘌呤分子中来自一碳单位的 C-2 和 C-8 均得不到供应,从而抑制嘌呤核苷酸的合成。

MTX 在临床上用于白血病等恶性肿瘤的治疗。

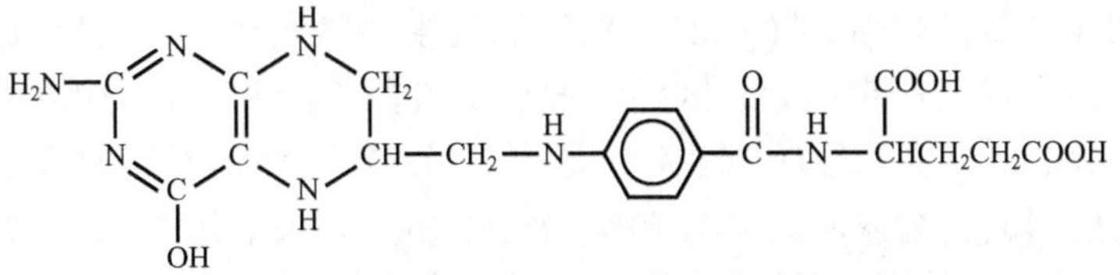

四氢叶酸

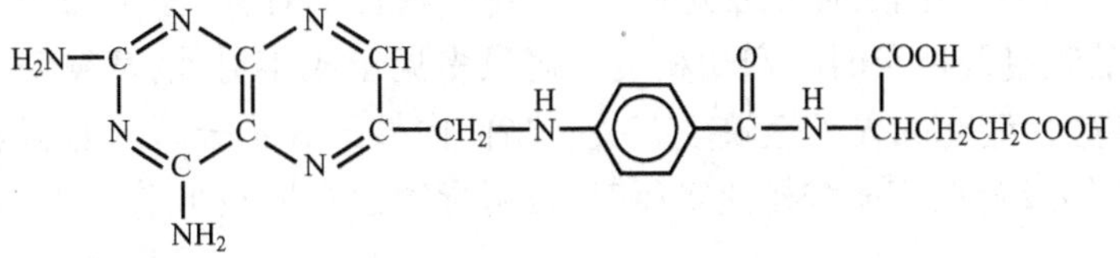

氨蝶呤

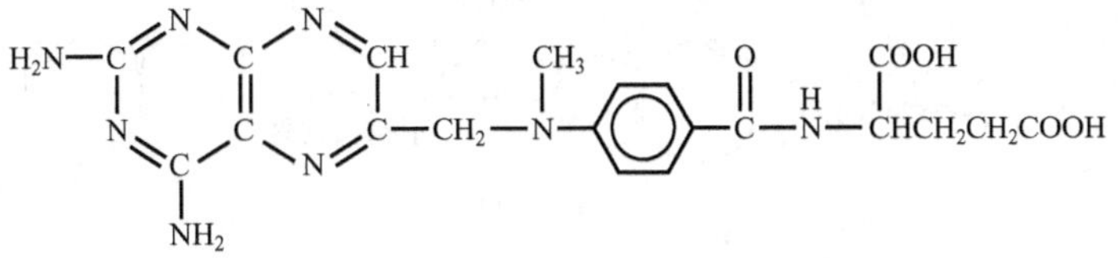

甲氨蝶呤

二、嘌呤核苷酸的分解代谢

案例 11-1

患者,男,50 岁,五年前出现四肢关节肿痛,活动受限,无发热。在当地医院按"关节炎"给与对症治疗(具体用药不详),症状缓解。五年来关节肿痛反复出现。近一年来掌指关节、跖趾关节处出现肿块,行走时疼痛。在当地医院对双侧处跖趾关节肿块行手术治疗,病理检查示"痛风石"。术后一直服用秋水仙碱,疼痛有所缓解,但觉双侧掌指关节处肿块增大,为求进一步诊治前来就诊。查体:体温 36.5℃,脉搏 70 次/分,呼吸 20 次/分,血压 110/70 mmHg。双手掌呈尺偏畸形,各掌指关节近侧掌间关节肿胀,压痛,双食指掌指关节处可见 3cm×3cm 圆形肿块,双下肢足背可见陈旧性手术切口疤痕。跖趾关节肿胀,压痛明显。实验室检查:尿酸 810μmol/L。

入院诊断:痛风。患者经手术切除痛风石后带药(秋水仙碱、别嘌呤醇)出院。

问题讨论:

1.患者为什么被诊断为痛风?

2.别嘌呤醇治疗痛风的机制是什么?

体内核苷酸的分解代谢类似于食物中核苷酸的消化过程。首先,细胞中的核苷酸在核苷酸酶的作用下水解成核苷。核苷经核苷磷酸化酶作用生成碱基和 1-磷酸核糖。核苷和碱基既可以进入补救合成途径,也可进一步分解。人体内,尿酸是嘌呤碱分解代谢的终产物,随尿排除体外。黄嘌呤是尿酸的直接前体,在黄嘌呤氧化酶的作用下,次黄嘌呤氧化为黄嘌呤,黄嘌呤再氧化为尿酸(图 11-26)。尿酸的主要来源为内源性,约占总尿酸的 80%,从富含嘌呤和核酸食物而来的占 20%。

生理情况下,嘌呤合成与分解处于相对平衡状态,所以尿酸的生成与排泄也较恒定。正常人血浆中尿酸含量约为 0.12~0.36mmol/L(2~6mg/dl),主要以尿酸及其钠盐的形式存在。尿酸及其钠盐均难溶于水。当血中尿酸浓度升高,超过 0.48mmol/L(8mg/dl)时,尿酸盐将过饱合而形成结晶,沉积于关节、软组织、软骨及肾脏等处,导致关节炎、尿路结石及肾疾患,引起疼痛及功能障碍,称为痛风(gout)。痛风病变主要发生在关节软骨、骨骺、滑膜、肌腱、关节周围软组织及肾脏等组织中。因病情发展的阶段不同和侵害的器官不同,其临床表现也有所不同。临床上可表现为急性关节炎、慢性关节炎、痛风石和肾病变等。痛风石是痛风的一种特征性损害,为尿酸盐沉积于组织所致,多见于关节远端,受累关节可表现为以骨质缺损为中心的关节肿胀、僵硬及畸形,无一定形状且不对称(图11-27)。痛风石的形成与高尿酸血症的程度及持续时间密切相关。痛风多见于成年男性,其发病机理尚未阐明,可能与嘌呤核苷酸代谢酶的先天性缺陷有关。当体内核酸大量分解(白血病、恶性肿瘤等)或食入高嘌呤食物或肾疾病尿酸排泄障碍时,也可导致血中尿酸水平升高。

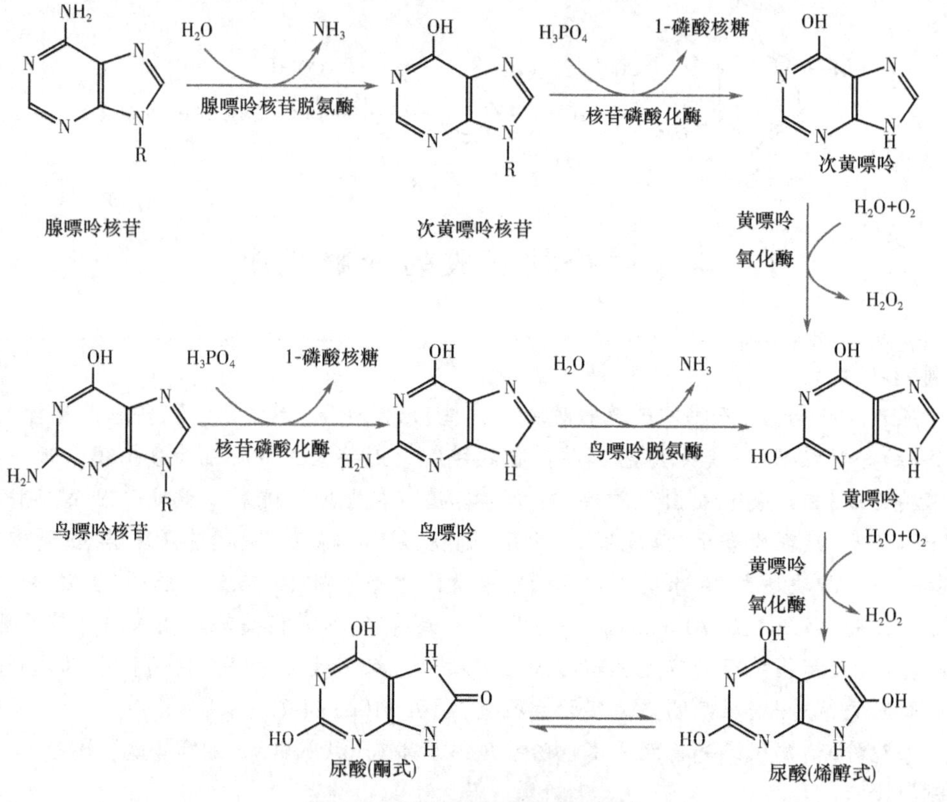

图 11-26 嘌呤核苷酸的分解代谢

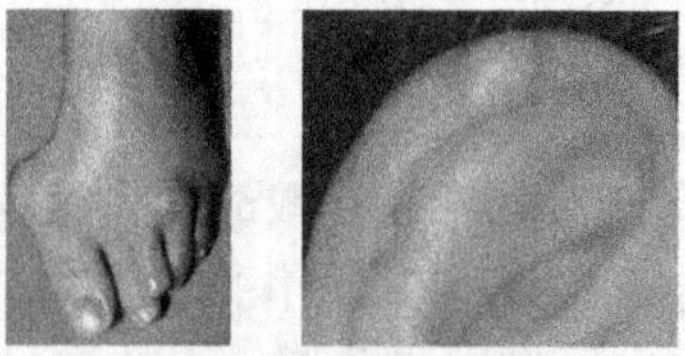

图 11-27 痛风石

案例分析 11-1

　　患者有5年的关节炎病史,1年前病检示痛风石提示痛风的诊断。入院后尿酸的测定进一步支持痛风的诊断。

　　对于痛风患者,应限制高嘌呤饮食(如动物内脏、鱼、虾、海蟹、肉类和豆制品等),

严禁饮酒(尤其是含有大量嘌呤的啤酒),多喝水以促进尿酸的排泄。在疾病的不同阶段采取不同的治疗措施。在急性关节炎期,应尽快终止急性关节炎的发作。秋水仙碱是治疗急性痛风性关节炎的特效药物。而在发作间歇期和慢性期,治疗的目的是使血尿酸维持正常水平。别嘌呤醇(allopurinol)通过抑制尿酸的生成而被用于痛风的治疗。与次黄嘌呤相比,别嘌呤醇8号原子为N,7号原子为C。因与次黄嘌呤结构类似,别嘌呤醇可抑制黄嘌呤氧化酶,从而抑制尿酸的生成。黄嘌呤、次黄嘌呤的水溶性较尿酸大得多,不会沉积形成结晶。同时,别嘌呤醇与 PRPP 反应生成别嘌呤核苷酸,不仅消耗了 PRPP,使其含量下降,而且别嘌呤核苷酸与 IMP 结构类似,能反馈抑制 PRPP 酰胺转移酶,阻断嘌呤核苷酸的从头合成。这两方面的作用均可使嘌呤核苷酸的合成减少。当痛风石较大或经皮溃破时,可用手术将痛风石剔除。

三、嘧啶核苷酸的合成代谢

与嘌呤核苷酸一样,嘧啶核苷酸的合成也有两条途径:从头合成途径和补救合成途径。

(一) 嘧啶核苷酸的从头合成途径

同位素示踪实验证明嘧啶核苷酸中嘧啶碱合成的原料来自天冬氨酸和氨基甲酰磷酸,其中氨基甲酰磷酸又由 CO_2 和谷氨酰胺生成(图 11-28)。

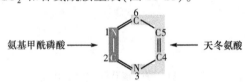

图 11-28　嘧啶环合成的原料来源

与嘌呤核苷酸的从头合成途径不同,嘧啶核苷酸是先合成嘧啶环,然后再与磷酸核糖连接生成核苷酸。

1. UMP 的合成　尿嘧啶核苷酸的合成由 6 步反应组成:①谷氨酰胺和 CO_2 合成氨基甲酰磷酸,催化该反应的酶是氨基甲酰磷酸合成酶Ⅱ(carbamoyl phosphate synthetase Ⅱ, CPS Ⅱ)。CPSⅡ位于肝细胞的胞液中,与尿素合成途径的氨基甲酰磷酸合成酶Ⅰ不同,后者位于肝细胞线粒体中,其底物为 CO_2 和氨。② 氨基甲酰磷酸转氨甲酰基给天冬氨酸,缩合生成氨甲酰天冬氨酸,催化此反应的酶是天冬氨酸氨基甲酰转移酶(aspartate transcarbamoylase, ATCase)。③ 氨甲酰天冬氨酸在二氢乳清酸酶催化下,脱水环化生成具有嘧啶环的二氢乳清酸。④ 二氢乳清酸脱氢酶催化二氢乳清酸脱氢生成乳清酸(orotic acid)。⑤ 乳清酸磷酸核糖转移酶催化 PRPP 中的磷酸核糖转移给乳清酸而生成乳清酸核苷酸(OMP)。⑥ 乳清酸核苷酸脱羧酶催化 OMP 脱羧生成尿苷酸(uridine monophosphate, UMP)(图 11-29)。

研究表明真核细胞中催化上述嘧啶合成的前三个酶,即 CPS-Ⅱ,天冬氨酸氨基甲酰转移酶和二氢乳清酸酶,位于分子量约 210kDa 的同一多肽链上,是一个多功能酶。催化反应⑤和⑥的乳清酸磷酸核糖转移酶和 OMP 脱羧酶也是位于同一条多肽链上的多功能酶。这些多功能酶的中间产物并不释放到介质中,而在连续的酶间移动,这种多功能酶的分布方式有利于他们以均匀的速度参与嘧啶核苷酸的合成,也便于调节。

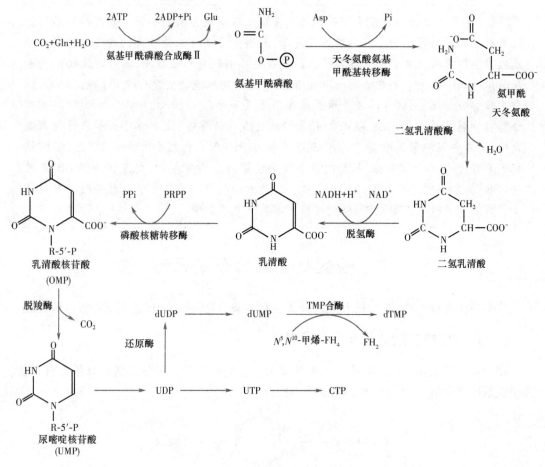

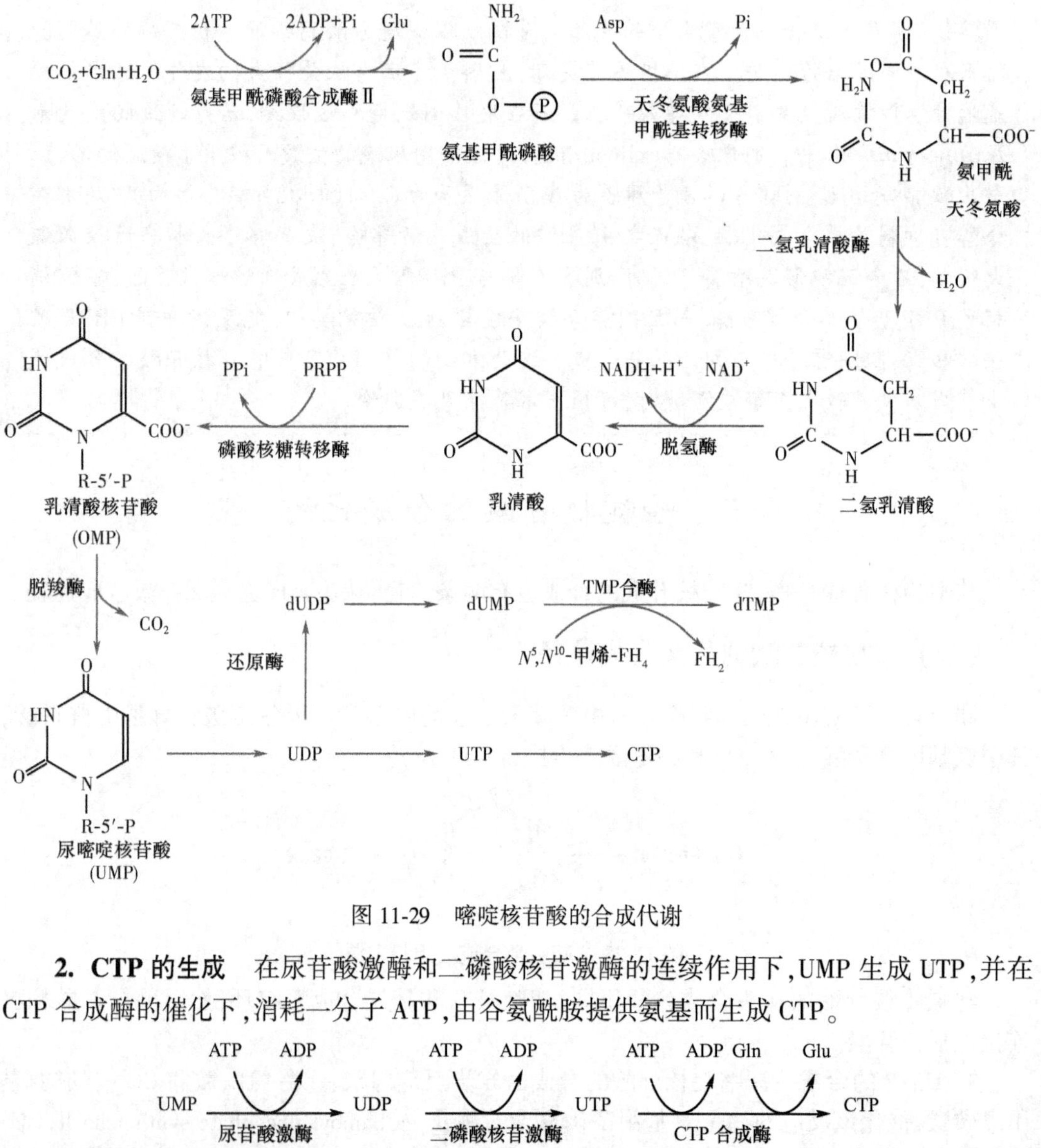

图 11-29 嘧啶核苷酸的合成代谢

2. CTP 的生成 在尿苷酸激酶和二磷酸核苷激酶的连续作用下，UMP 生成 UTP，并在 CTP 合成酶的催化下，消耗一分子 ATP，由谷氨酰胺提供氨基而生成 CTP。

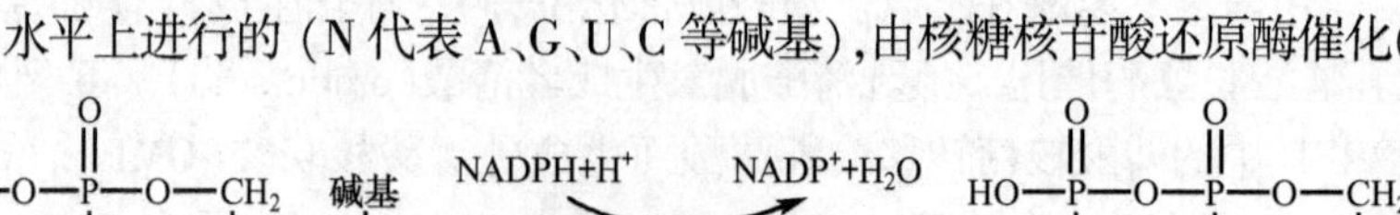

$$\text{UMP} \xrightarrow[\text{尿苷酸激酶}]{\text{ATP} \quad \text{ADP}} \text{UDP} \xrightarrow[\text{二磷酸核苷激酶}]{\text{ATP} \quad \text{ADP}} \text{UTP} \xrightarrow[\text{CTP 合成酶}]{\text{ATP} \quad \text{ADP} \quad \text{Gln} \quad \text{Glu}} \text{CTP}$$

3. 脱氧核糖核苷酸的合成 RNA 是由核糖核苷酸组成的，而 DNA 是由脱氧核糖核苷酸组成的。体内脱氧核糖核苷酸所含的脱氧核糖并非先形成后再结合到其分子上，而是通过相应核糖核苷酸的直接还原作用，以氢取代其核糖分子中 C-2 上的羟基而生成。此还原作用是在二磷酸核苷(NDP)水平上进行的 (N 代表 A、G、U、C 等碱基)，由核糖核苷酸还原酶催化(图 11-30)。

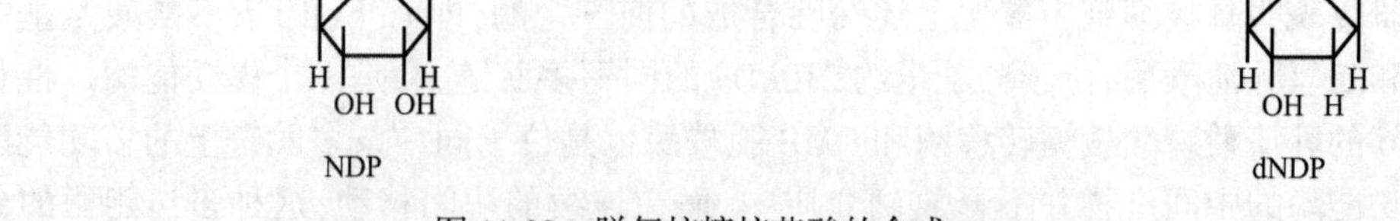

图 11-30 脱氧核糖核苷酸的合成

在脱氧核糖核苷酸的生成过程中,电子并不是直接从 NADPH+H$^+$ 传递给核糖核苷酸还原酶,而是要经过硫氧化还原蛋白还原酶和硫氧化还原蛋白的作用,然后再传递给核糖核苷酸还原酶(图 11-31)。

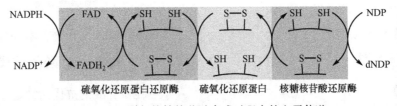

图 11-31　脱氧核糖核苷酸合成过程中的电子传递

嘌呤核苷酸和嘧啶核苷酸均通过以上反应转变为相应的脱氧核糖核苷酸。经过激酶的作用,dNDP 再磷酸化生成相应的三磷酸脱氧核糖核苷酸。但 dTTP 不能由上述途径转变而来。

$$dNDP+ATP \xrightarrow{激酶} dNTP+ADP$$

4. 脱氧胸腺嘧啶核苷酸(dTMP 或 TMP)的合成　dTMP 是由 dUMP 经甲基化而生成的,反应由胸苷酸合酶催化,N^5,N^{10}-甲烯四氢叶酸提供甲基。N^5,N^{10}-甲烯四氢叶酸提供甲基后生成二氢叶酸,二氢叶酸在二氢叶酸还原酶的作用下生成四氢叶酸,四氢叶酸再参与 N^5,N^{10}-甲烯四氢叶酸的生成(图 11-32)。dTMP 是 DNA 的组成成分之一,所以降低 dTMP 水平的物质可明显影响细胞的分裂。快速分裂的细胞特别依赖于胸苷酸合酶和二氢叶酸还原酶的活性,所以这两个酶常被用作癌瘤化疗的靶点。抑制这两个酶中的一个或两个都会阻断 dTMP 的合成进而阻断 DNA 合成。

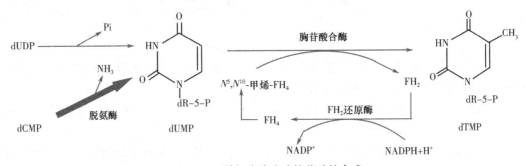

图 11-32　脱氧胸腺嘧啶核苷酸的合成

dUMP 可来自两个途径:一个是 dCMP 的脱氨基,另一个是 dUDP 的水解。

5. 嘧啶核苷酸从头合成的调节　细菌中,天冬氨酸氨基甲酰转移酶是嘧啶核苷酸从头合成的主要调节酶。但哺乳动物细胞中氨基甲酰磷酸合成酶 Ⅱ 是主要的调节酶。这两种酶都受反馈机制的调节(图 11-33)。同位素参入实验表明,嘌呤与嘧啶的合成有着协调控制关系,两者合成的速度通常是平衡的,这是由于两类核苷酸同时对磷酸核糖焦磷酸合成酶进行调节,同时影响两类核苷酸的合成速度所致。

(二) 嘧啶核苷酸补救合成途径

外源性或体内核苷酸降解的嘧啶碱在嘧啶磷酸核糖转移酶的催化下生成嘧啶核苷酸,该酶能够利用尿嘧啶、胸腺嘧啶和乳清酸作为底物,但不能利用胞嘧啶。各种嘧啶核苷可以在相应的核苷激酶的催化下,与 ATP 作用生成嘧啶核苷酸和 ADP。如脱氧胸苷可通过胸苷激酶

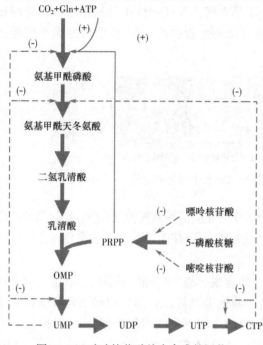

图 11-33 嘧啶核苷酸从头合成的调节

（thymidine kinase，TK）作用生成 dTMP，此酶在正常肝中活性很低，再生肝中升高，恶性肿瘤中明显升高并与恶性程度有关。

$$嘧啶+PRPP \xrightarrow{\text{嘧啶磷酸核糖转移酶}} 嘧啶核苷酸+PPi$$

$$嘧啶核苷+ATP \xrightarrow{\text{核苷激酶}} 嘧啶核苷酸+ADP$$

（三）嘧啶核苷酸的抗代谢物

嘧啶核苷酸的抗代谢物是一些嘧啶、氨基酸或叶酸等的类似物。

嘧啶类似物最常用的是 5-氟尿嘧啶（5-FU），其结构与胸腺嘧啶相似（以氟代替甲基）。5-FU 在体内可转变成一磷酸脱氧核糖氟尿嘧啶核苷（FdUMP）及三磷酸氟尿嘧啶核苷（FUTP），FdUMP 与 dUMP 的结构相似，是胸苷酸合酶的抑制剂，使 dTMP 合成受到阻断。而 FUTP 则以 FUMP 的形式参入 RNA 分子，影响 RNA 的结构与功能。

胸腺嘧啶   5-氟尿嘧啶（5-FU）

氨基酸类似物如氮杂丝氨酸，在嘧啶核苷酸的合成中能抑制氨基甲酰磷酸合成酶 Ⅱ 和 CTP 合成酶，从而干扰嘧啶核苷酸的合成。

叶酸的类似物如甲氨蝶呤，能抑制二氢叶酸还原酶，影响 N^5，N^{10}-甲烯四氢叶酸的生成，从而抑制 dTMP 的合成，进而影响 DNA 的合成。

核苷类似物如阿糖胞苷和环胞苷，改变了核糖的结构，也是重要的抗癌药物。它们能抑制 CDP 还原成 dCDP，也能影响 DNA 的合成。

阿糖胞苷   环胞苷

四、嘧啶核苷酸的分解代谢

嘧啶核苷酸的分解代谢途径与嘌呤核苷酸相似，首先通过核苷酸酶及核苷磷酸化酶的作用,分别除去磷酸和核糖,产生的嘧啶碱在肝中再进一步分解。分解代谢过程中有脱氨基、还原及脱羧基等反应。胞嘧啶和尿嘧啶生成 β-丙氨酸(β-alanine)、NH_3 和 CO_2,胸腺嘧啶生成 β-氨基异丁酸(β-aminosiobutyrate)、NH_3 和 CO_2(图 11-34)。NH_3 和 CO_2 可参与尿素的合成,β-丙氨酸和 β-氨基异丁酸可继续分解参与三羧酸循环而被彻底氧化,部分 β-氨基异丁酸亦可随尿排出体外。

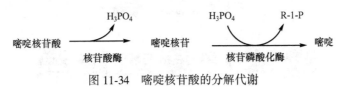

图 11-34 嘧啶核苷酸的分解代谢

食入含 DNA 丰富的食物、经放射线治疗或化学治疗的癌症病人,尿中 β-氨基异丁酸排出量增多,这是由于细胞及核酸破坏引起嘧啶核苷酸分解增加所致。与嘌呤碱的分解产物不同,嘧啶碱的降解产物易溶于水。

小　结

核酸是以核苷酸为基本组成单位的生物信息大分子,可分为脱氧核糖核酸(DNA)和核糖核酸(RNA)两类。核苷酸由碱基、戊糖和磷酸组成。碱基和戊糖通过糖苷键连接生成核苷。核苷与磷酸通过磷酸酯键连接形成核苷酸。核苷酸之间通过磷酸二酯键相连。

核酸的一级结构是指核酸分子的核苷酸排列顺序,也称为碱基序列。双螺旋结构是 DNA 的二级结构:由两股反向平行的多聚脱氧核苷酸链围绕中心轴以右手双螺旋缠绕形成的,碱基之间以氢键相连,G 与 C、A 与 T 互补配对。双链碱基互补特点揭示了 DNA 的半保留复制的机制。

RNA 主要包括:①mRNA,含有 5′端帽结构和 3′末端的多聚 A 尾巴,功能是指导蛋白质生物合成。②tRNA,含有较多的稀有碱基,具有三叶草型二级结构和倒 L 形的三级结构,功能是运载氨基酸。③rRNA,与蛋白质共同组成蛋白质合成的场所——核糖体。

DNA 变性的本质是双链的解链。加热变性中,紫外吸光度的变化值达到最大变化值一半时的温度称为 DNA 的解链温度,又称融解温度(T_m)。此时,核酸分子内 50% 的双链结构被解开。

核苷酸的代谢包括合成代谢与分解代谢。合成途径有两条:从头合成和补救合成途径。利用磷酸核糖、氨基酸、一碳单位及二氧化碳等简单物质为原料,经过一系列酶促反应,合成核苷酸的过程称为从头合成途径;利用体内游离的碱基或核苷,经简单的反应,生成相应核苷酸的过程,称为补救合成途径。脱氧核糖核苷酸是通过相应核糖核苷酸的直接还原作用而生成,由核糖核苷酸还原酶催化。根据竞争性抑制的原理,抗代谢物能干扰核苷酸的合成,临床上利用它们作抗癌药和免疫抑制剂。嘌呤核苷酸降解产生的嘌呤碱在人体内分解的终产物是尿酸。尿酸过多可引起痛风的发生。

(朱伟锋　刘卓琦)

第三篇
遗传信息的传递

第 12 章 DNA的生物合成（复制）

现代生物学已充分证明,DNA 是遗传的主要物质基础。生物有机体的遗传特征以密码的形式编码在 DNA 分子上,表现为特定的核苷酸排列顺序,即遗传信息,在细胞分裂前 DNA 通过复制,将亲代的遗传信息传给子代。子代 DNA 通过转录和翻译,决定蛋白质的一级结构,从而决定了蛋白质的功能,使子代表现出与亲代相似的遗传性状。1958 年,DNA 双螺旋分子结构发现人之一 F.Click,把遗传信息的传递归纳为生物学的中心法则(the central dogma),此法则一直被生物学界所接受。中心法则代表了大多数生物遗传信息贮存和表达的规律,并奠定了在分子水平上研究遗传、繁殖、进化、代谢类型、生长发育、生命起源、健康或疾病等生命科学上的关键问题的理论基础。

1970 年 H.Temin 和 Miznfani.Baltimore 分别在感染 RNA 病毒的细胞中发现了逆转录酶(reverse transcriptase),它能催化 RNA 模板指导 DNA 合成的过程。逆转录酶的发现补充了生物学中心法则(图 12-1)。

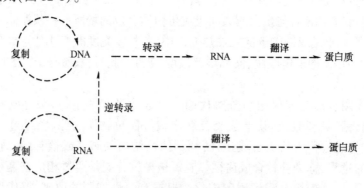

图 12-1　遗传信息传递的中心法则

以 DNA 为主导的中心法则是个单向的信息流,体现了遗传的保守性;扩充了的中心法则,使 RNA 也可处于中心地位。蛋白质作为基因表达产物,又作用于复制、转录、翻译的各个过程。可见,单向信息流不能全面反映生命活动的本质。RNA 性质上不如 DNA 稳定而有更大的可塑性。1983 年 T.R Cech 和 S.Altman 发现了核酶(ribozyme)。核酶是具有催化活性的核糖核酸。在此之前生物界只认为蛋白质才有催化功能,核酶的发现,使人们认识到 RNA 不单只是沟通核酸与蛋白质的桥梁，而可能是功能比 DNA 更广泛的信息分子。有人提出，RNA 可能是生物进化过程或生命起源过程中最早出现的生物大分子。

本章的内容主要涉及 DNA 生物合成的三个方面，第一，DNA 复制，第二，RNA 逆转录为DNA，第三，细胞内 DNA 受到损伤时进行的修复作用。

第一节　复制的基本规律

复制（replication）是指遗传物质的传代，以 DNA 作为模板，dNTP 为原料，根据碱基配对原则指导 DNA 合成的过程。DNA 复制最重要的特征是半保留复制（semiconservative replication）。

一、半保留复制

复制时，母链的双链 DNA 解开成两股单链，各自作为模板，指导合成新的互补子链新合成的子代双链 DNA 分子，其中一股单链从亲代完整地接受过来，称为母链；另一条单链则完全重新合成，称为子链。由于碱基互补，两个子细胞的 DNA 双链，都和亲代母链 DNA 碱基序列一致。这种方式称为半保留复制。

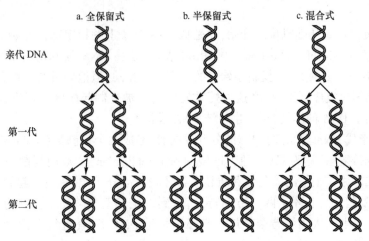

图 12-2　DNA 复制理论上的三种可能形式

Watson 和 Click 提出 DNA 双螺旋分子结构模型时曾推测 DNA 分子的合成可能有三种方式：半保留复制、全保留复制和混合式复制（图 12-2，见文后彩插）。1958 年，M.Messelson 和 F.W.Stahl 用氮标记技术在大肠埃希菌中首次证实了 DNA 的半保留复制。他们将大肠埃希菌放入以 ^{15}N 标记的 NH_4Cl 作为唯一氮源的培养基中，培养 15 代，使所有的大肠埃希菌 DNA 被 ^{15}N 所标记。然后将细菌转移到含 ^{14}N 标记 NH_4Cl 的培养基中进行培养。在培养不同代数时，收集细菌，裂解细胞，用氯化铯（CsCl）密度梯度离心法观察DNA 所处的位置，得结果如图 12-3。在 ^{15}N 培养基中的 DNA 显示为一条重密度带。转入 ^{14}N 培养基的第一代得到一条中密度带，这是由于它是（$^{15}N^{14}N$）DNA 杂交分子。第二代有中密度带及低密度带，这表明它们分别为（^{15}N、^{14}N）DNA 及（^{14}N、^{14}N）DNA。随着 ^{14}N

标记的 NH_4Cl 培养基中培养的代数增加,低密度带有所增加,而中密度带逐渐减弱。此实验结果印证了半保留复制(图 12-3)。

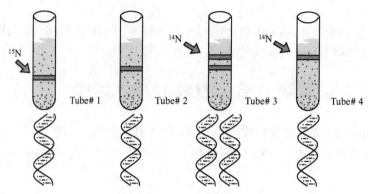

图 12-3　DNA 的半保留复制的证据

为了证实第一代杂交分子确定是(^{15}N、^{14}N)DNA,将杂交分子经 100℃ 加热变性,把变性前后的 DNA 分子进行密度离心分析,结果显示:变性前,一条中密度带,变性后则一条为 ^{15}N 链,另一条为 ^{14}N 链,进一步证实了 DNA 的半保留复制。

二、双向复制

DNA 的复制不是从随机位点开始,而是从 DNA 分子上的特定部位开始的,这一部位叫做复制起始点(origin of replication),常用 ori 表示,是指 DNA 复制所必需的一段特殊的 DNA 序列。不同生物的 DNA 复制起始点的序列不尽相同,但他们具有一些共同的特征:①由多个独特的短重复序列组成;②这些短重复序列可被复制起始因子识别并结合;③一般富含 AT,有利于 DNA 的解链,以产生单链 DNA 模板。

复制时,亲代 DNA 分子双链打开,分开成两股,形成两个复制叉(replication fork),同时向两个方向进行复制,称为双向复制(bidirectional replication)。双向复制是最常见及最重要的复制方式。原核生物的染色体和质粒多为环状双链分子,常从一个起始点开始进行双向复制,两个复制叉沿着环从两个方向行进,直到终止点汇合。终止复制的位点称为终止点(terminus)。例如,大肠埃希菌经放射自显影标记 DNA 后,在电镜下观察到复制开始时呈眼睛状的图形(图 12-4)。

真核生物基因组庞大而复杂,由多个染色体组成,全部染色体均需复制,每个染色体常有多个复制起始点,是多复制子的复制,在每个起始点产生两个移动方向相反的复制叉,复制完成时,复制叉相遇并汇合连接。习惯上把两个相邻起始点之间的距离称为复制子(replicon)(图 12-5),它是独立完成复制的功能单位。

三、复制的半不连续性

DNA 双螺旋是由两条方向相反的单链组成,一条母链的方向为 $5'→3'$,另一条母链的方向为 $3'→5'$,当复制开始 DNA 解链后,DNA 的两条链都能作为模板以边解链边复制方式,同时合成两条新的互补链。然而,新链合成以及引物的合成方向只能是 $5'→3'$。在同一

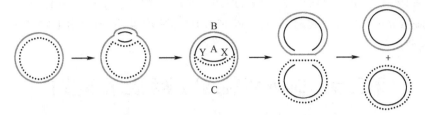

图 12-4　原核生物的双向复制(A、B 为复制起始点,C 为复制终止点)

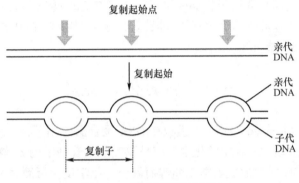

图 12-5　真核生物的复制子

复制叉上,解链的方向只有一个。因此在复制时,顺着解链方向而生成的子链,复制是连续进行的,这条模板链称为领头链(leading strand)。另一股复制的方向和解链的方向相反,这条链的复制必须等待模板链解开足够长度,才能从 5′→3′方向生成引物并复制子链。延长过程中等到下一段暴露出足够长度的模板,再次生成引物而延长。这一股不连续复制的链称为随从链(lagging strand)。将领头链连续复制,而随从链不连续复制的复制方式称为半不连续复制(semidiscontinuous replication)。

　　1968 年,在美国的日本科学家冈崎用电子显微镜及放射自显影技术,观察到 DNA 复制过程中出现不连续复制的现象(图 12-6)。因此随从链中不连续复制的片段称为冈崎片段(Okazaki fragment)。冈崎片段的长短在原核生物和真核生物中有所不同,细菌的片段长度约为 1000~2000bp,相当于一个顺反子(cistron),即基因的大小;真核生物中为100~200bp

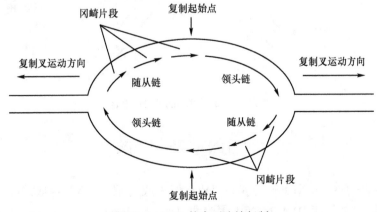

图 12-6　DNA 的半不连续复制

的核苷酸片段,相当于一个核小体 DNA 的大小。每个冈崎片段 5′端都带有一个 RNA 引物。片段的复制完成后,RNA 引物将被除去,同时由 DNA 片段填补,最后由 DNA 连接酶形成完整的 DNA 链。

第二节　DNA 复制的酶学和拓扑学变化

复制是在酶催化下进行的核苷酸聚合过程,需要有多种物质共同参与:①底物:四种脱氧核苷三磷酸即 dATP,dTTP,dCTP,dGTP,简写为 dNTP;②聚合酶(polymerase):依赖 DNA 的 DNA 聚合酶(DNA-pol);③模板(template):解开成单链的 DNA 母链;④引物(primer):为 dNTP 聚合提供 3′-OH 末端的寡聚核苷酸片段;⑤其他蛋白因子:拓扑异构酶、引物酶、解螺旋酶、DNA 连接酶、SSB 蛋白等。

一、复制的化学反应

DNA 的复制实际上就是以 DNA 为模板在 DNA 聚合酶作用下,将游离的四种脱氧单核苷酸聚合成 DNA 的过程。复制中的化学反应是脱氧单核苷酸上的 α-磷酸基与相邻脱氧单核苷酸戊糖上的 3′-OH 之间形成磷酸二酯键而聚合。化学反应可简写为:

$$(dNMP)_n + dNTP \longrightarrow (dNMP)_{n+1} + PPi$$

从上面的反应看得出来,底物 dNTP 的 5′-P 是加合到原有链核糖核酸的 3′-OH 上形成磷酸二酯键的。这就是说新链的延伸只能从 5′→3′,这就是复制的方向性(图 12-7)。不仅是 DNA 合成有方向性,RNA 新链的延伸也只能是 5′→3′,其中包括引物的合成。

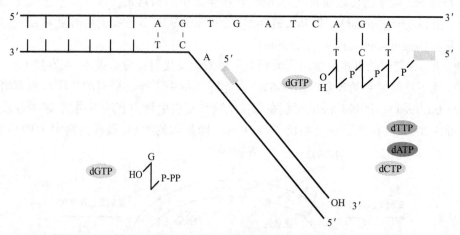

图 12-7　复制过程的 dNTP 聚合

二、DNA 聚 合 酶

DNA 聚合酶(DNA polymerase)是以 dNTP 作为底物催化 DNA 合成的一类酶,因需要 DNA 作为模板,称为依赖 DNA 的 DNA 聚合酶(DNA-dependent DNA polymerase,DDDP),缩

写为 DNA-pol。这类酶主要行使两个基本功能:①基因组复制时 DNA 的合成;②DNA 损伤或随从链引物切除后缺失的 DNA 短片段的重新合成。

此酶最早在大肠埃希菌(*E.coli*)中发现,以后陆续在其他原核生物及微生物中找到。这种酶的共同性质是:①需要 DNA 模板。②需要 RNA 或 DNA 做为引物,即 DNA 聚合酶不能从头催化 DNA 的起始。③催化 dNTP 加到引物的 3′-OH 末端,因而 DNA 合成的方向是 5′→3′。④除聚合 DNA 外还有其他功能,属于多功能酶,它们在 DNA 复制和修复过程的不同阶段发挥作用。

原核生物和真核生物有不同的类型。

(一) 原核生物的 DNA 聚合酶

1. DNA 聚合酶 I　1958 年 A.Kornkerg 首先从大肠埃希菌中发现并分离了 DNA 聚合酶 I (DNA polymerase I,DNA-pol I),又称为 Kornberg 酶。以后又相继发现了 DNA pol II 和 DNA pol III。

DNA-pol I 分子量约为 109kDa,是单一肽链的大分子,有三个酶促活性结构域,从 N 端到 C 端依次为 5′→3′核酸外切酶、3′→5′核酸外切酶、DNA 聚合酶活性结构域。因此该酶具有催化以 DNA 为模板,dNTP 为底物,DNA 由 5′→3′延伸的聚合作用。但 DNA-pol I 并不是细胞中主要的 DNA 复制酶。研究发现,DNA-pol I 催化的聚合反应速度并不快,约每秒钟加入 10 个单核苷酸,而大肠埃希菌染色体 DNA 复制叉的移动速度是它的 20 倍以上;其次,DNA-pol I 的复制连续性相当低,当它聚合核苷酸不到 50 个就与模板脱离。而在一些突变株中,DNApol I 的活力只是野生型的 1%,但是 DNA 复制却正常,而且此突变株增加了对紫外线、烷化剂等突变因素的敏感性。这表明该酶与 DNA 复制关系不大,而在 DNA 修复中起着重要的作用。这说明在活细胞内,DNA-pol I 主要是对复制中的错误进行校读,对复制和修复中出现的空隙进行填补。核酸外切酶的活性,包括 3′→5′核酸外切酶的活性和 5′→3′核酸外切酶的活性。3′→5′核酸外切酶的活性是指 DNA-pol I 可以催化 DNA 链自 3′末端进行的水解反应(图 12-8)。如果在 DNA 延长中,引物链的末端出现了错配的碱基,DNA-pol I 的 3′→5′核酸外切酶的活性可发挥即时校读功能,这是保证其聚合作用的正确性不可缺少的,因此对于 DNA 复制中极高的保真性是至关重要的。DNA-pol I 的 5′→3′核酸外切酶的活性是指它可以催化 DNA 链从 5′末端进行水解反应(图 12-9)。这种酶活性是从 DNA 链的 5′端向 3′末端水解已配对的核苷酸,本质是切断磷酸二酯键,每次能切除 10 个核苷酸。因此,5′→3′核酸外切酶的活性在 DNA 复制过程中切除引物起关键作用,在 DNA 损伤的修复中也可能起重要作用。

DNA-pol I 的 5′→3′聚合活性和 5′→3′外切酶活性协同作用,可以使 DNA 一条链上的切口从 5′→3′方向移动,这种反应叫做缺口平移(nick translation),当双链 DNA 上某个磷酸二酯键断裂产生切口时,DNApol I 能从切口开始合成新的 DNA 链,同时切除原来的旧链。这样,从切口开始合成了一条与被取代的旧链完全相同的新链。利用此反应可在体外对 DNA 片段进行放射性磷(α-^{32P}dNTP)的标记制成探针(probe),进行核酸的分子杂交实验,是现代分子生物学的一项重要技术。

DNA-pol I 在枯草杆菌蛋白酶的作用下,可分为 36kDa 和 68kDa 的两个片段(图 12-10)。36kDa 小片段具有 5′→3′核酸外切酶的活性。68kDa 大片段又称为 Klenow 片

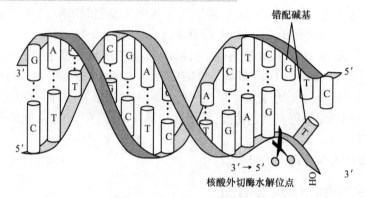

图 12-8   DNA 聚合酶校读功能

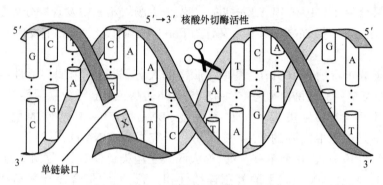

图 12-9   DNA 聚合酶 5′→3′外切酶活性

段(Klenow fragment),具有聚合酶活性及 3′→5′核酸外切酶的活性。Klenow 片段是分子生物学研究常用的工具酶。

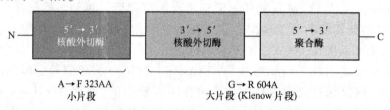

图 12-10   DNA-pol Ⅰ肽链上具有三种酶活性区

2. DNA 聚合酶Ⅱ   DNA 聚合酶Ⅰ缺陷的突变株仍能生存,这表明 DNA-polⅠ不是 DNA 复制的主要聚合酶。人们开始寻找另外的 DNA 聚合酶,并于 1970 年发现了 DNA-pol Ⅱ。该酶分子量为 120kD,每个细胞约有 100 个酶分子,此酶在性质上与 DNA-polⅠ有许多相似处。但活性只有 DNA-polⅠ的 5%,它可以催化 5′→3′的聚合作用,反应中需要游离的 3′-OH 的引物,有 3′→5′核酸外切酶的活性但没有 5′→3′核酸外切酶的活性。它在体内的功能不完全清楚,可能与 DNA 损伤修复有关。

3. DNA 聚合酶Ⅲ   在原核细胞内,DNA-polⅢ是复制延伸中真正催化新链核苷酸聚合的酶,它的聚合反应具有高度连续性、催化效率及忠实性。大肠埃希菌每个细胞中只有 10~20 个酶分子,但 DNA-polⅢ催化合成速度快,大约每秒钟加入 1000 个 dNTP,一般在加入多于 500 000个核苷酸之后才脱离模板。DNA-polⅢ还具有 3′→5′核酸外切酶的功能。DNA-polⅢ分子量约为 800kDa,由 α、ε、θ、τ、γ、δ、δ′、β、χ、φ 十种亚基组成不对称异源二聚体(图 12-11)。

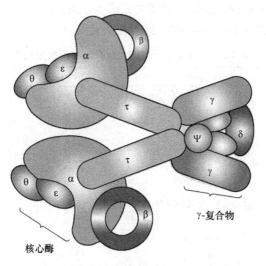

图 12-11　DNA 聚合酶Ⅲ异源二聚体的亚基结构

其中 α、ε、θ 亚基组成核心酶。α 亚基具有催化合成 DNA 的功能;ε 亚基有 3′→5′核酸外切酶活性。最新研究表明,ε 亚基对子链延长中的核苷酸具有特异的选择功能,θ 亚基为装配所必需。β 亚基以二聚体发挥功能,形成一个"夹子",将 DNA 模板包围并结合,并可以沿单链 DNA 滑动。τ 亚基具有促使核心酶二聚化的作用,这个柔性连接区可以确保在复制叉上 1 个全酶分子的 2 个核心酶能够相对独立运动,分别负责领头链和随从链的合成(图 12-12)。

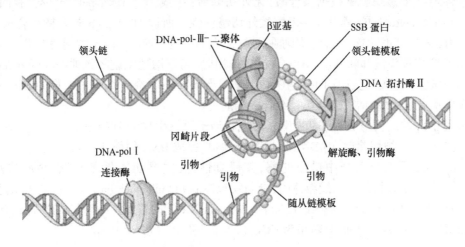

图 12-12　DNA 聚合酶Ⅲ同时合成领头链和随从链

　　γ 亚基是一种依赖 DNA 的 ATP 酶,两个 γ 亚基与另四个亚基(δ、δ′、φ 及 χ)组成 γ 复合物,有促进全酶组装至模板上及增强核心酶活性的作用。β 亚基在 DNA 上定位和解离都需要 γ 复合物。γ 复合物能结合 ATP 并具有 ATPase 活性,使两个 β 亚基形成的封闭环打开,再将这个"夹子"加载于 DNA。因为只有 ATP 结合型 γ-复合物才能结合 DNA 夹子并使之结合 DNA,所以 ATP 水解后,ADP 结合型 γ-复合物迅速脱离 DNA 夹子和 DNA,将封闭型的 DNA 夹子留在引物-模板连接处。

　　DNA-pol Ⅲ各亚基的功能相互协调,使其具有更高的保真性(fidelity)、协调性(cooperativity)和持续性(processivity),全酶可以持续完成整个染色体 DNA 的合成。

大肠埃希菌三种 DNA 聚合酶的特性及功能见表 12-1。

表 12-1   *E.coli* 三种 DNA 聚合酶的特性及功能

	DNA-pol Ⅰ	DNA-pol Ⅱ	DNA-pol Ⅲ
亚基数	1	≥4	22
分子量(kDa)	109	120	~900
酶活性			
5′至 3′聚合作用	+	+	+
3′至 5′外切酶活性	+	+	+
5′至 3′外切酶活性	+	+	−
功 能	除去引物,修复填补空隙	修复合成	复制
基因突变后的致死性	可能	不可能	可能
整合速度(核苷酸/s)	16~20	40	250~1000
持续合成能力	3~200	1500	≥500 000

(二) 真核生物的 DNA 聚合酶

真核生物 DNA 聚合酶已发现有 5 种,分别命名为 α、β、γ、δ 和 ε,列于表 12-2。五种酶都能按 5′→3′方向聚合 DNA 链,除 γ 存在于线粒体外,其余的四种都存在于细胞核中。

染色体的复制由 DNA-pol α 和 δ 共同完成。DNA-pol α 由四种不同的亚基组成,最大的亚基具有聚合酶的活性,两个小亚基具有引物合成酶的活性,它在合成一小段 RNA 链后还可聚合 4~5 个寡聚脱氧核糖核苷酸,无外切酶活性的亚基。DNA-polδ 至少含有两个亚基,它与 DNA-polα 不同,具有 3′→5′核酸外切酶活性。所以 DNA-polδ 既有持续合成 DNA 链的能力,又有校正功能。因此推则在复制叉上有一个 DNA-polα 合成引物,两个 DNA-polδ,分别合成领头链和随从链。DNA-pol δ 作用时,需要增殖细胞核抗原(proliferation cell nulear antigen,PCNA)复制因子的存在,PCNA 相当于大肠埃希菌 DNA-pol Ⅲ 的 β 亚基,它能形成环状夹子,显著增加聚合酶持续合成的能力。

DNA-polε 的结构与 DNA-polδ 相似,可能相当于原核生物的 DNA pol Ⅰ,它是一种修复酶,在复制中引物被切除后,由 DNA-polε 填补缺口,完成 DNA 的修补合成。

DNA-polβ 是五个酶当中最小的酶,其保真性低,主要功能是参与核 DNA 的修复。DNA-polγ 存在于真核细胞的线粒体内,参与线粒体 DNA(mitochondia DNA mtDNA)的复制。人类的 mtDNA 已知有 37 个基因。已知有 13 个 mtDNA 上的基因是编码与 ATP 合成有关蛋白质和酶的,其余 24 个基因只转录为 tRNA(22 个)和 rRNA(2 个)。

表 12-2   真核生物 DNA 聚合酶的特性及功能

DNA 聚合酶	α	β	γ	δ	ε
分子量(kD)	>250	36-38	160-300	170	256
细胞内定位	核	核	线粒体	核	核
5′→3′聚合酶活性	+	+	+	+	+
3′→5′外切酶活性	−	−	+	+	−
持续合成能力	中等	低	高	有 PCNA 时高	高
功能	起始引发,引物酶活性	低保真性复制	线粒体 DNA 复制	延长子链的主要酶,解旋酶活性	填补引物空隙,切除修复,重组

三、复制保真性的酶学依据

如何保持 DNA 复制时遗传信息传递的完整、准确，并维持序列的连续性？除严格按照碱基配对规律进行外，还依赖于酶学的机制等来保证复制的保真性。

DNA 聚合酶对模板的依赖性是子链与母链能准确配对，使遗传信息延续，传代的保证。DNA 聚合酶通过利用 A—T 和 G—C 碱基对几乎相当的几何尺寸来达到其催化的灵活性。只有在形成正确的碱基对的情况下，引物的 3′-OH 和在最佳催化位置上的引入核苷三磷酸的 α-磷酸才能发生催化反应，形成 3′,5′磷酸二酯键。原核生物 DNA-pol Ⅲ 的 ε 亚基对子链延长的核苷酸具有特异的选择功能。不正确的碱基配对因底物处于不利于催化的排列，使得核苷酸的添加效率显著降低。其实，酶对几种可能的底物具有催化选择性，只有当正确的底物存在时，共价键形成才显著增加。DNA 聚合酶具有监控进入的 dNTP 形成碱基配对的能力，而不是检测进入活性中心的是何种核苷酸。因此推测，复制中核苷酸之间生成磷酸二酯键，因在氢键准确配对之后发生。

仅依靠氢键配对的几何学以及碱基间互补性，尚无法达到 DNA 合成的精确度，因为估测复制时每个氢键配对的错误率约是 10^{-3}，而在细菌中真正的错误率只有 $10^{-10} \sim 10^{-8}$。DNA 合成的校正可通过 DNA 聚合酶外切酶活性去除不正确碱基配对的核苷酸来实现。原核生物 DNA-pol Ⅰ 和真核生物 DNA-polδ 的 3′→5′核酸外切酶活性都很强。当不正确的核苷酸被添加到引物链时，DNA 聚合酶向不正确碱基配对的引物附近添加核苷酸的聚合能力降低，因为错配 DNA 改变了 3′-OH 和引入核苷酸的几何构象，降低了核苷酸的添加速度，而增加了 DNA 聚合酶 3′→5′核酸外切酶活性，将错配的核苷酸从引物链的 3′端除去，正确配对的引物模板接头滑回 DNA 聚合酶的活性位点，同时利用 5′→3′聚合酶活性合成正确碱基配对，这种功能称为即时校读（proofread）（图 12-8）。

即时校读功能将不正确配对碱基的发生概率降低到 10^{-7}，错误率仍比较高。研究表明细胞修复系统也是 DNA 复制高度保真性的重要因素。复制起始必须利用引物的机制，也是确保 DNA 复制保真性的重要机制之一。

四、复制中的解链和 DNA 分子拓扑学变化

DNA 分子为双螺旋结构，碱基位于分子内部，只有把 DNA 分子解成单链，它才能起模板作用。DNA 分子很长，复制速度又快，旋转达 100 次/分，极易造成 DNA 分子打结、缠绕现象。因此，DNA 复制过程包括 DNA 双螺旋的解链及 DNA 分子超螺旋的构象变化。通常 DNA 分子的拧转是适度的，盘绕过分，称为正超螺旋，盘绕不足，称为负超螺旋。其中，负超螺旋对 DNA 的复制较为有利。

复制起始时，需要多种酶和蛋白质因子参与，将超螺旋解开，使亲代 DNA 双链解开一段，并在一定时间内维持单链状态，才能使者 DNA 的复制酶系统复制模板链的碱基序列。参与者有解螺旋酶、单链 DNA 结合蛋白及拓扑异构酶等。

（一）解螺旋酶

复制时单链模板的暴露依赖于 DNA 双螺旋的氢键的断裂，催化氢键断裂的反应是一类

称为解螺旋酶(helicase)的蛋白质因子。编码解螺旋酶的基因为 dnaB,因此,解螺旋酶又称为 DnaB 蛋白。解螺旋酶为环状六聚体蛋白,该结构能提供了多个 DNA 结合位点,使其能在 DNA 上移动。

在双链 DNA 解旋解链的过程中,DnaA 蛋白准确辨认复制起始点,Dna B 在 Dna C 的帮助下结合于解链区。Dna B 借助水解 ATP 产生的能量,沿 DNA 链 5′→3′ 方向移动,解开DNA 的双链。每解开一个碱基对需要水解一个 ATP。

(二) 单链 DNA 结合蛋白

DNA 双链解开之后,作为模板的 DNA 应保持单链状态,而 DNA 分子只要符合碱基配对,又总会有形成双链的倾向,以使分子达到稳定状态及免受核酸酶的水解,单链 DNA 结合蛋白(single stranded binding proteins, SSB 蛋白)能解决这一矛盾。

SSB 蛋白又称螺旋反稳定蛋白(helix destablizing protein,HDP),E.coli 菌的 SSB 蛋白是 19KD 亚基构成的四聚体,含有 177 个氨基酸,结合单链 DNA 的跨度约 32 个核苷酸单位。在原核生物中,SSB 蛋白与 DNA 单链的结合表现有协同效应,当第一个 SSB 分子结合上去后,会促进第二个分子与其紧邻的单链 DNA 结合,其结合能力可提高 1000 倍,稳定了 SSB 与单链 DNA 之间的相互作用。真核生物细胞则不表现协同效应。SSB 蛋白的作用是与模板单链 DNA 结合,稳定单链 DNA 构象,防止其形成小发卡式结构并保护单链的完整性,有利于 DNA 聚合的进行。其次还可以刺激同源 DNA 聚合酶的活性。

(三) 引物酶

复制时,两个脱氧单核苷酸是不能在 DNA 聚合酶的作用下直接形成磷酸二酯键的。DNA 新链的延伸必须有寡核苷酸链提供游离的 3′-OH,脱氧核苷酸才能加上去。复制中提供 3′-OH 的寡核苷酸称为引物(primer),催化引物合成的酶称为引物酶(primase)。引物酶是一种特殊的 RNA 聚合酶,可催化短片段 RNA 的合成。这种短 RNA 片段一般十几个至数十个核苷酸不等,它们在 DNA 复制起始处作为引物。RNA 引物的 3′-OH 末端提供了由 DNA 聚合酶催化形成 DNA 分子第一个磷酸二酯键的位置。编码引物酶的基因是 dnaG,所以引物酶又称 DnaG 蛋白。但真核生物引物酶是 DNA 聚合酶 α 的一个亚基。复制的启始可由多种蛋白质形成引发体。

领头链和随从链开始 DNA 合成时,都需要引物来提供 3′-OH。领头链在复制起始点只需要一次这种起始事件,而随从链必须有一系列起始事件,因为每个冈崎片段都需要从头起始,每次起始都需要一段引物。引物的合成方向也是 5′→3′,它为 DNA 聚合酶提供一个延伸的 3′-OH。

(四) 拓扑异构酶

拓扑一词是指物体或图像作弹性移位而保持物体不变的性质。拓扑异构酶(topoisomerase)是一类能改变 DNA 拓扑性质的酶。DNA 双螺旋沿轴旋转,复制叉向前移动时造成其前方 DNA 分子产生正超螺旋。细菌 DNA 复制时,其复制叉每秒钟行进约 2500bp,则复制叉头所在的亲代 DNA 双螺旋就需每秒转动 250 次,易造成 DNA 分子打结、缠绕、连环等现象。拓扑异构酶在 DNA 复制的不同阶段发挥特有的作用。首先在复制时,使模板处于负超螺旋状态,并解除复制叉前方的正超螺旋,使复制顺利进行。复制完成后,拓扑酶可使

DNA 分子引入超螺旋,帮助 DNA 缠绕,折叠,压缩以形成染色质。

拓扑异构酶对 DNA 分子的作用是既能水解,又能连接磷酸二酯键。拓扑异构酶广泛存在于原核和真核生物,有Ⅰ、Ⅱ、Ⅲ型等,其中重要的为Ⅰ型及Ⅱ型。

拓扑异构酶Ⅰ的主要作用是在双链 DNA 的一条链上形成切口,使切口两侧的 DNA 以对面的磷酸基团为中心旋转,从而使 DNA 双螺旋中的张力得以释放,然后再将切口接起来。这就使 DNA 复制叉移动时所引起的前方 DNA 正超螺旋得到缓解,利于 DNA 复制叉继续向前打开。此过程不需要 ATP 的参与;大肠埃希菌拓扑异构酶Ⅰ只作用于负超螺旋 DNA,对正超螺旋 DNA 不起作用。而真核生物的拓扑异构酶Ⅰ能消除正超螺旋和负超螺旋。

拓扑异构酶Ⅱ是首先在大肠埃希菌中发现的,它们作用特点是同时共价结合于 DNA 的两条链,将两条链切开,分子中的部分经切口穿过而旋转,然后重新连接(图 12-13)。在复制叉前进时,大肠埃希菌拓扑异构酶Ⅱ将前方产生的正超螺旋变成负超螺旋。而真核生物的拓扑异构酶Ⅰ和Ⅱ都能消除复制过程中产生的正超螺旋。拓扑异构酶Ⅲ只消除负超螺旋,且活性较弱。拓扑异构酶在重组、修复和其他 DNA 的转变方面也起着重要的作用。

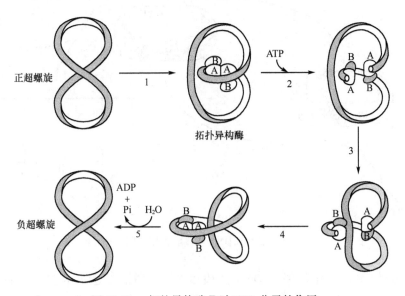

图 12-13　拓扑异构酶Ⅱ对 DNA 分子的作用

(五) DNA 连接酶

DNA 聚合酶只能催化 DNA 链的延长,不能使 DNA 链连接。DNA 在复制过程中,合成出的领头链为一条连续的长链;随从链则是合成出许多相邻的冈崎片段,由 DNA-聚合酶Ⅰ将引物去除后,片段之间的空隙由 DNA 替代,这个过程与切口平移相似,留下的切口由 DNA 连接酶(DNA ligase)连接。DNA 连接酶连接 DNA 链 3′-OH 末端和相邻 DNA 链的 5′-P 末端,使相邻片段以 3′,5′-磷酸二酯键相连接。连接反应中的能量来自 ATP (或 NAD⁺)。实验证明:连接酶只能连接 DNA 双链中的单链切口,不能连接单独存在的 DNA 链或 RNA 单链。

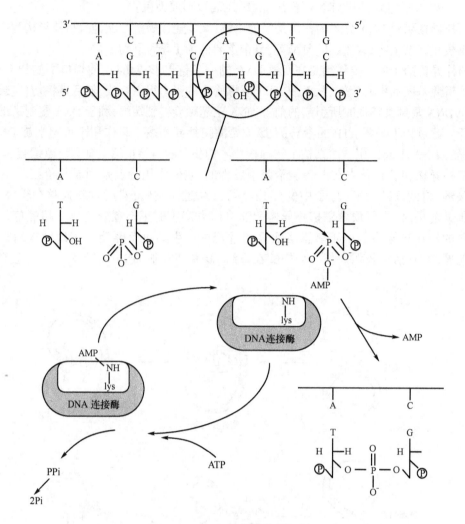

图 12-14   DNA 连接酶作用机制

连接酶的作用是催化相邻的 DNA 片段以 3′、5′-磷酸二酯键相连接。连接酶先与 ATP 作用,以共价键相连生成 E-AMP 中间体。中间体即与一个 DNA 片段的 5′-磷酸相连接形成 E-AMP-5′-DNA。然后再与另一个 DNA 片段的 3′-OH 末端作用,E 和 AMP 脱下,两个 DNA 片段以 3′、5′磷酸二酯键相连接。随从链的各个 DNA 片段就是这样连接成一条 DNA 长链(图 12-14)。在细菌中,DNA 连接酶需要 NAD$^+$辅助因子作为能量来源,而真核生物的 DNA 连接酶需要 ATP 提供能量。无论是何种情况,辅助因子提供了与酶活性位点共价结合的腺苷基团,然后这个基团结合到 5′-核苷酸上,以焦磷酸的形式活化,接着被相邻链核苷酸的 3′-OH 发生亲核攻击形成磷酸二酯键,同时释放出 ADP。

DNA 连接酶在 DNA 修复、重组、剪接中也起缝合切口作用。只要 DNA 两股链都有单链切口,切口前后的碱基互补,连接酶也能连接,因此它也是基因工程的重要工具酶之一。

第三节　DNA 生物合成

有关复制过程的知识,主要来自原核生物的研究。因为原核生物基因组相对简单,传代较快,便于研究。而真核基因组庞大、复杂。DNA 的复制是个连续的过程,为便于叙述,把它分为三个阶段:起始、延长和终止。起始是指复制叉产生的开始;延长是指复制叉沿双向前进,并同时伴随 DNA 的合成,即链的生长;终止是指两个复制叉在复制末端会合,其结果是产生两条完整且能彼此分离的 DNA 链。不同阶段参与作用的酶、辅助因子和发生的反应不同。

一、原核生物的 DNA 生物合成

(一) 复制的起始

复制的起始是一个很复杂的过程,包括起始位点的识别、模板 DNA 的解链、引物链的合成等步骤。

1. DNA 解链　在细菌中,特异的 DNA 序列决定了复制的起始。大肠埃希菌染色体复制起点称为 oriC 位点,是其 DNA 复制的唯一起点,由 245 个 bp 组成,其序列和控制元件在细菌复制起点中十分保守。oriC 区序列包含两个主要重复单位——3 个 13bp 的串联重复序列和 4 个 9bp 的反向重复序列(图 12-15)。上游的串联重复序列称为 AT 富含区,此部位易发生解链,下游的反向重复序列称为识别区。在 oriC 起始点处,DNA 复制需六种蛋白因子:Dna A、Dna B、Dna C、HU、拓扑酶和 SSB。

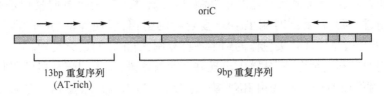

图 12-15　*E.coli* 的 *oriC* 结构模式

Dna A 蛋白辨认起始点 oriC 的反向重复序列,约有 20~40 个 Dna A 蛋白以正协同方式结合在此位点上,并与 DNA 形成起始复合物。HU 蛋白是细胞的类组蛋白,可与 DNA 结合,使 DNA 弯曲。接着,Dna A 蛋白作用于 oriC 上游的富含 A-T 的 3 个 13bp 串联重复序列,在 ATP 存在下,DNA 在这三个位点解链,形成开放复合物。两个 Dna B(解螺旋酶)蛋白在 Dna C 蛋白协助下结合于解链区,置换出 Dna A,并解开双螺旋,并形成两个复制叉;每个 Dna B 激活一个 Dna G(引物酶),分别起始领头链和随从链的合成。SSB 结合在单链 DNA 上,使其维持在不配对状态。

2. 合成引物　由 Dna B 蛋白和 Dna C、Dna G 蛋白及 DNA 的复制起始区组成的复合体,称为引发体(primosome)。引发体的蛋白质部分在 DNA 链上可以移动,并需由 ATP 供能及 Mg^{2+} 参与。引发体到达适当位置就可按照模板的配对序列,由引物酶催化 NTP(不是 dNTP)的聚合,生成引物,然后由 DNA-pol Ⅲ 开始领头链和随从链的合成。连续合成的领头链上只是在起始时出现引发体;而在不连续复制的随从链上,引发体需多次生成。解链将导致下游发生打结现象或 DNA 超螺旋的其他部分过度拧转,拓扑酶通过切断、旋转和再连接的作用,实现 DNA 超螺旋的转型,即把正超螺旋变为负螺旋(图 12-12)。

在快速生长的原核生物中,在起始点上可以连续地开始新的 DNA 复制,既在 DNA 第一轮复制完成之前就开始启动下一轮复制。

(二) 复制的延长

延长是包含新 DNA 链的延伸和复制叉的移动过程。

复制起始时,母链即已解开,两股单链都是模板,其作用是按碱基配对规律指引脱氧单核苷酸逐个加入而延长 DNA 新链。由 DNA-pol Ⅲ 的催化,其化学反应本质是生成磷酸二酯键。每次掺入的单个核苷酸,都是以 dNTP 为原料,复制时子链从 5′端向 3′端延长。复制延长速度相当快,$E.coli$ 每秒钟能加入的核苷酸数达 2500bp,如营养充足,每 20 分钟可繁殖一代。

(三) 复制的终止

细菌的环状染色体复制终止于 oriC 区对面的终止区内。该区含有多个约 22bp 的终止子(terminus,ter),ter 序列可以与终止子利用物质(terminator utilization substance,Tus)蛋白结合,形成 Tus-ter 复合物,Tus 蛋白具有反解螺旋酶的活性,通过阻止解旋酶的解旋而制止了复制叉的前进,即复制叉可以进入但不能出来。在正常情况下,两个复制叉前进的速度是相等的,复制起始点和终止点刚好把环状 DNA 分为两个半圆,两个方向各行进 180°,同时在终止点汇合。为了定位方便,习惯把 $E.coli$ 的 DNA 分为 100 等分。$E.coli$ 复制起始点 oriC 在 82 位点,复制终点 ter 在 32 位点。

到达终止区后两个复制叉就都停止复制;但也有些生物两个方向复制是不等速的,一个复制叉复制过半后,就受到对侧 Tus-ter 复合物的阻挡,以便等待另一个复制叉的汇合。因此,终止子的功能是使环状染色体的两半各自复制,防止它们过分复制。

由于复制的半不连续性,随从链上出现许多冈崎片段,每个冈崎片段的引物是 RNA,必需除去 RNA,替换成 DNA。首先由 RNA 酶 H(RNaseH)识别并除去 RNA 引物的大部分,但不能水解与 DNA 末端直接连接的核苷酸,因为 RNA 酶 H 只能断裂 2 个核苷酸之间的键。最后一个由 DNA-pol Ⅰ 利用 5′→3′外切酶活性将其切除,留下的缺口由 DNA-pol Ⅰ 填补,最后的切口由 DNA 连接酶封口(图 12-16)。领头链也有引物水解后的空隙,在环状 DNA 最后复制的 3′-OH 端继续延长,即可填补空隙及连接。因此,复制至最后,两股子链都是 DNA 链。

二、真核生物 DNA 生物合成

真核生物 DNA 复制原理与原核生物基本相同,由于真核生物 DNA 分子比原核生物 DNA 分子大得多,因此两者又存在不少差异,如复制子多、冈崎片段短、复制叉前进速度慢等,最主要的区别是参与复制酶的种类、数量更为复杂。同时,由于真核 DNA 和核小体一起存在,在 DNA 复制过程中,也要合成组蛋白,亲代 DNA 的组蛋白仍保留和 DNA 复制子的结合,而新合成的组蛋白则和子代链结合。所以,真核和原核复制系统有许多不同的地方,真

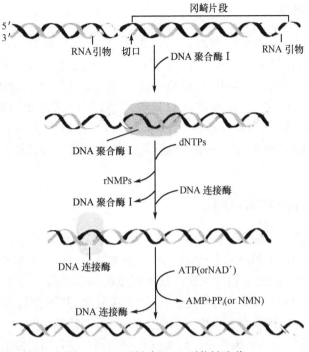

图 12-16　子链中 RNA 引物被取代

核复制过程比原核复制过程更为复杂。

细胞完成一次分裂的过程称为细胞周期,按时间顺序将细胞周期分为四个期:DNA 合成前期(G_1 期),DNA 合成期(S 期),DNA 合成后期(G_2 期)和分裂期(M 期)。真核生物基因组复制的一个重要特征是,DNA 复制仅出现在细胞周期的合成期(S 期),而且只能复制一次。G_1 期及 G_2 期将 S 期与细胞分裂期(M 期)分隔开。

(一) 复制的起始

在前面已介绍,真核生物每个染色体有多个起始点,是多复制子复制。细胞学观察显示,不同的染色体区域并非完全是同时复制的,即复制有时序性,复制子以分组方式激活而不是同步起动。起始时间与染色体的性质相关,一般常染色质的复制早于异染色质。但是,在全部复制完成之前,各个起始点不能开始另一次新的复制。酵母的复制起始点已被克隆,含 11bp 富含 AT 的核心序列,称为自主复制序列(autonomously replicating sequences, ARS),或复制基因。在 G_1 期,由复制起点识别复合物(origin recognition complex, ORC)识别并结合复制基因,组装前复制复合物(pre-replicative complex, pre-RC);在 S 期,pre-RC 被两种蛋白激酶(Ddk 和 Cdk)磷酸化激活并起始复制。

复制的起始需要 DNA-pol α(引物酶活性)和 pol δ(解螺旋酶活性)参与,还包括拓扑酶和众多复制因子(replication factor, RF)如 RFA、RFC 等。复制起始也是打开复制叉,形成引发体和合成 RNA 引物。增殖细胞核抗原(PCNA)在复制起始和延长中起关键作用。

（二）复制的延长

在复制起始点处，DNA-polδ 和起始复合物结合，合成一条长约 10bp 的 RNA 引物，和紧随的由 20～30bp 组成的 DNA（称为 iDNA）。在复制叉及 RNA 引物生成后，由 DNA-polδ 通过 PCNA 的协同作用，逐步取代 DNA-polα 负责领头链的合成。DNA-polδ 是具有高度前进能力的酶，可以连续地合成领头链，它的前进能力来自 RFC 和 PCNA 的相互作用。随从链的引物合成仍由 DNA-polα 负责，然后由 PCNA 协同，DNA-polδ 置换 DNA-polα，继续合成到遇到前一个冈崎片段为止。然后除去引物，由 DNA 连接酶连接成完整的 DNA 链。

（三）复制的终止和端粒酶

染色体 DNA 是线性结构，染色体两端 DNA 分子子链上最后复制的 RNA 引物，被去除后留下空隙。剩下的 DNA 如果不填补成双链，就会被核内 DNase 酶水解，这样，细胞染色体 DNA 将面临复制一次就缩短一些的问题。这种现象的确在某些低等生物的特殊生活条件下观察到，但只是少数特例。事实上染色体虽经多次复制，并不会越来越短。因为真核生物染色体线性 DNA 分子末端存在着称为端粒（telomere）的特殊结构。

端粒是真核生物染色体的天然末端结构，由一段 DNA 序列和蛋白质组分构成。在形态学上，染色体末端膨大成粒状，这是因为 DNA 和它的结合蛋白紧密结合，像两顶帽子那样盖在染色体两端，因而得此名。对多种不同生物端粒的 DNA 序列测定发现，其共同特点是在染色体末端的 3′末端链都有富含 G 碱基的短序列多次重复。如哺乳类动物仓鼠和人类，端粒 DNA（富含 TG）的重复可多达数十甚至上百次，并且形成反折式的二级结构。端粒的功能主要是维持染色体的稳定性，保证 DNA 复制的完整性。

研究发现，端粒 DNA 是由端粒酶（telomerase）所合成并维持的。端粒酶是一种 RNA-蛋白质复合物，其 RNA 的一段序列可与端粒区的重复序列互补并作为端粒区重复序列延长的模板，蛋白质部分具有逆转录酶活性，能以其自身携带的 RNA 为模板进行逆转录，延长端粒 3′端。

真核生物线性双链 DNA 末端的复制通过一种称为爬行模型（图 12-17）的机制来完成：①端粒 DNA3′末端和端粒酶所含的 RNA 分子 3′端形成碱基配对。②端粒酶利用 RNA 为模板，将 dNTP 加到端粒 DNA3′端，这个逆转录过程一直进行到 RNA 模板的第 35 位。③DNA-RNA 杂交链之间发生相对滑动，端粒 DNA3′端和 RNA 下游（3′端）形成新的碱基配对，并重新暴露出部分 RNA 模板序列。④继续逆转录过程。该结合-聚合-转位的过程周而复始，直至在端粒 DNA3′末端形成了足够长度的单链突出。⑤该 3′突出端反折成发夹结构，提供 3′-OH 端，然后由 DNA 聚合酶复制 DNA 5′末端的空缺，最后由连接酶连接。因此，在上述过程中，端粒酶不是直接填补引物去除后留下的空隙，而是在模板链 3′端添加末端重复序列，这样仍能保持染色体的平均长度。由此可见端粒酶在保证染色体复制的完整性上有重要意义。

端粒特别是端粒酶的活性与细胞的生长、繁殖、衰老凋亡以及肿瘤的发生密切相关。端粒的平均长度随细胞分裂次数的增多及年龄的增长而逐渐变短至消失，可导致染色体稳定性下降，导致细胞衰老凋亡。如在多细胞生物的体细胞中几乎没有端粒酶活性，随多次细胞分裂端粒逐渐缩短,细胞失去增殖能力。而端粒酶活性较高的胚原细胞,端粒长度未见缩短。端粒酶的发现和端粒复制机制获得了 2009 年诺贝尔生理学或医学奖。

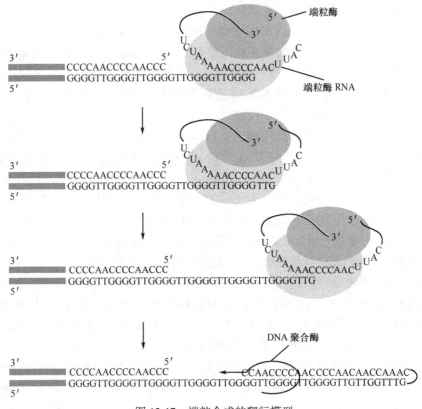

图 12-17　端粒合成的爬行模型

真核生物 DNA 是被包装在核小体中与组蛋白紧密结合的。研究实验表明,核小体的解聚发生在紧靠复制叉前面,而游离的组蛋白马上与刚出现的子代双螺旋重新结合。发生在细胞质中的组蛋白的合成与发生在细胞核中的 DNA 复制协同进行,亲代组蛋白随机地与 DNA 双螺旋结合。复制完成后随即组合成染色体,细胞从 G_2 期过渡到 M 期。

第四节　逆转录和其他复制方式

高等生物的遗传物质大多数是 DNA,而某些病毒的基因组是 RNA,其复制方式是逆转录(reverse transcription),即以病毒 RNA 为模板,利用宿主细胞中四种 dNTP 作为底物,合成与 RNA 互补的 DNA 链的过程。此过程中,核酸合成与转录(DNA→RNA)过程遗传信息的流动方向相反(RNA→DNA),故称逆转录。原核生物的质粒,真核生物的线粒体等,这些非染色体基因组,采用这种特殊的方式进行复制。

一、逆转录病毒和逆转录酶

含有逆转录酶的 RNA 病毒,称为逆转录病毒(retrovirus)。逆转录酶(reverse transcriptase,RT)是一种依赖 RNA 的 DNA 聚合酶,能催化以单链 RNA 为模板合成双链 DNA 的反应。1970 年 Temin 和 Baltimore 分别从致癌 RNA 病毒中发现此酶,他们因此获得 1975 年诺贝尔生理学医学奖。后来发现逆转录酶不仅普遍存在于 RNA 病毒中,哺乳动物的胚胎细胞和正在分裂的淋巴细胞中也有逆转录酶。

逆转录病毒含有三种基因:gag-编码病毒的核心蛋白;pol-编码整合酶和逆转录酶;env-编码病毒的被膜糖蛋白。有的逆转录病毒还带有癌基因(vonc),即有的逆转录病毒有致癌作用。在病毒线形 RNA 基因组的每一端有长末端重复序列(Long terminate repeat,LTR),当病毒 RNA 被逆转录成双链 DNA 时,LTR 促进病毒基因组在宿主染色体上的整合。LTR 还含有病毒基因表达的启动子。

当 RNA 致癌病毒,如鸟类劳氏肉瘤病毒(Rous sarcoma virus)进入宿主细胞后,其逆转录酶先催化合成与病毒 RNA 互补的 DNA 单链,继而复制出双链 DNA,并经整合酶的作用整合到宿主的染色体 DNA 中,以原病毒(provirus)的形式在宿主细胞中一代代传递下去。整合的 DNA 可能潜伏(不表达)数代,至适合的条件时被激活,利用宿主的酶系统转录成相应的 RNA,其中一部分作为病毒的遗传物质,另一部分则作为 mRNA 翻译成病毒特有的蛋白质。最后,RNA 和蛋白质被组装成新的病毒粒子。在一定的条件下,整合的 DNA 也可使细胞转化成癌细胞。因此病毒基因的整合可能是病毒致癌的重要方式。

逆转录酶是一种多功能酶,它兼有三种酶的活力:①RNA 指导的 DNA 聚合酶活性,利用 RNA 作模板,形成 DNA-RNA 杂合分子;②核糖核酸酶 H(RNase H)活性,降解 DNA-RNA 杂合分子的 RNA。它可以从 $5'→3'$ 和 $3'→5'$ 两个方向水解 DNA-RNA;③DNA 指导的 DNA 聚合酶活性,以 DNA 单链为模板,形成双链 DNA 分子。

逆转录酶的聚合酶性质与其他 DNA 聚合酶相类似,如需要引物、以四种 dNTP 为底物、合成 DNA 的方向为 $5'→3'$ 等。但逆转录酶像 RNA 聚合酶一样没有 $3'→5'$ 外切酶活性,因此没有校对功能。一般每添加 20 000 个核苷酸会出现一次错误,所以逆转录酶有相当高的出错率,这就造成 RNA 病毒有很高的进化率,也可能是致病病毒较快地生成新病毒株的一个原因。

二、逆转录过程

由逆转录酶催化的 DNA 合成过程如下:①以逆转录病毒单链 RNA 的基因组为模板,tRNA(主要是色氨酸 tRNA)为引物,在逆转录酶的 RNA 指导的 DNA 聚合酶活性的催化下,合成一条单链 DNA,这条 DNA 单链叫做互补 DNA(complementary DNA,cDNA),它与模板形成 RNA-DNA 杂化双链。②杂化双链中的 RNA 链被逆转录酶的 RNase H 活性水解。③以新合成的单链 DNA 为模板,以 dNTP 为底物,逆转录酶的 DNA 指导的 DNA 聚合酶活性催化合成其互补 DNA,从而产生双链 DNA 分子(图 12-18)。

三、逆转录研究的意义

逆转录酶和逆转录现象是分子生物学研究中的重大发现。中心法则认为:DNA 的功能兼有遗传信息的传递和表达,因此,DNA 处于生命活动的中心位置。逆转录现象说明:RNA 不仅可以是遗传信息的基本携带者,还能通过逆转录的方式将遗传信息传递给 DNA,至少在某些生物,RNA 同样兼有遗传信息传递和表达功能。逆转录现象的

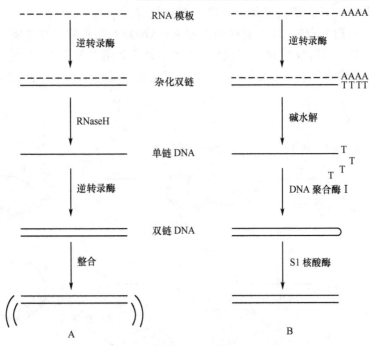

图 12-18 逆转录酶催化的 cDNA 合成

A. 逆转录酶细胞内复制；B. 试管内合成 cDNA

发现向人们展示了遗传信息传递方式的多样性，完善了中心法则，使人们对 RNA 的生物学功能有了更新、更深的认识，从而极大地丰富了 DNA、RNA 和蛋白质三者之间的相互关系。

对逆转录病毒的研究，拓宽了病毒致癌理论，并且人们期望通过寻找逆转录酶的专一性抑制剂来防治。

此外，逆转录酶已成为分子生物学研究中的重要工具。用组织细胞提取 mRNA 并以它为模板，在逆转录酶的作用下，合成出互补的 DNA（cDNA），由此可构建出 cDNA 文库（cDNA library），从中筛选特异的目的基因，这是在基因工程技术中最常用的获得目的基因的方法（cDNA 法）。

四、滚环复制和 D 环复制

滚环复制（rolling-circle replication）是某些低等生物的复制形式，如 φX174 和 M13 噬菌体等。在以这种机制进行的复制中，首先由它自己编码的有核酸内切酶活性的 A 蛋白的作用，在其中一条 DNA 链的复制起点打开一个切口，然后以所产生的游离 3′-OH 端为引物，保持闭环的对应单链作为模板，一边滚动一边进行连续的复制合成新链。合成一圈后，露出切口序列，A 蛋白把母链和子链切断，外环母链再重新滚动一次，最后合成两个环状子链（图 12-19）。A 蛋白是一种较少见的顺式作用蛋白，它仅仅结合和作用于表达它的 DNA 序列。

在研究真核细胞内线粒体 DNA 的复制时，发现了 DNA 的 D-环复制。D 环复制的特点是两条链的复制不是同步的，复制需合成引物。复制时，在特异的复制起始点解开双链,第一个引物以内环为模板延伸。至第二个复制起始点时,又合成另一个反向引物,以外环为模板进行反向延伸。最后完成两个双链环状 DNA 的复制。在电镜下可看到 DNA 呈 D-环形状。待一条链复制到一定程度,暴露出另一条链的复制起点,另一条才开始复制。这表明两条链的起始点不在同一点上,当两条链的起始点分开一定距离时就产生了 D-环复制。

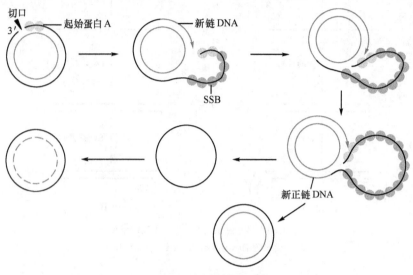

图 12-19 滚环复制示意图

第五节 DNA 损伤(突变)与修复

DNA 存储着生物体赖以生存和繁衍的遗传信息,因此维护 DNA 分子的完整性对细胞至关重要。但是,在 DNA 复制中出现的偶然错误会改变基因的核苷酸序列,环境中的一些物理化学因素(如紫外线、化学诱变等)也能破坏 DNA 的结构和功能。在很多情况下,细胞具有校正或修复这些损伤的能力,这是生物在长期进化过程中获得的一种保护机制。然而,有些损伤不能被完全修复,就成为所谓的突变。突变(mutation)是指 DNA 分子上碱基的改变或表型功能的异常变化,也称为 DNA 损伤(DNA damage)。突变有利于生物进化,但不可逆的严重的损伤将导致细胞死亡。因此,生命和生物多样性依赖于突变与修复之间的良好平衡。

一、突变的意义

从长远的生物进化史看,物种进化的根本原因就是基因不断发生突变所造成的,没有突变就不可能有丰富多彩的世界。基因突变的价值远不止于解释生物世代遗传性状的改变导致生物进化过程中的自然选择,研究基因突变诱因则对于改造生物具有现实意义。

有些突变发生在对生命过程至关重要的基因上,将导致细胞及个体的死亡,甚至使物种被淘汰;如果突变发生在基因的重要部位上,将成为某些疾病的发病基础,造成遗传性疾病、肿瘤及有遗传倾向的病,其中少数已知其遗传缺陷所在;有的突变没有可察觉的表型改变,例如,在简并密码子上第三位碱基的改变,或蛋白质非功能区段上编码序列的改变,从表观是看不出任何差异,但基因结构已发生改变,使个体间出现多态性;还有些突变可能使机体产生某些优势,为自然选择和生物的进化提供了分子基础。

案例 12-1

　　患者,女,一岁八个月,出生 20 天后右下脸出现片状红斑;四个月时颜面出现多数浮肿性红斑,起水泡,破溃,结痂。流眼泪,分泌物增多。五个月时面部、肩部、前臂伸侧出现许多黑褐色斑点。近十天上述症状进行性加重。患儿一岁六个月会走路,智力发育较差,现只能说个别简单词(如爸、妈、吃等)。患儿足月顺产。体格检查:体温36.8℃,呼吸 25 次/分。一般情况尚可,发育与同龄儿童相仿,未发现明显的耳、眼和神经系统症状。步态不稳,面、肩、前臂内侧可见深浅不一的黑褐色斑片及色素脱失斑,无萎缩性瘢痕。下唇可见少数米粒大小黑斑。

　　初步诊断:着色性干皮病(XP)?

问题讨论:

　　1. 确诊为着色性干皮病,实验室还需做哪些检查?

　　2. 着色性干皮病的发病机制。

案例分析 12-1

　　首先追问家族史。该患儿父母在五代前有血缘关系,家族中其他人无相同疾病。父母经常抱患儿到户外晒太阳,以防得佝偻病。同时采集患儿及其父母和一些亲属血样共 10 份,检测着色性干皮病家系中 XPA 基因是否突变。

　　实验室通过 DNA 测序及限制性片段长度多态性(RFLP)分析,结果证实其父母皆为杂合子。患儿 XPA 基因为纯合子,患儿被确诊为着色性干皮病。

二、引发突变的因素

　　DNA 可发生自然突变和由于在化学与物理突变剂作用下而引发突变。

　　1. 自发突变　大量的突变属于自发突变,发生频率大约 10^{-9} 左右。但考虑到高等生物基因组庞大,细胞繁殖速度快,就不难理解它起的作用是不可低估的。

　　2. 诱发突变　环境因素引起的 DNA 损伤主要有物理、化学和生物因素的影响　①物理因素主要是指电离辐射和紫外线。如紫外线可引起 DNA 链上相邻的两个嘧啶碱基发生共价结合,生成嘧啶二聚体(图 12-20)。②多种化学因素会使 DNA 产生突变,包括化工原料、化工产品和副产品,各种工业的排放物、农药、食品防腐剂或添加剂,以至汽车排放的废气等。已检出致突变化合物有六万多种,而且每年还以上千新品种的速度增加。这些突变剂大多数是致癌剂,能引起癌症。③生物因素主要是病毒,对动物、人类的致畸和致癌作用。如逆转录病毒,在它们的生活周期中能插入和打断基因,或可能带有基因调控元件来影响宿主基因的表达,从而导致肿瘤。

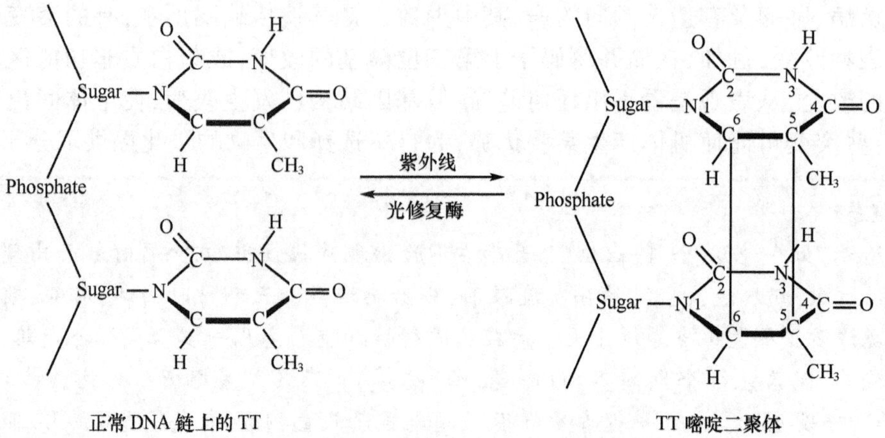

正常 DNA 链上的 TT　　　　　　　　　　　　　TT 嘧啶二聚体

图 12-20　嘧啶二聚体的形成与解聚

案例分析 12-1

患者由于经常被其父母抱到户外晒太阳,造成紫外线照射诱发 DNA 链的嘧啶二聚体形成。但患儿因 XPA 基因发生了突变,导致其机体 DNA 切除修复系统缺陷,因而不能切除嘧啶二聚体造成的 DNA 损伤,故其皮肤对于日光敏感,易发生色素沉着、萎缩、甚至癌变。这是一种常染色体隐性遗传性疾病。

三、突变分子改变的类型

从理论上讲,DNA 损伤不仅包括 DNA 分子中碱基的改变,而且还包括核糖和磷酸都有可能受到损伤。但在这些损伤中,只有碱基的损伤是最常见的,也是最严重的,因为碱基顺序决定了 DNA 编码信息的正确性。根据碱基顺序改变的形式不同,突变分为以下几种类型。

1. 点突变　DNA 分子上单个碱基的改变称为点突变。引起点突变的因素很多:如自发损伤中的碱基脱氨基或碱基丢失,化学因素引起的碱基在 DNA 链上的置换等。

点突变分为两类:①转换:发生在同型碱基之间,即一种嘌呤(或嘧啶)代替另一种嘌呤(嘧啶)。②颠换:发生在异型碱基之间,即一种嘌呤被一种嘧啶置换,或反之。在自然界,转换多于颠换。点突变发生在基因的编码区,可导致蛋白一级结构的改变而影响其生物学功能,引起遗传性疾病或癌基因的激活。如果点突变发生在简并性密码子的第三位,可能不会导致氨基酸的改变。

2. 插入、缺失和框移突变　插入是指一个原来没有的碱基或一段原来没有的核苷酸插入到 DNA 大分子中间。缺失是指一个碱基或一段核苷酸从 DNA 分子上消失。框移突变是指三联体密码的阅读方式改变造成蛋白质氨基酸排列顺序发生改变,其后果是翻译出的蛋白质可能完全不同。插入和缺失都可导致框移突变。3 个或 $3n$ 个的核苷酸插入或缺失,不一定能引起框移突变(图 12-21)。

3. 重排　DNA 分子内较大片段的交换,称为重排。重排可引起 DNA 的倒位,造成其中一段 DNA 方向反置,如从 $5' \rightarrow 3'$ 整段倒置为 $3' \rightarrow 5'$。图 12-22 表示由于血红蛋白 β 链和

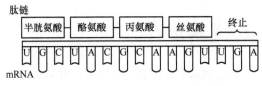

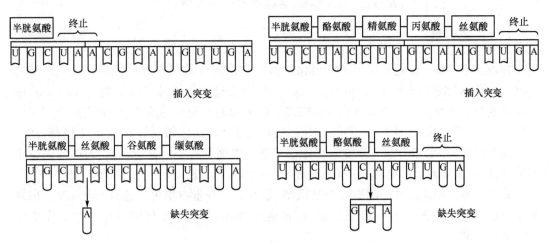

图 12-21　插入和缺失引起移码突变

δ 链两种类型的基因重排引起的地中海贫血。

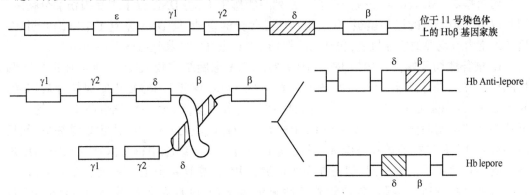

图 12-22　基因重排引起两种地中海贫血的基因型

案例分析 12-1

　　着色性干皮病发病机制正如上述由于碱基错配所致。患儿 XPA 基因第五外显子存在异常:第 631 位碱基由胞嘧啶突变为胸腺嘧啶,发生了转换,使第 211 位氨基酸由精氨酸突变为终止密码子,导致其编码的 XPA 蛋白在 C 端缺失了 63 个氨基酸。XPA 蛋白参与 DNA 的切除修复。当 XPA 基因突变导致 XPA 蛋白功能缺陷时,引起 DNA 损伤修复失败,导致临床上出现皮肤损伤症状。

四、DNA 损伤的修复

DNA 的损伤必须被修复,以保证遗传信息的完整性。修复是指针对已发生了的缺陷而施行的补救机制。细胞内具有一系列起修复作用的酶系统,可以恢复 DNA 的正常双螺旋结构。修复的主要类型有:光修复、切除修复、重组修复和 SOS 修复。

(一) 光修复

1949 年,Kellner 首先发现可见光可保护微生物避免于致死剂量的紫外线损伤。1958年 Rupert 等人称它为光修复(light repairing)。光修复过程是通过光修复酶(photolyase)催化而完成的。光修复酶可以结合胸腺嘧啶二聚体引起的扭曲双螺旋部位,催化两个胸腺嘧啶碱基再生,正常的 A—T 碱基对重新形成,然后光复活酶从已修复好的 DNA 上脱落,DNA完全恢复正常(图 12-20)。光修复酶在低等单细胞生物至鸟类中普遍存在,人体细胞中也有发现,仅需用强的可见光(300~600nm 波长)照射即可活化。

光修复是一种高度专一的直接修复机制,是由于一些蛋白质可以连续监测 DNA,识别和修复某种损伤的核苷酸和错配的碱基,直接逆转导致 DNA 破坏的反应。它只作用于DNA 嘧啶二聚体。

(二) 切除修复

切除修复(excision repairing)是在一系列酶的作用下,将 DNA 分子中受损伤部分切除,同时以另一条完整的链为模板,合成出被切除部分的空隙,使 DNA 恢复正常结构的过程。这是细胞内最重要的修复机制,包括切除损伤 DNA、填补空隙和连接等反应步骤。

1. 核苷酸切除修复　如果 DNA 损伤造成 DNA 螺旋结构较大变形,则需要以核苷酸切除修复方式进行修复。*E.coil* 菌内有一种称"uvrABC 修复"的修复机制属核苷酸切除,其机制是:首先是 UvrA、UvrB 辨认及结合 DNA 损伤部位,UvrC 在解螺旋酶 UvrD 的协助下从损伤部位的两侧切下一段长约 12 个核苷酸的有损伤的 DNA 链,产生单链缺口;然后由 DNA-pol I 和连接酶填补空隙和连接(图 12-23)。高等细胞中核苷酸切除修复的原理与大肠埃希菌中的基本相同,但对损伤的检测、切除和修复系统更为复杂。在人类,这种切除修复机制的遗传缺陷,会导致着色性干皮病,病人对日光非常敏感,并最终导致皮肤癌。

2. 碱基切除修复　该修复作用可将单个不正确配对或产生变化的碱基切除和替换。在该系统中,糖苷酶(DNA glycosylases)能识别 DNA 中的不正确碱基,如胞嘧啶或腺嘌呤脱氨基而形成不正确的尿嘧啶或次黄嘌呤;碱基甲基化或其他方式的变化。DNA 糖苷酶可以切断这种碱基的 *N*-糖苷键,将其除去,形成的脱嘌呤或脱嘧啶部位通常称为"无碱基"部位或 AP 位点。然后由 AP 内切核酸酶(AP endonucleases)切去含有 AP 位点的脱氧核糖-5-磷酸,在 DNA 聚合酶作用下重新放置一个正确的核苷酸,最后通过 DNA 连接酶将切口封闭。

(三) 重组修复

重组修复(recombination repairing)是一种类似遗传重组的修复机制。当 DNA 分子的损

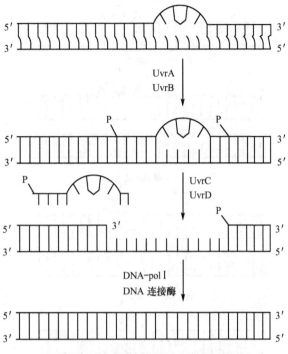

图 12-23 大肠埃希菌 DNA 切除修复

伤面较大,还来不及修复完善就进行复制时,损伤部位因无模板指引,复制出来的新子链会出现缺口,这时,由重组蛋白 RecA 的核酸酶活性将另一股健康的母链上相应核苷酸序列片段移至子链缺口处,修补缺口。在健康的母链产生的缺口,可通过 DNA 聚合酶利用正常子链作模板复制 DNA 来填补,连接酶连接切口,DNA 得到修复(图 12-24)。

在重组修复过程中,原来的损伤段并未除去。如果损伤只发生在双链 DNA 中的一股单链,则下一轮的复制损伤链就只占 DNA 的 1/4,不断复制后,其比例就越来越低,最终也就几乎不影响正常的生理过程,损伤的效应就得到"稀释"。有时,损伤本身在子代细胞中还可能通过切除修复而恢复正常。

(四) SOS 修复

SOS 修复(SOS repairing)是指 DNA 损伤严重或复制受到限制,细胞处在应急状态下诱导产生的一种修复方式。

SOS 反应能诱导切除修复和重组修复中某些关键酶和蛋白质的产生,是这些酶和蛋白质在细胞内的含量升高,从而加强切除修复和重组修复的能力。当 DNA 分子高密度大片段损伤时,原有的 DNA 聚合酶受抑制。与此同时诱导产生一种新的缺乏校对功能的 DNA 聚合酶,这种酶易造成 DNA 复制错误,引起基因突变。牺牲复制的精确性,换取细胞生存的这种修复系统,1973 年 Raelman 命名为 SOS 修复,也称错误倾向修复(error-prone repair)。实验还证明:不少能诱发 SOS 修复机制的化学药物,都是哺乳类动物的致癌剂。虽然 SOS 修复使细胞能够存活下来,但引起较广泛、长期的突变,可能与生物进化相关。对 SOS 修复和突变、癌变的关系,是肿瘤上研究的热点之一。

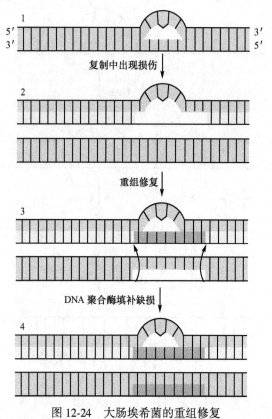

图 12-24   大肠埃希菌的重组修复

小　结

　　生物学的中心法则阐明了遗传信息传递的规律。DNA 分子在生物体内合成主要有两种方式:DNA 复制和逆转录。

　　DNA 的复制是指以亲代 DNA 作为模板,dNTP 为原料,根据碱基配对原则指导 DNA 合成的过程。DNA 复制时,亲代 DNA 分子双链打开,形成两个复制叉,同时向两个方向进行复制,称为双向复制。复制后的 DNA 分子中,一条单链从亲代完整地接受过来,另一条单链则完全重新合成,这种复制方式叫做半保留复制。子代 DNA 分子中,有一条链是连续合成的,为前导链;而另一条链的合成是不连续的,为随从链,所以 DNA 复制是半不连续的复制。

　　原核生物 DNA 复制时,由解螺旋酶作用在复制起始点,解开双链,引物酶合成 RNA 引物,在 DNA 聚合酶Ⅲ催化下,合成 DNA 链。RNA 引物需切除,留下的空隙由 DNA 聚合酶Ⅰ填补,最后在 DNA 连接酶作用下,连接冈崎片段形成长链。原核生物环状 DNA 是单复制子,起始点向终止点汇合而终止复制。真核生物 DNA 复制与原核生物有相似之处,但更加复杂。真核生物 DNA 复制是从多个复制起始点开始,DNA 聚合酶有多种不同的形式(α、β、γ、δ、ε)。此外,还需 PCNA 等多种蛋白质因子参与。复制的延长和核小体组蛋白的分离和重新组装有关。端粒酶和端粒可保持真核染色体复制的完整性。

　　逆转录是以 RNA 分子为模板,在逆转录酶的作用下,合成 DNA 分子的过程。在致癌的 RNA 病毒中,携带了逆转录酶。逆转录是分子生物学研究中的重大发现,是对中心法则的重要发展和补充,拓宽了病毒致癌理论。逆转录酶为重要的工具酶,在基因工程中可用逆转录酶制备 cDNA。滚环复制是原核生物染色体外的基因组复制方式,D 环复制是真核生物线粒体 DNA 的复制方式。

　　DNA 复制的过程中可能发生突变。突变除了自发发生的外,还可因物理、化学因素的损伤而诱发。细胞内存在各种修复机制,使损伤的 DNA 得以修复。主要的修复方式有光修复、切除修复、重组修复和 SOS 修复等。其中,最重要的为切除修复。

（熊向阳　揭克敏）

第 13 章 RNA的生物合成（转录）

生物体的遗传信息储存在染色体 DNA 分子中。基因的表达产物，即各种蛋白质等，参与机体的各种代谢过程，使机体表现出多种生理功能及生物性状。DNA 分子上储存的信息通过中介体 mRNA 来指导蛋白质的合成。在这个过程中，机体首先将 DNA 分子中储存的信息转移到 mRNA 分子中，此过程称为转录（transcription）。随后，RNA 分子以其信息指导蛋白质的合成，称为翻译（translation）。真核细胞转录后的初级转录本（primary transcript）为 RNA 前体（RNA precursor），前体经过转录后加工过程（post-transcriptional processing）转变为成熟 RNA（mature RNA）。另外，转录还包括 tRNA 和 rRNA 的合成，这两种 RNA 也参与蛋白质合成，但不用作翻译模板。

第一节 转 录 体 系

一、转录及其特点

转录是依赖 DNA 指导的 RNA 合成反应。该反应是以基因单链 DNA 为模板，在 RNA 聚合酶催化下以四种三磷酸核苷（NTP）即 ATP、GTP、CTP 及 UTP 为原料，按照碱基互补配对原则（A—U，C—G，T—A），各核苷酸之间通过 3′,5′-磷酸二酯键相连进行的聚合反应。合成反应的方向为 5′→3′。反应体系中还有 Mg^{2+}、Mn^{2+}、蛋白因子等物质的参与，反应不需要引物。产物 RNA 的碱基序列是由模板 DNA 中的碱基序列决定的。

在转录进行时，DNA 双链中只有一条链作为模板，指导合成与其互补的 RNA。此 DNA 链称为模板链（template strand），DNA 双链中的另一条链，不作为转录作用的模板，称为编码链（coding strand）。编码链的序列与转录本 RNA 的序列基本相同，只是编码链上的 T 相应在转录本上为 U。由此可见，转录本 RNA 的序列与 DNA 模板链序列是互补的，转录本 RNA 的序列与 DNA 中编码链序列基本上是相同的。

当一个基因 DNA 片段进行转录时，双链 DNA 分子中只有一条链作为转录的模板，这种转录方式称为不对称转录（asymmetric transcription）。但是在多基因的双链 DNA 分子中，不同基因的模板并不是全在同一条链上，也就是说在双链 DNA 分子中的一条链，对于某基因是编码链，但对于另一个基因则可能是模板链（图 13-1）。

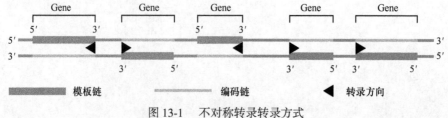

图 13-1　不对称转录转录方式

二、RNA 聚合酶

催化转录作用进行的酶是 RNA 聚合酶(RNA polymerase,RNA pol),也称依赖 DNA 的 RNA 聚合酶(DNA dependent RNA polymerase)。转录的全过程均需 RNA 聚合酶催化。

(一) 原核生物 RNA 聚合酶

目前研究得比较透彻的是大肠埃希菌 RNA 聚合酶,它是由 5 条肽链,即 5 个亚基组成,分子量为 480kD。5 个亚基中有 2 个 α 亚基,以及 β、β′、σ 亚基各一个。$\alpha_2\beta\beta'$ 4 个亚基组成核心酶(core enzyme),加上 σ 亚基后成为全酶 $\alpha_2\beta\beta'\sigma$(holoenzyme)。σ 亚基与核心酶结合不紧密,容易脱落。RNA 聚合酶的 β 亚基有促进聚合反应中磷酸二酯键生成的作用。β′ 亚基是酶与模板结合时的主要部分。σ 亚基没有催化活性,但它可以识别 DNA 模板上转录的起始部位。

RNA 聚合酶具有多种功能,包括有几个方面:①它可从 DNA 分子中识别转录的起始部位。例如从大肠埃希菌 DNA 分子的 4×10^6 碱基对中识别 2000 个转录起始部位。②促使与酶结合的 DNA 双链分子打开 17 个碱基对。③催化适当的 NTP 以 3′,5′-磷酸二酯键相连接,如此连续地进行聚合反应完成一条 RNA 转录本的合成。这种聚合反应是在同一分子的 RNA 聚合酶催化下完成的。④识别 DNA 分子中转录终止信号促使聚合酶促反应的停止。此外,RNA 聚合酶还参与了转录水平的调控。转录作用的聚合反应速率为 30~85bp/s,比 DNA 复制的聚合反应速率(~500bp/s)要慢。RNA 聚合酶缺乏 3′→5′外切酶活性,所以它没有校对功能。RNA 合成的错误率约为 10^{-6},较 DNA 合成的错误率(10^{-9}~10^{-10})要高很多。

原核生物 RNA 聚合酶的活性可以被利福霉素(rifamycin)及利福平(rifampicin)所抑制,这是由于它们可以和 RNA 聚合酶的 β 亚基相结合,而影响整个转录过程。利福平作为抗结核药物,就是利用了真核生物 RNA 聚合酶对它不敏感,而原核生物 RNA 聚合酶对它敏感的原理。

案例 13-1

患者,女,59 岁,间断咳嗽、咳痰 5 年,加重伴咯血 2 个月。患者 5 年前受凉后低热、咳嗽、咳白色黏痰,给予抗生素及祛痰治疗,1 个月后症状不见好转,体重逐渐下降,后拍胸片诊为"浸润型肺结核",肌注链霉素 1 个月,口服利福平、异烟肼 3 个月,症状逐渐减轻,遂自行停药,此后一直咳嗽,少量白痰,未再复查胸片。2 个月前劳累后咳嗽加重,少量咯血伴低热、盗汗、胸闷、乏力又来诊。病后进食少,二便正常,睡眠稍差。

体格检查:体温 37.4℃,脉搏 94 次/分,呼吸 22 次/分,血压 130/80mmHg,神志清晰,无皮疹,浅表淋巴结未触及,巩膜不黄,气管居中,两上肺呼吸音稍减低,并闻及少量湿啰音,心叩不大,律齐,无杂音,腹部平软,肝脾未触及,下肢不肿。血液化验:血红蛋白 110g/L,白细胞 4.5×10^9/L,中性粒细胞 53%,淋巴细胞 47%,血小板 210×10^9/L。

问题讨论:

1. 结核病需要通过何种检测手段进行确切的诊断?

2. 结核病的常规化学药物治疗方案中利福平的作用是什么?

案例分析 13-1

1. 结核病需要通过何种检测手段进行确切的诊断？

病史是诊断结核病最为重要的依据。轻症肺结核病例症状大多缺乏特异性，部分病例甚至无症状而仅在 X 线检查时发现但病史和临床表现仍是诊断的基础，只要仔细询问和认真检查，常能提供重要诊断线索。

凡遇下列情况者应高度警惕结核病的可能性：①反复发作或迁延不愈的咳嗽咳痰，或呼吸道感染经抗生素治疗 3~4 周仍无改善；②痰中带血或咯血；③长期低热或所谓"发热待查"；④体检肩胛间区有湿啰音或局限性哮鸣音；⑤有结核病诱因或好发因素尤其是糖尿病、免疫抑制性疾病和接受激素或免疫抑制剂治疗者；⑥有关节疼痛和皮肤结节性红斑、滤泡性结膜角膜炎等过敏反应性表现；⑦既往史有渗出性胸膜炎、肛瘘、长期淋巴结肿大以及婴幼儿和儿童有家庭开放性肺结核密切接触史。

在结合病史的基础上，一般采取以下的检查方式进行确诊：

(1) 肺结核病人痰涂片和(或)培养结核杆菌阳性，并具相应临床和 X 线表现，确诊肺结核。

(2) 痰菌阴性肺结核诊断比较困难，符合以下 4 项中至少 3 项者临床诊断成立：①典型肺结核临床症状和肺部 X 线表现；②临床可排除其他非结核性肺部病患；③PPD(5TU)阳性或血清抗结核抗体阳性；④诊断性抗结核治疗有效。必要时应作纤维支气管镜采集微生物标本和活检标本通过微生物学和(或)组织病理学检测确诊。

2. 结核病的常规化学药物治疗方案中利福平的作用是什么？

抗结核化学药物治疗对结核病的控制起着决定性的作用，合理的化疗可使病灶全部灭菌，痊愈。合理的化疗是指对活动性结核病坚持早期、联用、适量、规律和全程使用敏感药物的原则。

抗结核药物治疗应选择两种以上药物联用。WHO 推荐的化疗方案是：初治标准化疗方案：2HRZ/4HR(异烟肼、利福平、吡嗪酰胺 2 个月强化期/异烟肼、利福平 4 个月巩固期)。利福平通过抑制 RNA 聚合酶，阻止 RNA 合成发挥杀菌活性。对胞内和胞外代谢旺盛和偶尔繁殖的结核菌均有杀菌作用。

(二) 真核生物 RNA 聚合酶

真核生物 RNA 聚合酶比原核生物 RNA 聚合酶要复杂，有 I、II、III 三种类型，以后又发现有 Mt 型，所以现共有 4 型，每一种类型中又有几种不同亚基的同工酶。以下是三种常见类型 RNA 聚合酶的基本特征。见表 13-1。

表 13-1 真核生物的 RNA 聚合酶

种类	I	II	III
转录产物	45S-rRNA	hnRNA	5S-rRNA,tRNA,snRNA
对鹅膏蕈碱的反应	耐受	极敏感	中度敏感

(三) 启动子及终止子

RNA 聚合酶在识别 DNA 模板转录的启动部位及终止部位上均有作用,DNA 分子中的这两个部位是有其特点的。

1. 启动子 启动子或启动部位(promoter 或 promoter site)是指在转录开始进行时,RNA 聚合酶与模板 DNA 分子结合的特定部位。这一特定部位在转录作用的调节中是有重要作用的。每一个基因均有自己特有的启动子。

(1) 原核生物的启动子:原核生物的启动子大约有 55 个碱基对,其中包含有转录的起始点和两个序列——结合部位及识别部位。起始点(start site)是 DNA 模板链上开始进行转录作用的位点,通常在其互补的编码链对应位点(碱基)标以+1。从起始点转录出的第一个核苷酸常为嘌呤核苷酸,即 A 或 G。转录是从起始点开始向模板链的 5′末端方向即编码链3′末端方向行进。DNA 分子从起始点开始顺转录方向的区域称为下游(down stream);从起始点逆转录方向的区域称为上游(upstream)。结合部位是指在 DNA 分子上与 RNA 聚合酶核心酶紧密结合的序列。结合部位的长度大约是 7 个碱基对,其中心位于起始点上游的-10bp 处。因此将此部位称为-10 区(-10 region)。多种启动子的-10 区具有高度的保守性和一致性;它们有一个共有序列或共同序列(consensus sequence),为 5′-TATAAT-3′。这一序列首先由 D.Pribnow 提出,所以又称为 Pribnow 盒(Pribnow box)。由于在 Pribnow 盒中碱基组成全是 A—T 配对,缺少 G—C 配对;而前者的亲和力只相当于后者的十分之一,所以 T_m 较低。因此该区域的 DNA 双链容易解开,利于 RNA 聚合酶的进入而促使转录作用的起始。在 DNA 分子上还有一段识别部位,是 RNA 聚合酶的 σ 因子识别 DNA 分子的部位。识别部位约有 6 个碱基对,其中心位于上游-35bp 处。这个部位称为-35 区(-35 region)。多种启动子的-35 区也具有高度的保守性和一致性,其共有序列为 5′-TTGACA-3′。在-35 区与-10 区之间大约间隔有 17 个 bp(图 13-2)。

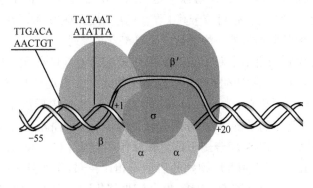

图 13-2 原核生物启动子

(2) 真核生物的启动子:真核生物 RNA 聚合酶有几种类型,它们识别的启动子也各有特点。一个真核基因按功能可分为两部分,即调节区和它的结构区(结构基因)。结构基因的 DNA 序列指导 RNA 转录;如果该 DNA 序列转录产物为 mRNA,则最终翻译为蛋白质。调节区由两类元件组成,一类元件决定基因的基础表达,又称为启动子;另一类元件决定组织特异性表达或对外环境变化及刺激应答;两者共同调节基因表达(图 13-3)。

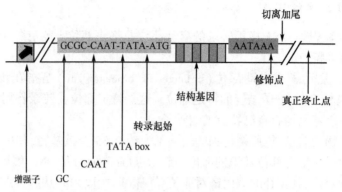

图 13-3　真核基因调节序列示意图

　　真核生物编码蛋白质的基因的启动子,也就是 RNA 聚合酶Ⅱ识别的启动子与原核生物的启动子相似,也具有两个高度保守的共有序列。其一是在-25 附近的一段 AT 富集序列,其共有序列是 TATAA,称为 TATA 盒(TATA box),又称 Hogness 盒。TATA 盒与原核生物启动子的 Pribnow 盒相似,是转录因子与 DNA 分子的结合部位。其二是在多数启动子中,-70 附近共有序列 CAAT 区,称为 CAAT 盒。在不同的启动子中,CAAT 区的位置也不完全相同。除以上两个区域外,有些启动子上游中含有 GC 盒,此 GC 盒与 CAAT 盒多位于-40 ~ -110 之间,它们可影响转录起始的频率。另外,有少量基因缺乏 TATA 盒,而由起始序列(initiator sequence,Ins)与 RNA 聚合酶Ⅱ直接作用启动基本转录的开始。启动子决定了被转录基因的启动频率与精确性,同时启动子在 DNA 序列中的位置和方向是严格固定的,是由 5′ 到 3′方向排列。

　　第二类元件中一部分 DNA 序列能增强或减弱真核基因转录起始的频率,这些区域称为增强子(enhancer)和沉默子(silencer)。增强子是长约 100 ~ 200bp 的序列,它们与启动子不同,可以位于转录起始位点的上游,也可位于其下游。有些增强子和沉默子在 DNA 序列中的方向是严格由 5′到 3′方向排列,而另外一些则是自 3′向 5′方向排列。

　　RNA 聚合酶Ⅱ识别的启动子对于 mRNA 的生成起着重要的作用。RNA 聚合酶Ⅱ可以识别数以千种的启动子,而它们的序列又有许多相似之处。启动子与增强子都可视为基因表达调控中的顺式作用元件(cis-acting element),还有一些蛋白质因子可以结合在启动子区,调节 RNA 聚合酶与启动子的结合,称之为转录因子(transcription factor TF),是基因表达调控中的反式作用因子。RNA 聚合酶Ⅰ催化转录作用生成 18S、5.8S 及 28S rRNA 前体,它所识别的启动子与 RNA 聚合酶Ⅱ所识别的启动子相比,有较大的差异。但是位于-30 区都有高度保守的 TTA;在-16 位还有 G。RNA 聚合酶Ⅲ催化转录作用生成 tRNA、5S rRNA 及一些小核 RNA。它识别的启动子比较特殊,启动子不位于编码基因的上游,而在编码基因的转录区内。

　　2. 终止信号　在指导转录作用的 DNA 分子中,除了具有启动子外,也有停止转录作用的部位,称为终止信号(stop signal)或终止子(terminator)。原核的终止方式有两种,其一,终止部位在结构上有些特点,终止部位中有一段 GC 富集区,随之又有一段 AT 富集区。在 GC 区内有一段是反向重复序列(inverted repeat sequence),以致转录作用生成的 mRNA 在其相应序列中有互补形成的发卡式结构。对于 DNA 分子的 AT 富集区,转录生成的 mRNA 的

3′末端中相应的有一连串 U 序列（图 13-4）。

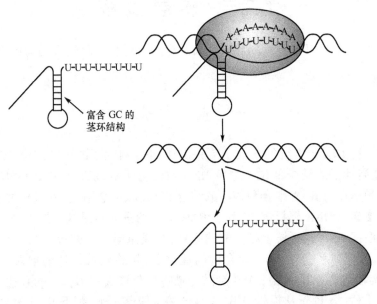

图 13-4　原核生物转录作用的终止信号（非依赖 ρ 因子终止）

另外，还有依赖蛋白质 ρ 因子（ρ factor）的终止方式，ρ 因子与 ATPase 相似并同源，具有解旋酶活性，它可使 DNA-RNA 之间的碱基对解开，导致 RNA 合成的终止，故又称为终止蛋白（图 13-5）。

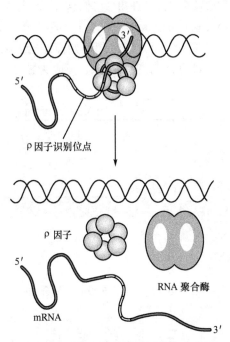

图 13-5　原核生物转录作用的终止信号
（依赖 ρ 因子终止）

第二节   转 录 过 程

转录过程可以分为三个阶段:起始、延长及终止。现对了解较多的大肠埃希菌转录过程介绍如下。

一、起   始

在起始阶段,RNA 聚合酶的 σ 因子首先识别 DNA 启动子的识别部位,RNA 聚合酶核心酶则结合在启动子的结合部位。之后 DNA 双链分子的局部区域发生构象变化,结构变得松散,特别是在与 RNA 聚合酶核心酶结合的 Pribnow 盒附近,双链暂时打开约 17 个碱基对长度,暴露出 DNA 模板链,有利于 RNA 聚合酶进入转录泡,催化 RNA 聚合。转录作用开始时,根据 DNA 模板链上核苷酸的序列,合成原料三磷酸核苷(NTP)按碱基互补原则依次进入反应体系。在 RNA 聚合酶的催化下,起始点处相邻的前两个 NTP 以 3′,5′-磷酸二酯键相连接。其中第一个核苷酸为嘌呤核苷酸 A 或 G,而 pppG 比 pppA 的几率要更大一点。随后,σ 因子从模板及 RNA 聚合酶上脱落下来,剩下 RNA 聚合酶的核心酶沿着模板向下游移动,转录进入延长阶段。脱落下的 σ 因子可以再次与其他核心酶结合而循环使用。

真核生物的转录起始比原核生物复杂,需要各种转录因子与反式作用因子相互结合,同时蛋白质因子之间也要相互识别、结合。相对于 RNA pol Ⅰ、Ⅱ、Ⅲ 的转录因子,分别称为 TFⅠ、TFⅡ、TFⅢ。目前研究较多的是 TFⅡ,它们包括 TFⅡA、B、D、E、F 等。真核生物 mRNA 转录起始,也需要 RNA pol 与模板形成复合物,但必须先由一系列转录因子 TFⅡ 与 DNA 模板形成聚合物,再引导 RNA pol Ⅱ 与转录起始点结合,最终形成转录起始前复合物(pre-initiation-complex,PIC)。TFⅡD 与 TATA 盒结合成为核心,其他 TF 因子逐渐结合上去,形成 PIC,见图 13-6。

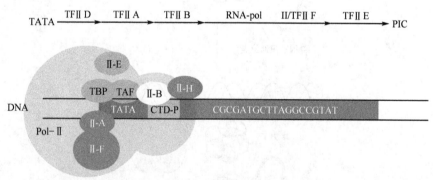

图 13-6   真核生物转录起始复合物

二、链 的 延 长

在起始阶段第一个磷酸二酯键形成后,σ 因子脱离 DNA 模板及 RNA 聚合酶。RNA 聚合酶核心酶沿着 DNA 模板向下游移动。与 DNA 模板链序列相互补的核苷酸逐一地进入反应体系,在 RNA 聚合酶的催化下,核苷酸之间以 3′,5′-磷酸二酯键相连接进行着 RNA 的合成反应,合成方向为 5′→3′。如此,转录出的 RNA 从 3′末端处逐步地延长。新生的 RNA,暂时与 DNA 模板链形成 DNA-RNA 杂交体,长度约为 12 个碱基对。杂交体中 DNA 与 RNA 之间的结合不紧密,RNA 很容易脱离 DNA 模板链。于是,DNA 模板链与 DNA 编码链重新形成 DNA 双链分子。在延长过程中,局部打开的 DNA 双链、RNA 聚合酶及新生成的 RNA 局部形成了转录泡(transcription bubble)。随着 RNA 聚合酶的移动,转录泡也行进而贯穿于延长过程的始终。

三、链 的 终 止

在原核 RNA 延长进程中,当 RNA 聚合酶行进到 DNA 模板的特定部位——终止信号时,RNA 聚合酶就不再继续前进,聚合作用也在此停止。由于终止信号中有由 GC 富集区组成的反向重复序列,在转录生成的 mRNA 中可形成相应的发卡结构。此发卡结构由于改变 mRNA 单链状态可阻碍 RNA 聚合酶的行进,由此而停止了 RNA 聚合作用(图 13-4)。在终止信号中还有 AT 富集区,其转录生成的 mRNA 3′末端有多个 U 残基,在碱基配对中 U-A 配对最为不稳定,致使新合成的 DNA 与 RNA 的杂化链解离,转录终止。另外,某些基因的转录终止需要 ρ 因子参与,它具有辅助 RNA 聚合酶识别某些特殊终止信号的功能。ρ 因子是依赖 ATP 的解旋酶,仅在与单链 RNA 结合时具有水解 ATP 活性。它一方面使 RNA-DNA 的杂化链解链,一方面将新合成的 RNA 链从 RNA 聚合酶和 DNA 模板上拖下来,使转录终止。科学家在实验中发现,在体外转录合成时,如仅有 RNA 聚合酶存在时,合成的某些 RNA 分子比体内转录的要长。此结果提示,体内有一种因子参与某些基因转录终止的活动。此后,将分离提取的转录终止蛋白命名为 ρ 因子(图 13-5)。另一组实验结果进一步证实了以上的结论,在体外 RNA 转录后,分别在启动转录开始阶段,转录开始后 30 秒,转录后两分钟分别加入 ρ 因子,与转录后不加 ρ 因子做比较,结果显示:不加 ρ 因子的反应产物为 23S RNA;转录起始时加入 ρ 因子产生 10S RNA;转录后 30 秒与两分钟后加入 ρ 因子分别得到 13S RNA 和 17S RNA。由此证明,ρ 因子所识别的终止信号,在仅有 RNA 聚合酶单独存在时是无法识别的。

第三节　转录后的加工过程

真核细胞转录作用产生出的 mRNA、tRNA 及 rRNA 的初级转录本全是前体 RNA,并不是成熟的 RNA,没有生物学活性,需要在酶的作用下进行加工(processing)才能变为成熟的、有活性的 RNA。RNA 的加工过程主要是在细胞核内进行,也有少数反应是在胞质中进行。各种 RNA 的加工过程有自己的特点,但加工的类型不外乎有以下几种。①剪切(cleavage)及剪接(splicing):剪切即剪去部分序列;剪接是指剪切后又将某些片段连接起来。②末端添加(terminal addition)核苷酸:例如 tRNA 的 3′-末端添加-CCA。③修饰(modification):在碱基及核糖分子上发生化学修饰反应,例如 tRNA 分子中尿苷经化学修饰变为假尿苷。④ RNA 编辑(RNA editing):某些 RNA,特别是 mRNA 自 DNA 模板上所获得的遗传信息,在转录作用后又发生了改变。

一、信使 RNA(mRNA)的加工

mRNA 是一种携带遗传信息的 RNA,它可以通过转录作用获得 DNA 分子中储存的遗传信息;又可通过翻译作用,将 RNA 分子中的信息传到蛋白质分子中。因此,它是遗传信息传递的中介物,具有重要生物学意义。转录作用产生的 mRNA 前体经过加工过程变为成熟的 mRNA。为了解 mRNA 前体的加工过程,先要对 mRNA 生成的特点作些介绍。

(一) mRNA 生成

1. 原核生物 mRNA 的生成　原核生物中转录作用生成的 mRNA 属于多顺反子(或多作用子)mRNA(polycistronic mRNA)。即几个结构基因,利用共同的启动子及共同的终止信号,经转录作用生成 mRNA 分子,所以此 mRNA 分子可编码几种不同的蛋白质。例如半乳糖操纵子上的 Z、Y 及 A 基因,转录生成的 mRNA 可翻译生成 3 种酶,即半乳糖苷酶、透过酶及乙酰基转移酶。又如组氨酸合成过程参与的 10 种酶,它们的编码信息全在一个 mRNA 分子上。原核生物中,细胞内没有核膜,染色质存在于胞质中,所以转录与翻译进行的场所没有明显的屏障。在转录尚未完成时,翻译就已开始了。mRNA 的寿命也因此很短暂,例如大肠埃希菌的 mRNA 半衰期仅为几分钟。

2. 真核生物 mRNA 的生成　真核生物转录作用生成的 mRNA 为单顺反子(或单作用子)mRNA(monocistronic mRNA),即一种 mRNA 分子只编码一种蛋白质。真核生物的结构基因中包含有具有表达活性的编码蛋白质的序列,称为外显子(exon);还含有无表达活性的序列称为内含子(intron)。由于内含子是插在外显子之间,所以又称为插入序列(insertion sequence)。转录生成的 mRNA 前体既包括外显子转录体,又包括内含子转录体。在加工时前体要进行剪接去除内含子。

(二) mRNA 前体的加工

mRNA 前体又称 hnRNA(heterogeneous RNA,核不均一 RNA)。原核生物转录生成的初级转录本 mRNA 不需经过复杂的加工就表现有活性。唯一的加工作用是多顺反子 mRNA 在 RNaseⅢ的催化下,裂解为单独的顺反子(cistron)。真核生物转录生成的 hnRNA 要经过较复杂的加工过程,包括:①5′末端加帽;②3′末端加尾;③剪接去除内含子并连接外显子;④甲基化修饰;⑤核苷酸编辑。

1. 5′末端帽子的生成　真核生物转录生成的 mRNA 其 5′末端为 pppNp-,在成熟过程中,经磷酸酶催化水解,释放出 Pi,成为 ppNp-。然后在鸟苷酸转移酶催化下,与另一分子三磷酸鸟苷(Gppp)反应,释放出焦磷酸,末端成为 GpppNp-。继而在甲基转移酶催化下,由 S-腺苷蛋氨酸(SAM)供给甲基,首先在鸟嘌呤的 N_7 上甲基化,然后在连于鸟苷酸的第一个(或第二个)核苷酸 2′-OH 上,又进行甲基化,最后成为 m^7GpppNp,这就是帽子生成(capping)。5′-末端帽生成是在细胞核内进行的,但胞质中也有反应酶体系,动物病毒 mRNA 就是在宿主细胞的细胞质中进行的。帽子的结构与 mRNA 的稳定性及翻译过程的起始有关(图 13-7)。

2. 3′末端多聚 A 尾的生成　真核生物 mRNA 前体(hnRNA)分子中 3′末端也有多聚 A 尾,说明多聚 A 尾的生成是在核中发生的,但是在胞质中也有反应的酶体系,所以在胞质中

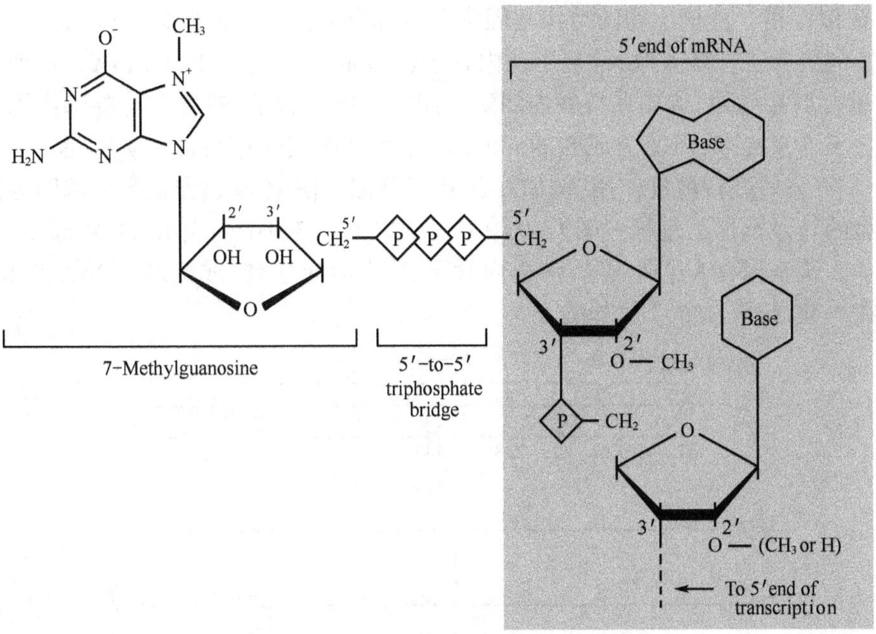

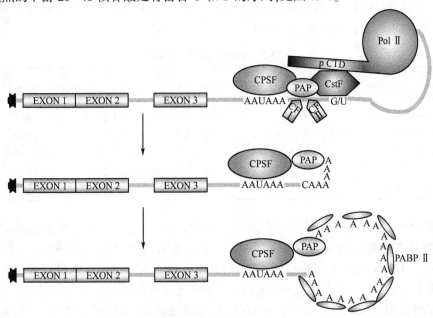

图 13-7　真核生物 mRNA 5′加帽

还可继续进行。多聚 A 尾的生成是在多聚 A 聚合酶的催化下,由 ATP 聚合而成。反应见下,其中 n 可从 20 至 250 个。

$$RNA + n\ ATP \rightarrow RNA\text{-}(AMP)_n + n\ PPi$$

多聚 A 尾形成并不是简单地加入 A,而是先要在 mRNA 前体的 3′末端切除一些多余的附加核苷酸,然后再加入多聚 A。在 mRNA 前体 3′末端 11~30 核苷酸处有一段 AAUAAA 保守序列,断裂点的下游 20~40 核苷酸处有富含 G 和 U 的序列,见图 13-8。

图 13-8　真核生物 mRNA 3′多聚 A 尾的生成

3. 剪接作用　真核生物的结构基因中含有具有表达活性的外显子(exon),还含有无表达活性的内含子。转录时,外显子及内含子(intron)均转录生成 hnRNA。在细胞核中,hnRNA 进行剪接作用,首先在核酸内切酶作用下切掉内含子;然后在连接酶作用下,将各部分外显子连接起来,而变为成熟的 mRNA,这就是剪接作用(splicing)。也有少数基因的 hnRNA 不需要进行剪接作用,例如 α-干扰素基因。图 13-9 以卵清蛋白基因为例,介绍一个典型的转录及加工过程。图 13-9 中外显子以 1、2、3、4……表示,内含子以 A、B、C、D……表示。该基因有 8 个外显子、7 个内含子,L 为前导序列,成熟的 mRNA 为 8 个外显子连接在一起,编码 386 个氨基酸。

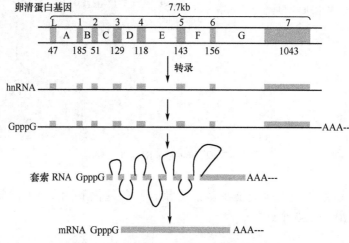

图 13-9　卵清蛋白基因转录及加工过程

在剪接作用过程中有如下一些共同的特点:

(1)剪接部位的结构特点:mRNA 前体的剪切部位是在内含子末端的特定序列。通过数百种内含子-外显子连接点的分析,得知真核生物中从酵母到哺乳类动物均有共同特点,即内含子的序列中起始为 GU,而终止于 AG(表 13-2)。

表 13-2　mRNA 前体剪接序列

基因	5′外显子	内含子	3′外显子
卵清蛋白内含子	2UAAG	GUGAGC…………UUACAG	GUUG
卵清蛋白内含子	3UCAG	GUACAG…………AUUCAG	UCUG
β-球蛋白内含子	1GCAG	GUUGGU…………CCUUAG	GCUG
β-球蛋白内含子	2CAGG	GUGAGU…………CCACAG	UCUC
免疫球蛋白 λ1 内含子	1UCAG	GUCAGC…………UUGCAG	GGGC
SV40 病毒 T 抗原	UAAG	GUAAAU…………UUUUAG	AUUC

真核生物 mRNA 前体中内含子的末端交界处具有一段共有序列,其 5′末端交界处为 AGGUAAGU;3′末端交界处为(Py)nNCAGG,Py 指嘧啶(U 或 C),n 大约为 10 个,N 指任意的碱基。其 5′末端及 3′末端剪接点如图 13-10 所示位置。5′剪接点　分支部位　3′剪接点上游外显子 AG GUAAGUA(Py)nNCA GG,下游外显子在内含子 3′末端剪接点的上游 20~50 核苷酸范围内,还有一个在剪接中有重要作用的位点,其序列中含有 A,称为分支部位,对其作用下面将有所介绍。内含子序列中,除了 5′末端、3′末端及分支部位以外,其

他部分的序列对于剪接的重要性较小。内含子的长度可从50~10 000核苷酸,如果其中发生部分丢失,不一定会对剪接产生影响。而如果在 5′末端、3′末端或分支部位处发生变异,则会导致错误的剪接。但是有时变异发生在剪接部位以外处,也有可能会导致不正常的剪接。例如在一例 β-地中海贫血患者的 β-珠蛋白基因中,第一个内含子序列发生了由 G 变 A,导致产生了新的 3′末端剪接部位,错误剪接的结果使 mRNA 中密码子发生了改变。剪接后第七个密码子出现了蛋白质合成的终止信号,于是蛋白质合成提前终止,产生了错误的蛋白质。

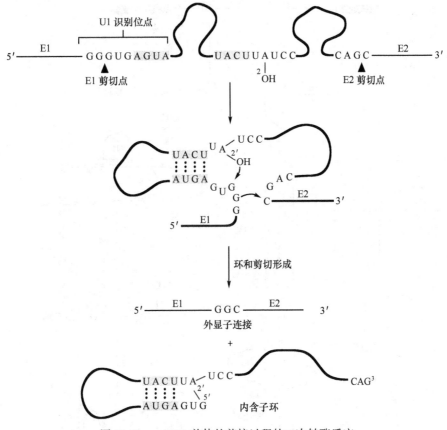

图 13-10　mRNA 前体的剪接过程的二次转酯反应

(2) 套索的形成及剪除:mRNA 前体剪接过程,又称为二次转酯反应,先剪切下内含子,然后各个外显子互相连接起来。剪接的过程分两步反应进行(图 13-10):①内含子序列中分支部位中腺苷酸残基(A)的 2′-OH 攻击内含子 5′末端与外显子 1 连接的磷酸二酯键,剪下了外显子1,而腺苷酸原来已有以 3′,5′-磷酸二酯相连的两个相邻的核苷酸残基,加上此 2′,5′-磷酸二酯键的连接后,在腺苷酸处则出现了一个分支,形成了"套索(lariat)"中间产物。②已被剪切下的外显子 1 的 3′末端-OH 攻击内含子 3′末端与外显子 2 之间的 3′,5′-磷酸二酯键,链断裂,内含子以套索形式被剪切下来,同时外显子 1 与外显子 2 连接起来(图 13-10)。

(3) 剪接体的生成:在酵母和人体的 mRNA 前体剪接过程去除内含子时,还发现含有多种成分的 RNA-蛋白质复合体的存在,其大小约为 60S,是由几种非特异的小核核糖核蛋白(unspecific small nuclear ribonucleoprotein,UsnRNP)与 mRNA 前体结合而成,称为剪接体

（splicesome）。UsnRNP 是一族 snRNA，参与剪接作用的有多种 UsnRNPs。真核生物 mRNA 前体内含子序列中有三个保守序列区：5′末端剪接点、3′末端剪接点及含有 A 序列的分支点。U_1 snRNP 识别外显子的 5′末端序列，并与其互补而结合；U_5 snRNP 识别并结合于内含子 3′末端剪接点；U_2 snRNP 识别并结合于 A 序列的分支点。还有 U_4 及 U_6 snRNP 也参加到剪接体中起配合作用（图 13-11）。

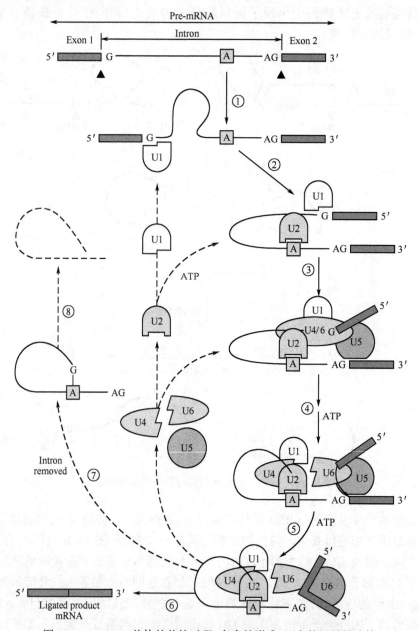

图 13-11   mRNA 前体的剪接过程，套索的形成，两个外显子的连接

（4）可变剪接方式的作用：一个相同的初级转录本，在不同的组织中由于剪接作用的差异，可以产生具有不同编码的 mRNA，导致翻译生成不同的蛋白质产物。例如甲状腺中降钙素（calcitonin）及脑中的降钙素基因相关肽（calcitonin gene-related peptide CGRP）就是来

自一个相同的初级转录本。

4. 甲基化作用 原核生物 mRNA 分子中不含稀有碱基,但真核生物的 mRNA 中则含有甲基化核苷酸,除了在 hnRNA 的 5′端帽子结构中含有 2~3 个甲基化核苷外;在分子内部还有 1 ~ 2 个 m^6A 存在于非编码区。在序列中,m^6A 总是位于胞苷之后,形成了 $-NCm^6AN-$ 序列。m^6A 的生成是在 hnRNA 的剪接作用之前发生的。

5. RNA 编辑 近年发现,某些 mRNA 前体的核苷酸序列尚需加以改编,在转录产物中还需插入、删除或取代一些核苷酸残基,方能生成具有正确翻译功能的模板,此即所谓 mRNA 的编辑作用。编辑加工在原生动物和植物叶绿体中多见,哺乳类动物的载脂蛋白 B(apoB)mRNA 就存在 C→U 转换。载脂蛋白 B 有两种存在形式:apoB-100 分子量为512 000 和 apoB-48,分子量为 240 000。大的蛋白质分子含 4536 个氨基酸残基,是在肝内合成;较小的 apo B-48 含有与 apoB-100 完全相同的 N 端 2152 个氨基酸残基,是在小肠中合成。apoB 基因在小肠转录生成的 mRNA 核苷酸序列中特异位点的胞苷经脱氨基后变成尿苷,使原来 2153 位上谷氨酰胺的密码子由 CAA 变为终止密码子的 UAA(图 13-12)。由脱氨基改变原有 apoB 模板上的遗传信息,最终生成较短的 apoB-48。催化这一反应的脱氨酶仅存在于小肠而肝不含此酶。

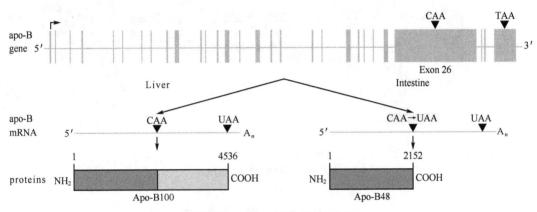

图 13-12 apoB mRNA 的编辑加工

编辑过程主要是在多核苷酸链的某些位点插入或删除所需要的核苷酸。以尿苷酸编辑为例,在某些基因中何处插入和剔除尿苷酸,由一个或多个小分子的"指导 RNA"(guide RNA,gRNA)提供 mRNA 的编辑信息,并作为模板指导其进行编辑,在编辑体(editosome)的帮助下,由 3′端向 5′端进行尿苷酸的插入或剔除。编辑体是由含有编辑过程所需要的各种酶及蛋白质因子组成,包括特异的核酸内切酶、UTP 末端转移酶及 RNA 连接酶等。gRNA 是由基因转录所产生,它为获得正确的翻译活性提供保证。

mRNA 前体的加工过程,可简单总结于图 13-9。

二、tRNA 前体的加工

tRNA 前体的加工包括有:在酶的作用下从 5′末端及 3′末端处切除多余的核苷酸;去除内含子进行剪接作用;3′末端加-CCA 以及碱基的修饰(图 13-13)。

在核酸内切酶 RNase P 的作用下,从 5′末端切除多余的核苷酸。3′末端多余的核苷酸则是在核酸外切酶 RNase D 的作用下,从末端逐个地将核苷酸切下,例如真核生物中 3′末端的 UU。RNase P 存在于从细菌至人类的各种生物体内,其组成包含蛋白质及 RNA,是一种核酶,它具有自我剪接能力。

tRNA 前体中包含有内含子,可通过剪接作用而被去除,即由核酸内切酶催化进行剪切反应,并通过连接酶将外显子部分连接起来。

CCA-OH 加到 tRNA 前体的 3′末端是 tRNA 前体加工过程的特有反应。反应是在核苷酸转移酶的催化下进行的。

tRNA 前体中某些核苷酸的碱基可经过化学修饰作用转变为稀有碱基,加工修饰的类型包括有碱基的甲基化反应(某些嘌呤变成甲基嘌呤)、脱氨基反应(腺苷酸脱氧变为次黄嘌呤核苷酸)及还原反应(尿嘧啶还原变成二氢尿嘧啶 OHU)等。

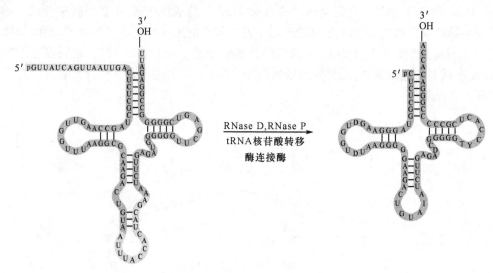

图 13-13   tRNA 前体的加工

三、rRNA 前体的加工

染色体 DNA 中 rRNA 基因是多拷贝的,例如细菌的基因中 rRNA 基因有 5~10 拷贝;真核生物中 rRNA 基因的拷贝数更多,例如果蝇为 260 拷贝,HeLa 细胞可达 1100 拷贝,这些 rRNA 基因纵向串联而重复排列。在这些重复单位之间,由非转录的间隔区(spacer)将它们隔开。在每一个 rRNA 基因内,包含有 3~4 段 rRNA 的编码区,其间也有间隔区。间隔区中有些是无转录功能的,另外有些间隔区的转录产物是 tRNA。

(一)原核核糖体的加工

原核生物的核糖体中有 16S、23S 及 5S 三种 rRNA,这三种 rRNA 均存在于 30S 的 rRNA 前体中。在 16S 与 23S rRNA 的间隔区中还包含有 1~2 个 tRNA。转录作用完成后,在 RNaseⅢ催化下,将 rRNA 前体切开产生 17S、25S 及 5S rRNA 的中间体。进一步在核酸酶的作用下,切去部分间隔序列,产生成熟的 16S、23S 及 5SrRNA,还有成熟的 tRNA。(图 13-14)。

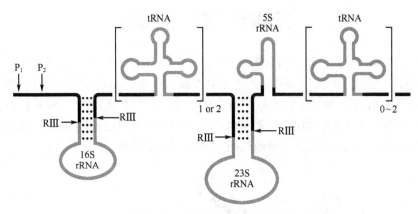

图 13-14　细菌 rRNA 前体的加工

（二）真核核糖体的加工

真核生物的核糖体中有 18S、5.8S、28S 及 5S rRNA。5S rRNA 自己独立成体系,在成熟过程中加工甚少,不进行修饰和剪切。45S rRNA 前体中包含有 18S、5.8S 及 28S rRNA。在加工过程中,分子广泛地进行甲基化修饰,主要是在 28S 及 18S 中。甲基化作用多发生于核糖上,较少在碱基上。随后 45S rRNA 前体经过剪切成为 41S rRNA 中间前体;继续剪切为 20S 及 32S rRNA 前体;再经过剪切成为 18S rRNA 及 28S-5.8S rRNA 复合体。最后 28S-5.8S rRNA 复合体剪切变为成熟的 28S rRNA 及 5.8S rRNA（图 13-15）。以上的剪切作用都是在细胞核酸酶的催化下进行的。

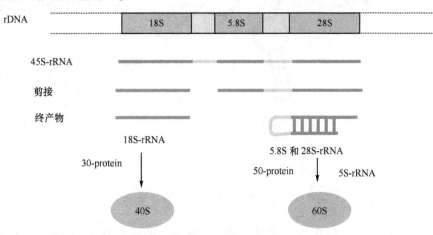

图 13-15　真核生物 rRNA 前体的加工

真核生物 rRNA 的甲基化修饰加工,由各种修饰酶催化完成,而决定被修饰碱基的具体位置的定位,需要一些 snoRNA（small nucleolar RNA,核仁小 RNA）的参与。这些 snoRNA 分子的大小由 70~100 个核苷酸组成,snoRNA 中的某些序列可与被修饰的 rRNA 的序列互补结合,从而使修饰酶识别这些位点并进行加工。研究发现,四膜虫 rRNA 前体的加工,可以通过"自我剪接"的方式进行,最终成为成熟的 rRNA。四膜虫 26S rRNA 前体在剪切后产生了内含子"L-19 IVS",L-19 IVS 是一种核酶,它可以催化数种以 RNA 为作用物的反应。

第四节　核　　酶

20 世纪 80 年代之前已经发现的数千种酶,毫无例外都是蛋白质。20 世纪 80 年代初,Cech 在研究四膜虫的 rRNA 剪接中,发现反应体系中除去了所有蛋白质后,剪接过程仍能完成。这种自我剪接作用的完成不需要蛋白质的参与,依赖于 RNA 自身所特有的二级结构,并且在 mRNA 与 tRNA 的加工过程中也存在。为了与蛋白酶加以区别,具有催化功能的 RNA 命名为核酶(ribozyme),这是核糖核酸与酶两词的缩合词。(图 13-16)

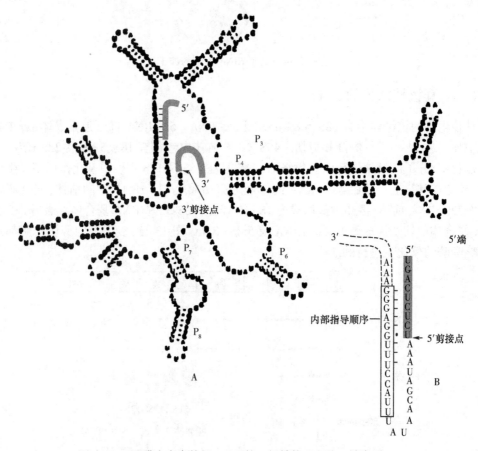

图 13-16　四膜虫自身剪切 rRNA 的二级结构(A)及 5′端序列(B)

核酶的发现,是人们对 RNA 重要功能的另一阐明。逆转录现象、核酶的发现以及 RNA 干扰现象等发现为我们勾勒出细胞内 RNA 世界的功能多样性。此外,核酶的发现又是对传统酶学的挑战,酶应定义为具有生物催化作用的生物大分子。核酶研究在生命起源、生物进化上也有重要意义。最早的生物催化剂可能是核酸,之后才逐渐向核蛋白,蛋白质过渡。核酶的另一个重要意义是:根据核酶的结构,可以人工合成小片段 RNA,配合在欲被破坏结构的 RNA 分子上,使其成为锤头结构,这就是人工设计的核酶。通过人工核酶可破坏病原微生物的 RNA,抑制不利于人类的基因表达等而成为基因治疗上的重要手段之一。正因为核酶发现的意义重大,Altman 和 Cech 因该发现获得了 1989 年诺贝尔化学奖。

第五节　RNA 的 复 制

有些病毒如噬菌体 f2、MS2、R17 和 Qβ 等均具有 RNA 基因组。这些 RNA 病毒的染色体为单链 RNA,在病毒蛋白质的合成中具有 mRNA 的功能。病毒 RNA 进入宿主细胞后,还可进行复制,即在 RNA 指导的 RNA 聚合酶(RNA-directed RNA polymerase)或称 RNA 复制酶(RNA replicase)催化下进行 RNA 合成反应。

RNA 复制酶分子量约为 210 000,由四个亚基组成。其中只有一个分子量为 65 000 亚基,是病毒 RNA 复制酶基因的产物,其结构中具有复制酶的活性部位。其他的三个亚基全是宿主细胞中正常合成的蛋白质。RNA 复制酶还需要有宿主细胞中的三种蛋白质因子协助其发挥作用。它们是延长因子 Tu(分子量 30 000)和 Ts(分子量 45 000),以及 S1(分子量 70 000)。这些因子可以帮助 RNA 复制酶定位并结合于病毒的 RNA 3′末端,引发 RNA 的复制。

RNA 复制酶催化的合成反应是以 RNA 为模板,由 5′→3′方向进行 RNA 链的合成。反应机制与其他核酸模板指导的核酸合成反应相似。RNA 复制酶缺乏校对功能的酶活性,因此 RNA 复制的错误率较高,这与 DNA 指导的 RNA 聚合反应情况相类似。RNA 复制酶只是特异地对病毒的 RNA 起作用,而宿主细胞 RNA 一般并不进行复制。这就可以解释在宿主细胞中虽含有数种类型的 RNA,但病毒 RNA 是优先进行复制的。

小　　结

转录作用在遗传信息的流动中起中介作用,储存在 DNA 分子中的遗传信息是通过转录传至 RNA 分子中。转录作用是以双链 DNA 分子中的一条链作为模板,在 DNA 指导的 RNA 聚合酶催化下进行的 RNA 合成反应。合成原料为四种 NTP,合成反应的方向为 5′→3′,反应中不需要引物,转录生成的 RNA 链中起始核苷酸多为 pppG 或 pppA。RNA 产物的序列是与 DNA 模板链的序列相互补的。原核生物的 RNA 聚合酶具有很高的保守性,大肠埃希菌中所有的 RNA 都是在一种 RNA 聚合酶催化下生成的。RNA 聚合酶的组成中有五个亚基,$\alpha_2\beta\beta'$ 四亚基构成核心酶,再加上 σ 因子成为全酶。σ 因子有识别模板的作用。核心酶可结合于模板并催化聚合作用。真核生物 RNA 聚合酶有 Ⅰ、Ⅱ、Ⅲ 及 Mt 四种。它们分别催化 rRNA 前体、mRNA 前体和 U-snRNA、tRNA 前体及线粒体 RNA 的生成。RNA 聚合酶没有 DNA 聚合酶的校对功能。转录开始时,RNA 聚合酶结合于 DNA 的部位称为启动子,启动子的序列中至少具有两个高度保守的共有序列,原核生物中为-10 区及-35 区;真核生物中为位于-20 的 TATA 盒及位于-40~-110 之间的 CAAT 盒。转录作用停止于 DNA 模板上的终止信号,ρ 因子可识别特殊的终止信号。终止信号在序列上有 GC 富集区及 AT 富集区,其 GC 区内有一段反向重复系列,使转录生成的 mRNA 序列形成一段发夹结构。转录作用生成的产物为 RNA 前体,要经过加工过程才能变为成熟的 RNA。在原核生物 mRNA 前体加工作用中,多顺反子 mRNA 在 RNase 催化下裂解成为单顺反子。真核生物的 mRNA 前体加工过程较复杂,包括有 5′末端 m^7GpppNp 帽子的形成、3′末端多聚 A 尾的形成、甲基化修饰、剪接作用以及 RNA 编辑。mRNA 前体结构中包含有外显子及内含子。加工过程中,在酶的催化下,切除内含子,并使外显子连接成为一条完整的 mRNA 链。剪接过程中,内含子结构内可形成一种套索结构,剪接过程中还有几种U-snRNP参与反应,它们可与 mRNA 前体结合成为剪接体。某些 mRNA 在转录后,还需插入、删除和取代某些核苷酸残基,才能生成具有翻译功能的 mRNA。tRNA 前体及 rRNA 前体需通过核酸酶的剪切作用去除一些核苷酸,并在酶的催化下进行化学修饰作用,如甲基化反应等。tRNA 前体的加工过程中还有 3′-CCA 的添加反应。通过对于 rRNA 前体的自我剪接作用和 RNase P 中 RNA 成分对 tRNA 前体 5′ 末端的剪切作用的研究,人们发现有催化活性的 RNA,称为核酶。核酶主要促进两种类型的反应,水解反应及转移反应。核酶的出现打破了酶全是由蛋白质组成的传统观念,并且在生物进化上也提出了新的看法。RNA 指导的 RNA 聚合作用即 RNA 复制作用可在 RNA 病毒感染细菌后发生。RNA 复制酶特异地对于病毒 RNA 有作用。

（罗达亚 揭克敏）

第 14 章 蛋白质的生物合成(翻译)

蛋白质是最主要的生命活动的载体和功能执行者。作为生命体内最重要的生物大分子之一,蛋白质的生物合成是现代生物化学的重要内容。医学、农学及生物学中的一些重大课题,如肿瘤、病毒、免疫、遗传、抗菌药物等无不涉及蛋白质的生物合成。对蛋白质生物合成有关方面的深入研究,将为解决某些医学上老大难问题,提供线索。

一切生命现象生物活动都不能离开蛋白质,蛋白质具有高度特异性。不同的生物,它们所包含的蛋白质互不相同,例如人的血红蛋白、清蛋白(又称白蛋白)的一级结构,就与其他动物的血红蛋白、清蛋白不同。食物中所含的各种蛋白质与人体的不同,所以不能为人体直接利用,都需要经过消化、分解成氨基酸之后,才能被吸收,用以合成人体自身的各种蛋白质。人体不仅在胚胎发育或生长、发育期合成蛋白质,而且成年后体内的蛋白质量虽无明显增加,但由于代谢更新,仍需要不断合成蛋白质(约 400g/d)。细胞怎样才能有条不紊、正确无误地制造出成千上万种具有独特氨基酸排列和分子结构的蛋白质,这和遗传的最小功能单位称为"基因"的物质有密切关系。合成一种多肽链的"方案",即相当于 DNA 分子中一个基因所蕴藏的遗传信息。mRNA 带有来自 DNA 的遗传信息,是合成蛋白质的"模板",各种蛋白质就是以其相应的 mRNA 为"模板",用各种氨基酸为原料合成的。

蛋白质的生物合成也称为翻译(translation),是细胞内以 mRNA 为模板,按照 mRNA 分子中的核苷酸组成的密码信息合成蛋白质的过程。

第一节　蛋白质合成体系

参与蛋白质合成的物质,除作为原料的氨基酸外,还有 mRNA(模板)、tRNA(特异的搬运工具)、核糖体(装配机)、有关的酶(氨基酰-tRNA 合成酶与某些蛋白质因子),以及 ATP、GTP 等供能物质与必要的无机离子等。

一、mRNA 与遗传密码

不同 mRNA 序列的分子大小和碱基排列序顺序各不相同,但都具有 5′-端非翻译区、开放阅读框架(open reading frame,ORF)区和 3′-端非翻译区。真核生物 mRNA 的 5′-端还有帽子结构、3′端有长度不一的多聚腺苷酸(polyA)尾。开放阅读框架区与编码蛋白质的基因序列相对应。在原核细胞中,整个结构基因成串连排列而构成一个转录单位,其 mRNA 可编码几种功能相关的蛋白质,为多顺反子 mRNA,转录后一般不需要特别加工;真核细胞的一个 mRNA 分子只编码一种蛋白质,为单顺反子 mRNA,转录后需要加工、成熟才能成为翻译的模板。

有人估计天然蛋白质有 $10^{10} \sim 10^{11}$ 种,但是组成蛋白质的氨基酸却只有 20 种。这 20 种氨基酸排列组合的不同,形成了形形色色的蛋白质。蛋白质中氨基酸的排列顺序如何决定呢? 1953 年 Watson 和 Crick 提出 DNA 双螺旋模型时指出,DNA 中的碱基配对原则,有可能与遗传物质的复制机制有关。自此,人们普遍接受了这样的概念,即遗传语言是用 4 种核苷酸作为字母构成的。可是 DNA 分子中的核苷酸只有 4 种,而蛋白质中的氨基酸却有 20 种之多。那么 DNA 如何得以承载蛋白质中氨基酸排列的遗传信息呢？1954 年理论物理学家 Gamov 在 Nature 杂志中明确提出遗传"密码"的概念。他通过数学推算，认为在密码翻译时 3 个核苷酸决定 1 个氨基酸。1961 年，Nirenberg 成功地利用多聚尿嘧啶合成了寡聚苯丙氨酸肽链，破译了第一个密码子；与此同时，Khorana 将化学合成与酶促合成巧妙地结合起来，合成含有重复序列的多聚腺苷酸。至 1966 年所有密码子全部被破译，因此 Nirenberg 和 Khorana 共享了 1968 年的诺贝尔生理、医学奖。

密码子(codon)的确切定义可归纳如下：在 mRNA 分子的开放阅读框架区，每 3 个相互邻接的核苷酸按其特定排列顺序，在蛋白质生物合成中可体现某种氨基酸或蛋白质合成的终止信号，称为密码子。密码子与各种氨基酸的对应关系如表 14-1。

表 14-1　遗传密码

第一碱基(5′)	第二碱基				第三碱基(3′)
	U	C	A	G	
U	苯丙氨酸 UUU	丝氨酸 UCU	酪氨酸 UAU	半胱氨酸 UGU	U
	苯丙氨酸 UUC	丝氨酸 UCC	酪氨酸 UAC	半胱氨酸 UGC	C
	苯丙氨酸 UUA	丝氨酸 UCA	终止密码 UAA	终止密码 UGA	A
	亮氨酸 UUG	丝氨酸 UCG	终止密码 UAG	色氨酸 UGG	G
C	亮氨酸 CUU	脯氨酸 CCU	组氨酸 CAU	精氨酸 CUG	U
	亮氨酸 CUC	脯氨酸 CCC	组氨酸 CAC	精氨酸 CUC	C
	亮氨酸 CUA	脯氨酸 CCA	谷氨酰胺 CAA	精氨酸 CUA	A
	亮氨酸 CUG	脯氨酸 CCG	谷氨酰胺 CAG	精氨酸 CUG	G
A	异亮氨酸 AUU	苏氨酸 ACU	天冬酰胺 AAU	丝氨酸 AGU	U
	异亮氨酸 AUCt	苏氨酸 ACC	天冬酰胺 AAC	丝氨酸 AGC	C
	异亮氨酸 AUA	苏氨酸 ACA	赖氨酸 AAA	精氨酸 AGA	A
	蛋氨酸 AUG	苏氨酸 ACG	赖氨酸 AAG	精氨酸 AGG	G
G	缬氨酸 GUU	丙氨酸 GCU	天冬氨酸 GAU	甘氨酸 GGU	U
	缬氨酸 GUC	丙氨酸 GCC	天冬氨酸 GAC	甘氨酸 GGC	C
	缬氨酸 GUA	丙氨酸 GCA	谷氨酸 GAA	甘氨酸 GGA	A
	缬氨酸 GUG	丙氨酸 GCG	谷氨酸 GAG	甘氨酸 GGG	G

注：位于 mRNA 起始部位的 AUG 为肽链合成的起始信号。作为起始信号的 AUG 具有特殊性，在细菌中此种密码子代表甲酰蛋氨酸，在高等动物中则代表蛋氨酸。

在表 14-1 的 64 个密码子中，61 个密码子分别代表各种氨基酸。每种氨基酸的密码子数量不同，少的只有一个密码子，多的可有 6 个，但以 2 个和 4 个的居多。除以上 61 个外，还有 3 个密码子(UAA、UAG、UGA)为肽链的终止密码子(terminator codon)。密码子 AUG 具有特殊性，它不仅代表蛋氨酸，如果是位于 mRNA 的起始部位，它还代表肽链合成的起动信号(initiator codon)。

遗传密码(genetic code)具有如下特点：

(一) 方向性

mRNA 从起始信号到终止信号的排列是有一定方向性的，称为方向性(direction)。起始信号总是位于 mRNA 的 5′端一侧，终止信号总是在 mRNA 的 3′端一侧。在 mRNA 分子中遗传信息这种具有方向性(从 5′端至 3′端)的排列，决定了翻译过程的方向性。需要指出的是：处于 mRNA 分子链中其他位置的 AUG 并非起始信号，作为起始信号的 AUG，与其局部构象有关,而局部构象常取决于 AUG 邻近核苷酸序列。RNA 分子自身回折可形成碱基配对区,起始信号 AUG 应在与核糖体较易接触的位置,如配对区以外的单股区。真核生物 mRNA 的起始信号常在它的 5′端附近,起始信号 AUG 周围的最合适上下文顺序为 CCAGCC[AUG]G。这种上下文顺序如有改动,会使起始效率降低。

(二) 连续性

mRNA 分子中从 5′-端的 AUG 开始到 3′-终止密码子之间的核苷酸序列,称为开放阅读框架(open reading frame,ORF)。开放阅读框架内的密码子与密码子的各碱基之间没有间隔,是连续排列。翻译时从 AUG 开始向 3′-端连续读密码子,每次读码时每个碱基只读一次,不重叠阅读,称为遗传密码的连续性(commalessness)。基于遗传密码的连续性,mRNA 分子中如有一个(或 n 个)核苷酸的插入或缺失,就会产生翻译的错译,或框移突变(frameshift mutation)见图 12-21。

(三) 简并性

研究结果表明,有的氨基酸有 1 个以上密码,如 UUU 和 UUC 都是苯丙氨酸的密码,UCU、UCC、UCA、UCG、AGU 和 AGC 都是丝氨酸的密码。这种现象称为简并性(degeneracy)。

(四) 摆动性

翻译过程中,氨基酸的正确加入依赖于 mRNA 的密码子与 tRNA 的反密码子之间的相互辨认结合。tRNA 上的反密码子(anticodon),只有与 mRNA 上的密码子相对应时,才能结合。然而密码子的第 3 个核苷酸(由 5′端向 3′端方向计数)与反密码子第 1 个核苷酸配对时,有时会出现不严格遵从常见的碱基配对规律的情况,除 A-U(相当于 DNA 中的 T)、G-C 可以配对外,U-G,I-C,I-A 亦可相配,此种配对称为不稳定配对(wobble base pair),这种性质称为摆动性(表 14-2)。

表 14-2 密码子与反密码子配对的摆动性

反密码子第一位碱基	I	U	G	A	C
密码子第三位碱基	U、C、A	A、G	U、C	U	G

(五) 通用性

氨基酸的这套密码,从细菌到人都可以通用,称为通用性(universal),这一点可以为地球上的生物来自同一起源的进化学说提供有力依据。但后来发现在哺乳动物线粒体的蛋白质合成体系中,UAG 不代表终止信号而代表色氨酸,CUA、AUA 不代表亮氨酸,却分别代表苏氨酸和蛋氨酸,AGA 与 AGG 不代表精氨酸,却代表终止信号。近来发现在哺乳类动物胞质内的含硒蛋白质(如谷胱甘肽过氧化物酶)及大肠埃希菌中的某些脱氢酶皆含有硒半胱氨酸(selenocysteine)。硒半胱氨酸在大肠埃希菌中的密码子为 UGA,可为特殊的 tRNA(tRNA[sel])所识别。这样看来,遗传密码的通用性仍有个别例外。

二、氨基酸的"搬运工具"—tRNA

核苷酸的碱基与氨基酸之间不具有特异的化学识别作用,那么在蛋白质合成过程中氨基酸是怎样来识别 mRNA 模板上的遗传密码,进而排列连接成特异的多肽链序列呢? 研究证明,氨基酸与遗传密码之间的相互识别作用是通过另一类核酸分子——tRNA 而实现的,tRNA 是蛋白质合成过程中的接合体分子。tRNA 是既可携带特异的氨基酸、又可特异地识别 mRNA 遗传密码的双重功能分子。通过 tRNA 的接合作用使氨基酸能够按照mRNA信息的指导"对号入座",保证核酸到蛋白质遗传信息传递的准确性。

(一) 氨基酸的活化与氨基酰 tRNA 合成酶

体内的 20 种氨基酸都各有其特定的 tRNA,在 ATP 和酶的存在下,它可与特定的氨基酸结合。

氨基酸的活化是指氨基酸的 α-羧基与特异 tRNA 的 3′末端 CCA-OH 结合形成氨基酰-tRNA 的过程,催化该反应的酶称为氨基酰-tRNA 合成酶(aminoacyl-tRNA synthetase)。氨基酰-tRNA 合成酶催化的反应必须有 ATP 参加,其反应步骤如图 14-1:

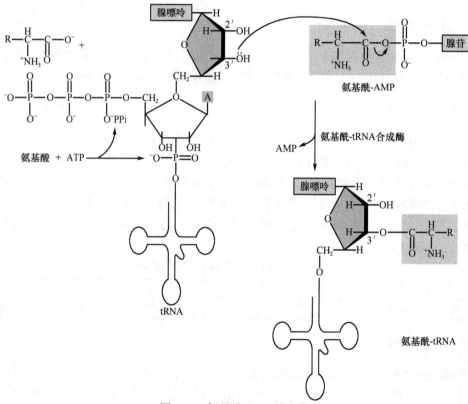

图 14-1　氨基酰 tRNA 的生成

首先,酶促下 ATP 分解为焦磷酸与 AMP;AMP、酶及氨基酸三者结合成为一种中间复合体。在复合体中,氨基酸的羧基与磷酸腺苷的磷酸以酐键相连,变为活化的氨基酸。此中间复合体中的活化氨基酸可进一步转移到 tRNA 分子。各种 tRNA 的 3′端具有相同 CCA 序列。活化的氨基酸即与 tRNA 的 CCA 3′端腺苷酸(A)的核糖 2′或 3′位的游离 OH 以酯键相结合,形成相应的氨基酰-tRNA(图 14-1)。以氨基酰-tRNA 形式存在的活化氨基酸,即可投入氨基酸缩合成肽的过程。在生理条件下,活化和搬运反应可能是一步完成的,即:tRNA+氨基酸+ATP

$\xrightarrow{\text{氨基酰 tRNA 合成酶}}$ 氨基酰-tRNA+AMP+焦磷酸反应中,PPi 不断水解,促使反应向右进行。氨基酰-tRNA 合成酶在胞液中存在,具有高度特异性。它们既能识别特异的氨基酸,又能辨认携带该氨基酸的特异 tRNA 分子。在体内,每种氨基酰-tRNA 合成酶都能从多种氨基酸中选出与其对应的一种,并选出与此氨基酸相适应的特异 tRNA。氨基酰-tRNA 合成酶对氨基酸的高度特异性,是保证遗传信息准确翻译的重要因素。

(二) 氨基酰-tRNA 的表示方法

如用三字母缩写代表氨基酸,各种氨基酸和对应的 tRNA 结合形成的氨基酰-tRNA 可以如下方法表示,如 Asp-tRNA^{Asp},Ser-tRNA^{Ser}。

密码子 AUG 可编码甲硫氨酸(Met),同时作为起始密码子。在真核生物中与甲硫氨酸结合的 tRNA 至少有两种:在起始位点携带甲硫氨酸的 tRNA 称为起始 tRNA,简写为 tRNA$_i^{Met}$。在肽链延长中携带甲硫氨酸的称为延长 tRNA,简写为 tRNA$_e^{Met}$。原核生物的起始密码子只能辨认甲酰化的甲硫氨酸,因此起始位点的甲酰化甲硫氨酰 tRNA 表示为 fMet-tRNA$_i^{fmet}$。

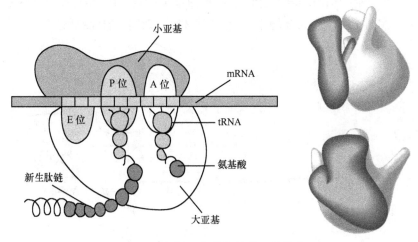

图 14-2　原核生物核糖体的立体模式

三、肽链合成的"装配机"——核糖体

胞质中的核糖体分为两类,一类附着于粗面内质网,主要参与清蛋白、胰岛素等分泌蛋白质的合成,称为附着核糖体;另一类游离于胞质,主要参与细胞固有蛋白质的合成,称为游离核糖体。

核糖体由大小不同两个亚基组成,这两个亚基又由不同的 rRNA 分子与多种蛋白质分子共同构成。大、小亚基所含蛋白质分别称为 rpL 和 rpS,它们多是参与蛋白质生物合成过程的酶和蛋白质因子。核糖体相当于"装配机",能够促进 tRNA 所携带的氨基酸缩合成肽。小亚基(原核生物为 30S,真核生物为 40S)的外形像哺乳类动物的胚胎,长轴上有一下凹的颈沟将其分为头、体两部(图 14-2)。大亚基(原核生物为 50S,真核生物为 60S)外形似有三个角,中央部分凹陷,呈船形。大、小亚基缔合时(原核生物为 70S,真核生物为 80S),其间形成一个腔,像隧道一样贯穿整个核糖体。蛋白质的合成过程就在其中进行。

原核生物核糖体至少有四个功能部位:①容纳 mRNA 的部位。②结合氨基酰-tRNA 的部位(A 位)。③与肽酰-tRNA 结合的部位(P 位)。④tRNA"排出位"(exit site,E 位)"。E位可与氨基酰脱落后的 tRNA 特异结合。当 A 位进入新的氨基酰-tRNA 后,E 位上空载的tRNA 始随之脱落。

第二节　蛋白质的生物合成过程

现以原核生物中蛋白质生物合成为例,将核糖体循环人为地分为起始(initiation)、延长(elongation)和终止(termination)三个阶段进行介绍。

一、肽链合成的起始

在蛋白质生物合成的起始阶段中,核糖体的大、小亚基,mRNA 与具有起始作用的氨基酰-tRNA 共同构成起始复合体。这一过程需要一些称为起始因子(initiation factor,简称 IF)的蛋白质以及 GTP 与 Mg^{2+} 的参与(图 14-3)。已知原核生物中的起始因子有 3 种,IF_1 辅助另外两种起始因子 IF_2 和 IF_3 起作用(表 14-3)。IF_3 可使核糖体 30S 亚基不与 50S 亚基缔合,而与 mRNA 结合,其实际作用是对抗大、小亚基的过早缔合。IF_2 具有促进 30S 亚基与甲酰蛋氨酰-tRNA($fMet\text{-}tRNA_i^{fmet}$)结合的作用,在核糖体存在时有 GTP 酶活性

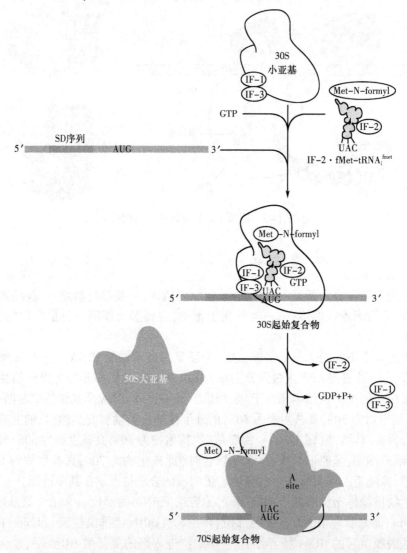

图 14-3　原核生物蛋白质合成的起始过程 IF_1、IF_2、IF_3 为三种不同的起始因子

表 14-3　参与原核生物核糖体循环的蛋白质因子

	种类	生物学功能
起始因子	IF-1	占据 A 位防止结合其他 tRNA
	IF-2	促进与 fMet-tRNA$_i^{fmet}$ 小亚基结合
	IF-3	促进大、小亚基分离,提高 P 位对结合 fMet-tRNA$_i^{fmet}$ 的敏感性
延长因子	EF-Tu	促进氨基酰-tRNA 进入 A 位,结合并分解 GTP
	EF-Ts	调节亚基
	EF-G	有转位酶活性,促进 mRNA-肽酰-tRNA 由 A 位移至 P 位,促进 t-RNA 卸载与释放
释放因子	RF-1	特异识别 UAA、UAG,诱导转肽酶变为酯酶
	RF-2	特异识别 UAA、UGA,诱导转肽酶变为酯酶
	RF-3	可与核糖体其他部位结合,有 GTP 酶活性,介导 RF-1 及 RF-2 与核糖体的相互作用

起始阶段的具体步骤如下:

1. 核糖体大小亚基分离　30S 亚基在 IF$_3$ 与 IF$_1$ 的促进下与 50S 大亚基分离。

2. mRNA 与核糖体小亚基定位结合　在原核细胞中,起始 AUG 可以在 mRNA 分子上的任何位置,并且一个 mRNA 可以有多个起始位点,为多个蛋白质编码。那么,原核细胞中的核糖体是如何识别 mRNA 分子内如此众多的 AUG 位点呢? 20 世纪 70 年代初期,Shine 和 Dalgarno 回答了这个问题。他们发现,细菌的 mRNA 起始密码子 AUG 上游约 10 个碱基左右的位置,通常含有一段富含嘌呤的六聚体序列(AGGAGG),称为 Shine-Dalgarno 序列(SD 序列);它与原核生物核糖体小亚基 16S rRNA 的 3′端富含嘧啶的短序列(UCCUCC)互补,从而使 mRNA 与小亚基结合。因此,mRNA 的 SD 序列又称为核糖体结合位点(ribosomal binding site, RBS)。

3. 起始 fMet-tRNA$_i^{fmet}$ 的结合　在 IF$_2$ 的促进与 IF$_1$ 辅助下,mRNA 与甲酰蛋氨酰-tRNA 以及 GTP 结合,形成 30S 起始复合体。30S 起始复合体由 30S 亚基、mRNA、fMet-tRNA$_i^{fmet}$ 及 IF$_1$、IF$_2$、IF$_3$ 与 GTP 共同构成。

4. 70S 起始复合体的形成　30S 复合体一经形成,IF$_3$ 即行脱落,50S 亚基随之与其结合,形成了大、小亚基,mRNA,fMet-tRNA$_i^{fmet}$ 及 IF$_1$、IF$_2$ 与 GTP 共同构成的 70S 起始前复合体(preinitiator complex)。70S 起始前复合体中的 GTP 水解释出 GDP 与磷酸的同时,IF$_2$ 与 IF$_1$ 随之脱落,形成了 70S 起始复合体。至此,已为肽链延长作好了准备。起始复合体由大、小亚基,mRNA 与 fMet-tRNA$_i^{fmet}$ 共同构成。

在 70S 起始复合体的 fMet-tRNA$_i^{fmet}$ 的反密码子 CAU 恰好互补地与 mRNA 中的起始信号 AUG 结合。起始复合体中 mRNA 的起始信号 AUG 与核糖体的 P 位相对应(图14-3),而与起始信号相对应的 fMet-tRNA$_i^{fmet}$,亦处于核糖体的 A 位。

二、肽 链 延 长

这一阶段,根据 mRNA 上密码子的要求,新的氨基酸不断被相应的特异 tRNA 运至核糖体的 A 位,形成肽键。同时,核糖体从 mRNA 的 5′端向 3′端不断移位以推进翻译过程(图14-4)。肽链延长阶段需要 2 种称为延长因子(elongation factor,EF)的蛋白质,GTP 与某些无机离子的参与。这两种延长因子在真核细胞中一般称为 EFT$_1$ 与 EFT$_2$，在原核生物中则分别为 EFTu、EFTs 与 EFG（图 14-4）。EFTu 与 EFTs 相当于 EFT$_1$，EFG 相当于 EFT$_2$。在肽链延长时，Tu 可与 GTP 以及氨基酰-tRNA 结合成为"氨基酰-tRNA-Tu-GTP"（图 14-4），然后将氨基酰-tRNA 常入核糖体 A 位；氨基酰-tRNA 与核糖体复合物结合后，Tu 即以"Tu-GDP"形式脱下。Ts（或 EFTs）可使"Tu-GDP"中的 GDP 释出，从而使 Tu 再被利用。

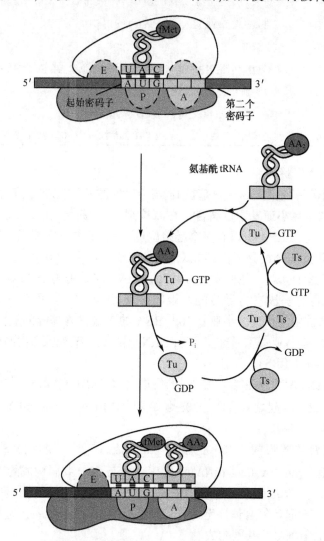

图 14-4　肽链的形成与延长 EFTu、EFTs 与 EFG 代表不同的肽链延长因子

肽链延长阶段的具体步骤如下（图 14-5）：

1. 进位　与上一阶段所产生的复合物（图 14-4）A 位上 mRNA 密码子相对应的氨基酰-tRNA 进入 A 位，生成复合体。此步骤需要 GTP、Mg^{2+} 和肽链延长因子 EFTu 与 Ts。

2. 成肽　50S 亚基的 P 位有转肽酶的存在，可催化肽键形成，此时在转肽酶的催化下，将 P 位上 tRNA 所携的甲酰蛋氨酰（或肽酰）转移给 A 位上新进入的氨基酰-tRNA，与其所带的氨基酰的氨基结合，形成肽键。此步需要 Mg^{2+} 与 K$^+$ 的存在。

3. 转位　原在 P 位上的脱去甲酰蛋氨酰后的 tRNA$_i^{fmet}$,从复合物上脱落。核糖体向 mRNA 的 3′端移动相当于一个密码子的距离,使下一个密码子准确定位在 A 位,同时带有肽链的 tRNA 由 A 位移至 P 位,生成复合物,此步需有肽链延长因子 EFG、GTP 与 Mg^{2+}。以后肽链上每增加一个氨基酸残基,就按①进位(新的氨基酰 tRNA 进入"A 位";②成肽(形成新的肽键);③转位(转肽后"P 位"上的 tRNA 脱落,核糖体挪动的同时,原处于"A 位"带有肽链的 tRNA 随之而转到"P 位"),这三个步骤重复进行,直到肽链增长到必要的长度。

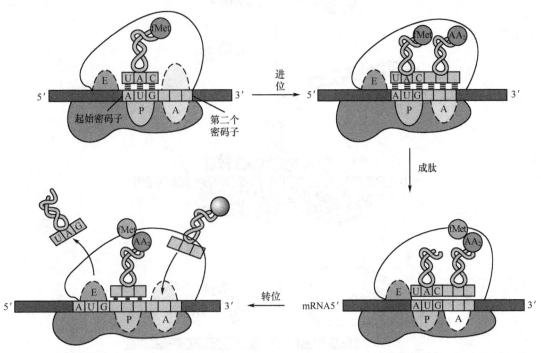

图 14-5　肽腱的形成:①核糖体"给位"上携甲酰蛋氨酰(或肽酰)的 tRNA;②核糖体"A 位"上新进入的氨基酰-tRNA;③失去甲酰蛋氨酰基(或肽酰)后,即将从核糖体脱落的 tRNA;④接受甲酰蛋氨酰基(或肽酰)后已增长一个氨基酸残基的肽链

　　在肽链延长阶段中,每生成一个肽键,都需要直接从 2 分子 GTP(进位与转位时各消耗 1 个高能磷酸键)获得能量,即消耗 2 个高能磷键;考虑到氨基酸被活化生成氨基酰 tRNA 时,已消耗了 2 个高能磷酸键,所以在蛋白质合成过程中,每生成一个肽键,实际上共需消耗 4 个高能磷酸键。当肽链合成到一定长度时,在肽链脱甲酰基酶(peptide deformylase)和一种对蛋氨酸残基比较特异的氨基肽酶(aminopeptidase)的依次作用下,氨基端的甲酰蛋氨酸残基即从肽链上水解脱落。

三、肽链合成的终止

　　当多肽链合成完成,并且"A 位"上出现终止信号后即转入终止阶段(图 14-6)。终止阶段包括已合成完毕的肽链被水解释放,以及核糖体与 tRNA 从 mRNA 上脱落的过程。这一阶段需要 GTP 与一种起终止作用的蛋白质因子——终止因子(或称释放因子,release factor,RF)的参与。终止因子(RF)可与 GTP 结合,水解 GTP 成为 GDP 与磷酸,并使大亚基

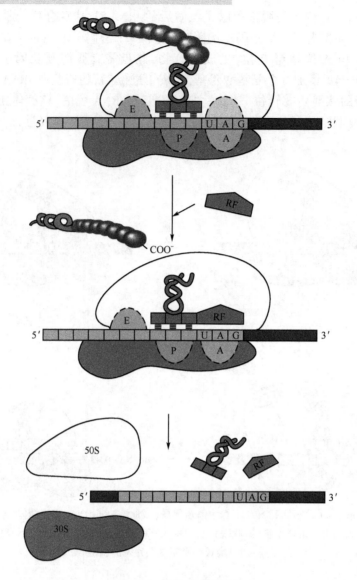

图 14-6   肽链合成的终止

"P 位"的转肽酶不起转肽作用,而起水解作用。转肽酶水解"P 位"上 tRNA 与多肽链之间的酯键,使多肽链脱落。RF 自身,核糖体及 tRNA 亦渐次脱离。从 mRNA 上脱落的核糖体,在 IF$_1$ 和 IF$_3$ 的作用下分解为大小两个亚基,重新进入核糖体循环。

以上描述的只是单个核糖体的循环,即每个核糖体的翻译情况。实际上在细胞内合成蛋白质并不是单个核糖体,而是多个核糖体聚在一起的多聚核糖体(Polysome)。多聚核糖体中的各个核糖体可在同一时间内与同一个 mRNA 相连,如图 14-7。在一条 mRNA 上可以同时合成多条同样的多肽链,而脱落下来的亚基又可重新投入核糖体循环。多核糖体合成肽链的效率甚高,其每一个核糖体每秒钟可翻译约 40 个密码子,即每秒钟可以合成相当于一个由 40 个左右氨基酸残基组成的,分子量约为 4000 的多肽链。多聚核糖体中的核糖体数目,视其所附着的 mRNA 大小,可由数个到数十个不等。例如血红蛋白多肽链的mRNA分子较小,只能附着 5~6 个核糖体,而合成肌球蛋白肽链(重链)的 mRNA 较大,可以附着 60

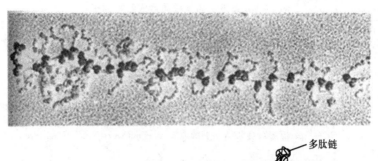

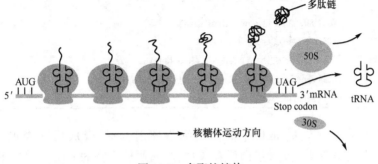

图 14-7　多聚核糖体

个左右核糖体(表 14-4)。

表 14-4　多肽链分子量与多核糖体上核糖体数的关系

多肽链	多肽分子量	多核糖体上核糖体数	mRNA 分子量
珠蛋白	16 500	5~6	170 000~220 000
肌红蛋白	17 000	5~6	—
肌球蛋白轻链	17 000	5~9	—
原肌球蛋白	30 000~50 000	5~9	—
免疫球蛋白轻链	22 500	6~8	410 000
免疫球蛋白重链	55 000	16~25	700 000
肌纤蛋白	60 000~70 000	15~25	—
原胶原	100 000	30	—
β-半乳糖苷酶	135 000	50	—
肌球蛋白重链	200 00	60~80	—

四、真核生物与原核生物蛋白质合成的异同

以哺乳类动物为代表的真核生物的蛋白质合成,与以细菌为代表的原核生物的蛋白质合成有很多共同点,但亦有差别,这些差别有些已应用于医药学方面。相同点是:遗传密码相同;各种组分相似,亦有核糖体、tRNA 及各种蛋白质因子;总的合成途径也相像。不同点如下:

(1) 翻译相关的蛋白质因子:真核生物与原核生物的翻译相关的蛋白质因子有所不同。其中尤以起始因子的差别最突出。原核生物的起始因子只有 3 种,真核生物的起始因子不下 10 种(表 14-5)。

表 14-5 真核生物蛋白质合成起始因子

种 类	生 物 学 功 能
eIF-1	多功能因子,参与翻译的多个步骤
eIF-2	促进 Met-tRNA^{met} 与小亚基结合
eIF-2B	结合小亚基,促进大、小亚基分离
eIF-3	结合小亚基,促进大、小亚基分离;接到 eIF-4 复合物-mRNA 与核糖体小亚基结合
eIF-4A	eIF-4 复合物成分,有 RNA 解旋酶活性,解除 mRNA5′-端的发卡结构,使其与小亚基结合
eIF-4B	结合 mRNA,促进 mRNA 扫描定位起始 AUG
eIF-4E	eIF-4 复合物成分,结合 mRNA5′-帽子
eIF-4G	eIF-4 复合物成分,结合 eIF-4E、eIF-3 和 PAB
eIF-5	促进各种起始因子从小亚基解离,进而结合大亚基
eIF-6	促进核糖体分离成大、小亚基

(2) mRNA:真核生物的 mRNA 前体在细胞核内合成,合成后需经加工,才成熟为 mRNA,从细胞核输入胞浆,投入蛋白质合成过程;而原核生物的 mRNA 常在其自身的合成尚未结束时,已被用于翻译。真核生物的 mRNA 含有 ^{7m}GPPP 形成的"帽",有聚腺苷酸(poly A)形成的"尾",为单顺反子(monocistron),只含一条多肽链的遗传信息,合成蛋白质时只有一个合成的起始点,一个终止点;而原核生物的 mRNA 为多顺反子(polycistron),含有蛋白质合成的多个起始点和终止点,且不带有"帽"与"尾"。在 5′端方向起始信号的上游存在富含嘌呤的 GGAGGU(Shine-Dalgarno,SD)区段。真核生物的 mRNA 则无此区段。真核生物的 mRNA 代谢慢,哺乳类动物 mRNA 的典型半衰期为 4~6 小时,而细菌的 mRNA 半衰期仅为 1~3 分钟。此外真核生物的 mRNA 前体多含插入顺序,相当于基因中的内含子,需要在加工时切除,详见 RNA 合成。

(3) 核糖体:真核生物的核糖体为 80S。其中 40S 小亚基含有一种 rRNA(18S rRNA);60S 大亚基含有 3 种 rRNA(28S rRNA、5.8S rRNA 和 5S rRNA)。所含的核糖体蛋白质亦多于原核生物。原核生物小亚基 16S rRNA 的 3′端有一富含嘧啶的区段,可与其 mRNA 起始部位富含嘌呤的 SD 区互补结合。但在真核生物相应的 rRNA(18S rRNA)中,却无此互补区。

(4) 真核生物中起着起始作用的氨基酰-tRNA 为不需要甲酰化的 Met-tRNA$_i^{met}$,而原核生物中为 Met-tRNA$_i^{fmet}$ 经蛋氨酰-tRNA 转甲酰基酶催化后的产物 fMet-tRNA$_i^{fmet}$。

(5) 合成过程

1) 起始:真核生物的起始因子(eIF)有 9~10 种,真核生物核糖体小亚基先与 Met-tRNA^{fmet}结合,之后再与 mRNA 结合,此时需要 1 分子 ATP。

2) 肽链延长:真核生物中催化氨基酰 tRNA 进入受位的延长因子只有一种(EFT$_1$)。催化肽酰 tRNA 移位的因子称为 EFT$_2$,可为白喉毒素所抑制。

3) 终止:真核生物只需一种终止因子(RF),此终止因子可识别 3 种终止密码子(UAA、UAG 与 UGA)。原核生物的终止因子有 3 种(RF$_1$ 识别 UAA 或 UAG,RF$_2$ 识别 UAA 或 UGA,RF$_3$ 协助两者起作用)。

第三节 翻译后加工及蛋白质输送

肽链合成的结束,并不一定意味着具有正常生理功能的蛋白质分子已经生成。从核糖体释放出的新生多肽链一般不具备蛋白质生物活性,必须经过分子折叠及不同的加工修饰过程才转变为具有天然功能构象的成熟蛋白,该过程称为翻译后加工(post-translation processing)。主要包括多肽链折叠为天然的三维构象、肽链一级结构的修饰、肽链空间结构的修饰等。另外,核糖体上合成的蛋白质还需要靶向输送到特定细胞部位,如线粒体、溶酶体、细胞核等细胞器,有的分泌到细胞外,并在靶位点发挥各自的生物学功能。

一、新生肽链的折叠

蛋白质分子刚合成时是一条具有特定氨基酸序列的多肽链形式出现的,而细胞内具有生物活性的蛋白质毫无例外都具有特定的三维空间结构,这也就是说核糖体上新合成的多肽链必须经历一个折叠(folding)过程才能成为具有天然空间构象的蛋白质。然而,细胞内大多数天然蛋白质折叠都不是自动完成的,而是需要其他酶和蛋白质的协助,主要包括如下几种大分子:

(一) 分子伴侣

分子伴侣(molecular chaperone)是细胞中一类保守蛋白质,可识别肽链的非天然构象,促进各种功能域和整体蛋白质的正确折叠。分子伴侣的作用体现在两个方面:①通过有效封闭蛋白质的疏水表面,避免未折叠蛋白质疏水性片段相互作用而发生折叠,防止错误折叠的发生;②对已经发生错误折叠的蛋白质,分子伴侣可以识别并帮助其恢复正确的折叠。细胞内的分子伴侣至少有两大家族:热休克蛋白 70(Heat shock protein70,HSP70)家族和热休克蛋白 60 家族(HSP60)。

(二) 蛋白质二硫键异构酶

多肽链内或肽链之间二硫键的正确形成对稳定分泌蛋白、膜蛋白等的天然构象十分重要,这一过程主要在细胞内质网进行。多肽链的几个半胱氨酸之间可能出现错配二硫键,影响蛋白质正确折叠。蛋白质二硫键异构酶在内质网腔活性很高,可在较大区段肽链中催化错配二硫键断裂并形成正确二硫键连接,最终使蛋白质形成热力学最稳定的天然构象。

(三) 肽-脯氨酰顺反异构酶

脯氨酸为亚氨基酸,多肽链中肽酰-脯氨酸间形成的肽键有顺反异构体,空间构象有明显差别。肽-脯氨酰顺反异构酶可促进上述顺反两种异构体之间的转换,在肽链合成需形成顺式构型时,可使多肽在各脯氨酸弯折处形成准确却折叠。

二、一级结构的修饰

(一) 肽链 N 端 Met 或 fMet 的切除

在蛋白质合成过程中,真核生物 N 末端第一个氨基酸总是甲硫氨酸,而原核生物的 N

末端第一个氨基酸总是甲酰化的甲硫氨酸。但人们发现天然蛋白质并不是以甲硫氨酸作为 N 末端的第一个氨基酸。细胞内有脱甲酰基酶或氨基肽酶可以除去 N-甲酰基、N 端甲硫氨酸或 N 端的一段序列。

（二）特定氨基酸的共价修饰

某些蛋白质肽链中存在共价修饰的氨基酸残基，是肽链合成后特异加工产生的。例如糖原分解的磷酸化酶 b 需经磷酸化；胶原蛋白的前体在细胞内合成后，需经羟化（肽链中的脯氨酸及赖氨酸残基分别转变为羟脯氨酸及羟赖氨酸残基才能形成链间共价交联。有些蛋白质前体还需乙酰化（如组蛋白）、甲基化或羧基化等。

（三）二硫键的形成

mRNA 中没有胱氨酸的密码子，但许多蛋白质都含有二硫键，这是多肽链合成后通过两个半胱氨酸的氧化作用生成的。

（四）多蛋白的加工

真核生物 mRNA 的翻译产物为单一多肽链，有时这一肽链经不同的切割加工，可产生一个以上功能不同的蛋白质或多肽，此类原始肽链称为多蛋白。

（五）蛋白质前体中不必要肽段的切除

无活性的酶原转变为有活性的酶，常需要去掉一部分肽链。其他蛋白质也存在类似过程，如胰岛素在合成结束时，并非是具有正常生理活性的胰岛素，而是其前体——胰岛素原（pro-insulin）。胰岛素原变为胰岛素时，尚需去掉部分肽段。甲状旁腺素及生长素等多种蛋白质类激素，由其前身物转变为具有正常生理活性的激素时，也需去掉部分肽段。除蛋白质类激素外，血浆蛋白质的主要成分清蛋白，在细胞中合成结束时，也只是其前体清蛋白原。清蛋白原需在氨基端去掉 5~6 个氨基酸残基组成的肽段，才成为清蛋白。

三、空间结构的修饰

（一）亚基聚合

具有四级结构的蛋白质由两条以上的肽链通过非共价聚合，形成寡聚体。蛋白质的各个亚单位相互聚合时所需要的信息，蕴藏在肽链的氨基酸序列之中，而且这种聚合过程往往又有一定顺序，前一步骤常可促进后一聚合步骤的进行。例如成人型血红蛋白分子 $\alpha_2\beta_2$ 亚基的聚合。

（二）辅基连接

复合蛋白质除多肽链外，还含有各种辅基。这些非蛋白质成分都是在翻译后连接上去的。例如蛋白质添加糖链成为糖蛋白；珠蛋白与血红素形成完整的血红蛋白分子。

四、蛋白质的靶向输送

蛋白质合成后经过复杂机制,定向输送到最终发挥生物功能的目标地点,称为蛋白质的靶向输送(protein targeting)。真核生物蛋白在核糖体中合成后,不外乎有三个去向:驻留在细胞液中;进入细胞核或其他细胞器;分泌到体液。蛋白质是怎样从合成部位运送到功能部位的?

研究表明,细胞内蛋白质的合成有两个不同的位点:胞质中附着于粗面内质网的核糖体,主要参与分泌蛋白的合成,这类核糖体在肝细胞内约占 3/4;游离于胞质中的核糖体,主要参与细胞固有蛋白的合成,在肝细胞内约占 1/4。同时发现,所有靶向输送的蛋白质结构中均存在分选信号,主要为 N 末端特异氨基酸序列,可引导蛋白质转移到细胞的适当靶部位,这类序列称为信号序列(signal sequence),是决定蛋白靶向输送特性的最重要元件。各种靶向输送蛋白的信号序列有不同的名称和特异的 N 端序列,见表 14-6。20 世纪 70 年代美国科学家 Blobel 因提出著名的"信号假说"——蛋白质分子被运送到细胞不同部位的"信号"存在于它的一级结构中,而获得了 1999 年的诺贝尔生理或医学奖。

表 14-6　靶向输送蛋白的信号序列或成分

靶向输送蛋白	信号序列或成分
分泌蛋白	N 端信号肽,13-36 个氨基酸残基
内质网腔驻留蛋白	N 端信号序列,C 端-Lys-Asp-Glu-Leu-COOH
线粒体输送蛋白	N 端前导肽,两性螺旋,12-30 个残基,富含 Arg、Lys
核蛋白	核定位序列(-Pro-Pro-Lys-Lys-Lys-Arg-Lys-Val-,SV40T 抗原)
溶酶体蛋白	Man-6-P(甘露糖-6-磷酸)
过氧化物酶体蛋白	C 端-Ser-Lys-Leu-

下面以分泌型蛋白为例讨论蛋白质的靶向输送过程。分泌型蛋白质如白蛋白、免疫球蛋白与催乳素(prolactin)等,在合成时都带有一段称为"信号肽"(signal peptide)的信号序列(图 14-8)。信号肽约由 15～30 个氨基酸残基构成。它们都含有 2 个特殊区域,其氨基端有一亲水区段,紧接着亲水区的是信号肽的中心区,中心区以疏水氨基酸为主。亲水区常为 1～7 个氨基酸。中心区即疏水核心,在分泌时起决定作用,约由 15～19 个氨基酸残基构成。细胞内一种识别信号肽段的颗粒,称为识别颗粒(signal recognition particle,由 6 条多肽链与 1 分子 7S RNA 共同构成),可识别信号肽段,有助于信号肽段找到粗面内质网(图 14-9)。分泌蛋白(如胰岛素原)合成完毕后,全部进入内质网腔。在腔中由粗面内质网向滑面内质网移行,最后进入高尔基体。在此进一步加工(胰岛素原转变为胰岛素)后,储于分泌液泡。然后液泡与质膜融合,形成出口,将分泌蛋白排出胞外。

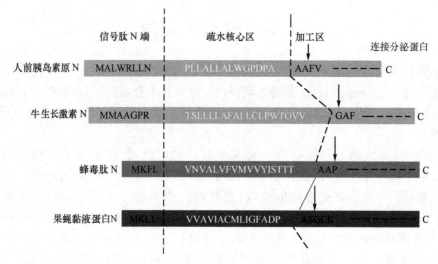

图 14-8   几种分泌型蛋白质的信号肽结构

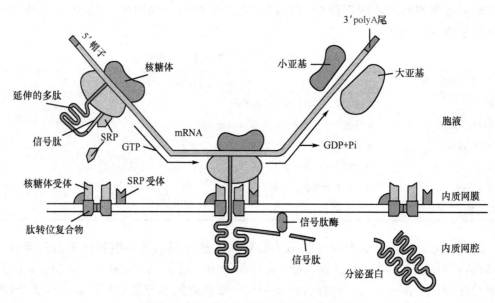

图 14-9   信号肽引导分泌型蛋白进入内质网

第四节   蛋白质合成与医学

一、分 子 病

蛋白质生物合成的信息系统主要包括 DNA 和 mRNA。DNA 分子可比作一卷遗传"设计书"。DNA 分子如有缺陷,则细胞内 RNA 与蛋白质的合成将会出现异常,机体的某些结构与功能随之发生变异。DNA 分子的此种异常,可以随着个体繁殖而传给后代。DNA 分子上基因的缺陷,造成人体结构与功能障碍的机制,对其了解得最多的是所谓分子病的一类,如镰状细胞性贫血。分子病(molecular diseases)这一名词主要指蛋白质分子氨基酸序列异常的遗传病。镰状细胞性贫血是由于患者体内合成血红蛋白的基因异常所造成的贫血疾患。患者的血红蛋白在氧分压较低的情况下容易在红细胞中析出,而使红细胞呈镰刀形并极易破裂。这是因为在 DNA 分子相当于此基因的片段中出现了一个碱基的变异。DNA 分子上的这一遗传信息的异常,最终造成蛋白质分子组成的改变(第 2 章)。某一氨基酸的密码子突变为另一氨基酸的密码子的现象,称为错义突变(missense mutation),镰状细胞贫血的血红蛋白(HbS)即属于这一类。在我国人群中,已发现异常血红蛋白数十种,有的是我国特有的。除错义突变外,其他遗传变异也可造成分子病。

影响终止密码子的突变也可引起遗传病。血红蛋白的 β 链,由 146 个氨基酸残基构成。正常状态血红蛋白 β 链第 145 位酪氨酸的密码子是 UAU 或 UAC,此酪氨酸的密码子如突变为蛋白质合成的终止信号 UAA 或 UAG,导致 β 链短于正常的(144 个氨基酸残基组成),可引起另一类血红蛋白病(Hb Mckees Rocks 病)。此异常 Hb 与氧的亲和力远高于正常 Hb,氧释出能力减弱。为补偿此种缺陷,红细胞代偿性增生,从而表现为红细胞增多症(erythrocythemia)。

另一类由突变引起终止信号位置异常所形成的遗传性疾病是某些地中海贫血(thalassemia)。地中海贫血主要由于珠蛋白合成的化学计量不平衡而引起的。β 地中海贫血患者缺乏 β 珠蛋白,因而 α 珠蛋白得不到足够与它配对的 β 珠蛋白,以形成 HbA。过剩的 α 珠蛋白在红细胞或其母细胞中聚积并沉淀。此种沉淀可损伤红细胞膜造成溶血性贫血,并干扰红细胞的生成。其中一类叫 β° 地中海贫血,它是 β 珠蛋白基因上第 17 个氨基酸(赖氨酸)的密码子 AAG 突变成为终止密码子 UAG 而引起的。这种血红蛋白病与 Hb Mckees Rocks 病不同。Hb Mckees Rocks 病的 β 珠蛋白只少了最末两个氨基酸残基,仍具有生物学作用,而 β° 地中海贫血的 β 珠蛋白 mRNA 在起始段就出现异常,所以不能合成有功能的 β 珠蛋白。α 地中海贫血由 α 珠蛋白缺乏而引起。正常的 α 链由 141 个氨基酸残基构成。部分 α 地中海贫血患者由于原在 142 位的终止密码子 UAA 某一碱基突变,其 α 链长达 172 个氨基酸残基。这是因为在这种异常的 α 珠蛋白 mRNA 上进行翻译时,本该终止而未能终止,继续翻译至另一终止信号(173 位的密码子)的出现,才停止翻译,以致肽链的过长。过长的 α 链,或合成速度低,或其分解速度高,由此造成了 α 珠蛋白的缺乏。在我国 α 地中海贫血与 β 地中海贫血都有所发现,以南方多见。

二、蛋白质生物合成的阻断剂

蛋白质生物合成的阻断剂很多,其作用部位也各有不同,或作用于翻译过程,直接影响蛋白质生物合成(如多数抗生素),或作用于转录过程,对蛋白质的生物合成间接产生影响。此外也有作用于复制过程的(如多数抗肿瘤药物)。它们由于能影响细胞分裂而间接影响蛋白质的生物合成。其次,各种阻断剂的作用对象亦有所不同,如链霉素、氯霉素(chloramphenicol)等阻断剂主要作用于细菌,故可用作抗菌药物;环己酰亚胺作用于哺乳类动物,故对人体是一种毒物。多种细菌毒素与植物毒素也是通过抑制人体蛋白质合成而致病。

(一) 抗生素类阻断剂

这类因素多是抗生素类化合物。某些抗生素能与核糖体结合,从而妨碍翻译过程。核糖体由大小不同的两个亚基组成:四环素族(tetracyclines)抗生素(包括四环素、金霉素、土霉素等)及链霉素可与小亚基结合;氯霉素则能与大亚基相结合。亚基被结合可使核糖体不能发挥正常功能,或直接使翻译过程发生障碍;或造成错译(如链霉素),将某一种氨基酸的密码子误译成另一种氨基酸,不能合成具有正常功能的蛋白质。总之,两者都使生命活动难以维持。多种抗生素类药物对哺乳类动物与细菌的影响有差异,细菌的核糖体与哺乳类动物的核糖体不同,而与哺乳类动物线粒体的核糖体相近似。氯霉素及链霉素能特异地与细菌核糖体结合,因而亦能与线粒体的核糖体结合对其有所影响,但总的影响不大。四环素抗生素虽然与细菌及哺乳类动物两类核糖体都能结合,但因为它进入菌体比进入哺乳类动物的细胞要容易得多,所以对细菌也有选择性的作用(表14-7)。如上所述,某些抗生素除能抑制细菌的蛋白质合成外,亦有可能抑制哺乳类动物线粒体的蛋白质的合成,或与其副作用有关。个别抗生素如环己酰亚胺(cycloheximide,又名放线菌酮 actidione)可特异抑制真核生物核糖体,因此对人体是一种毒物。此外,嘌呤霉素可使核糖体给位上的 tRNA 所带肽链过早脱落,因而对真核生物与原核生物的蛋白质合成都有抑制作用。

表 14-7　抗生素对蛋白质生物合成的抑制作用

抗生素	作用位点	作用原理	应用
伊短菌素	原核、真核核糖体小亚基	阻碍翻译起始复合物的形成	抗肿瘤药
四环素、土霉素	原核核糖体小亚基	抑制氨基酰-tRNA 与小亚基结合	抗菌药
新霉素、八龙霉素	原核核糖体小亚基	改编构想引起读码错误、抑制起始	抗菌药
氯霉素、林可霉素、红霉素	原核核糖体大亚基	抑制转肽酶、阻碍肽链延长	抗菌药
嘌呤霉素	原核真核核糖体	使酰基转移到它的氨基上后脱落	抗肿瘤药
放线菌酮	真核核糖体大亚基	抑制转肽酶、阻断肽链延长	医学研究
夫西地酸、细球霉素	EF-G	抑制 EF-G、阻止转位	抗菌药
大观霉素	原核核糖体小亚基	阻止转位	抗菌药

案例 14-1

患者,男,14 岁。于两个月前因腹泻口服氯霉素,此后面色渐苍白,头晕,耳鸣,心悸,气短。曾在他院诊断为"缺铁性贫血",经口服铁剂及肌内注射维生素 B_{12} 等治疗,皮肤黏膜苍白仍进行性加重入院。

体格检查:体温 36.4,发育正常,精神尚好,全身皮肤无出血点及黄染,皮肤、口唇、睑结膜、口腔黏膜、甲床苍白,头颅无畸形,颈软,心界不大,心率 96 次/分,律正,心尖区可闻及 2 级收缩期吹风样杂音,双肺呼吸音清晰,肝脾不大,腹平软,双下肢无凹陷性水肿。实验室检查:血红蛋白 40 g/L,白细胞 2.5×10^9/L,红细胞 1.50×10^{12}/L,血小板 30×10^9/L。骨髓穿刺检查符合再生障碍性贫血。

问题讨论:

1. 什么是再生障碍性贫血,其临床表现有哪些?
2. 氯霉素引发再生障碍性贫血的生化机制是什么?

案例分析 14-1

1. 再生障碍性贫血(再障)是一组由化学物质、生物因素、放射线或不明原因引起的骨髓造血功能衰竭,以造血干细胞损伤、骨髓脂肪化、外周血全血细胞减少为特征的疾病。

本病临床表现为贫血、出血和感染,根据病情进展的快慢、严重性以及病变广泛程度的不同,临床表现也各异。我国将再障分为急性型与慢性型两类:①急性型多见于儿童和青壮年,男多于女。起病多急骤,常以贫血显著或出血严重为主要特征,少数以高热并发感染为主要临床表现。出血不仅表现在皮膜黏膜出血,还常有内脏出血,如呕血、便血、尿血、子宫出血、眼底出血及颅内出血,后者常为本病的死亡原因。②慢性型成人多于儿童,男多于女,起病多缓慢,常以贫血发病。出血程度较轻,常见的出血部位有皮下、鼻黏膜及齿龈,女性可有月经过多,很少有内脏出血,感染少见且较轻。

以上两型共有体征均有贫血面容,睑结膜及甲床苍白,皮肤可见出血点及紫癜,贫血重者,心率增快,心尖区常有收缩期吹风样杂音,一般无肝脾肿大。

2. 药物及化学物质是最常见的引起再障的危险因素。在药物中,氯霉素是引起再障的最常见的药物。如果使用氯霉素不当,将会引起再生障碍性贫血,一般分为两种,即可逆性抑制和不可逆性过敏性再障。可逆者是由于氯霉素的毒性所致,与剂量有关。如果使用氯霉素超过一定剂量后,就会发病。停药后,病情可以逐渐恢复。不可逆者是由于机体对氯霉素敏感或对其解毒能力有缺陷所致,与剂量无关,而与个体遗传基因异常有关。由于这种人的基因在氯霉素作用下可发生改变,造成骨髓造血多能干细胞不可逆和持久的改变,使其不能分化,结果骨髓三系造血细胞(红系、粒系、巨核细胞素)减少,这种病情往往严重。

氯霉素类抗生素可作用于细菌核糖核蛋白体的 50S 亚基,而阻挠蛋白质的合成,属抑菌性广谱抗生素。细菌细胞的 70S 核糖体是合成蛋白质的主要细胞成分,它包括 50S 和 30S 两个亚基。氯霉素通过可逆地与 50S 亚基结合,阻断转肽酶的作用,干扰带有氨基酸的氨基酰-tRNA 与 50S 亚基结合,从而使新肽链的形成受阻,抑制蛋白质合成。由于人体线粒体中核糖体的组成类似于细菌,因此,氯霉素还可与人体线粒体的 70S 核糖体结合,因而也可抑制人体线粒体的蛋白合成,对人体产生毒性。

(二)细菌毒素与植物毒蛋白

1. 细菌毒素 白喉毒素是白喉杆菌产生的毒蛋白,由 A、B 两链组成。它可催化 EFT$_2$ 失活反应,抑制真核生物蛋白质合成。A 链有催化作用;B 链可与细胞表面特异受体结合,帮助 A 链进入细胞。进入胞质的 A 链可使辅酶 I(NAD$^+$)与延长因子 EFT$_2$ 产生反应,造成 EFT$_2$ 失活。

$$NAD^+ + EFT_2(有活性) \xrightarrow{\text{白喉毒素 A 链}} EFT_2\text{-核糖-ADP}(无活性) + 尼克酰胺$$

EFT$_2$ 在合成后经加工形成一种称为白喉酰胺(diphthamide)的组氨酸的衍生物。此白喉酰胺可与 NAD$^+$ 中核糖的 1′C 在白喉毒素 A 链催化下结合成 EFT$_2$-核糖-ADP。结合后的 EFT$_2$-核糖-ADP,仍可附着于核糖体,并与 GTP 结合,但不能促进移位。白喉毒素作为有催化活性的酶,毒性甚大,一只豚鼠注入 0.05μg,足以致命。

　　铜绿假单胞菌外毒素 A 及志贺杆菌产生的毒素与白喉毒素作用相似而不相同。铜绿假单胞菌也是毒力很强的细菌,它的外毒素 A(exotoxin A) 与白喉毒素相似,通过分子中的糖链与细胞表面相作用,进入细胞,裂解为 A、B 两链。A 链具有酶活性,以白喉毒素 A 链同样方式起抑制作用。志贺杆菌可引起肠伤寒,其毒素也可抑制脊椎动物的肽链延长,作用机制与白喉毒素有所不同。志贺毒素(Shigella toxin)不含糖,由一条 A 链与 6 条 B 链构成。B 链介导毒素与靶细胞受体结合,帮助 A 链进入细胞。A 链进入细胞后裂解为 A_1 与 A_2。A_1 具有酶活性,使 60S 亚基灭活,tRNA 进位或移位发生障碍。

　　2. 植物毒蛋白　某些植物毒蛋白(toxalbumin)也是肽链延长的抑制剂。红豆亦称"相思子",它所含的红豆碱(abrin)与蓖麻籽所含的蓖麻蛋白(ricin)都可与真核生物核糖体 60S 亚基结合,抑制其肽链延伸阶段。蓖麻蛋白毒力很强,对某些动物每公斤仅 0.1μg,即足以致死。该蛋白质亦由 A、B 两链组成,两者靠二硫键相连。B 链是凝集素,可与细胞膜上含乳糖苷的糖蛋白(或糖脂)结合。结合后,二硫键还原,A 链具有核糖苷酶的活性,进入细胞与 60S 亚基结合,切除 28S rRNA 的 4324 位腺苷酸,间接抑制 EFT_2 的作用,使肽链延长障碍。A 链在蛋白质合成的无细胞体系中可直接作用,但对完整细胞则必须有 B 链同在,才能进入细胞,抑制蛋白质合成。蓖麻蛋白与白喉毒素均由两条肽链组成,两条链相互配合的作用模式,予人们以启示。人们设想以抗肿瘤抗体起引导作用,与这类毒素的毒性肽结合。然后将其引入人体,借抗肿瘤抗体的导向作用,定向附着于癌细胞而杀灭之。这种经人工改造的毒素称为免疫毒素(immuno-toxin)。由于对传染病的预防注射,人体内常具有白喉毒素的抗毒素,所以用白喉毒素制备免疫毒素的使用效果,可因人体内白喉抗毒素的存在而削弱。通常人体内并无对抗蓖麻蛋白的抗毒素。所以,用蓖麻蛋白制备免疫毒素,应优于白喉毒素。植物毒素中除蓖麻蛋白等由两条肽链组成的核糖体灭活蛋白(ribosome-inactivating protein)外,还有一类单肽链的核糖体灭活蛋白是分子量 30kD 左右的碱性蛋白质。天花粉蛋白(trichosan-thin)、肥皂草素(saporin)、苦瓜素(momorcharin)都属于这一类。这类毒素具有 RNA N-糖苷酶的活性,使真核生物核糖体 60S 亚基失活,作用原理与蓖麻蛋白 A 链相同。

(三) 其他蛋白质合成阻断剂

　　干扰素(interferon)是细胞感染病毒后产生的一类蛋白质。干扰素可抑制病毒繁殖,保护宿主,现知其原理之一是干扰素在双股 RNA(如某些病毒 RNA)存在时,可使细胞的蛋白质生物合成受抑制,病毒因而无法繁殖,其机制如下(图 14-10)。

　　(1) 活化一种蛋白激酶,而这种激酶可使哺乳类动物的起始因子 eIF_2 磷酸化,由此抑制蛋白质生物合成。

　　(2) 间接活化一种核酸内切酶,使 mRNA 降解。这种活化作用是通过一种寡核苷酸的媒介而引起的。这种寡核苷酸是由数个腺苷酸构成的多腺苷酸。但这种多腺苷酸中核苷酸之间的联结方式与一般多核苷酸的 3′,5′-磷酸二酯键不同,而是以 2′,5′-磷酸二酯键相连,简称为 2′,5′A。干扰素与双链 RNA 可共同活化 2′,5′A 合成酶,2′,5′A 合成酶可使多个 ATP 转变为 2′,5′A。2′,5′A 则可活化核酸内切酶,使 mRNA 降解。缺铁性

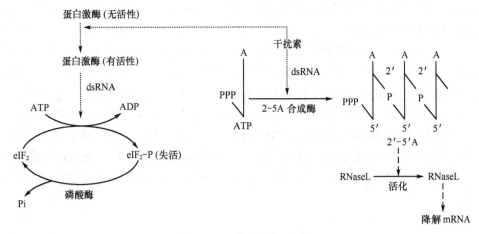

图 14-10　干扰素的作用原理

网织红细胞蛋白质合成障碍与 eIF$_2$ 磷酸化有关:缺铁时,血红素合成减少。血红素的不足,可引起网织红细胞中蛋白质合成障碍,其机制如图 14-11。哺乳动物起始因子 eIF$_2$ 与原核生物起始因子 IF$_2$ 相似,其功能在于与 GTP 以及蛋氨酰起始 tRNA 共同形成三元复合物(图 14-3)。从而使起始 tRNA 与 40S 亚基结合,形成 40S 起始前复合体。此复合体在与 60S 亚基缔合成 80S 起始复合体前,所携的 GTP 水解为 GDP。GDP 与 eIF$_2$ 两者一起,以非活性的结合状态由 40S 起始前复合体共同释下。eIF$_2$ 如需重新投入起始过程,其所携的 GDP 必须为 GTP 所取代,成为 eIF$_2$-GTP,才具有活性。eIF$_2$ 上 GDP 与 GTP 的相互交换由鸟苷酸交换因子(guaninel nucleotide exchange factor,GEF,又称 eIF$_2$B)的蛋白质催化。网织红细胞中 eIF$_2$-GDP,可被 eIF$_2$ 蛋白激酶所磷酸化。该蛋白激酶平时无活性,缺乏血红素可使其活化。eIF$_2$ 被磷酸化后与 GEF 的亲和力大为增强,两者粘着,互不分离,妨碍 GEF 发挥催化作用,因而 eIF$_2$-GDP 难以转变为 eIF$_2$-GTP。由于网织红细胞所含 GEF 较少,所以只要有 30% 的 eIF$_2$ 被磷酸化,GEF 即失去活性,使包括血红蛋白在内的所有蛋白质合成完全停止。

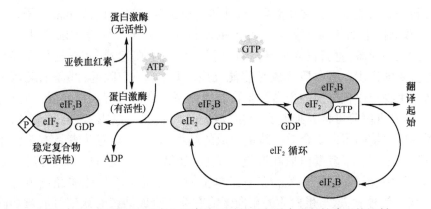

图 14-11　网织红细胞中血红素缺乏引起蛋白质合成起始障碍的机制

脊髓灰质炎病毒曾造成千百万儿童的残障。现在人类已可用疫苗成功地控制小儿麻痹症的发生。但引起该病的脊髓灰质炎病毒感染细胞的致病机制,仍是一个有待回答的问题。研究发现，该病毒感染细胞后，非常有效地抑制了宿主细胞自身的蛋白质合成，这种抑制发生在翻译水平，而宿主 mRNA 并没有被病毒所降解。但进一步分析发现宿主细胞中某一翻译起始因子（eIF$_4$F，为一种帽结合蛋白）中的一个亚基（分子量为 22 万）被降解了。该起始因子在正常情况下可作用于 mRNA 5′起始端，以利翻译的起始。真核细胞 mRNA 5′端带有帽结构；这些有"帽"mRNA 的翻译需要起始因子 eIF$_4$F 的参加。脊髓灰质炎病毒属于 RNA 病毒，它的 mRNA 较特殊，无帽结构。因此不少学者认为：该病毒感染细胞后，使帽结合蛋白失去作用，从而特异地抑制了宿主细胞的蛋白质合成。病毒自身的 mRNA 无帽，无帽的 mRNA 的翻译起始，不依赖于 eIF$_4$F 的存在，仍可进行翻译，使病毒能有效地利用宿主细胞的能量及蛋白质合成机构生存和繁殖。

小　　结

　　蛋白质生物合成体系由氨基酸、mRNA、tRNA、核糖体、某些酶与蛋白质因子、供能物质（ATP、GTP）、无机离子（Mg^{2+}、K$^+$）等共同组成。mRNA 上的遗传信息，由每 3 个核苷酸一组组成的密码子来体现。遗传密码共有 64 个密码子，除 UAA、UGA、UAG 代表终止信号外，其他密码子都代表一定的氨基酸，其中 AUG 不仅代表氨基酸（蛋氨酸），而且在 mRNA 的起始部位，为蛋白质合成的起始信号。tRNA 具有反密码子识别其相应的密码子。识别时根据碱基配对原则，但有时这种配对不典型，有所谓"不稳定碱基对"的形成。tRNA 中有一种起始作用的 tRNA，可特异识别起始密码子。核糖体上有所谓"给位"与"受位"。核糖体的大亚基有转肽酶可催化肽键生成。

　　翻译过程包括氨基酸的活化与转运，以及核糖体循环。参加蛋白质合成的氨基酸需要在其特异的氨基酰 tRNA 合成酶的催化下，与其相应的 tRNA 结合，形成氨基酰 tRNA，这一反应需要 ATP。核糖体循环可分为起始、肽链延长、终止 3 个阶段。起始过程中形成起始复合体，此时需要 GTP。真核生物的合成体系，还需 ATP。在延长阶段，肽链每增加一个氨基酸残基，就按①进位、②成肽、③移位，这 3 个步骤一遍一遍地重复进行，直至肽链增长到必要的长度。在终止阶段，核糖体受位出现 mRNA 的终止密码子。在终止因子参与下，核糖体上的转肽酶将合成完毕的肽链水解释出。核糖体随之从 mRNA 上脱落，解离为大、小亚基，重新投入循环。各种蛋白质因子在起始、肽链延长及终止各阶段起着极为重要的作用。蛋白质合成是需能反应，每生成一个肽键，共需消耗四个高能磷酸键。真核生物与原核生物的蛋白质生物合成体系及合成过程大同小异。环己酰亚胺、白喉霉素、蓖麻蛋白等可特异抑制真核生物的蛋白质合成；氯霉素、链霉素、四环素等可特异抑制原核生物的蛋白质合成。肽链合成的结束，并不一定意味着具有正常生理功能的蛋白质已经生成。很多蛋白质在肽链合成后，还需经过一定的加工或修饰，如切去肽段、加糖基、加脂、磷酸化、羟化等。多个亚单位构成的蛋白质则还需经过聚合过程。分泌蛋白 N 端有信号肽，这与蛋白质的靶向运输有关。合成结束时该信号肽被切除。基因如有缺陷，可出现蛋白质合成的异常。镰状细胞贫血是一种典型的分子病，是由血红蛋白基因片段中，某一核苷酸被其他核苷酸取代所致。

（罗达亚　揭克敏）

第 15 章 基因表达调控

从基因到基因表达调控

1909 年,丹麦遗传学家 W.Johansen 将孟德尔遗传因子更名为基因(gene)。

1910~1925 年,Morgan Thomas Hunt 利用果蝇做研究材料,证明基因是在染色体上呈线性排列的遗传单位。

1941 年, George Beadle 和 Edwand Tatum 提出了"一个基因一个酶"的学说。

1944 年,O.T. Avery 及其同事通过转化实验证实"基因的化学本质是 DNA"。

1957 年,S.Benzer 证明基因是 DNA 分子上的一个特定区段,其功能是独立的遗传单位,并提出了一个顺反子一条多肽链的概念。

1961 年开始,M.W. Nirenberg 和 H.G. Khorana 等人逐步搞清了基因以核苷酸三联体为一组编码氨基酸,并在 1967 年破译了全部 64 个遗传密码。

1961 年, J.L. Monod 与 F. Jacob 发表"蛋白质合成中的遗传调节机制"一文,提出操纵子学说,开创了基因表达调控的研究。

1969 年,J.R.Beckwith 从大肠埃希菌的 DNA 中分离出乳糖操纵子。

1977 年,L.T.Chow 阐明了腺病毒转录过程中的 mRNA 拼接现象,随后在 SV40、多瘤病毒中也相继发现了 mRNA 转录后的拼接过程,从而证实了真核基因的不连续性,明确了内含子(intron)和外显子(exon)的概念,揭开了认识真核基因组结构和调控的序幕。

1981 年,Cech 等发现四膜虫 rRNA 的自我剪接,从而发现核酶(ribozyme)。

1990 年,人类基因组计划(Human Genome Project)开始实施,这是生命科学领域有史以来全球性最庞大的研究计划,当时预期在 2005 年时测定出人基因组全部 DNA 3×10^9 碱基对的序列、确定人类约 5~10 万个基因的一级结构,这将使人类能够更好掌握自己的命运。

1993 年,美国科学家 K.Mullis 由于发明了 PCR 仪而与第一个设计基因定点突变的 Smith 共享诺贝尔化学奖。

2003 年 9 月美国国立人类基因组研究所(National Human Genome Research Institute,NHGRI)提出了"DNA 元件百科全书"计划(Encyclopedia of DNA Elements,ENCODE),希望找出人类基因组序列中所有的结构和功能元件,形成一个完整的人类基因组"元件目录"。这一计划已有的研究结果表明:基因组的碱基序列包括编码 RNA 基因在内,几乎所有的区段都有功能。

第一节 概　　述

细胞的一切活动决定于两大类关键的生物大分子——核酸和蛋白质。核酸是生物体遗传信息的携带者,所有物种能世代相传,就是依靠核酸分子可以精确复制的性质。蛋白质则是生命活动的主要承担者。所有的生命活动,呼吸、运动、消化……甚至感知、思维和学习,无一例外是依靠蛋白质来完成的。核酸和蛋白质的关系如何? 19 世纪 50 年代末佛朗西斯·克里克(Francis Crick)发表了《论蛋白质的合成》一文,提出了著名的连接物假说,讨论了核酸中碱基顺序同蛋白质中氨基酸顺序之间的线性对应关系,并首次阐述了生物学中心法则。60 年代初生物学中心法则得到了证实。

从 DNA 到蛋白质的过程中,蛋白质的信息来源于基因,为什么含有同样基因信息的细胞会有不同种类和数量的蛋白质? 什么因素影响基因到蛋白质的合成过程? 1961 年,法国科学家莫诺(J·L·Monod)与雅可布(F·Jacob)发表"蛋白质合成中的遗传调节机制"一文,提出操纵子学说,开创了基因表达调控的研究。四年后,莫诺与雅可布荣获 1965 年诺贝尔生理学与医学奖。1969 年,J.R.Beckwith 从大肠埃希菌 DNA 中分离出乳糖操纵子。

一、基因表达调控的概念

基因的生物学概念:基因决定遗传性状的表达,它存在于染色体及线粒体 DNA 上,呈线性排列并世代相传。

基因的分子生物学概念: 基因(gene)是遗传物质的最小功能单位,是携带了遗传信息的 DNA 片段,能编码单个具有生物学功能的产物,包括 RNA 和多肽链。从分子结构看,基因包括两个部分的信息:一部分是在细胞内可以表达为功能 RNA 或蛋白质的结构基因(structural gene)序列;另一部分是为保证表达这些结构基因所需要的调控序列,如启动子、5′端和 3′端非翻译序列等。大部分生物中构成基因的物质是 DNA,少数生物(如 RNA 病毒)中是 RNA。

另外,在分子生物学研究中,人们习惯将 cDNA 也称为"基因"。cDNA(complementory DNA)即与 mRNA 互补的 DNA。由于它是以 mRNA 为模板通过反转录得到的 DNA,所以只含翻译调控序列及多肽链的编码序列,不含基因转录的调控序列和内含子。

细胞或生物体的一套完整单倍体遗传物质的总和称为基因组(genome)。对原核生物来说,它们的基因组是单个染色体所含的全部基因。对真核生物而言,有染色体基因组和线粒体基因组或叶绿体基因组之分。染色体基因组又称核基因组,是指一个生物体的染色体(常染色体和性染色体)所包含的全部 DNA,是真核生物的主要遗传物质基础。线粒体基因组或叶绿体基因组分别含有线粒体 DNA 或叶绿体 DNA,它们属核外遗传物质。与染色体 DNA 不同的是,线粒体 DNA 或叶绿体 DNA 是在生殖细胞融合时由一个亲本(卵细胞)细胞质提供的。

2003 年 9 月美国国立人类基因组研究所(National Human Genome Research Institute,NHGRl)提出了"DNA 元件百科全书"计划(Encyclopedia of DNA Elements,ENCODE),希望找出人类基因组序列中所有的结构和功能元件,形成一个完整的人类基因组"元件目录",包括编码蛋白质基因、非编码蛋白质基因、转录调控元件、染色体结构维持和调节染色体复制动力的 DNA 元件等。之后 NHGRl 及其研究机构发表了一系列重要文章,挑战了关于人类基因组的传统理论,即人类基因蓝图不是由孤立的基因和大量"垃圾 DNA 片段"组成的,而是一个复杂的网络系统,单个基因、调控元件以及与编码蛋白无关的其他类型的 DNA 序列一道,以交叠的方式相互作用,共同控制着人类的生理活动。

基因表达(gene expression)是指基因中的遗传信息经过转录、翻译产生的 RNA 和有生物活性的蛋白质的过程。rRNA 或 tRNA 的基因经转录产生 rRNA 或 tRNA 的过程也属于基因表达的范畴。基因表达调控(gene expression regulation)是指通过特定的蛋白质与 DNA、蛋白质与蛋白质之间的相互作用来控制基因表达以满足生物体的自身需求以及适应环境变化的过程。这些调节过程受到严格而有序的控制。

不同生物的基因组含有不同数量的基因,例如大肠埃希菌的基因组 DNA 约含 4 000 个基因,人类基因组约有 28 900 个基因。细胞在一定的生长阶段或特定的生长时期,只有数量有限的基因被表达。例如大肠埃希菌通常约 5% 的基因处在高水平转录活性状态,其余大多数基因不表达或表达水平极低。典型的哺乳类细胞中开放转录的基因约在 1 万个上下,即使蛋白质合成量比较多、基因开放比例较高的肝细胞,一般也只有不超过 20% 的基因处于表达状态。基因表达水平的高低不是固定不变的。例如常见的大肠埃希菌在用葡萄糖和乳糖作碳源的培养基进行培养,开始,大肠埃希菌只能利用葡萄糖而不能利用乳糖,只有当葡萄糖消耗完毕后,大肠埃希菌细胞内控制合成分解乳糖的半乳糖苷酶的基因才开始表达。有了半乳糖苷酶,才能利用乳糖作碳源。这种调节既保证了代谢的需要,又避免了细胞内物质能量的浪费,增强了微生物对环境的适应能力。

二、基因表达调控的基本规律

原核生物和真核生物的细胞结构、基因组结构上的差异,使得它们的基因表达方式有所不同。原核生物没有细胞核,遗传信息的转录和翻译发生在同一空间,即转录进程中翻译也同时进行。真核生物有完整的细胞核,使得转录和翻译的过程不但空间分离,时间上也有先后次序。转录后的产物需要修饰和剪接后才能翻译。尽管如此,原核生物和真核生物的基因表达调控都遵循一定的基本规律。

(一) 基因表达具有时间特异性和空间特异性

时间特异性(temporal specificity)是指在细胞的生长发育过程中,根据功能需要,某一特定基因的表达严格按一定的时间顺序开启或关闭,决定细胞向特定的方向分化和发育。多细胞生物从受精卵发育成为个体,经历很多不同的发育阶段。在每个阶段,都会有不同的基因严格按自己特定的时间顺序开启或关闭,表现为与分化、发育阶段一致的时间性。因此,多细胞生物基因表达的时间特异性又称阶段特异性(stage specificity)。例如:甲胎蛋白(α-fetoprotein,αFP 或 AFP)基因合成的蛋白质分子量为 6.9 万,主要在胎儿肝中合成,胎儿 13 周 AFP 占血浆蛋白总量的 1/3。在妊娠 30 周达最高峰,以后逐渐下降,出生时血浆中浓度为高峰期的 1% 左右,约 40mg/L,在周岁时接近成人水平(低于 30μg/L)。在成人,AFP 可以在大约 80% 的肝癌患者血清中升高,在 400μg/L 以上。多逐渐升高,亦有不高于 400μg/L,甚至在正常水平的患者。

空间特异性(spatial specificity)是指虽然生物个体的各种组织细胞一般都有相同的染色体数目,每个细胞含的 DNA 量基本相近,但不同组织细胞中表达的基因数量不相同、表达的基因种类不相同、同一基因表达的强度也不相同。对多细胞生物而言,在个体生长发育的某一阶段,同一基因产物在不同的组织器官分布是不一样的,如肝细胞能表达葡萄糖-6-磷酸酶,肌细胞则不能表达。这种在生长、发育过程中,某种基因产物在个体按不同组织空间顺序出现的特性称为基因表达的空间特异性又称细胞特异性(cell specificity)或组织特异性(tissue specificity)。例如人类珠蛋白基因的表达不但具有阶段特异性,还表现为红系组织特异性,即在卵黄囊、肝、脾与骨髓的红系细胞表达;而肌细胞则不能表达血红蛋白,但大量表达肌红蛋白。人肺组织并不合成降血钙素,但某些肺组织细胞癌变时,合成降血钙素的基因会开放,能分泌降血钙素,引起血钙降低的症状。

　　一个受精卵含有发育成一个成熟个体的全部遗传信息,在个体发育分化的各个阶段,各种基因极为有序地表达,一般在胚胎时期基因开放的数量最多,随着分化发展,细胞中某些基因关闭(turn off)、某些基因转向开放(turn on),胚胎发育不同阶段、不同部位的细胞中开放的基因及其开放的程度不一样,合成蛋白质的种类和数量都不相同,显示出基因表达调控在空间和时间上极高的有序性,从而逐步生成形态与功能各不相同、极为协调、巧妙有序的组织脏器。即使是同一个细胞,处在不同的细胞周期状态,其基因的表达和蛋白质合成的情况也不尽相同,这种细胞生长过程中基因表达调控的变化,正是细胞生长繁殖的基础。

(二) 基因表达方式有多样性

1. 基本表达　基因组中有些基因的表达产物是细胞或生物体整个生命过程中必不可少且持续需要的,这些基因通常称之为管家基因(housekeeping gene)。例如,三羧酸循环酶系、核糖体蛋白基因等。管家基因的表达只受启动序列或启动子与RNA聚合酶相互作用的影响,而不受其他机制的调节。在一个生物个体中,管家基因几乎在所有组织细胞中、或各个生长、发育阶段的大多数时间里以相对恒定的速率进行表达,较少受环境因素的影响。分子遗传学家将这类基因的表达称为基本表达或组成性基因表达(constitutive gene expression)。但实际上组成性基因表达也不是绝对不变的,其表达强弱也受一定机制调控。

2. 诱导和阻遏表达　除了基本表达以外,细胞中有些基因的表达很容易受环境因素的影响。在特定环境信号刺激下,基因表达产物增加或降低,细胞更好地适应环境。应环境条件变化基因表达水平增高的现象称为诱导(induction),这类基因被称为可诱导基因(inducible gene)。例如:当细胞内存在DNA损伤时,修复酶基因就会被激活,基因表达产物量增加。相反,随环境条件变化而基因表达水平降低的现象称为阻遏(repression),相应的基因被称为可阻遏基因(repressible gene)。如当细菌培养基中色氨酸供应充分时,细胞内与色氨酸合成有关的酶编码基因表达被抑制。诱导和阻遏是生物界普遍存在的现象,也是生物体适应环境的基本途径。可诱导基因或可阻遏基因的表达调节除受启动序列或启动子与RNA聚合酶相互作用的影响外,还受其他机制的调节,通常其调控序列中含有针对特异刺激的反应元件。

3. 协调表达　在生物体内,一个代谢途径通常是由一系列化学反应组成的,需要多种酶参与。此外,还需要很多其他蛋白质参与作用物在细胞内、外区间的转运。这些酶及转运蛋白等编码基因被统一调节,使参与同一代谢途径的所有蛋白质分子比例适当,以确保代谢途径有条不紊地进行。在一定机制调控下,功能上相关的一组基因,无论其为何种表达方式,均需协调一致、共同表达,即为协调表达(coordinate expression),这种调节方式称为协调调节(coordinate regulation)。

（三）基因表达调控有多层次性

基因表达是遗传信息从 DNA 到蛋白质的传递过程,其调控涉及信息传递的每一环节,表现为多层次性。主要包括:DNA 水平的调控、转录水平的调控、转录后加工、mRNA 运输及降解、翻译过程、翻译后加工及蛋白质降解等控制点。在 DNA 水平的调控中,基因组 DNA 的部分扩增可以使得某种或某些蛋白质分子高表达。另外,基因重排及基因丢失等均可影响基因表达。现有研究表明:基因结构的活化是真核细胞基因表达的关键点之一,其表现为组蛋白乙酰化、甲基化或磷酸化,DNA 去甲基化及 DNA 对核酸酶敏感等。组蛋白和 DNA 的各种修饰使得染色质结构发生变化,DNA 碱基暴露并易与 RNA 聚合酶有效结合,启动转录。转录水平的调控,是最有效的调节环节,也是基因表达调控最重要、最复杂的一个层次。转录水平的调控通常涉及特异的蛋白质与转录起始点 5' 上游的调控 DNA 序列的相互作用,对转录产生正调控或负调控。转录后加工及 mRNA 的转运的调控是在真核细胞内发生。在第 13 章已经描述,真核生物初始转录产物需经转录后加工修饰才能成为有功能的成熟 RNA,并由细胞核转运至细胞质,对这些转录后过程的控制也是调节某些基因表达的重要方式。翻译是基因表达的最后一步,影响蛋白质合成过程的因素同样能够调节基因表达。并且,翻译后加工修饰可直接、快速地改变蛋白质的结构与功能,对此过程的调控是细胞对外环境变化或某些特异刺激应答时的快速反应机制。

基因表达调控可发生在遗传信息传递过程的各个环节,其调节机制是复杂的,但发生在转录水平、尤其是转录起始水平的调控对基因表达起着至关重要的作用,是基因表达的基本控制点。

（四）基因表达调控的基础是蛋白质与 DNA、蛋白质与蛋白质的相互作用

基因转录激活是调控的重要环节,转录激活依赖于结构基因上游的调控序列与其特异性的蛋白质的作用,以及其他各种可影响 RNA 聚合酶活性的作用。一般来说,调控序列称为顺式作用元件(cis-acting elements),指位于结构基因同一条 DNA 链上,影响该基因表达活性的 DNA 序列,例如启动子(promoter)、增强子(enhancer)、沉默子(silencer)和反应元件等(本章第三节)。在分子遗传学中,相对同一 DNA 分子或染色体而言称顺式(cis),相对不同 DNA 分子或染色体而言称反式(trans)。而与顺式作用元件特异性识别、结合,反式激活另一基因转录的调节蛋白质称为反式作用因子(trans-acting factors)。例如能够与 c-fos 基因的顺式元件——血清反应元件(serum responsive element, SRE)结合的血清反应因子(serum response factor, SRF)和 TATA 核心因子(TATA core factor, TCF)。真核细胞中,调节转录活性的蛋白质并不全部起反式作用,有一些蛋白质起顺式作用,这些蛋白质称为顺式作用蛋白。它们是能够特异性识别、结合自身基因的调节序列,开启或关闭自身基因的转录活性的蛋白质(图 15-1)。

反式作用因子与顺式作用元件的作用本质上是蛋白质与 DNA 的特异识别、结合。这种作用通常是非共价键的形成,表现为氨基酸和碱基之间的特异性作用。这种作用一方面取决于碱基和氨基酸上的某些特异性基团,另一方面也与蛋白质和 DNA 的空间构象有关。DNA 上的蛋白质结合位点通常呈对称或不完全对称结构,使得它们所在的 DNA 大沟和小沟暴露的碱基侧缘不同。当特异的蛋白质进入 DNA 的大沟和小沟中时,其氨基酸的侧链基团就会与 DNA 中的某些碱基相互靠近,形成蛋白质-DNA 复合物。另外,蛋白质多肽链中

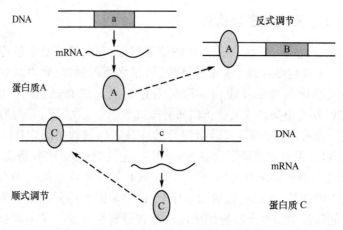

图 15-1　真核基因的反式调节和顺式调节

的碱性氨基酸残基与戊糖-磷酸骨架之间的电荷联系也很重要。

通常情况下,在调节蛋白质与 DNA 结合前,需要通过蛋白质-蛋白质相互作用形成二聚体(dimer)或多聚体(polymer)(图 15-2)。所谓二聚化(dimerization)就是指两个分子单体(monomer)通过一定结构域结合成二聚体,它是调节蛋白结合 DNA 时最常见的形式。有两个相同亚基形成的二聚体称同二聚体(homodimer),由两个不同亚基形成的二聚体称异二聚体(heterodimer)。一般来说,异二聚体比同二聚体具有更强的 DNA 结合能力。但有时,由于调节蛋白结构不同,二聚化后也可能丧失结合 DNA 的能力。调节蛋白的二聚化或多聚化在原核、真核都存在。除二聚化或多聚化反应外,还有一些调节蛋白不能直接结合 DNA,而是通过蛋白质-蛋白质相互作用间接结合 DNA,调节基因转录,这在真核生物中很常见。

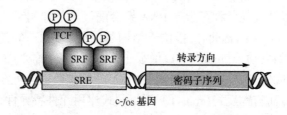

图 15-2　血清反应因子(SRF)的二聚化

第二节　原核生物基因表达调控

一、调 节 特 点

原核生物没有典型的细胞核,基因结构和亚细胞结构比真核生物简单,其基因表达调控虽受多级调控,但主要在转录起始点,其次是翻译水平。原核生物的基因表达调控特点为:

（一）操纵子机制的普遍性

顺反子（cistron）是早期结构基因的概念,即为决定一条多肽链合成的功能单位。顺反子有多顺反子和单顺反子之分。多顺反子意指一个 mRNA 分子编码多条多肽链,这些多肽链对应的 DNA 片断则位于同一转录单位内,共用同一对起点和终点,为原核生物的结构基因中多见。单顺反子是一个转录完毕的 mRNA 内含有外显子和内含子对应的转录产物,经剪接后,该 mRNA 只编码一条多肽链。真核生物的结构基因多为单顺反子。操纵子（operon）是指一个多顺反子与其调控序列构成的转录单位。操纵子总体来讲由信息区和调控区两部分构成。信息区一般含有 2～6 个功能相关的结构基因,有的多达 20 个以上。调控区位于转录起始点上游,包括与 RNA 聚合酶结合的启动序列、与阻遏蛋白结合的操纵序列、或与激活蛋白结合的位点等。操纵子机制在原核基因转录调控中具有普遍的意义,如乳糖操纵子（lac operon）、阿拉伯糖操纵子（ara operon）及色氨酸操纵子（trp operon）等。

（二）阻遏蛋白负性调节的普遍性

阻遏蛋白是一类在转录水平对基因表达产生负调控作用的蛋白质。在很多原核操纵子系统,特异的阻遏蛋白是控制原核启动序列活性的重要因素。当阻遏蛋白与操纵序列结合时,不能形成开放的启动子复合物,基因被阻遏（repression）;相反,当特定的信号分子与阻遏蛋白结合时,使阻遏蛋白变构失活,与 DNA 解聚,则基因去阻遏（derepression）。原核基因表达调控普遍涉及阻遏蛋白参与的开、关调节机制。

（三）RNA 聚合酶识别特异性

在第 13 章已述及,大肠埃希菌（E.coli）仅含有一种 RNA 聚合酶,全酶（$\alpha_2\beta\beta'\sigma$）作用于转录起始,核心酶（$\alpha_2\beta\beta'$）参与转录延长。在转录起始阶段,全酶中的 σ 因子识别 DNA 特异的启动序列,确保 RNA 聚合酶与特异启动序列而不是其他位点的稳定结合。当 σ 因子作为独立的多肽链存在时,并不能与 DNA 结合;只有当 σ 因子与核心酶组成全酶时,其空间构象改变,才可在转录起始点上游与 DNA 发生特异性结合。由于 σ 因子的参与,RNA pol 全酶与启动序列结合的特异性大大增强,达到识别非特异性序列能力的 10^7 倍。不同的 σ 因子决定 RNA 聚合酶识别一套特定的启动序列,从而打开一套特定的基因。

（四）转录和翻译过程耦联

在第 13 章已述及,原核生物没有典型的细胞核,其基因不含有外显子和内含子,转录产生的 mRNA 不需要剪切、拼接等加工过程。原核生物基因的转录和翻译通常是在同一时间同一地点进行的,即在转录未完成之前翻译便开始进行。电子显微镜下观察原核生物的转录,可以看到羽毛状的图形,说明在同一 DNA 模板上有多个转录同时在进行。在 RNA 链上观察到多聚核糖体,证实原核生物基因的转录和翻译过程是耦联的（图 15-3）。这种耦联使得转录和翻译效率很高,真核生物没有这种现象。另外,研究已证明原核细胞内mRNA降解速度相对真核细胞更快,其半衰期更短。

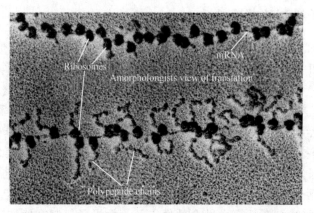

图 15-3　电子显微镜下观察原核生物的翻译过程

二、转录起始的调节

操纵子是原核生物基因表达调控的普遍模式,但其表达调控的开、关机制主要发生在转录起始阶段。下面就以乳糖操纵子为例介绍原核生物的转录起始调节机制。

(一) 乳糖操纵子的结构

E.coli 的乳糖操纵子(*lac* operon)由信息区和调控区构成(图 15-4)。信息区含 Z、Y、A 三个结构基因,分别编码 β-半乳糖苷酶、透酶和半乳糖苷乙酰基转移酶。这三种酶是细菌乳糖分解代谢必需的酶。*E.coli* 乳糖操纵子的调控区位于结构基因上游,由一个启动序列 P(promoter,P)、一个操纵序列 O(operator,O)和 CAP 结合位点共同构成。分解代谢物基因激活蛋白(catabolite gene activator protein,CAP)结合位点在 P 序列上游。在调控区上游还存在一个调节基因 I,I 基因编码一种阻遏蛋白,后者可与 O 序列结合,使操纵子受阻遏而处于关闭状态。

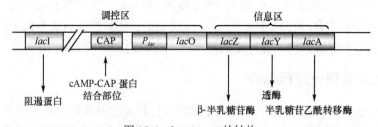

图 15-4　*lac* operon 的结构

(二) 乳糖操纵子的转录调控机制

E.coli 的乳糖代谢酶的基因表达特点是:在环境中没有乳糖时,这些酶基因处于关闭状态;当环境中有乳糖时,酶基因被诱导开放,合成分解乳糖所需要的酶。乳糖操纵子的表达既有阻遏蛋白的负性调节,又存在 CAP 的正性调节。

1. 阻遏蛋白的负性调节　如图 15-5A 所示,在没有乳糖存在时,*lac*I 基因在 P_1 启动子作

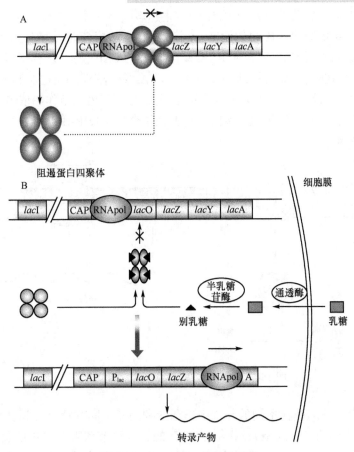

图 15-5　*lac* operon 的负性调节

用下表达 *lac* 操纵子阻遏蛋白。阻遏蛋白为同四聚体,每个亚基含有 347 个氨基酸,其分子量为 37kDa。有活性的阻遏蛋白四聚体与 O 序列结合,阻碍了 RNA 聚合酶与 P_{lac}启动子结合和向下游移动,抑制多顺反子的转录起动,*lac* 操纵子处于阻遏状态。但是阻遏蛋白的抑制作用并不是绝对的,偶有阻遏蛋白与 O 序列解聚,其发生概率是每个细胞周期 1~2 次。因此每个细胞在没有诱导剂存在的情况下也会有少量的 β-半乳糖苷酶、透酶生成,这种表达被称为本底水平的组成性合成(background level constitutive synthesis)。

当环境中出现乳糖时,乳糖经透酶作用进入细胞,再经原先存在于细胞中的少数 β-半乳糖苷酶催化,转变为异乳糖(allolactose,葡萄糖-1,6-半乳糖)。异乳糖作为一种诱导剂(inducer)与阻遏蛋白结合,使阻遏蛋白构象发生变化,导致阻遏蛋白与 O 序列解离,继而RNA 聚合酶与 P 序列结合,引起结构基因的转录,表达出细胞利用乳糖所需要的 3 种酶。这个过程中 β-半乳糖苷酶浓度增高近 1000 倍(如图 15-5B 所示)。在基因工程中可以使用乳糖操纵子的启动子来控制所携带基因的表达,此时的诱导剂是异丙基硫代半乳糖苷(iso-propylthiogalactoside,IPTG),它是异乳糖的类似物,但作用比异乳糖更强,因其不被细菌代谢降解而十分稳定,所以被实验室广泛应用。

2. CAP 的正性调节　分解代谢物基因激活蛋白(CAP)为同二聚体,亚基分子量为22kDa,具有与 cAMP 和 DNA 结合的结构域。CAP 二聚体与 cAMP 结合后被活化,激活的 CAP能与乳糖操纵子上的 CAP 结合位点(DNA)结合,可以大大提高 RNA 聚合酶的活性(如图 15-6所示)。研究表明:当 cAMP-CAP 复合物与 P_{lac}启动子的 CAP 结合位点结合后,DNA 双螺旋链的稳定性降低,有利于启动子与 RNA 聚合酶的相互作用,转录速度可提高 50 倍。在大肠埃希菌中,cAMP 的浓度受葡萄糖代谢的调节。当环境没有葡萄糖时,细胞内 cAMP 浓度增高,cAMP 与 CAP 结合,这时 CAP 结合在 P_{lac} 启动子附近的 CAP 位点,增强 RNA 聚合酶转录活性。当有葡萄糖存在时,cAMP 浓度降低,cAMP 与 CAP 结合受阻,CAP 则不能与 DNA 结合发挥正性调节作用。另外,cAMP-CAP 复合物对 lac 操纵子的正性调节作用依赖于操纵基因(O)的开放,也就是说,当 lac 操纵子阻遏蛋白与 O 基因结合时,cAMP-CAP 复合物对 lac 操纵子的转录几乎没有作用。

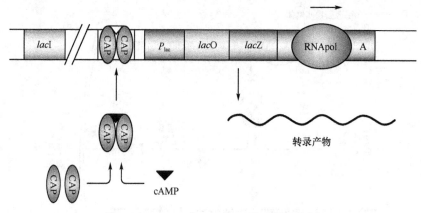

图 15-6　cAMP 对 lac operon 的正调控机制

3. 协调调节　E.coli 在不同的环境中糖源的利用有不同的特点,当乳糖和葡萄糖同时存在时,优先利用葡萄糖。这是 lac 操纵子 CAP 的正性调节和阻遏蛋白的负性调节协调调节的结果。野生型 lac 操纵子的启动序列作用很弱,属弱启动子。当阻遏蛋白封闭 O 序列时,CAP 对该系统不能发挥作用;但当阻遏蛋白与 O 序列解聚时,操纵子仍几乎无转录活性,此时必须有 CAP 的正性调节,才能有效转录。

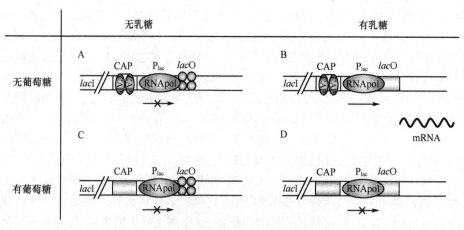

图 15-7　lac operon 的协调调控机制

两种机制的协调作用可因葡萄糖和乳糖的存在与否分为四种情况(如图 15-7 所示):①葡萄糖和乳糖都没有:阻遏蛋白封闭 O 序列,CAP 的正调控无效,基因仍处于关闭状态(图 15-7A 所示)。②有乳糖没有葡萄糖:阻遏蛋白与 O 序列解聚,且有 CAP 的正调控作用,lac 操纵子被打开,转录活性最强(图 15-7B 所示)。③有葡萄糖没有乳糖:此时阻遏蛋白与 O 序列结合,并且没有 CAP 的正调控作用,基因处于关闭状态(图 15-7C 所示)。④葡萄糖和乳糖都有:葡萄糖降低 cAMP 浓度,阻碍 cAMP 与 CAP 结合,使 CAP 不能发挥正调控作用而抑制 *lac* 操纵子转录(图 15-7D 所示)。这时,细菌优先利用葡萄糖。这种葡萄糖对 *lac* 操纵子的阻遏作用称为分解代谢阻遏(catabolic repression)。

原核生物转录起始的阻遏蛋白负调控作用也见于其他操纵子模型中,例如色氨酸操纵子(*trp* operon)。后者的调控机理除阻遏蛋白负调控以外,还受到转录衰减(attenuation)的作用,我们在下面一起叙述。

三、转录终止的调节

大肠埃希菌中主要的转录终止机制有两种:依赖 Rho 因子的转录终止和非依赖 Rho 因子的转录终止,它们均可以影响基因表达的速度(见第 13 章)。另外,大肠埃希菌有转录衰减(attenuation)和抗终止两种终止调节方式,前者导致 RNA 链过早终止,后者则阻止前者的发生,使下游的基因得以表达。这里以色氨酸操纵子为例,说明大肠埃希菌转录衰减的调节方式。

(一) 色氨酸操纵子的结构

色氨酸操纵子(*trp* operon)的信息区含 *trp*E、*trp*D、*trp*C、*trp*B、*trp*A 五个结构基因,分别编码合成色氨酸所需的 5 种酶。结构基因上游的调控序列有启动序列 P、操纵序列 O 和前导基因 *trp*L,三者构成调控区。调控区上游还有调节基因 R,可编码阻遏蛋白(图 15-8)。

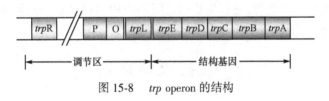

图 15-8 *trp* operon 的结构

(二) 色氨酸操纵子的转录调控机制

色氨酸操纵子负责大肠埃希菌色氨酸的合成,其转录调控受阻遏机制和衰减机制的双重调节。

1. 阻遏蛋白的调控作用 *trp* 操纵子是一种阻遏型操纵子。当细胞内色氨酸浓度较高时,色氨酸与阻遏蛋白结合,引起阻遏蛋白构象变化,并使之与 O 序列结合抑制转录,合成色氨酸所需的 5 种酶基因不表达。当细胞内色氨酸缺乏时,阻遏蛋白不能与 O 序列结合,*trp* 操纵子处于开放状态,结构基因表达(图 15-9)。

2. 色氨酸操纵子的衰减调节 衰减调节是通过原核生物转录与翻译的耦联来完成的(图 15-10)。*trp* 操纵子调控区有前导基因 *trp*L, *trp*L 位于结构基因 *trp*E 与 O 序列之间,其结构特点是:①*trp*L 序列能转录生成一段长度为 162bp、内含 4 个特殊短序列的前导 mRNA。②其中序列 1 有独立的起始和终止密码子,可翻译成为一个含有 14 个氨基酸残基的前导肽,且第 10、11 两个氨基酸均为色氨酸。③序列 1 与序列 2、序列 2 与序列 3、序列 3 与序列

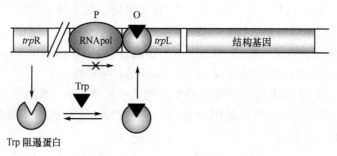

图 15-9 *trp* operon 阻遏蛋白的负调控

4 间均存在一些互补序列,可配对形成茎环结构。④只有序列 3 与序列 4 形成的茎环结构,且序列 4 下游出现连续的 U 序列才能终止转录,它是典型的不依赖 ρ 因子的强终止子,即为衰减子的核心部分(图 15-10A)。

转录衰减的机制是:①当色氨酸缺乏时,前导肽的翻译因色氨酸量不足而停滞在第 10/11 的色氨酸密码子位置,核糖体结合在序列 1 上,因此前导 mRNA 倾向于形成序列 2/3 发夹结构,转录继续进行,结构基因的 mRNA 生成,色氨酸合成的 5 种酶基因被表达(图 15-10B)。②当色氨酸供应充足时,前导肽的翻译顺利完成,核糖体可以前进并覆盖序列 2,因此序列 3/4 形成发夹结构,连同序列 4 下游的多聚 U 序列构成强终止子,使下游的 RNA 聚合酶脱落,转录终止。色氨酸合成的 5 种酶基因的 mRNA 不能合成(图 15-10C)。在此,前导序列起到了随色氨酸浓度升高而降低色氨酸合成酶转录作用,故将这段序列称为衰减子(attenuator)。

总之,在 *trp* 操纵子中,阻遏蛋白对结构基因转录的负调控起到粗调作用,衰减子起到精调作用。在色氨酸高浓度时,原核生物通过阻遏作用和转录衰减机制共同关闭色氨酸合成酶基因的表达,保证了营养物质和能量的合理利用。

四、翻译水平的调节

原核生物的翻译水平的调节与转录类似,主要是起始阶段。有以下因素的影响:

(一) SD 序列影响翻译的起始速度

第 14 章已述,S-D 序列特征、S-D 序列与起始密码子之间的距离,以及 mRNA 的二级结构对 S-D 序列的屏蔽作用都会影响到翻译起始的效率。

(二) 蛋白质与自身 mRNA 的结合调控翻译的起始

例如,S_8 是组成核糖体小亚基的一个蛋白质,可以与 16SrRNA 的茎环结构结合。L_5 是组成核糖体大亚基的一个蛋白质,它的 mRNA 的 5′ 末端也能形成一个与 16SrRNA 茎环结构相类似的结构,因此,S_8 也能与 L_5 的 mRNA 结合。当 16SrRNA 含量充足时,S_8 蛋白全部与 16SrRNA 结合,不影响 L_5 的合成。当 16SrRNA 含量不足时,多余的 S_8 蛋白与 L_5 的 mRNA 结合,阻遏 L_5 蛋白的合成。

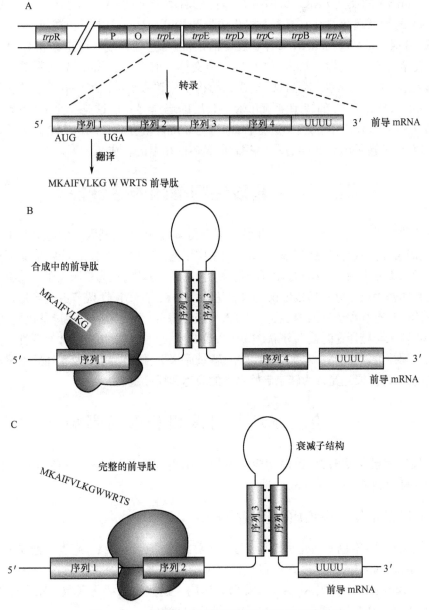

图 15-10　*trp* operon 的前导序列及其转录衰减机制

（三）反义 RNA 的调控作用

反义 RNA 是指与 mRNA 互补的 RNA 分子，也包括与其他 RNA 互补的 RNA 分子。由于核糖体不能翻译双链的 RNA，所以反义 RNA 与 mRNA 特异性的互补结合，即抑制了该 mRNA 的翻译。通过反义 RNA 控制 mRNA 的翻译是原核生物基因表达调控的一种方式，最早是在 *E.coli* 的大肠埃希菌素的 *Col* E1 质粒中发现的，许多实验证明在真核生物中也存在反义 RNA。近几年来通过人工合成反义 RNA 的基因，并将其导入细胞内转录成反义 RNA，能抑制某特定基因的表达，阻断该基因的功能。

ticRNA（transcription inhibitory complementary RNA）是大肠埃希菌中 CAP 蛋白（cAMP

结合蛋白)mRNA 的反义 RNA。ticRNA 的基因的启动子可被 cAMP-CAP 复合物所激活,从 CAP mRNA 的转录起始位点上游 3 个核苷酸处开始,以 CAP mRNA 的模板 DNA 链的互补链为模板,合成 ticRNA。ticRNA 具体长度不清楚,但是它是 5′端一段正好和 CAP mRNA 的 5′端有不完全的互补,可以形成双链的 RNA 杂交体。而在 CAP mRNA 上紧随杂交区之后的是一段约长 11bp 的 A、U 丰富区。这样的结构十分类似于不依赖性 ρ 因子的转录终止子的结构,从而 CAP mRNA 的转录刚刚开始不久后即迅速终止。这是一个 CAP 蛋白合成的自我调节作用。当 CAP 合成达一定量后,即可与 cAMP 结合成 cAMP-CAP 复合物。再激活 ticRNA 的启动子转录出 ticRNA,反过来抑制 CAP-mRNA 的合成。

第三节　真核生物基因表达调控

真核生物的基因表达调控比原核生物要复杂得多,是因为其基因组的组成和结构有以下特点:①基因组庞大且有染色质结构。②基因组中结构基因序列占有比例少,非编码序列比例多且有大量的重复序列。③结构基因有不连续性,即断裂基因,且为单顺反子。④有细胞核基因组和线粒体基因组之分。真核生物基因表达调控特点有:①正性调节占主导地位。②染色质的转录活化状态有利于基因的表达。③RNA 聚合酶有三种,其结构和转录机制、转录速度均不同。④转录与翻译在时空上分隔。⑤转录后的初级产物需要加工后才有活性。真核生物的基因表达调控可以在 DNA 水平、转录水平、转录后水平、翻译水平以及翻译后水平等多个层次上分别进行,现阶段还是认为转录起始水平的表达调控最重要。

一、染色质结构对基因转录的影响

当真核基因被激活时,染色质相应区域发生结构和性质的变化,这些具有活性的染色质被称为活性染色质(active chromatin)。

(一) 转录活化的染色质对核酸酶敏感

已有资料证明:染色质活化后,常出现一些对核酸酶(DNase Ⅰ)高度敏感的位点,称为超敏位点(hypersensitive site)。超敏位点通常位于被活化基因的 5′侧翼区 1000bp 内,少数在更远的 5′侧翼区或 3′侧翼区,甚至可在转录区内。这些转录活化区域是缺少或没有组蛋白结合的"裸露"DNA 链,通常位于调节蛋白结合位点附近。

(二) DNA 拓扑结构变化

第 13 章已叙述转录中的核小体移位现象。当转录启动后,RNA 聚合酶沿 DNA 向下游移动,使得下游的 DNA 呈现出正超螺旋构象,促进组蛋白 H_2A-H_2B 二聚体的释放,有利于核小体结构的解体。而 RNA 聚合酶上游的 DNA 结构则为负超螺旋构象,有利于核小体结构的再形成。如此超螺旋结构的差异有助于 RNA 聚合酶向下游移动,进行转录。

(三) DNA 碱基修饰变化

在真核 DNA 中,有 5%的胞嘧啶被甲基化为 5-甲基胞嘧啶,这种甲基化常发生在某些基因的 CpG 序列的 5′侧翼区。由于这些 CpG 序列通常成串出现在 DNA 上,故将这段序列称为 CpG 岛。甲基化范围与基因表达程度呈反比关系,处于转录活化状态基因的 CpG 序列呈低甲基化状态。例如,管家基因的 CpG 岛中胞嘧啶的甲基化水平低。各组织中不表达的基因可因激素、化学致癌物等的作用使基因调控区去甲基化而重新表达。

(四) 组蛋白的修饰变化

基因表达调控中组蛋白的变化包括:富含 Lys 的组蛋白 H_1 减少;$H_2A \cdot H_2B$ 二聚体不稳定性增加,易于从核心组蛋白中被置换出来;组蛋白 H_3、H_4 发生乙酰化、磷酸化及泛素化修饰,使核小体结构变得不稳定或松弛,降低核小体对 DNA 的亲和力,有利于基因转录。组蛋白修饰对染色质结构与功能的影响见表 15-1。

组蛋白中乙酰化修饰和甲基化修饰都是通过改变组蛋白尾巴与 DNA 之间的相互作用发挥基因表达调控的功能。一般来说,乙酰化修饰能够中和组蛋白尾巴上碱性氨基酸残基的正电荷,减弱组蛋白与带负电荷的 DNA 之间的结合,选择性的使某些染色质区域的结构从紧密变得松散,有利于转录因子与 DNA 的结合,从而开放某些基因的转录,增加其表达水平。而组蛋白甲基化通常不会在整体上改变组蛋白尾巴的电荷,但能够增加其碱性度和疏水性,因而增加其与 DNA 的亲和力。组蛋白中乙酰化修饰和甲基化修饰往往是相互排斥的。组蛋白的磷酸化修饰在细胞有丝分裂和减数分裂期间染色体浓缩及基因转录激活过程中发挥重要的调节作用。

表 15-1　组蛋白修饰对染色质结构与功能的影响

组蛋白位点		修饰形式	功　能
H3	Lys-4	甲基化	
H3	Lys-9	甲基化	染色质浓缩;DNA 甲基化必需
H3	Lys-9	乙酰化	
H3	Ser-10	磷酸化	
H3	Lys-14	乙酰化	防止 Lys-9 的甲基化
H3	Lys-79	甲基化	端粒沉默
H4	Arg-3	甲基化	
H4	Lys-5	乙酰化	
H4	Lys-12	乙酰化	核小体装配
H4	Lys-16	乙酰化	fly X 激活

二、RNA 聚合酶 II 的基因转录

真核生物的 RNA 聚合酶有三种,其转录调控更为复杂。RNA 聚合酶 II 参与所有 mRNA 前体和部分 snRNA 的合成,是目前研究较多且机理较为清楚的聚合酶。下面以 RNA 聚合酶 II 的基因转录为例说明真核生物的转录起始调控。

(一) 顺式作用元件

顺式作用元件(见本章第一节)按功能可分为:启动子、增强子、沉默子和反应元件等。

1. 启动子　启动子(promoter)是指 RNA 聚合酶结合位点周围的一组转录调控组件。每个功能组件含有 7 ~ 20bp 的 DNA 序列,它们通常位于转录起始点上游 -25 ~ -110bp 区域,故称上游启动子元件,常见的是 TATA box(TATAAA),GC box(GGGCGG)

和 CAAT box（GCCAAT）。启动子包括至少一个转录起始点和一个以上的功能组件（图15-11）。

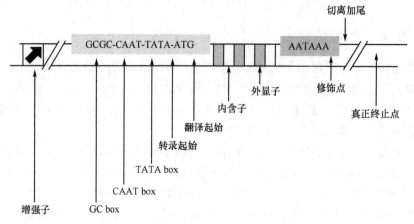

图 15-11 真核基因启动子的典型结构

最简单的启动子可由 TATA box 和转录起始点构成。典型的启动子含有一个转录起始点和功能组件 TATA box、CAAT box、GC box，这类启动子通常有较高的转录活性。不典型的启动子不含 TATA box。这些启动子可分两类：一类为富含 GC 的启动子，常见于管家基因，这类启动子一般含数个分离的转录起始点；另一类启动子既不含 TATA box 又没有 GC 富含区，这类启动子可有一个或多个转录起始点，大多数转录活性很低或根本没有转录活性，而是在胚胎发育、组织分化，或再生过程中受调节。

RNA 聚合酶 II 识别、结合的启动子属 II 类启动子，通常由一个转录起始点和 TATA box、部分上游启动子元件组成。在这些功能组件中，其核心元件是 TATA box，它的共有序列为 TATAAAA，通常位于转录起始点上游-25～-30bp。TATA box 是基本转录因子 TFIID 的结合位点，它能控制转录起始的准确性及频率（见第 13 章）。

2. 增强子 增强子（enhancer）是指远离转录起始点（1bp～30kb）、增强启动子转录活性的 DNA 序列。增强子的长度约200bp，由若干个功能组件构成，基本的核心组件常为8～12bp，可以有完整的或部分的回文结构，并以单拷贝或多拷贝串联的形式存在。增强子有以下作用特点：

（1）增强子与被调控基因位于同一条 DNA 链上，属于顺式作用元件。其组成大多数为重复序列。如 SV40 的增强子位于病毒早期基因的上游，由两个正向重复序列组成，每个长72 bp。

（2）增强效应十分明显，一般能使基因转录频率增加 10～200 倍，有的可以增加上千倍。有人发现，如果将 β 珠蛋白基因放在含有 SV40 增强子 72bp 重复的 DNA 分子中，它的转录作用在活体内将增高约 200 倍以上，甚至当此 72bp 序列位于离转录起点上游 1400bp 或下游 3000bp 时仍有作用。

（3）增强子发挥作用需要启动子存在，也就是说，没有启动子时，增强子不表现活性（图 15-12）。在结构上，增强子和启动子常交错覆盖或连续。在文献中，对结构密切联系而无法区分的启动子、增强子样结构则统称为启动子，如在酵母中有类似增强子的顺序，称为上游激活顺序（UAS）。UAS 能向两个方向起作用，并位于启动子上游的任何距离处，但在

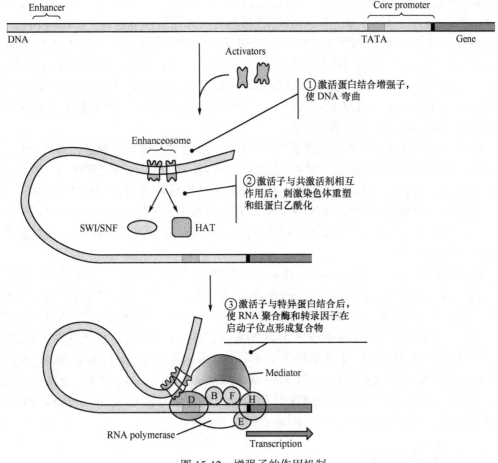

①激活蛋白结合增强子，
使 DNA 弯曲

②激活子与共激活剂相互
作用后，刺激染色体重塑
和组蛋白乙酰化

③激活子与特异蛋白结合后，
使 RNA 聚合酶和转录因子在
启动子位点形成复合物

图 15-12　增强子的作用机制

启动子下游则无作用(有别于一般的增强子)。一个增强子并不限于促进某一特殊启动子的转录,它能作用在它附近的任一启动子。

(4) 增强子发挥作用的方式通常与其结构的方向、距离无关。例如小鼠乳腺肿瘤病毒(MMTV)DNA 的转录可受糖皮质激素的调节。这个能受激素影响的序列(enhancer)位于转录起点上游约 100bp 处。此序列能与激素及激素受体组成的复合物结合。当将此列序放在某基因的启动子的任一方向(上游或下游)和各种不同的距离时,它仍能增强该基因的转录。

(5) 增强子有严格的组织和细胞特异性。例如免疫球蛋白基因的增强子只有在 B 淋巴胞内,活性才最高。除此以外,在胰岛素基因和胰凝乳蛋白酶基因的增强子中都发现了有很强的组织特异性。

3. 沉默子　沉默子(silencer)是一类负性调控元件,当特异蛋白因子与其结合时,对基因转录起阻遏作用。沉默子作用特点与增强子相类似,能远距离发挥作用,不受序列方向的影响等。还有一些沉默子既可作为正性,又可作为负性调控元件发挥顺式调节作用。

20 世纪 90 年代初发现的神经限制性沉默元件(neuron-restrictive silencer element or repressor element-1,NRSE/RE1)是典型的沉默子。NRSE 是长度为 21~23 bp 的 DNA 反应元件,存在多个基因的转录调控区域(主要是启动子区)。这些基因的表达产物大部分与神经的发育及功能相关,例如离子通道 NaChⅡ;胆碱乙酰基转移酶;细胞黏附分子 L_1-CAM;细胞骨架蛋白 SCG 10;细胞内信号转导分子等。NRSE 能够被神经元限制性沉默因子(neuron-restrictive silencer factor,NRSF)结合,发挥阻遏作用。NRSF 是一种锌指(zinc finger)蛋白,结合到 NRSE 上后,能与组蛋白去乙酰化酶 HDAC1/2 及 mSin3 A/B 等形成复合物,使序列中的组蛋白发生去乙酰化,从而对某些神经性基因的转录发挥阻遏作用。也有报道甲基化机制参与实现 NRSF 的阻遏作用。已有实验表明:人胰岛素启动子中含有 NRSE 样序列,该序列通过与 NRSF 蛋白结合从而抑制人胰岛素启动子的转录活性。

NRSE 的功能主要是其作为沉默子介导了神经元特异性基因在非神经元细胞中的转录抑制作用,从而赋予了神经元特异性基因表达的细胞特异性,如在早期发育的非神经元细胞中,NRSE 作为沉默子抑制 L_1 基因的表达。但在出生后发育阶段和成年的神经细胞,NRSE 既能作为沉默子也能作为增强子调节 L_1 基因的表达。已有报道:当 NRSE 位于 TATA 盒上游和下游 50 bp 以内时,会起到增强子的作用,而位于较远端时则具有抑制功能,说明该元件具有双重特性。

4. 反应元件　反应元件(response elenents)是基因对某种调控信号产生反应、并通过与相应调节蛋白结合调控特定基因表达的一类特异 DNA 序列。反应元件是启动子或增强子的上游元件,它们含有短的保守顺序。在不同的基因中反应元件的顺序密切相关,但并不一定相同,离起始点的距离并不固定,一般位于上游 200bp 处以内,有的也可以位于启动子或增强子中。根据调控信号的不同,反应元件可有不同,如热休克反应元件(heat shock response element,HSE)、糖皮质激素反应元件(glucocorticoid response element,GRE)、金属反应元件(metal response element,MRE)、肿瘤诱导剂反应元件(tumorgenic agent response element,TRE)、血清反应元件(serum response element,SRE)等多种。

(二) 反式作用因子

反式作用因子(见本章第一节)按功能可分为:基本转录因子和特异转录因子,后者又分为:转录激活因子和转录抑制因子等。RNA 聚合酶Ⅱ的基本转录因子有 TFⅡA、TFⅡB、TFⅡD、TFⅡE、TFⅡF 和 TFⅡH,其中 TFⅡD 直接与 TATA box 结合(见第 13 章)。转录激活因子通常是与增强子结合的蛋白质(enhancer binding protein,EBP)。转录抑制因子是一些与沉默子结合的蛋白质。也有一些转录抑制因子不直接与 DNA 结合,而是通过蛋白质-蛋白质的作用降低转录激活因子或 TFⅡD 在细胞内的浓度,抑制基因转录。

1. 反式作用因子的结构

转录因子的结构至少包括两种不同的结构域:DNA 结合域和转录激活域。此外,很多转录因子还包含一个介导蛋白质-蛋白质相互作用的结构域,最常见的是二聚化结构域。

(1) DNA 结合域:通常由 60~100 个氨基酸残基组成。常见的 DNA 结合域有锌指(zinc finger)、碱性螺旋-环-螺旋(basic helix-loop-helix,bHLH)、螺旋-转折-螺旋(helix-turn-helix,HTH)、碱性亮氨酸拉链(basic leucine zipper,bZIP)。这些都是蛋白质超二级结构中的模体(motif)(图 2-13)。

(2) 转录激活域:一般由 30~100 个氨基酸组成。根据氨基酸组成特点,转录激活域分 4 种类型①富含谷氨酰胺的结构域;②富含脯氨酸的结构域;③富含酸性氨基酸,并能形成亲脂性的 α-螺旋结构域。

(3) 二聚化结构域:二聚化作用与上述 bZIP 的亮氨酸拉链、bHLH 的螺旋-环-螺旋及细胞内受体等结构有关。

2. 反式作用因子的作用方式

（1）以二聚体或多聚体形式与顺式作用元件结合：反式作用因子二聚化或多聚化的原理已在本章第一节述及。一般来说，异二聚体比同二聚体具有更强的 DNA 结合能力；多聚体比二聚体具有更强的 DNA 结合能力。转录因子 AP1（激活蛋白 1）通常以 jun（c-jun、junB、junD）与 Fos（Fra-1、Fra-2、c-fos、fosB）家族成员组成的同源或异源二聚体表现其活性，能够结合位点 5′-GTGAGCTCAG-3′序列。最早发现的 AP1 识别结合的顺式作用元件是 TRE（肿瘤诱导剂反应元件）。现研究表明：AP1 作用的靶位点可位于结构基因的上游、下游或内含子中，如角蛋白 K19 基因的 3′增强子含有 AP1 结合位点；在人乳头瘤病毒（HPV）16 和 HPV18 的 5′上游区调节区中也有 AP1 位点；角蛋白 K18 基因的第 1 个内含子中含有 1 个保守的 AP1 结合位点。不同的 AP1 家族成员组合的二聚体或多聚体可调节不同的基因表达，如 junB、junD 和 Fra-1 组合的多聚体可调节 INV 的表达，c-jun 和 c-fos 二聚体可调节丝聚合蛋白原基因在角朊细胞内的特异性转录，而 junB 和 junD 二聚体可激活 HPV18 基因的表达。

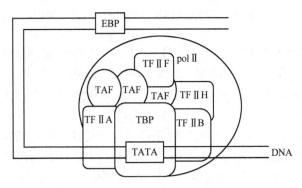

图 15-13　转录前起始复合物的形成

RNA 聚合酶Ⅱ转录前起始复合物（preinitiation complex，PIC）（图 15-13）是一个典型的多种转录因子组合的多聚体（见第 13 章第二节）。PIC 在调节转录速度中发挥重要作用。

（2）组合式调控：真核基因转录激活调节是复杂的，多样的。不同的顺式作用元件组合形成多种类型的转录调节方式；多数反式作用因子又可结合相同或不同的顺式作用元件。每一种反式作用因子与顺式作用元件结合后或促进、或抑制基因转录，但反式作用因子对基因表达的调控不是由单一因子完成的，是几种因子组合共同完成的（图 15-14），这种调控作用称为组合式基因调控（combinatoral gene regulation）。通常几种不同的反式作用因子控制一个基因的表达，一种反式作用因子也可参与调控多种不同基因的表达。反式作用因子的数量是有限的，其组合式基因调控方式可使数量是有限的反式作用因子能够调控更多不同基因的表达。

三、转录后水平的调控影响

基因转录后的调控包括 5′端加帽和 3′端 poly A 的调控作用；mRNA 的选择剪接对基因表达的调控作用；mRNA 运输和 mRNA 稳定性的调控等。前二者已在第 13 章第四节述及，下面主要介绍 mRNA 稳定性的调控作用。

所有类型 RNA 分子中，mRNA 寿命最短。mRNA 稳定性由合成速度与降解速度共同决

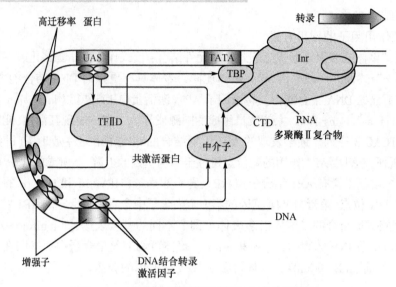

图 15-14　多种反式作用因子的组合式基因调控

定。mRNA 的 5′端帽子结构和 3′端非翻译区(3′-UTR)结构是 mRNA 稳定的重要因素。当 mRNA 进入细胞质后,核酸外切酶能逐步水解 3′poly A,当剩下 30 个 A 时,5′端发生脱帽反应,使 mRNA 降解。在 mRNA 的 3′-UTR 中存在一些特殊的保守序列,能被特异蛋白结合,影响 mRNA 在胞质的降解。

转铁蛋白受体(transferrin receptor,TfR)是介导含铁的铁蛋白从细胞外进入细胞内的受体,存在于许多细胞的表面。其 mRNA 的 3′端非翻译区(3′-UTR)有特定的重复序列区,大小约为 30bp,可形成茎-环结构,并富含 AU 碱基,称为铁反应元件(iron-response element, IRE)。IRE 可被异构的铁反应元件结合蛋白(IRE-binding protein,IRE-BP)识别、结合。IRE-BP 是一种存在于胞质中的顺乌头酸酶,当细胞铁充足时,IRE-BP 含有一个 4Fe-4S 簇结构,并与 3 个半胱氨酸残基结合,此时 IRE-BP 具有顺乌头酸酶活性,不能结合 IRE,即无铁调节蛋白活性。当细胞内铁缺乏时,IRE-BP 则失去 4Fe-4S 簇结构,形成无 Fe-S 簇的脱辅基蛋白,此时无顺乌头酸酶活性,却具有铁调节蛋白活性,可与 IRE 结合。无 Fe-S 簇时,可使 IRE-BP 蛋白构象发生变化,使 IRE-BP 暴露 IRE 结合位点。

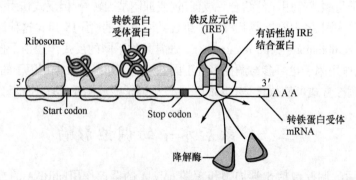

图 15-15A　铁浓度对转铁蛋白受体合成的影响

低铁浓度时,铁反应元件结合蛋白(IRE-BP)结合转铁蛋白受体(TfR)mRNA3′端的 IRE 上,保护了
mRNA 的降解,转铁蛋白受体的合成继续

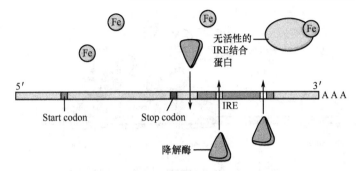

图 15-15B　铁浓度对转铁蛋白受体合成的影响

高铁浓度时,铁反应元件结合蛋白(IRE-BP)不能结合转铁蛋白受体(TfR)mRNA3′端
的 IRE 上,所以,受体 mRNA 被降解,转铁蛋白受体的合成被抑制

　　IRE-BP 与 IRE 的亲和力是由细胞内铁离子浓度控制的如图 15-15 所示。当细胞内铁
离子浓度很低时,IRE-BP 与 IRE 结合,保护了转铁蛋白受体的 mRNA 不被核酸酶水解,TfR
蛋白的合成量增加(图 15-15A);当细胞内铁离子浓度升高时,铁离子与 IRE-BP 结合,后者
构象发生变化并与 IRE 解离,转铁蛋白受体 mRNA 变为不稳定,易为核酸酶水解(图 15-
15B)。应该指出的是,上述铁对 TfR mRNA 表达的调控机制只适用于非红细胞,而红细胞
内铁水平对红细胞中 TfR mRNA 的表达无重要影响。

　　上述 IRE-BP 结合 IRE 调节基因表达的机制也见于翻译起始水平的调控,如图 15-16
所示。

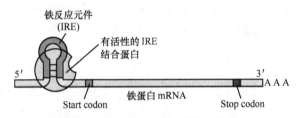

图 15-16A　铁浓度对铁蛋白合成的影响

低铁浓度时,铁反应元件结合蛋白(IRE-BP)结合铁蛋白(ferritin)mRNA5′端的
IRE 上,铁蛋白 mRNA 的翻译受到抑制

　　铁蛋白(ferritin)可以与铁结合,是机体铁的储存形式。ALA 合成酶是血红素合成的
限速酶。上述二酶都与细胞铁的代谢有关。铁蛋白(ferritin)和 ALA 合成酶的 mRNA5′端
非翻译区(5′-UTR)也含有 IRE,但无 A、U 富含区,其 IRE 能被 IRE-BP 结合,可调节这些
基因的翻译起始速度,但不促进 mRNA 的降解。IRE-BP 与 IRE 结合能力受铁离子浓度
变化的影响。当细胞内铁离子浓度很低时,IRE-BP 与 IRE 结合,阻碍 40S 小亚基与 mR-
NA5′端起始部位的结合,抑制翻译起始;当细胞内铁离子浓度升高时,铁离子与 IRE-BP
结合,后者构象发生变化并与 IRE 解离,40S 小亚基与 mRNA5′端起始部位的顺利结合,
翻译继续。

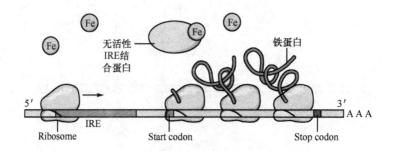

图 15-16B　铁浓度对铁蛋白合成的影响

高铁浓度时,铁反应元件结合蛋白(IRE-BP)不能结合铁蛋白(ferritin)mRNA5′端的 IRE 上,铁蛋
白 mRNA 的翻译继续

四、翻译水平的调控影响

翻译及翻译后的基因表达调控是多方面的,包括翻译起始因子活性的调节;阻遏蛋白
的调控作用;mRNA 5′-UTR 长度对翻译的影响;小分子 RNA 的调控作用;新生肽链的加工
与转运对翻译的调控作用等。在这里主要介绍小分子 RNA 的调控作用。

真核细胞调节基因表达的小分子 RNA 均为非编码 RNA,前面章节已介绍的核酶、snR-
NA、snoRNA 等都能影响基因的表达。21 世纪以来,人们广泛关注的非编码 RNA 主要有微
小 RNA(micro RNA,miRNA)和小干扰 RNA(small interfer RNA,siRNA)。Science 杂志在
2001~2003 年连续将 miRNA 和 siRNA 的研究成果评为十大科技突破,促使人们重新认识
RNA 分子在细胞进化、作用地位以及广泛的应用前景。

(一) 微小 RNA

miRNA(micro RNA,miRNA)是一类长度约为 21~25bp 的单链非编码 RNA。最早发现
miRNA 是在 1993 年,Lee 等研究人员在线虫 C.elegans 中发现了控制其时序性发育的 lin-4。
2000 年,Reinhart 等发现了另一个具有转录后调节功能的小分子 RNA:let-7。据估计,人类
基因组包含有 1000 个左右的 miRNA,截止 2009 年 4 月,已发现 706 个人类 miRNA。它们参
与基因组 30% 的蛋白质基因表达调节。在进化过程中 miRNA 有一定的保守性,参与包括细
胞周期、分化、发育、代谢、成型以及衰老、肿瘤发生发展等生物过程。

一般认为 miRNA 有三个明显的结构特征:①miRNA 广泛存在且本身不具有开放阅读
框架。②miRNA 通常的长度大约为 20~25 个核苷酸大小, 其中 21~23nt 长度的 miRNA 占
84%。但在 3′端可以有 1~2 个碱基的长度变化;③成熟的 miRNA 结构为单链结构,其 5′端
有一磷酸基团,3′端为羟基,其 5′端第一个碱基 U 最常见,而 G 却少见,第二到第四个碱基
缺乏 U。除第四个碱基外,其他位置碱基通常都缺乏 C。这一特点使它与大多数寡核苷酸
和功能 RNA 的降解片段相区别。另外,miRNA 的基因序列具有一定的保守性,但是尚未发
现动植物之间具有完全一致的 miRNA 基因序列。其次,miRNA 的基因表达具有时间特异
性,如 mir-23、mir-27 只在果蝇早期胚胎形成时表达,而 mir-21、mir-28 和 mir-212 的在果蝇
幼虫阶段急剧上升并在成虫期维持在较高水平。另外一些 miRNA 表达具有细胞特异性和
组织特异性,如 mir-217 在拟南芥的花芯和花的组织中高水平表达,而在茎和叶组织中却没

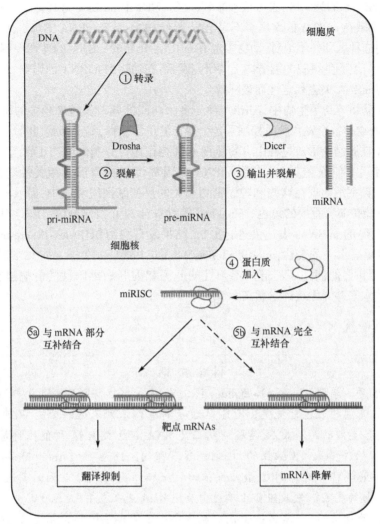

图 15-17 miRNA 的合成过程及功能

有表达。

miRNA 首先被 RNA 聚合酶Ⅲ转录为含有数千个核苷酸的初始 RNA,称其为 pri-miRNA (图 15-17)。在 pri-miRNA 内,miRNA 位于由大约 60 个核苷酸构成的茎环结构内。在动物体内,该茎环结构在细胞核内被 RNA 酶Ⅲ(Drosha)和其辅助蛋白 Pasha /DGCR8 识别和切割,形成 pre-miRNA。之后,pre-miRNA 迅速被 Ran-GTP 依赖的核质/细胞质转运蛋白 Exportin 5 转运至细胞质。在细胞质内,pre-miRNA 被 RNA 酶Ⅲ Dicer 进一步切割,产生一个类似于小干扰 RNA(siRNA)的 miRNA,即 miRNA′双链体(miRNA′是 miRNA 的互补序列)。随后,该双链体解旋为成熟的 miRNA 和 miRNA′。成熟的 miRNA 在 RNA 诱导沉默复合物(RNA-Induced silencing complex,RISC)引导下与靶向互补 mRNA 完全或不完全配对,降解靶 mRNA 或阻遏其转录后翻译。

目前的研究表明,miRNA 对基因表达的调节主要通过两种途径:靶 RNA 的切除和翻译抑制。在植物中,miRNA 调节靶基因具有完全的或近乎完全的互补,一旦 miRNA 结合到它的靶基因上,其携带的 RISC 就发挥核酸内切酶功能,剪切 mRNA。植物中 miRNA 的靶位点常为一个,多数处于 mRNA 的编码区,也可位于非翻译区。动物中 miRNA 与其靶基因的互补性一般不是很高,只局限在 miRNA 的 5′区。不完全配对导致的不是靶 mRNA 的降解,而是翻译抑制。但动植物中的这种区别并不绝对,动物中也有 miRNA 介导的 mRNA 的剪切降解,动物中也有翻译抑制现象。上海生科院的荆清博士的研究发现:在动物中 miRNA 因影响 mRNA3′端蛋白结合的方式使 mRNA 失去稳定性而被降解。

在植物和动物等高等生物中,miRNA 参与多种功能的调节。越来越多的研究表明:特定的 miRNA 在动物的各个发育阶段控制了各个器官的正常发育,如干细胞、胚胎、脑及其神经系统等。miRNA 在肿瘤的形成过程中有着重要的调控作用。肿瘤细胞与正常组织来源细胞间 miRNA 表达谱具有明显差异,且多数 miRNA 基因都位于肿瘤形成相关性脆弱基因位点, miRNA 基因高频率地出现在这些和肿瘤密切相关的易变基因组环境中,提示 miRNA 在肿瘤形成过程中可能扮演着重要的角色。Muakami 等对来自 24 个肝细胞癌(HCC)组织和 22 个临近正常组织(NT)的 miRNAs 表达谱进行分析,结果发现癌组织中 mir-18、pre-mir-18,mir-224 较正常组织有更高水平的表达,mir-199a3、mir-195、mir-199a、mir-200a、mir-125a 较正常组织有低水平表达。同时,他们还将乙肝病毒阳性的肝癌和丙肝病毒阳性的肝癌进行比较,发现 miRNA 的表达水平差异无统计学意义。

（二）小干扰 RNA

> **科学史话**
>
> 在 1995 年。当时,Guo 和 Kemphues 用反义 RNA 技术阻断秀丽新小杆线虫(C.elegans)中 parl 基因的表达时发现反义 RNA 具有抑制该基因表达的功能,同时正义 RNA 也同样出现了类似的抑制效应,实验表明正义 RNA 和反义 RNA 均能阻抑基因功能表达,而且两者的作用是相互独立的,机制也各不相同。1998 年,Fire 和 Mello 等人首次发现 dsRNA 能够特异地抑制 C.elegans 中的纹状肌细胞 unc-22 基因的表达,结果发现 dsRNA 所引起的基因沉默效应要比单应用反义 RNA 或正义 RNA 强十几倍。而且注射入 C.elegans 的性腺后,在其第一子代中也诱导出了同样基因的抑制现象,说明在原核生物中,RNAi 具有可遗传性。他们将这一现象称为 RNAi。因为 RNAi 作用发生在转录后水平,所以又被称为转录后基因沉默(PTGS)或共抑制。此后,又在果蝇、锥虫、涡虫、无脊椎动物、脊椎动物、植物、真菌、斑马鱼及哺乳动物等真核生物中发现了 RNAi 现象。不同领域中的发现促使人们思考它们之间的可能联系。RNAi 在果蝇中得到证实的同时,发现转座子翻转移位可启动 RNAi,而转座子翻转移位所造成的同源基因沉默很似植物中的共抑制;在线饱霉实验中,发现 PTGS 过程中所必须的蛋白 QDE1 与 RNA 依赖的 RNA 聚合酶(RdRp)同源,提示 PTGS 过程中可能涉及 RNA 复制及调节作用。同样在植物韧皮部注射 dsRNA 可遍及扩散到整个植株体产生 RNAi;更有趣的是,把线虫浸润到含有 dsRNA 液体中或喂养表达 dsRNA 的工程菌也可以诱发 RNAi。这种存在揭示了 RNAi 很可能是出现于生命进化的早期阶段。随着研究的不断深入, RNAi 的机制正在被逐步阐明,而同时作为功能基因组研究领域中的有力工具,RNAi 也越来越为人们所重视。

近年来的研究表明,将与 mRNA 对应的正义 RNA 和反义 RNA 组成的双链 RNA (dsRNA)导入细胞,可以使 mRNA 发生特异性的降解,导致其相应的基因沉默。这种转录后基因沉默机制（post-transcriptional gene silencing，PTGS）被称为 RNA 干扰（RNAi）。参与 RNAi 过程的双链小分子 RNA 称为小干扰 RNA（small Interfere RNA，siRNA）。

1. RNAi 的分子机制　通过生化和遗传学研究表明，RNA 干扰包括起始阶段和效应阶段（initiation and effector steps）（图 15-18）。在起始阶段，加入的小分子 RNA 被切割为 21～23 核苷酸长的小分子干扰 RNA 片段（small interfering RNAs，siRNAs）。证据表明：一个称为 Dicer 的酶，是 RNase Ⅲ 家族中特异识别双链 RNA 的一员，它能以一种 ATP 依赖的方式逐步切割由外源导入或者由转基因，病毒感染等各种方式引入的双链 RNA，切割将 RNA 降解为 19～21bp 的双链 RNAs（siRNAs），每个片段的 3′ 端都有 2 个碱基突出。在 RNAi 效应阶段，siRNA 双链结合一个核酶复合物从而形成所谓 RNA 诱导沉默复合物（RNA-induced silencing complex，RISC）。激活 RISC 需要一个 ATP 依赖的将小分子 RNA 解双链的过程。激活的 RISC 通过碱基配对定位到同源 mRNA 转录本上，并在距离 siRNA3′端 12 个碱基的位置切割 mRNA。尽管切割的确切机制尚不明了，但每个 RISC 都包含一个 siRNA 和一个不同于 Dicer 的 RNA 酶。另外，还有研究证明含有启动子区的 dsRNA 在植物体内同样被切割成 21～23nt 长的片段，这种 dsRNA 可使内源相应的 DNA 序列甲基化，从而使启动子失去功能，使其下游基因沉默。

2. RNAi 的特点　RNAi 有 7 个重要特征：①RNAi 是 dsRNA 介导的 PTGS 机制：在此过程中，注射该基因的内含子或者启动子顺序的 dsRNA 都没有干涉效应。翻译抑制剂对 RNAi 不产生影响。②高特异性：RNAi 只能特异地降解与之序列相应的单个内源基因的 mRNA，而其他 mRNA 的表达则不受影响。③高效性：无论是在体内还是体外实验中，仅需少量的 dsRNA（几个数量级浓度）就能有效的抑制靶基因表达，抑制的效率在低等动物中 >90%。这表明 dsRNA 介导的 RNA 干扰是一个以催化放大的方式进行的。④dsRNA 长度限制性：引发有效 iRNA 的 dsRNA 需要一个最小的长度。dsRNA 小片段如小于 21～23nt（如 10～15nt），特异性将显著降低，不能保证不与细胞内非靶向基因相互作用，如远远大于 21～23nt，互补序列可能延伸，超出抑制范围。⑤RNAi 有浓度、时间双重依赖性：dsRNA 诱发的 RNAi 效应的强度随着其浓度的增高而增强。高浓度的 dsRNA 产生较多的 siRNA，不仅能增强反应体系的效应，而且还能抵消 ADARs（RNA 依赖的腺苷脱氨酶）的作用。实验表明，RNAi 在哺乳动物细胞中只能维持一段时间，干扰效应通常出现在注射 dsRNA 6 小时后，可持续 72 小时以上。⑥可传播性：基因表达的效应可以跨越细胞界限，在不同细胞甚至生物体间长距离传递和维持，并可传递给子一代。⑦ATP 依赖性：在去除 ATP 的样品中 RNA 干扰现象降低或消失显示 RNA 干扰是一个 ATP 依赖的过程。可能是 Dicer 和 RISC 的酶切反应是必须由 ATP 提供能量。

3. RNAi 技术的应用　①研究基因功能：与使用基因敲除技术来检测基因功能相比，RNAi 技术却能方便，快捷的达到这一目的，即使是在一般条件的实验室也可开展这项工作。利用 RNAi 技术，科学家已对几乎全部线虫基因（大约 19000 个基因）功能进行分析检测。Wianny 报道用 dsRNA 来阻断小鼠早期胚胎特异基因，包括卵母细胞的 c-mos 和早期胚胎 E-cadherin 及 GFP 转基因的表达。②抗病毒作用：我们可将病毒在复制中起关键作用的基因作为目标设计 dsRNA 来抑制病毒的复制。自 1986 年植物学家首次利用转入烟草花叶病毒（TMV）的核衣壳（CP）基因导入植株培育出抗病毒植株后，已培育了一大批抗病毒植

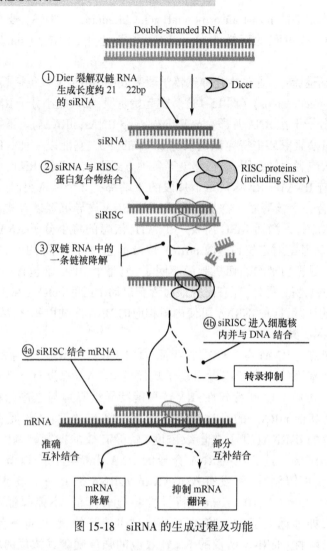

图 15-18 siRNA 的生成过程及功能

株。③ 研究转基因沉默机制。在植物的转基因试验中,经常发生基因沉默。因此,对转基因沉默机制的探索可以为在转基因研究中避免基因沉默提供对策。④ 基因治疗 RNAi 作用的高度特异性有可能特异地抑制致病的等位基因的表达而达到治疗目的,但又不影响正常等位基因。Wilda 等在白血病细胞 K562 试验中,用对 M-BCR/ABL 融合基因特异的 siRNA 转染 K562 细胞,发现 K562 细胞中相应的 mRNA 被清除,并出现强烈的细胞凋亡现象。

几乎所有包含已知基因编码序列的 dsRNA 都能够在体外特异性抑制该基因的功能,类似于基因敲除的效果,基于这些特点,RNAi 已被发展成一种探查基因功能的有力工具。线虫中,通过 RNAi 检测单个基因功能的分析方法现已扩展为分析整个蠕虫中存在的 19000 个基因功能的一种有效方法。相似的策略在植物及其他生物中也得到应用。

4. miRNA 和 siRNA 的区别和联系 RNAi 和 miRNA 途径联系非常紧密,但是也有明显的区别,下面通过表 15-2 对比二者的相同点和不同点。

表 15-2 miRNA 和 siRNA 的区别和联系表

相同点/联系点	siRNA	miRNA
长度及特征	都约在22nt左右,5′端是磷酸基,3′端是羟基	
合成的底物	miRNA 和 siRNA 合成都是由双链的 RNA 或 RNA 前体形成的	
Dicer 酶	依赖 Dicer 酶的加工,是 Dicer 的产物,所以具有 Dicer 产物的特点	
Argonaute 家族蛋白	都需要 Argonaute 家族蛋白参与	
RISC 组分	二者都是 RISC 组分,所以其功能界限变得不清晰,如二者在介导沉默机制上有重叠;产生了 on target 和 off target 的问题	
作用方式	都可以阻遏靶基因的翻译,也可以导致 mRNA 降解,即在转录水平后和翻译水平起作用	
进化关系	可能的两种推论:siRNA 是 miRNA 的补充,miRNA 在进化过程中替代了 siRNA	

不同点/分歧点	siRNA	miRNA
机制性质	往往是外源引起的,如病毒感染和人工插入 dsRNA 之后诱导而产生,属于异常情况	是生物体自身的一套正常的调控机制
直接来源	长链 dsRNA	发夹状 pre-miRNA
分子结构	siRNA 是双链 RNA,3′端有 2 个非配对碱基,通常为 UU	miRNA 是单链 RNA
对靶 RNA 特异性	较高,一个突变容易引起 RNAi 沉默效应的改变	相对较低,一个突变不影响 miRNA 的效应
生物合成,成熟过程	由 dsDNA 在 Dicer 酶切割下产生;发生在细胞质中	pri-miRNA 在核内由 Drosha 酶处理后成为 60nt 的带有茎环结构的 pre-miRNAs;pre-miRNAs 在转运到细胞核外之后再由 Dicer 酶进行处理,之后成为成熟的 miRNAs;发生在细胞核和细胞质中
Argonaute (AGO) 蛋白质	各有不同的 AGO 蛋白质	各有不同的 AGO 蛋白质
与靶序列的互补性	一般要求完全互补	不完全互补,存在错配现象
RISCs 的分子量	siRISCs	miRISCs/miRNP
生物学功能	抵抗病毒的防御机制;沉默那些过分表达的 mRNA;保护基因组免受转座子的破坏等	在调控机体的生长发育上发挥重要作用;与肿瘤的关系密切
特异性	高度特异性	高度的保守性、时序性和组织特异性
作用机制	单链的 siRNA 结合到 RISC 复合物中,引导复合物与 mRNA 完全互补,通过其自身的解旋酶活性,解开 siRNAs,通过反义 siRNA 链识别目的 mRNA 片段,通过内切酶活性切割目的片段,接着再通过细胞外切酶进一步降解目的片段。同时,siRNA 也可以阻遏 3′UTR 具有短片断互补的 mRNA 的翻译	成熟的 miRNAs 则是通过与 miRNP 核糖体复合物结合,识别靶 mRNA,并与之发生部分互补,从而阻遏靶 mRNA 的翻译。在动物中,成熟的单链 miRNAs 与蛋白质复合物 miRNP 结合,引导这种复合物通过部分互补结合到 mRNA 的 3′UTR,从而阻遏翻译。此外,miRNA 也可以切割完全互补的 mRNA

续表

不同点/分歧点	siRNA	miRNA
加工过程	siRNA 对称地来源于双链 RNA 的前体的两侧臂	miRNA 是不对称加工,miRNA 仅是剪切 pre-miRNA 的一个侧臂,其他部分降解
作用位置	siRNA 可作用于 mRNA 的任何部位	miRNA 主要作用于靶标基因 3′-UTR 区
生物学意义	siRNA 不参与生物生长,是 RNAi 的产物,原始作用是抑制转座子活性和病毒感染	miRNA 主要在发育过程中起作用,调节内源基因表达

  基因表达及其调控是一个极其复杂的过程,有多层次性和多因素影响,既有独立的调节机制,也需要协调调节。基因信息的传递过程中,我们以前关注的是 DNA、编码 RNA 和蛋白质的作用,而现在的研究证明,非编码 RNA 在基因表达调控中也有重要的作用。当全面了解非编码 RNA 的时空表达谱及其生物学意义时,"RNA 组学"也就应运而生。随着研究的进步,将有更多的有效方法被应用于基因表达调控的研究,使之得到更丰硕的成果,以破解生命之谜。

小　　结

  基因表达调控是指通过特定的蛋白质与 DNA、蛋白质与蛋白质之间的相互作用来控制基因表达,或调节表达产物的多少以满足生物体的自身需求以及适应环境变化的过程。原核生物和真核生物的基因表达调控都遵循一定的基本规律。首先具有时间特异性和空间特异性。时间特异性是指在细胞的生长发育过程中,根据功能需要,某一特定基因的表达严格按一定的时间顺序开启或关闭,决定细胞向特定的方向分化和发育。空间特异性是指虽然生物个体的各种组织细胞一般都有相同的染色体数目,每个细胞含的 DNA 量基本相近,但不同组织细胞中表达的基因数量不相同、表达的基因种类不相同、同一基因表达的强度也不相同。其次基因表达方式表现多样性,有组成性表达、诱导和阻遏表达、协调表达。组成性表达是指细胞或生物体整个生命过程中必不可少且持续需要的基因几乎在所有组织细胞中、或各个生长、发育阶段的大多数时间里以相对恒定的速率进行表达,较少受环境因素的影响。诱导和阻遏表达是细胞中的基因表达受环境因素的影响开启或关闭的调节形式。协调表达是指在功能上相关的一组基因,一定机制调控下,无论其为何种表达方式,均需协调一致、共同表达。第三基因表达调控有多层次性,表现为:DNA 水平的调控、转录水平的调控、转录后加工、mRNA 运输及降解、翻译过程、翻译后加工及蛋白质降解等控制点。基因表达调控的基础是蛋白质与 DNA、蛋白质与蛋白质的相互作用。蛋白质主要是转录因子、反式作用因子等。DNA 则是顺式作用元件主要有启动子、增强子、沉默子和反应元件等。

  大部分原核生物基因表达调控的单位是操纵子的形式。操纵子是指一个多顺反子与其调控序列构成的转录单位。原核生物基因表达调控的特点为:普遍存在阻遏蛋白的负性调节;RNA 聚合酶具有识别特异性;转录和翻译过程耦联等。物质分解代谢基因调控机制的典型代表是乳糖操纵子机制。物质合成代谢基因调控机制的典型代表是色氨酸操纵子机制。真核生物的基因表达调控比原核生物要复杂得多。其基因组有以下特点：①基因组庞大且有染色质结构。②基因组中非编码序列比例多且有大量的重复序列。③结构基因为断裂基因，且为单顺反子。④有细胞核基因组和线粒体基因组之分。真核生物基因表达调控特点有：①正性调节占主导地位。②染色质的转录活化状态有利于基因的表达。③RNA聚合酶有三种，其结构和转录机制、转录速度不同。④转录与翻译在时空上分隔。⑤转录后的初级产物需要加工后才有活性。真核生物的基因表达调控可以在 DNA 水平、转录水平、转录后水平、翻译水平以及翻译后水平等多个层次上分别进行，现阶段认为还是转录起始水平最重要。染色质结构对基因转录影响表现在：DNA 拓扑结构变化、转录活化的染色质对核酸酶敏感、DNA 碱基修饰变化、组蛋白的修饰变化等。转录水平的调节主要表现在 RNA 聚合酶的激活和保持活性，主要有转录因子、反式作用因子等蛋白质与 DNA 的启动子、增强子、沉默子和反应元件相互作用。其作用极其复杂，是 21 世纪分子生物学主要的研究方向之一。真核生物的基因表达调控中转录后水平的调控也在研究，mRNA 的稳定性；RNA 编辑；非编码 RNA 的调控作用的研究不但使人们认识到影响基因表达调控的新领域，更使人们重新认识 RNA 在遗传信息传递过程中的作用。

（揭克敏　胡晓鹍）

第 16 章 DNA重组与基因工程

第一节 DNA 的重组

在自然界,各类生物均广泛存在 DNA 重组现象。生物体遗传物质 DNA 发生在分子内或分子间的重新组合,称之为遗传重组(genetic recombination),或者基因重排(gene rearrangement)。重组产物称为重组体 DNA(recombinant DNA)。DNA 重组对生物进化有着十分重要的意义,它能迅速增加群体的遗传多样性,在积累具有选择优势的突变的同时将其与不利突变分开,并且通过优化组合使有意义的遗传信息得到更好的积累。此外,DNA 重组还参与许多重要的生物学过程。例如:DNA 重组是某些 DNA 损伤或复制障碍的修复机制;DNA 重组方式可调控某些生物的基因表达;DNA 重组也存在于胚胎发育过程中。

DNA 重组包括同源重组(homologous recombination)、特异位点重组(site-specific recombination)和转座重组(transpositional recombination)等类型。

一、同源重组

同源重组(homologous recombination),又称基本重组(general recombination),它是最基本的 DNA 重组方式。同源重组发生的前提是两条具有同源区的 DNA 分子,它们通过配对、链的断裂和再连接,在 DNA 分子同源序列间进行单链或双链片段的交换。

(一) Holliday 模型

1964 英国生物学家 Robin Holliday 提出假设,认为参与同源重组的两条具有同源序列的 DNA 分子通过形成"交叉"作为"中间体",并以促成了彼此之间片段的交换,后来他的推测得到证实。同源重组 DNA 分子形成的交叉被定名为 Holliday 交叉(Holliday Juncture/Junction)。认识同源重组,我们首先应了解 Robin Holliday 提出的 Holliday 模型。

Holliday 模型的关键步骤分为四个阶段:首先,两个同源染色体 DNA 排列整齐;接下来,一个 DNA 的一条链断裂并与另一个 DNA 对应的链连接,形成的连接分子,即 Holliday 中间体。其中 Holliday 中间体的形成是同源重组第二阶段的重要标志;第三阶段,通过分支移动(branch migration)产生异源双链(heteroduplex)DNA;最后,Holliday 中间体被切开并修复,形成两个双链重组体 DNA。需要特别注意的是,切开的方式不同,得到的重组产物也不同。第一种方式,切开的链与原来断裂的链是同一条链(图 16-1 Holliday 模型左边产物),重组体异源双链区的两侧来自同一亲本,称为片段重组体(patch recombinant);第二种切开方式,切开的链并非原来断裂的链(图 16-1 Holliday 模型右边产物),重组体异源双链区的两侧来自不同亲本 DNA,称之为拼接重组体(splice recombinant)。

在不同生物体内同源重组发生的具体过程有着许多变化,但基本步骤是大致相同的。

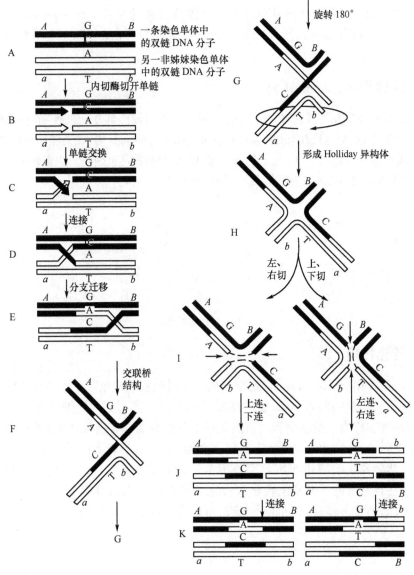

图 16-1　同源重组机制

前面提到同源重组发生的前提是两条具有同源区的 DNA 分子,同源并不意味序列完全相同,而强调的是同源区,也就是说,两个 DNA 分子只要含有一段碱基序列大体类似的同源区,即使相互间略有差异,仍然可以发生重组。如果通过转化或转导获得的外源 DNA 与宿主 DNA 充分同源,那么外源 DNA 也就可以以同源重组的方式整合进宿主染色体。

同源重组是最基本的重组方式,它参与各种重要的生物学过程,在基因的加工、整合和转化中起着重要作用。

二、细菌的基因转移与重组

在细菌间,不同性状的细菌,可以通过遗传物质转移和重组而使遗传型发生变异。

在基因转移过程中,提供 DNA 的细菌称为供体,而接受 DNA 的细菌则称为受体。发生基因转移后的重组子代,也就同时具有供体与受体菌二者的性质。细菌的基因转移主要有四种机制:接合(conjugation)、转化(transformation)、转导(transduction)和细胞融合(cell fusion)。

(一) 接合作用(conjugation)

当细菌的细胞发生相互接触时,遗传信息可从一个细胞转移至另一细胞,称为接合作用。细菌通过接合而转移 DNA 的能力是由接合质粒(conjugative plasmid)提供的,能够促使染色体基因转移的接合质粒称为致育因子(fertility factor),简称为性因子或 F 因子。大肠埃希菌 F 质粒(F 因子)是研究得最多,也是研究得最清楚的一种接合质粒(图 16-2)。

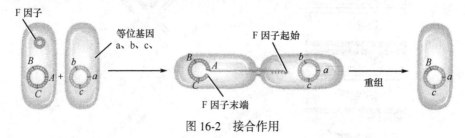

图 16-2　接合作用

(二) 转化作用

细菌的转化作用(transformation)是指细菌由于自动获取或吸收了人为供给的外源 DNA 分子(转化因子)而发生遗传性状改变的现象(图 16-3)。具有摄取周围环境中游离 DNA 分子能力的细菌细胞称为感受态细胞。自然条件下某些细菌具有吸收外源 DNA 的能力,但感受态经常是瞬时的,和细菌的生理状态有很大关系,并且由于较大的外源 DNA 不易透过细胞膜,因此自然界发生的转化作用效率并不高。在实验室中可以通过化学或物理学的方法,诱导那些在自然条件下不发生转化或转化效率很低的细菌细胞成为感受态,提高转化效率。例如大肠埃希菌,用高浓度 Ca^{2+} 处理,可诱导细胞成为感受态,使重组质粒得以高效转化。

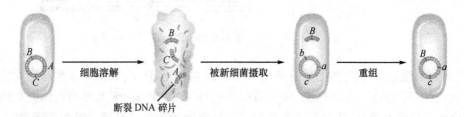

图 16-3　转化作用

(三) 细菌的转导

细菌的转导(transduction)是通过噬菌体将基因片段从供体细胞转移到受体细胞的过程(图 16-4)。

当噬菌体感染宿主时通常会有两种结局(图 16-4):一种是溶菌生长途径(lysis pathway),顾名思义,这种生长方式会导致宿主菌的溶解,产生原因是由于噬菌体 DNA 在宿

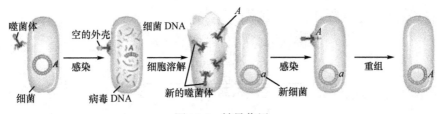

图 16-4　转导作用

主菌内迅速增殖,不断产生新的病毒颗粒,导致了宿主菌细胞膜的破裂,从而释放出更多新生的噬菌体。新生噬菌体可携带部分宿主 DNA,那么在下次感染细菌时就可能将前一宿主 DNA 转移至新的宿主细胞。另一种是溶源菌生长途径(lysogenic pathway),噬菌体 DNA 被整合进宿主染色体,随宿主 DNA 复制而复制。这种生长方式中,噬菌体和宿主菌(溶源菌)可"和平共处"维持无数代。

(四) 细菌的细胞融合

某些细菌的种属中可发生细胞质膜融合而导致的基因转移和重组。在实验室中,用溶菌酶除去细菌细胞壁的肽聚糖,使之成为原生质体,可人工促进原生质体发生融合,从而使两菌株的 DNA 发生重组。

三、特异位点重组

特异位点重组(site-specific recombination)是由整合酶催化,在两个 DNA 序列的特异位点间发生的重组。这种重组方式广泛存在于各类细胞中,作用十分特殊,发生方式有很大不同。特异位点重组不依赖于 DNA 序列的同源性,而是依赖于能与整合酶相结合的特异的 DNA 序列的存在。这些整合酶能催化 DNA 链的断裂和重新连接,促使特异位点重组的发生。

本节简单介绍一下 λ 噬菌体 DNA 的整合和细菌的特异重组。

(一) λ噬菌体 DNA 的整合

λ 噬菌体 DNA 在宿主染色体上的整合与切除是最早研究清楚的特异位点重组系统。它们的整合发生在噬菌体和宿主染色体上的特定位点,因此是一种特异位点重组。λ 噬菌体与宿主的特异重组位点(recombination)被称之为附着位点(attachment site)。噬菌体的附着位点(attP)长度为 240bp,细菌相应的附着位点(attB)只有 23bp,二者含有共同的核心序列 15bp(O 区)。噬菌体 attP 位点的序列以 POP′表示,细菌 attB 位点以 BOB′表示。整合需要的重组酶(recombinase)由 λ 噬菌体编码,称为 λ 整合酶(λ integrase,Int),此外还需要由宿主编码的整合宿主因子(integration host factor,IHF)协助作用。整合酶作用于 POP′和 BOB′序列,分别交错 17bp 将两 DNA 分子切开,然后交互再连接,噬菌体 DNA 被整合,其两侧形成新的重组附着位点 BOP′和 POB′(图 16-5)。

(二) 细菌的特异位点重组

鼠伤寒沙门杆菌(*Salmonella typhimuriun*)由鞭毛蛋白决定的 H 抗原有两种,分别为 H1

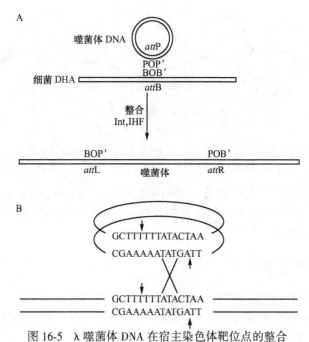

图 16-5　λ 噬菌体 DNA 在宿主染色体靶位点的整合

噬菌体的附着位点(*att*P)与细菌的附着位点(*att*B)之间有 15bp 共同序列(O),整合后在被整合噬菌体 DNA 两侧
产生两个新的附着位点(*att* R 和 *att* L)。(A)为整合过程;(B)为共同的核心序列

鞭毛蛋白和 H2 鞭毛蛋白。单菌落的沙门菌中经常能出现少数呈另一 H 抗原的细菌细胞,这种现象称为鞭毛相转变(phase variation)。遗传分析表明,这种抗原相位的改变是由一段 995bp 的 DNA,称为 H 片段(H segment),发生倒位所致。

H 片段的两端为 14bp 特异重组位点(*hix*),其方向相反,发生重组后可使 H 片段倒位。H 片段上有两个启动子(P),其一驱动 *hin* 基因表达;另一个启动子取向与 H2 和 rH1 基因一致时驱动这两基因表达,H 片段发生倒位后,P 取向与 H2 和 rH1 基因相反,则 H2 和 rH1 基因不表达。hin 基因编码特异的重组酶,即 Hin。该酶为相对分子质量 22 000 亚基的二聚体,分别结合在两个 hix 位点上,并由辅助因子 Fis(factor for inversion stimulation)促使 DNA 弯曲而将两 hix 位点联结在一起,DNA 片段经断裂和再连接而发生倒位。rH1 表达产物为 H1 阻遏蛋白,当 H2 基因表达时,H1 基因被阻遏;反之,当 H 片段发生倒位,H2 和 rH1 基因不表达时,无 H1 阻遏蛋白生成,H1 基因才得以表达(图 16-6)。

四、转　座　重　组

大多数基因在基因组中的位置是固定的,但有些基因可以从染色体的一个位置移动到另一位置,我们把这些可以发生转座(transposition)的 DNA 称为转座因子(transposable element),又称为转座子(transposon)。转座的位置通常是随机的,当转座子插入某一基因内时,该基因就会失活,如果是一个重要基因的失活,就会导致细胞的死亡。

细菌的转座因子有两类:一类为插入序列(insertion sequences,IS),是简单的转座子,除转座所需基因外不携带任何标记基因;另一类是复杂转座子,除转座酶(transposase)基因外

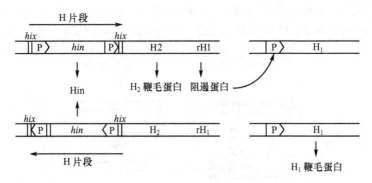

图 16-6　沙门氏菌 H 片段倒位决定鞭毛相转变

hix 为 14bp 的反向重复序列,它们之间的 H 片段可在 Hin 控制下进行特异位点重组(倒位)。H 片段上有两个
启动子,其一驱动 hin 基因表达,另一正向时驱动 H2 和 rH1 基因,反向(倒位)时 H2 和 rH1 基因不表达。
rH1 为 H1 阻遏蛋白基因,P 代表启动子

还携带各种标记基因。

(一) 插入序列

插入序列是最小的转座因子。正常的细菌基因组和质粒都含有 IS。在原核生物中 IS 家族有很多成员,它们的结构很相似。典型的插入序列是长 750～1500bp 的 DNA 片段,两端是长度为 9～41bp 反向重复序列(inverted repeats, IR),中间是 1kb 左右的编码区,用以编码和转座有关的转座酶。在反向重复序列的侧翼往往连接有短的(4～12bp)不同插入序列所特有的正向重复序列。

(二) 复杂转座子

与插入序列类似,复杂转座子也是以两个反向重复序列为侧翼序列,并且也含有转座酶基因;与插入序列不同的是,除转座酶基因外,复杂转座子还携带抗性或其他标记基因。在很多更为复杂的转座子中,它们的侧翼序列也就是插入序列(图 16-7)。

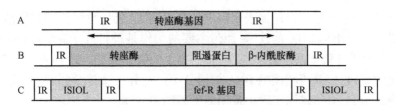

图 16-7　细菌的可流动性元件

A. 插入序列:转座酶编码基因两侧连接反向末端重复序列;B. 转座子 Tn3;含有转座酶、
β-内酰胺酶及阻遏蛋白编码基因;C. 转座子 Tn10;含四环素抗性基因及两个相同的插入序列 ISLOL

(三) 转座机制

不同的转座子按其转座过程是转座子是否发生复制,可分为复制性转座(replicative transposition)和非复制转座(nonreplicative transposition)两类(图 16-8)。复制性转座在形成靶部位与转座子连接中间体后即进行复制,通过复制使原来位置与新的靶位置各有一个转座子,其中

一条链是原有的,另一条链是重新合成的;非复制转座又称为保守性转座(conservative transposition),转座子从原来位置上切除下来直接转入新的位置,无转座子的复制过程。

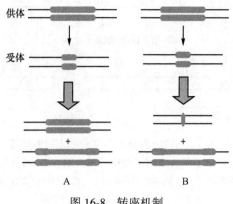

图 16-8　转座机制

A. 复制性转座;B. 保留性转座

第二节　基　因　工　程

如前述,DNA 重组是生物界广泛存在的自然现象,受此启发,生物学家们开始设想能否在分子水平上人为地干预生物的遗传特性。如果将一种生物的某个 DNA 片断连接到另一种生物的 DNA 链上去,将 DNA 重新组织一下,是否就可以按照人类的愿望,设计出新的遗传性状,甚至新的生物类型? 这是与过去培育生物繁殖后代的传统做法完全不同的新方法,我们把这种按照人的意愿,对携带遗传信息的分子进行设计和施工的分子工程称为“基因工程”(genetic engineering)。现如今,基因工程与蛋白质工程、酶工程以及细胞工程共同构成了当今新兴的学科领域——生物技术。生物技术的兴起标志着人类已经进入设计和创建新的基因、新的蛋白质和生物新性状的时代,为现代科学技术发展和工农业、医药卫生事业的进步都提供了巨大的能动力。

一、基因工程相关概念

基因工程这个术语既可以用来表示特定的基因施工项目,也可泛指它所涉及的技术体系,其核心是构建重组体 DNA 的技术,而最主要的工作是进行分子克隆(molecular clone)。克隆(clone)意为无性繁殖系。分子克隆即将 DNA 的限制酶切片段插入克隆载体,导入宿主细胞,经无性繁殖,以获得相同的 DNA 扩增分子。在分子遗传学领域所谓的分子克隆专指 DNA 克隆。首先,介绍基因工程中常用的工具酶和载体。

(一) 工具酶

基因工程要对 DNA 进行切割、重组、修饰及合成,这些工作都需要酶来完成,我们把这些酶称为基因工程的工具酶。

1. DNA 限制酶　在所有的工具酶中,限制性核酸内切酶具有特别重要的意义。

限制性核酸内切酶(restriction endonuclease)是一类能识别 DNA 特异序列,并在识别位点或其周围切割双链 DNA 的内切酶,简称限制酶。限制性核酸内切酶存在于细菌体内,与细菌体内的甲基化酶(methylase)共同构成细菌的限制-修饰体系(restriction modification system)。甲基化酶可修饰宿主自身 DNA,使之打上标记,对外来的无标记的 DNA 限制酶则对其进行切割破坏,从而保证细菌遗传性状的稳定。

（1）限制酶分类:根据酶的结构、作用及与 DNA 结合和裂解的特异性,将限制性核酸内切酶分为三类。在基因工程中Ⅰ类和Ⅲ类限制酶都具有限制和 DNA 修饰活性,可对 DNA 进行切割,但是它们的切割位点不固定,很难准确预测,因而在基因工程中都没有多大的实用价值。Ⅱ类酶能在 DNA 分子内特异位点识别和切割双链 DNA,其切割位点的序列是可知的、固定的,它可用于 DNA 重组技术,是基因工程中最重要的一类工具酶,通常我们所说的限制酶指的就是Ⅱ类酶。

（2）限制酶命名:取分离菌属名的第一个字母,用大写、斜体;依次是种名的前两个字母,用小写、斜体;如有株名也取一个字母,大写;当一个分离菌中不只一种酶时,以罗马数字表示分离出来的先后次序。

例如:*Eco*RⅠ:E 代表 Escherichia 属,co 代表 coli 种,R 代表 RY13 株,Ⅰ代表该菌株中首次分离到的核酸内切酶。

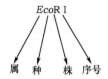

（3）限制酶识别的切割位点:限制酶的识别序列常为 4~6bp 的回文序列(palindrome),切割位点或在识别位点内,或靠近识别位点。

限制酶可将 DNA 两条链上的酯键同是切开,切开方式有两种,形成两种不同的末端。分别是"砍一刀",形成平末端或称为钝性末端(blunt end)的切口,另一种方式是"切两刀",是将两条链交错切开,形成单链突出的末端,切开的两末端单链彼此互补,可以配对,故称为黏性末端(sticky end)（图 16-9）。从已知的上千种限制酶来看,形成 5′单链突出黏性末端的酶超过一半以上,而形成平末端和 3′单链突出黏性末端的酶相对较少。(表 16-1)

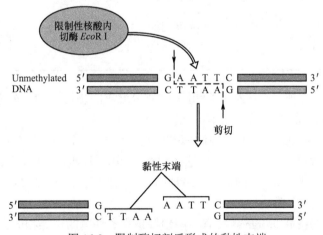

图 16-9　限制酶切割后形成的黏性末端

表 16-1　常用的限制性核酸内切酶

限制内切酶	辨认的序列和切口	说　　明
Alu I	↓ ……AGCT…… ……TCGA……	四核苷酸,平端切口
Bam H I	↓ ……GGATCC…… ……CCTAGG…… ↑	六核苷酸,黏端切口
Bgl I	↓ ……AGATCT…… ……TCTAGA…… ↑	六核苷酸,黏端切口
EcoR I	↓ ……GAATTC…… ……CTTAAG…… ↑	六核苷酸,黏端切口
Hind III	↓ ……AAGCTT…… ……TTCGAA…… ↑	六核苷酸,黏端切口
Pst I	↓ ……CTGCAG…… ……GACGTC…… ↑	六核苷酸,黏端切口
Sal I	↓ ……GTCGAC…… ……CAGCTG…… ↑	六核苷酸,黏端切口
Sma II	↓ ……CCCGGG…… ……GGGCCC…… ↑	六核苷酸,平端切口

基因工程的"DNA 连接"步骤中,限制酶切割后形成的黏性末端的外源 DNA 和载体更易连接,而钝性末端间的连接反应效率很低(图 16-10)。

（4）同尾酶(isoaudamers):有些限制酶的识别序列虽不同,但是切割后能产生相同的黏性末端,又称配伍末端(compatible end),这些酶称为同尾酶,如 *Bam*H I（G↓GATCC）和 *Bgl* II（A↓GATCT）。同尾酶产生的配伍末端可以相互连接,在 DNA 重组时具有更大的灵活性。

（5）同功异源酶(isoschizomers):有些限制酶识别和切割的位点相同,但来源不同,称为同功异源酶。如 *Bam*H I 和 *Bst* I（G↓GATCC）,*Xho* I 和 *Pae*R7（C↓TCGAG）。同功异源酶之间可相互代替。

2. 其他工具酶　在基因工程的操作中除了上面提到的限制酶外,还需要许多其他的工具酶,如 DNA 连接酶、DNA 聚合酶、逆转录酶等。现将它们概括于表 16-2。

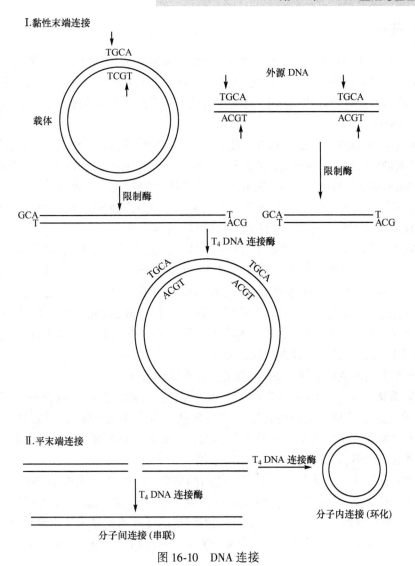

图 16-10　DNA 连接

表 16-2　基因工程中常用的工具酶

工具酶	功能
限制性核酸内切酶	识别特异序列,切割 DNA
DNA 连接酶	催化 DNA 中相邻的 5′磷酸基和 3′羟基末端之间形成的磷酸二酯键,使 DNA 切口封合或使两个 DNA 分子或片段连接
DNA 聚合酶	①合成双链 cDNA 的第二条链 ②缺口平移制作高比活探针 ③填补 3′末端
逆转录酶	①合成 cDNA ②替代 DNA 聚合酶 I 进行填补,标记或 DNA 序列分析
多聚核苷酸激酶	催化多聚核苷酸 5′羟基末端磷酸化,或标记探针
末端转移酶	在 3′羟基末端进行同质多聚物加尾
碱性磷酸酶	切除末端磷酸基

（二）载体

用限制酶对目的 DNA 序列进行切割后处理后,需有相应的运载工具将其带入宿主细胞并进行复制,我们将这些运载工具称之为载体(vector),载体实际上也是 DNA。根据基因工程的目的不同,我们对载体的选择也不同,可分为基因载体或称克隆载体(clone vector)和表达载体(expression vector)。

克隆载体能够"携带"外源目的 DNA,使其在宿主细胞中的进行无性繁殖;而表达载体要在克隆载体的基础上再加入一些与表达调控有关的元件(就些元件也是 DNA 序列),因此表达载体不仅可以携带外源基因片段进入宿主细胞,还可以在宿主细胞中表达外源基因。

现有的载体都是根据基因工程的目的和需要进行人工构建的,在天然载体的基础上添加了一些遗传标记和多个限制酶切位点,使其更加适用。

作为克隆载体最基本的要求如下:①必须具有自主复制的能力;②携带易于筛选的选择标记;③含有多种限制酶的单一识别序列,称为多克隆位点(multiple cloning site,MCS),以供外源基因插入;④除保留必要序列外,载体应尽可能小,便于导入宿主细胞和进行繁殖;⑤使用安全。从安全性上考虑,克隆载体应只存在有限范围的宿主,在体内不进行重组,不发生转移,不产生有害性状,并且不能离开工程宿主自由扩散。除了这些最基本的要求外,根据不同目的载体还有各种特殊的要求。

以下介绍常用的克隆载体,宿主细胞主要是大肠埃希菌。

1. 质粒载体　质粒(plasmid)是存在于细菌染色体外的小型环状双链 DNA 分子,小的2~3kb,大的可达数百 kb。质粒能在宿主细胞内独立自主地进行复制,并在细胞分裂时恒定地传给子代细胞。质粒所带有某些遗传信息,会赋予宿主细胞一些遗传性状,如对抗生素或重金属的抗性等,是筛选转化子细菌的依据。

pBR322(图 16-11)是基因工程中广泛使用的质粒,是 1977 年 Bolivar 等从天然存在的大肠埃希菌质粒出发,经人工改造,构建成功的克隆载体。pBR322 全长 4363bp,一个复制起点(ori),含两个抗性基因 tet^r 和 amp^r,分别编码抗四环素和抗氨苄青霉素的酶,使宿主菌产生抗药性。pBR322 使用广泛、稳定、高效,现今许多新构建的载体,往往是由 pBR322 改建而成。

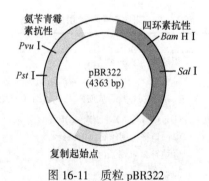

图 16-11　质粒 pBR322

作为理想的基因载体 pBR 322 有如下特点:

(1) 拷贝数比较高(60 个拷贝/细胞),利于外源基因的插入。

(2) 分子量小,外源 DNA 插入后不致因分子量太大而影响稳定性。

（3）有 *BamH* Ⅰ、*Pvu* Ⅰ、*Pst* Ⅰ、*Sal* Ⅰ 等多个限制酶的单一识别位点,可适于多种限制酶处理后的外源 DNA 片段的插入。

（4）有 tet^r 和 amp^r 等选择标记,便于重组体细胞的选择。

（5）pBR 322 不能自我转移,便于生物学防护以保证安全。

另一种在 pBR 322 基础上改建,并广泛应用的质粒是 pUC 系列。

pUC 质粒载体(图 16-12)系列是在 pBR 322 质粒载体的基础上,在其 5′端加入了带有多克隆位点的 *lacZ′*基因,使其成为具有双功能检测特性的新型载体系统。

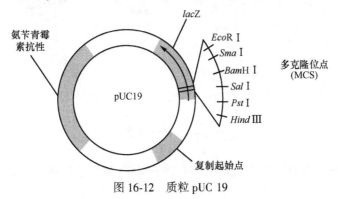

图 16-12　质粒 pUC 19

一个典型的 pUC 系列的质粒载体包括以下 4 个组成部分:

（1）来自 pBR 322 质粒的复制起点(ori)。

（2）氨苄青霉素抗性基因(Amp r)。

（3）大肠埃希菌 β-半乳糖苷酶基因(*lacZ*)的启动子及其编码的 α-肽链的 DNA 序列,此结构称基因 *lacZ′*基因。

（4）*lacZ′*基因中的靠近 5′端的有一段 MCS 区段,MCS 序列中含有 *EcoR* Ⅰ,*Sac* Ⅰ,*Kpn* Ⅰ,*Sma* Ⅰ,*Xma* Ⅰ,*BamH* Ⅰ,*Sal* Ⅰ,*Pst* Ⅰ 等单一识别位点。

多克隆位点插入后并不干扰 *lacZ* 的读码框,因此,在合适的宿主菌中能产生有活性的 β-半乳糖苷酶。β-半乳糖苷酶能使一种无色的化合物 X-gal 分解产生不溶性的蓝色分解物,因此,在含 X-gal 的琼脂平板上,含非重组 pUC 的菌落是蓝色的。但外源 DNA 插入 pUC 的多克隆位点并使 *lac Z* 读框移码或中止,就不能产生有活性的 β - 半乳糖苷酶,含这种重组 pUC 的菌落是白色的,由此就能方便的鉴定出重组克隆。

2. 噬菌体　噬菌体是细菌的病毒,前一节谈到细菌基因的重组和转移,有一种方式是转导,是通过噬菌体将基因片段从供体细胞转移到受体细胞的过程。根据噬菌体可以转移基因的特性,科学家们对其进行改造和构建,使其成为基因工程载体。噬菌体载体相对于质粒载体的突出优点是:第一,它的容量更大,能携带较大的基因片段;第二,易于使细胞感染,提高了外源 DNA 导入细胞的效率。

作为克隆载体的噬菌体有两种,一类是还有 M13 噬菌体,另一种是 λ 噬菌体。

M13 噬菌体(图 16-13)是一种丝状噬菌体,为环状单链分子,长 6.4kb,在感染细菌后呈双链复制型 DNA(RF DNA)。RF DNA 很容易从感染细胞中纯化出来,可以像质粒一样进行操作,并可通过转化方法再次导入细胞。

除了以上两类常用的克隆载体外,还有容量更大的柯斯质粒载体(cosmid vector)和酵母人工染色体载体(yeast artificial chomosome vector,YAC),以及为适应真核细胞重组 DNA

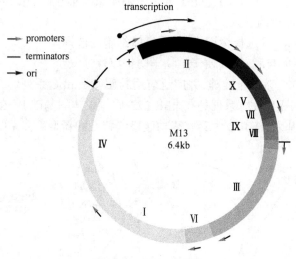

图 16-13   M13 噬菌体

技术需要而改造的动物病毒 DNA 载体,如腺病毒载体、逆转录病毒载体等。

二、基因工程的基本操作步骤

基因工程的主要步骤包括:①目的基因的获取;②基因载体的选择与构建;③基因载体与目的基因的连接(构建 DNA 重组体);④DNA 重组体导入受体细胞;⑤含 DNA 重组体细胞(转化子)或菌落的筛选与鉴定。基因克隆的基本过程如图 16-14。

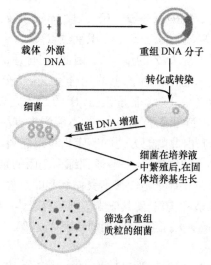

图 16-14   DNA 的克隆过程

(一) 目的基因的获取

目的基因是指所要研究或应用的基因,也就是需要克隆或表达的基因。目前获取目的基因的途径或方法主要有以下几种:

1. 直接从基因组 DNA 分离——酶切法　利用限制性核酸内切酶将染色体 DNA 切割成许多小片段,其中即含有目的基因片段。此法在原核生物中可以做到,对真核生物而言就较难直接获取目的基因。

2. 化学合成法　如果已知某个基因的核苷酸序列,或依据某简单多肽的氨基酸序列推导出相应的核苷酸序列,就可以用化学合成法。化学合成基因具有快速、有效、不需收集基因组织来源的优点,特别适用于获取小片段目的基因。采用化学合成方法已得到百余种基因,如抑生长素基因、胰岛素基因、生长激素基因和干扰素基因等。

3. 逆 转 录 法　以 mRNA 为模板,利用逆转录酶合成与 mRNA 互补的 DNA (complementary DNA, cDNA),再复制成双链 DNA。可利用此法获得的各种 cDNA 建立 cDNA 文库,然后采用适当方法从 cDNA 文库中筛选出目的基因。目前许多蛋白质的编码基因都是这样获得的。

4. 聚合酶链反应　如果已知目的基因的全序列或目的基因片段两侧的 DNA 序列,可以采用聚合酶链反应(polymerase chain reaction, PCR)方法从组织或细胞中获取目的基因。PCR 实际上是一种利用酶促反应在体外获得基因组中特异的 DNA 序列或 cDNA 序列方法,该法的特点是简便、快捷、特异性强、灵敏度高,是目前分子生物学中应用最广的新技术。

5. 从基因文库中筛选获得　大部分未知基因的获得,需要先构建基因组文库(genomic library)或 cDNA 文库(cDNA library),扩增后再筛选、获取目的基因。基因文库是指含有某种生物体全部基因片段的重组 DNA 克隆群体。基因文库构建成功后,可利用适当的筛选方法(如特异性探针杂交筛选法、PCR 法等)从中筛选出含有目的基因的克隆,再进行扩增、分离、回收,最后获取目的基因。

(二) 克隆载体的选择和构建

外源 DNA 片段(目的基因)离开染色体是不能复制的,必须与复制子(基因载体)连接,外源 DNA 才可以作为复制子的一部分在受体细胞内复制。前已述,天然的基因载体不适合直接用于基因克隆,只有经过适当改造的载体才能用于基因克隆中,且不同的目的基因,操作基因的性质不同,载体的改建方法也不同。因此,在基因克隆中基因载体的选择与构建是一项技术性很强的工作,它直接影响到基因克隆的成败。

现在市面上已有很多可供选择的商品化载体。选择载体应从目的基因、所用限制酶及受体菌(细胞)的特性综合考虑。如载体 pBR322 常用的宿主菌有 LE392、HB101、JM107 及 JM109,pUC 系列常用的宿主菌有 JM103 和 JM109,pSP 系列常用的宿主菌有 LE392、HB101 等。

(三) DNA 重组体的构建(目的基因与载体的连接)

目的基因与载体的连接与自然界发生的基因重组完全不同,其本质上是一个酶促反应过程,即在 DNA 连接酶的催化作用下,将外源 DNA 分子(目的基因)与载体 DNA 分子在体外连接成一个重组 DNA 分子(DNA 重组体)的过程。

前已述,目的基因(外源 DNA)在限制酶的切割下产生两种末端,黏性末端和平头末端,这两种不同的末端在体外连接的方法有所不同。

1. 黏端连接法　超过半数的限制性核酸内切酶切割 DNA 后,总是形成 5′ 单链突出黏性末端。因此黏性末端 DNA 片段的连接比较常用。用一种适当的限制酶分别切割目的基因和载体 DNA,使它们两端各带有相同的黏性末端,还有一种方式,如前述同尾酶切割也可产生相同的黏性末端,在适当环境中,利用 DNA 连接酶催化共价连接目的基因和载体就可形成新的重组 DNA 分子,即 DNA 重组体(图 16-15),此法简单高效。

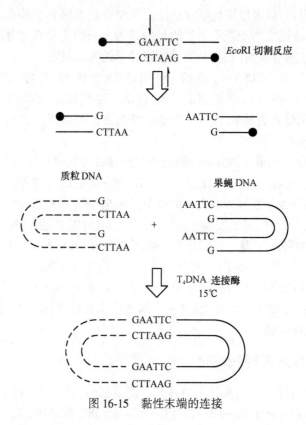

图 16-15 黏性末端的连接

2. 平端连接法 少数限制性核酸内切酶切割载体及目的基因产生的是平头末端。这些平头末端也可通过 T_4DNA 连接酶的作用,将目的基因与载体连接成重组 DNA 分子(图 14-9),但这种连接效率较低,且需要较多的目的基因和 T_4DNA 连接酶,载体自连的几率较高。现在常用的改进后平头末端 DNA 片段连接法有人工接头连接法和同聚物加尾法,将平头末端的改造成为"黏性末端",以提高平末端的重组效率。

(1)人工接头连接法(图 16-16):人工接头(linker)是一段人工合成的含限制性核酸内切酶酶切位点的平端双链寡核苷酸片段。将这种人工接头用平端连接法连接到目的基因的平头末端,然后再用一种或两种限制性核酸内切酶将其切开,产生黏性末端,最后按黏性末端连接法将目的基因与载体连接,形成新的重组 DNA 分子。

(2)同聚物加尾连接法:同聚物加尾连接法是在末端转移酶作用下分别在目的基因和载体 DNA3′-末端加上同聚物系列,制造"黏性末端",然后进行黏性末端连接。如图 16-17,在末端转移酶(TDT)催化作用下,外源 DNA 分子的 3′-OH 端接上 poly A,载体 DNA 分子的 3′-OH 端接上 poly T,这样就在目的基因和载体两端生成可以互补的多聚物黏性末端,再由 DNA 连接酶连接形成重组体。

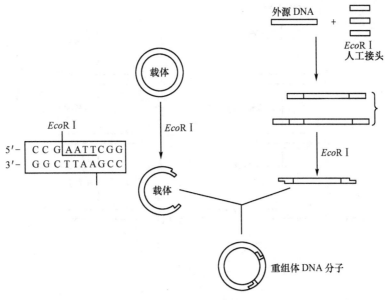

图 16-16　人工接头连接

（四）重组 DNA 导入受体细胞

目的基因与载体 DNA 连接形成重组 DNA 分子后，下一步是将其导入受体细胞中进行扩增和表达。含有 DNA 重组体的受体细胞称为转化子。重组 DNA 进入受体细胞后，随受体菌生长、增殖，重组 DNA 分子得到复制扩增的过程称为无性繁殖。不同的 DNA 重组体需在不同的受体细胞中扩增、表达，因此应选择不同的受体细胞。

选择克隆载体的宿主细胞通常要满足以下要求：①宿主细胞处于容易接受外源 DNA 状态的感受态（competent）；②宿主细胞必须是限制酶和重组酶缺陷；无重组能力，即 recA⁻；③宿主细胞易于生长，能表达由重组体所提供的某种表型特征，利于转化子的筛选与鉴定；④最重要的是，符合安全标准。宿主菌的生长必须依赖人工的培养基，在自然界不能独立生存，对于有害基因的克隆，宿主细胞应有更高的安全要求。

常用的受体细胞包括原核细胞（如大肠埃希菌、芽孢杆菌及链霉菌等）和真核细胞（如酵母、哺乳动物细胞及昆虫细胞等）。

其中，大肠埃希菌作为外源基因的表达宿主，由于其遗传背景清晰，操作技术、培养条件简单，大规模发酵经济，是应用最广泛、最成功的表达体系，常做高效表达的首选体系。

根据重组 DNA 时所采用的载体性质不同，导入重组 DNA 分子有转化（transformation）、感染（infection）和转染（transfection）等不同方式。

1. 转化（transformation）　转化常用的宿主菌是大肠埃希菌。大肠埃希菌用物理或化学的方法处理后，使其细胞膜结构发生变化，通透性增加，成为易于摄取外源性 DNA 的感受态细胞。在感受态细胞悬液中加入质粒 DNA，即可被摄取。

2. 感染（infection）　λ 噬菌体、黏性质粒和真核细胞病毒为载体的重组 DNA 分子，必需在体外经过包装，才能成为具有感染力的病毒或噬菌体颗粒，进入宿主细胞，并在细胞内扩增。

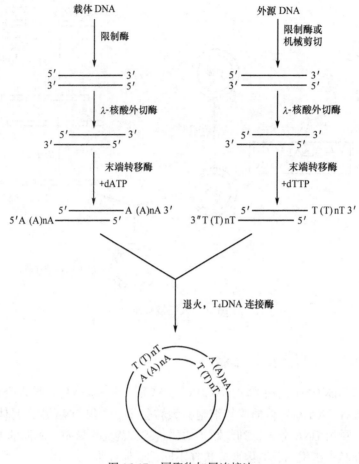

图 16-17   同聚物加尾连接法

3. 转染(transfection)   指真核细胞主动摄取或被动导入外源 DNA 片段而获得新的表型的过程。常用方法有磷酸钙共沉淀法、电穿孔法、DEAE-葡聚糖法、脂质体介导基因导入等方法。

(五) 重组体的筛选

将重组体引入受体菌(细胞),并经初步扩增后,应进行筛选,即从大量转化菌落或噬菌斑中选择和鉴定出含有目的基因的菌株(细胞),这一过程就称为筛选(screening)或选择(selection)。如图 16-8A,用适当的方式将重组体导入宿主菌,有三种可能:①单纯载体被导入;②重组体被成功导入;③宿主细胞中没有导入任何物质。前两种情况,宿主菌被转化,而第三种情况,宿主菌是未转化菌。我们应根据载体的特性、目的基因的序列,以及基因的产物选择不同的筛选方法。

1. 载体特征的直接选择   根据载体的表型特征直接选择重组体克隆是十分有效也是最常用的办法。通常载体都带有可选择的遗传标志,最常用的是抗药性标记、营养标记和显色标记。

(1) 抗药性选择:载体常携带抗生素抗性基因,如氨苄青霉素抗性基因(amp^r),氯霉素抗性基因(chl^r),四环素抗性基因(tet^r)等。在含抗生素的培养基上培养,只有含有相应抗性基因的转化菌才能生长并形成菌落,这样就可将转化菌与非转化菌区别开。若重组 DNA 时将外源 DNA 插入载体的抗性基因编码序列内,则可通过插入失活进行进一步选择,通过有、无抗生素培养基的对比培养,区分单纯载体或重组载体的转化菌落。

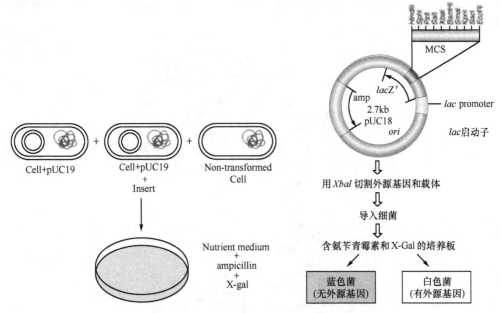

图 16-18　蓝白斑筛选的原理和基本过程

（2）营养标记选择:当细胞生物合成途径某个酶的编码基因失活,就成为营养缺陷型（auxotroph）,但如果导入细胞的重组体 DNA 能够弥补缺陷的基因,培养基中就无需补充有关的营养成分。例如:酵母咪唑甘油磷酸脱水酶基因表达产物与细菌组氨酸合成有关。当酵母 DNA 与 λ 噬菌体载体结合后,再将重组子转染组氨酸缺陷的大肠埃希菌,在无组氨酸的培养基上培养,生长菌即为含重组 DNA 的转化菌。

（3）显色反应:根据菌落生长的颜色不同,将转化菌与非转化菌区别开。M13mp 系列及 pUC 系列载体中都引入了一小段 *E.coli* 的调节基因及 *lacZ'* 的 N 端 146 个氨基酸残基编码基因,其编码产物即为 β 半乳糖苷酶的 α 片段。突变型 lac⁻*E.coli* 可表达该酶的 ω 片段（酶的 C 端）。单独存在的 α 及 ω 片段均无 β 半乳糖苷酶活性。当载体转染宿主细胞后,*lacZ'*基因编码的 α 多肽可与宿主菌编码的 ω 片段互补,形成完整的 β-半乳糖苷酶,此过程就叫做 α 互补。通过 α-互补作用产生的 β-半乳糖苷酶可催化底物 X-gal（5-溴-4-氯-3-吲哚-β-D 半乳糖苷）水解,产生蓝色菌斑。若 X-gal 未被水解,则菌落为白色。将目的基因插入到 *lacZ'*基因的多克隆位点中,*lacZ'*基因就失去编码 α 多肽的功能,所形成的重组体转化宿主菌后,此重组体不能与宿主菌形成 α 互补,即不能产生 β-半乳糖苷酶。因此,在同是含 X-gal 及抗生素的培养基上培养,白色菌落为阳性克隆,蓝色菌落为阴性克隆,此筛选方法又叫蓝白斑筛选。（图 16-18）

2. 分子杂交法　这是一种十分灵敏,而且快速的方法,是从基因文库、cDNA 文库或众多的重组质粒中筛选目的基因的最有效的方法之一。其大致步骤如下:将生长在平皿上的菌落转移到硝酸纤维素滤膜或尼龙膜上,然后用 NaOH 处理膜上的菌落,使菌体裂解,DNA 变性并释放到膜上。中和并将膜在 80℃烘干 2 小时,使 DNA 牢固地吸附在膜上。将纤维素膜与放射性同位素标记的探针在封闭的塑料袋内进行杂交。探针可以是一小段与所要筛选的 DNA 互补的 DNA 或 RNA。然后去除膜上非专一结合的仅仅是吸附在膜上的放射性物质,再烘干纤维素膜,进行放射自显影。显影后的底片上的曝光的黑点,即代表杂交上的菌落。全部过程如图 16-19 所示。再按底片上菌落的位置找出培养基上相应的菌落。

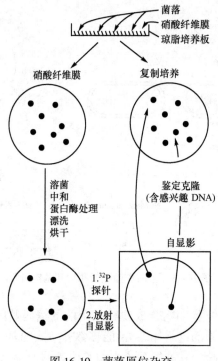

图 16-19 菌落原位杂交

对于噬菌体载体的克隆,可以通过噬菌斑的原位杂交来筛选。方法与菌落原位杂交基本类似。

3. 免疫学方法 该方法不是直接筛选和鉴定目的基因,而是利用特异抗体与目的基因表达产物(蛋白质)相互作用进行筛选和鉴定,属于非直接筛选法。该方法又因具体基因选择操作过程的不同,将它分为免疫化学法和酶联免疫分析法等。免疫学方法的特点是特异性强,灵敏度高。适用于选择不为宿主菌提供任何选择标记的克隆基因,也可用于从大量转化细胞中筛选出少数几个含目的基因的细胞克隆。

综上所述,基因工程的技术操作过程,可形象地归纳为"分、切、接、转、筛",即分离目的基因,限制酶切目的基因与载体、拼接重组体、转入宿主细胞、筛选重组体。

三、克隆基因的表达

基因工程的主要目的之一,就是制备大量有用的蛋白质和多肽,除了应用于科学研究,也可用于基因工程药物、疫苗等商业用途。将目的基因以正确方向连接在表达载体的启动子后面,导入适当的受体细胞即可进行表达。外源基因的表达涉及目的基因的克隆、复制、转录、翻译及表达产物的加工、分离纯化等过程,这些过程需要在一个合适的体系中完成。

外源基因表达体系的建立包括表达载体的构建、受体细胞的选用,以及表达产物的分离、纯化等技术和策略。在不同的表达系统中,其表达方式也有差别。基因工程的表达体系包括原核和真核表达体系。

(一) 克隆基因在原核细胞中的表达

原核表达系统就是将克隆的外源真核基因导入原核细胞,使其在细胞内快速、高效地表达基因产物。原核表达系统主要有大肠埃希菌、芽孢杆菌及链霉菌等表达系统。其中大肠埃希菌培养操作简单、生长繁殖快、价格低廉,对其特性和遗传背景了解得最清楚,并且它表达外源基因产物的水平远高于其他基因表达系统,表达的目的蛋白量甚至能超过细菌总蛋白量的 80%。人类用大肠埃希菌作为外源基因的表达工具已有二十多年的经验积累,因此大肠埃希菌是目前应用最广泛的蛋白质表达系统。人胰岛素、干扰素等许多基因已在大肠埃希菌系统中成功表达。

运用 *E.coli* 表达有用的蛋白质必须使构建的表达载体符合以下标准:①含设计合理的多接头克隆位点;②含有 *E.coli* 适宜的选择标记;③具有强启动子或其他启动序列;④含翻译调控序列和翻译起始点。将目的基因插入适当表达载体后,经过转化、筛选获得正确的转化子的细菌即可直接用于蛋白质表达。在实际工作中,表达目的不同,所采取的策略也不同。如果表达的目的是为了获得蛋白质抗原以制备抗体,则要求表达蛋白质或多肽片段具有抗原性,同时要求表达产物易于分离、纯化;如果表达的蛋白质是为了用于生物化学、细胞生物学研究或临床应用,除了要求分离、纯化方便外,更重要的是要考虑保证蛋白质的功能或生物学活性。

大肠埃希菌表达载体 pRSET(图 16-20):该载体含有 Amp 抗性基因和一个强的 T_7 噬菌体启动子,在启动子与终止信号之间有 RBS 和多克隆位点。在 RBS 之后紧接着的是起始密码(ATG),在起始密码与多克隆位点之间有一段大肠埃希菌基因编码序列,编码一个含 31 个氨基酸的多肽,其 C 端有一个肠激酶识别位点。据此,可用相应的酶水解除去大肠埃希菌编码的多肽,从而得到表达产物的天然蛋白质。

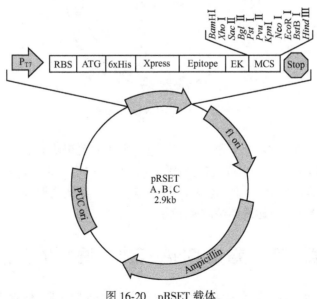

图 16-20　pRSET 载体

（二）克隆载体在真核细胞中的表达

真核表达体系除与原核表达体系有相似之处外,还有自己的特点。由于真核表达载体是在克隆载体上发展起来的,因而它含有原核基因序列,包括复制起始点和某些抗生素的抗性基因,同时也含有真核细胞筛选的标志,如 neo 基因,便于筛选阳性细胞。除此之外,真核表达载体都含有一套真核表达元件,即启动子/增强子、克隆位点、终止信号和加工 poly(A)的信号。如 pcDNA3.1 载体(图 16-21)是常用的真核表达载体之一。该载体含有一个高效表达的 CMV 启动子、多克隆位点、原核细胞复制起始点、用于原核细胞筛选的 amp 抗性基因和真核细胞筛选的抗性基因(neo^r)及小牛生长激素的 polyA。

真核表达系统包括有酵母、昆虫及哺乳类动物三类表达体系。其中酵母是一种单细胞低等真核生物,基因组较小,仅有大肠埃希菌基因组的 4 倍,可进行人工培养,且遗传背景清楚,对表达的蛋白有较完善的翻译后加工和修饰系统。酵母表达系统具有大肠埃希菌系统一样的简便、细胞生长快、成本低、能大规模发酵生产,能满足目的蛋白表达量和生物活性的需要等优点,因而在生物制品生产中具有广阔的应用前景,是大规模表达真核重组蛋白的一个理想系统。

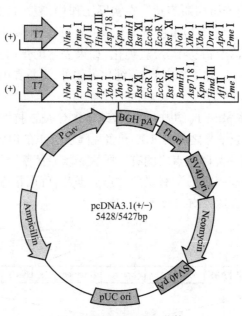

图 16-21   pcDNA3.1 载体

如何将克隆的重组 DNA 分子导入真核细胞是表达的关键步骤。将表达载体导入真核细胞的过程称为转染(transfection),它比转染 *E.coli* 要难得多。常用的细胞转染方法有:磷酸钙转染、DEAE 葡聚糖介导转染、电穿孔、脂质体转染及显微注射等。转染方法的选择须根据细胞的种类、特性及表达载体性质而定。

第三节   重组 DNA 技术与医学的关系

基因工程的诞生带动了现代生物技术的不断突破和迅猛发展,依赖于生物技术的产业也随之兴起,并率先在医药和化工领域崭露头角。但是,基因工程的最大用武之地是在农业和医疗保健领域,它的产业化范围十分宽广。在农业、畜牧业领域,运用基因工程技术不但可以培养优质、高产、抗性好的农作物及畜、禽新品种,还可以培育出具有特殊用途的动、植物。例如,我国培育的生长快、耐不良环境、肉质好的转基因鱼;阿根廷培育出了转基因牛其分泌的乳汁含有人生长激素;导入贮藏蛋白基因的超级羊和超级小鼠;此外,还有转黄瓜抗青枯病基因的甜椒、转鱼抗寒基因的番茄等。在环境保护方法,用基因工程做成的DNA 探针能够十分灵敏地检测环境中的病毒、细菌等污染;基因工程做成的"超级细菌"能吞食和分解多种污染环境的物质,达到环境污染治理的目的。在医疗保健领域,在基因工程基础上发展起来的基因药物和基因治疗更是推动了新世纪的医学革命。现针对基因工程在医疗保健领域的应用举例说明。

一、基因工程药物

之前,许多药品的生产是从生物组织中提取的。受材料来源限制,产量十分有限,而且价格往往十分昂贵。如今,许多药物都可以用基因工程的方式大量生产。

所谓基因工程药物就是先确定某种对疾病有预防和治疗作用的蛋白质或多肽的编码基因,然后经过一系列基因操作,将该基因放入可以大量生产的受体细胞中去,这些受体细胞包括细菌、酵母菌、动物或动物细胞、植物或植物细胞,在受体细胞不断繁殖过程中,就可产生了大量的蛋白质或多肽,即有活性的基因疫苗或药物。基因工程药物包括各类激素、酶、酶的激活剂和抑制剂、受体和配体、细胞因子和调节肽、抗原和抗体等。

因为基因工程药物大多数是人体内原有的物质,所以一般副作用较小。自 1982 年第一个基因工程药物"人胰岛素"在美国上市以来,其他基因工程药物,如重组人生长激素、重组人干扰素、重组肿瘤坏死因子(rTNF)、红细胞生成素(EPO)、重组白细胞介素(rIL)、粒细胞集落刺激因子(G-CSF)、巨噬细胞集落刺激因子(M-CSF)、单核细胞集落刺激因子(GM-CSF)、组织型纤维蛋白质酶原激活剂(t-PA)、心纳素(ANF)等等,先后被美国食品和药品行政管理局(FDA)批准上市。基因工程药物的美好前景,受到全世界的重视和科学家们的肯定。

目前,我国基因工程制药产业也进入蓬勃发展时期。从 1989 年,我国批准生产第一个基因工程药物——重组人干扰素 αlb,标志着我国基因工程药物的生产实现了零的突破。重组人干扰素 αlb 是世界上第一个采用中国人基因克隆和表达的基因工程药物,也是我国自主研制成功的拥有自主知识产权的基因工程一类新药。从此以后,我国基因工程制药产业从无到有,不断发展壮大。目前,国内已有 30 余家生物制药企业取得了基因工程药物或疫苗试生产或正式生产批准文号。生物技术药物年增长率不低于 25%,2008 年总产值达100 多亿元人民币。

(一)基因工程胰岛素

20 世纪初,WHO 相关资料表明:糖尿病已成为全球非传染性慢性病,位列心血管疾病、肿瘤之后,排名第三,严重威胁着全人类健康,给各国带来沉重经济的负担,影响社会经济的发展。

我国糖尿病患者的数量也在急剧增多。1980 年,我国成人的糖尿病发病率不足 1%;1996 年全国大规模人群流行病学抽样调查结果显示:糖尿病患病率是 1980 年的 4.8 倍,达到 3.21%;2005 年 10 月份卫生部发布的信息表明,我国糖尿病平均发病率已达到 4.6%,大城市上升到 8.4%,60 岁以上人群的 2 型糖尿病患病率高达 11.34%,预计到 2025 年,中国糖尿病人数将达 5000 万。

胰岛素是治疗糖尿病的特效药,长期以来只能依靠从猪、牛等动物的胰腺中提取,100kg 胰腺仅能提取 4~5g 的胰岛素,其产量之低和价格之高可想而知。而通过基因工程的方法,将合成的胰岛素基因导入大肠埃希菌,每 2000L 培养液能产生 100g 胰岛素。大规模工业化生产不但解决了这种比黄金还贵的药品质量问题,更解决了产量问题,使其价格降低了 30%~50%。

(二) 基因工程干扰素

干扰素是一类免疫调节剂,它能阻止受感染细胞中病毒的复制,抑制细胞繁殖,并具有免疫调节作用,可增强巨噬细胞的吞噬活性,同时增强淋巴细胞对靶细胞的特殊细胞毒性,是治疗病毒感染的"万能灵药"。过去从人血中提取,300L 血才提取 1mg,价格非常昂贵。

基因工程人干扰素 α-2b(安达芬)是我国全国产化基因工程人干扰素,具有抗病毒,抑制肿瘤细胞增生,调节人体免疫功能的作用,广泛用于病毒性疾病治疗和多种肿瘤的治疗,是当前国际公认的病毒性疾病治疗的首选药物和肿瘤生物治疗的主要药物。

(三) 其他基因工程药物

人造血液、白细胞介素、乙肝疫苗等通过基因工程都已实现工业化生产,为解除人类的病苦,治疗"不治之症",提高人类的健康水平发挥了重大的作用。

案例 16-1

鉴于我国乙型病毒性肝炎(以下简称乙肝)流行的严峻形势,长期以来,医学工作者在防治乙肝方面做了大量工作。

乙肝病毒(HBV)主要由两部分组成,内部为 DNA,外部有一层外壳蛋白质,称为 HBSAg。把一定量的 HBSAg 注射入人体,就使机体产生对 HBV 抗衡的抗体。机体依靠这种抗体,可以清除入侵机体内的 HBV。因此乙肝疫苗的主要成分即 HBSAg。

过去,乙肝疫苗的来源,主要是从 HBV 携带者的血液中分离出来的 HBSAg,这种疫苗的生产方式存在很多弊端,使医学工作者陷入困境。首先这种血源性的疫苗是不安全的,血液中可能混有其他病原体的污染,如其他型的肝炎病毒,甚至艾滋病病毒(HIV)等。其次,血源性疫苗来源也是极有限的,使乙肝疫苗的供应犹如杯水车薪,远不能满足全国的需要。

问题讨论:

1. 基因工程如何解决乙肝疫苗的生产问题?
2. 基因工程生产的乙肝疫苗有哪些突出优点?

案例分析 16-1

1. 像其他蛋白质一样,乙肝表面抗原(HBSAg)的产生也受 DNA 调控。利用基因剪切技术,将调控 HBSAg 的那段 DNA 剪裁下来,装到一个表达载体中,再把这种表达载体转移到受体细胞内,如大肠埃希菌或酵母菌等,通过宿主细胞的快速繁殖,生产出大量我们所需要的 HBsAg(乙肝疫苗)。

2. 与血源性乙肝疫苗相比,基因工程生产的乙肝疫苗,依赖繁殖力极强的大肠埃希菌或酵母菌就可大规模生产出质量好、纯度高、免疫原性好、价格便宜的疫苗。

新生儿出生后,按计划接种疫苗,就可获得终身免疫,免受乙型肝炎之害。1996 年我国已有能力生产大量的基因工程乙肝疫苗,乙肝疫苗已从之前的一针难求,晋级为我国儿童计划免疫项目。我们有信心遏制这一威胁人类健康最严重、流行最广泛的病种。这是基因工程药物对人类的贡献典例之一。

二、基因诊断和治疗

(一)基因诊断

基因诊断是利用现代分子生物学和分子遗传学的技术方法,直接检测基因结构及其表达水平是否正常,从而对疾病做出诊断的方法。

目前已经查明的基因病有 6000 多种,比如先天性痴呆、白化病、进行性肌营养不良、部分红绿色盲、血友病、地中海性贫血、苯丙酮尿症,部分先天性心脏病、肿瘤等。除了一些目前非常明确的单基因病,如苯丙酮尿症、先天性甲减、血友病、进行性肌营养不良症等单基因病外,更多的疾病是多种易感基因共同作用的结果,因此基因诊断疾病也是非常复杂、科技含量极高的科学实验,人类对它的认识还非常有限。目前美国的技术水平能够在临床实践中做出诊断和检测的有 1100 种左右,我国能检测 500 多种。

基因诊断的常用技术方法有:①核酸分子杂交技术,包括限制性内切酶酶谱分析法、DNA 限制性片段长度多态性(RFLP)分析、等位基因特异寡核苷酸探针(ASO)杂交法;②聚合酶链式反应(PCR);③基因测序。

其中核酸分子杂交技术是分子生物学领域中最常用的技术之一。它是依据 DNA 双链碱基互补、变性和复性原理,用已知碱基序列的单链核酸片段作为探针(probe),检测样本中是否存在与其互补的同源核酸序列。(图 16-22)

由于基因诊断的高特异性和高灵敏度的特点,在临床上适用性强,适用范围广,主要应用在以下几个方面。①广泛地应用于遗传病的诊断,用于妊娠和产前诊断杜绝患儿出生;②除用于细胞癌变机制的研究外,还可对肿瘤进行诊断、分类分型和愈后检测;③在感染性疾病的基因诊断中,不仅可以检出正在生长的病原体,也能检出潜伏的病原体,既能确定既往感染,也能确定现行感染;④基因诊断在判断个体对某种重大疾病的易感性方面也起着重要作用;⑤基因诊断在器官移植组织配型中的应用也日益受到重视;⑥基因诊断在法医学中应用主要针对人类 DNA 遗传差异进行个体识别和亲子鉴定。

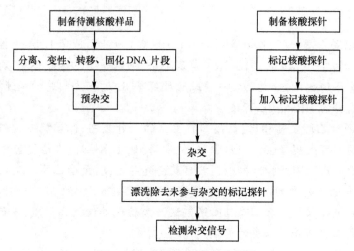

图 16-22　核酸杂交程序示意图

案例 16-2：　　　　　　　　神奇基因工程分析术,解谜破案多用途

亲子鉴定

　　DNA 技术用于法医检验,现已达到了一滴血、一根毛发、甚至一丁点儿皮屑就能认定人身的水平。我国现已建立了 DNA 数据库,可在数据库中查找失踪人员及犯罪分子。1999 年 3 月 12 日,在北京打工的曾凡彬之子曾超被犯罪分子拐卖。一年后,经公安人员侦察,终将被卖到外地的曾超解救回京,孩子被解救回来后,体貌特征已经发生了很大变化。打拐办民警带曾超到北京市公安局法医中心进行血液 DNA 检测,在全国丢失儿童父母 DNA 数据库中上网比对,确认了其与曾凡彬夫妇 DNA 特征相吻合,曾超终于回到父母身边,成为全国网上打拐专项斗争中,第一个利用 DNA 技术确认了自己生物学父母的孩子。

真假公主

　　十月革命后,苏联官方宣布沙皇一家于 1918 年 7 月 19 日被枪决。但一些历史学家怀疑沙皇幼女安娜丝塔西娅公主可能逃过一死。从此,不断有人声称自己就是安娜丝塔西娅公主,特别是其中一位移居美国的妇女甚至取得了沙皇亲属的信任。科学家最终又求助于 DNA 分析法,他们找到了沙皇本人理发留下的头发提取了 DNA ,同时找到那名妇女留下的组织片段,对比后发现这名妇女是个"冒牌货"。

（二）基因治疗

　　基因治疗(gene therapy)是指向受体细胞中引入具有正常功能的基因,以纠正或补偿基因的缺陷,也可以是利用引入的基因以杀死体内的病原体或恶性细胞。

　　基因治疗常用方法有基因矫正、基因置换、基因增补、基因失活和引入自杀基因。

　　目前在美国及其他国家,大量的临床试验正批准用来检验基因治疗。研究人员试验用基因疗法来治疗基因紊乱,如腺苷脱氨酶(ADA)缺乏症、膀胱纤维症和家族性血胆固醇过多症(血清胆固醇高)、血友病等遗传病;恶性黑素瘤、神经细胞瘤、白血病、肾癌、卵巢癌和脑癌等癌症,以及肝功能衰竭和艾滋病等。

　　1990年,美国正式开始首例临床基因治疗腺苷脱氨酶(ADA)缺乏症,治疗取得令人鼓舞的成功。继美国之后,许多国家都开始了基因治疗实验。我国于1991年首例B型血友病基因治疗也获得了满意结果。然而目前基因治疗在技术上还未成熟,许多实验都没有成功,但伴随着人类基因组计划的完成和基因治疗技术的不断改进,根据乐观的估计,在今后20年中,基因治疗有可能取得重大突破,成为临床广泛采用的有效治疗手段。

案例 16-3

　　腺苷脱氨酶(ADA)缺乏症是一种严重的免疫缺陷症,是一种少见的单基因疾病。正常的腺苷脱氨酶(ADA)基因可以产生一种叫做腺苷脱氨酶的酶,而这种酶是人体免疫系统有效运行的基础。患者由于腺苷脱氨酶的缺乏可导致T淋巴细胞的死亡,从而引起严重的联合性免疫缺陷症(SCID)。

　　腺苷脱氨酶(ADA)缺乏的孩子一生下来,就患有严重的免疫缺陷,很容易被严重感染。即使是最轻微的病菌性疾病,也会引起可怕的后果。如果不及时治疗,这种疾病会导致小生命夭折。

　　该病的治疗可以通过造血干细胞的移植,然而仅仅适用于少数的ADA缺乏症患者,而且疗效不确定。补充牛源性的腺苷脱氨酶也是疗法之一,但外源性地补充ADA往往只能纠正代谢失调,而不能持续纠正免疫缺陷,仅仅是对症的治疗。基因治疗是一种新的治疗手段,可以从根本上解决疾病的病因,是一种对因的治疗。

问题讨论:

　　1. 腺苷脱氨酶(ADA)缺乏症被选为人类第一个批准的基因治疗试验的原因是什么?

　　2. 从1990年至今,对腺苷脱氨酶(ADA)缺乏症基因治疗方法取得了怎样的进展?

案例分析 16-3

　　1. 腺苷脱氨酶(ADA)缺乏症被选为人类第一个批准的基因治疗试验有几个原因。首先,这种疾病是由单个基因的缺陷所引起,因此增加了基因治疗成功的可能性。其次,这种基因控制很简单(千篇一律),不像其他许多基因那样控制复杂。最后一点是,虽然正常基因产生的少量酶在临床上就有作用,但是量大也没有什么害处,因此,腺苷脱氨酶(ADA)产生的量并不需要精确控制。

　　2. 腺苷脱氨酶(ADA)基因治疗试验开始于1990年9月,两个孩子接受了治疗,取得了令人满意的效果。

　　最初用来治疗患有腺苷脱氨酶(ADA)缺乏症的病人的基因疗法是定期给病人输入自体经过改良的T型淋巴细胞。这些白细胞被放在实验室里,用白细胞间介素-2和单克隆抗体作为营养剂进行组织培养。人体正常的腺苷脱氨酶(ADA)基因借助于载体(一种遗传工程上用的功能已丧失的老鼠逆转录酶病毒)被导入T型淋巴细胞。筛选出成功转变(遗传上已改变)的细胞并培养10天左右,以增加它们的数量。然后把这些细胞象输血一样通过静脉输入病人体内。在前10个月,整个过程每隔6~8周重复一次,10个月过后,再继续每隔6~12个月进行细胞输入一次。试验结果显示,这两个小孩的免疫功能都有很大提高。

近来,来自美国、意大利和奥地利的科学家们联合公布了一项关于 ADA 缺乏症基因治疗试验的最新研究成果。研究者们对 10 名有严重的联合性免疫缺陷症的 ADA 缺乏症患者进行了基因治疗。他们将携带有 ADA 基因的逆转录病毒转导致患者自体 CD34⁺骨髓细胞,并将这些细胞重新输回患者体内。在经过平均 4 年的随访后,所有转导的细胞均稳定存在于血液中并分化成含有 ADA 的骨髓细胞和淋巴细胞。其中 8 名患者体内持续表达 ADA,不再需要酶替代治疗,而且也没有嘌呤代谢异常的症状;9 名患者 T 细胞数量增加,功能恢复;5 名患者不再需要静脉注射免疫球蛋白来提高免疫力,并且对他们注射疫苗或抗原时可以激发出抗原特异性的抗体反应。

因此,对有严重的联合性免疫缺陷症的 ADA 缺乏症患者进行基因治疗已不失为一种安全有效的治疗方法,接受该治疗的患者通过提高自身免疫力可以有效预防感染从而提高生存质量,延长寿命。

小　结

自然界 DNA 重组广泛存在于各类生物,对生物进化起着关键的作用,它的意义在于,能迅速增加群体的遗传多样性,使有利突变与不利突变分开,通过优化组合积累有意义的遗传信息。DNA 重组还参与许多重要的生物学过程:DNA 的复制与修复,基因表达与细胞功能的调节,生物发育与进化等。DNA 重组包括同源重组、特异位点重组和转座重组等类型。

同源重组又称基本重组,它是最基本的 DNA 重组方式。同源重组是指发生在同源序列间的重组,它通过链的断裂和再连接,在两个 DNA 分子同源序列间进行单链或双链片段的交换的过程。Holliday 模型可以很好的说明同源重组的过程。

细菌可以通过接合、转化、转导和细胞融合四种方式发生基因转移。进入受体细胞的外源基因通常有四种结果:降解、暂时保留、与内源基因置换和发生整合。

特异位点重组发生在特定位点内,并有特异的整合酶参与作用。特异位点重组不依赖于 DNA 顺序的同源性,而依赖于能与某些酶相结合的 DNA 序列的存在。这些特异的酶能催化 DNA 链的断裂和重新连接,发动位点特异性重组作用。

可以从染色体的一个位置移动到另一位置的基因称为转座因子,又称为转座子。细菌的转座因子有两类:一类为插入序列,是简单的转座子,除转座所需基因外不携带任何标记基因;另一类是复杂转座子(Tn),除转座酶基因外还携带各种标记基因。不同的转座子按其转座过程是否发生复制,可分为非复制转座和复制性转座两类。

受到自然界 DNA 重组现象的启发,生物学家们设想在分子水平上去干预生物的遗传特性。按照人的意愿,对携带遗传信息的分子进行设计和施工的分子工程称为“基因工程”。基因工程常用的工具酶有限制性核酸内切酶,DNA 连接酶、DNA 聚合酶、逆转录酶等。根据基因工程的目的不同,我们对载体的选择又有基因载体或称克隆载体和表达载体之分。常用的有质粒载体、噬菌体载体、病毒载体等,每种载体有不同的特点和应用。

基本过程包括:①目的基因的获取;②基因载体的选择与构建;③基因载体与目的基因的连接(构建 DNA 重组体);④DNA 重组体导入受体细胞;⑤含 DNA 重组体细胞(转化子)或菌落的筛选与鉴定。

目的基因的获取方法主要有：直接从基因组 DNA 分离、化学合成法、逆转录法、聚合酶链反应及通过构建基因筛选法等。目的基因与载体的连接方法主要有：黏端连接法、平端连接法、人工接头连接法及同聚物加尾连接法等。根据重组 DNA 时所采用的载体性质不同，导入重组 DNA 分子有转化、转染和感染等不同方式。将重组体引入受体菌（细胞），并经初步扩增后，应进行筛选，筛选的方法有根据载体的表型特征直接筛选，最常用的是载体的抗药性标记、营养标记和显色标记；此外还可通过分子杂交和免疫学方法筛选重组体克隆。

基因工程的主要目的之一，就是要制备大量有用的蛋白质和多肽，实现生命科学研究、医药及商业用途。外源基因的表达过程需要在一个合适的体系中完成。基因工程的表达体系包括原核和真核表达体系。原核表达系统主要有大肠埃希菌、芽孢杆菌及链霉菌等表达系统。真核表达系统包括有酵母、昆虫及哺乳类动物三类表达体系。

医疗保健领域是基因工程的最大用武之地之一。基因工程药物和疫苗的产品不断上市，其美好前景，已受到全世界的重视。在基因诊断和治疗方面，由于基因诊断的高特异性和高灵敏度的特点，在临床上适用性强，广泛适用于妊娠和产前诊断，感染性疾病的基因诊断及法医学中亲子鉴定等。基因治疗方面，虽然目前基因治疗在技术上还未成熟，许多实验都没有成功，但是伴随着人类基因组计划的完成和基因治疗技术的不断改进，根据乐观的估计，在今后 20 年中，基因治疗有可能取得重大突破，成为临床广泛采用的有效治疗手段。

（刘卓琦　熊向阳）

第四篇 专题篇

第 17 章 肝的生物化学

肝是人体最大的多功能实质性器官,具有多种多样的代谢功能,在人体生命活动中起着十分重要的作用。正常人肝脏重约 1.0~1.5 kg,其中水占 70%。除水外,蛋白质含量居首位。它几乎参与体内一切物质代谢,不仅在糖类、脂类、蛋白质、维生素和激素等物质代谢中有重要作用,而且还具有分泌、排泄、生物转化等重要功能,被誉为"物质代谢中枢"。肝重要而复杂的代谢功能是和它的组织结构及化学组成特点分不开的,并已成为临床实验室肝功能检查的生物化学基础。

肝具有肝动脉和门静脉的双重血液供应(25%~30%来自肝动脉,70%~75%来自门静脉),故肝的血液供应丰富。肝动脉血含氧高,供给肝脏 40%~60% 的需氧量,是肝的营养血管。肝可通过肝动脉获得充足的氧以保证肝内各种生化反应的正常进行。门静脉供应肝脏部分需氧量及来自肠道吸收的物质,是肝的功能血管。由肠道吸收的物质除脂质外几乎全部经门静脉输入肝内,在肝细胞内进行合成、分解、转化、储存。有害物质则可进行转化和解毒。肝内有丰富的血窦,肝血窦内含有门静脉和肝动脉的混合血液。肝动脉血以及由胃、肠、胰、脾的静脉汇合而成的门静脉血均输入肝血窦内。在血窦中,血流缓慢,使肝细胞与血液的接触面积大且时间长。面向肝血窦的肝细胞膜具有微绒毛,能增大与肝血窦血液的接触面积,有利于物质交换。肝血窦通透性大,血浆中除乳糜微粒外,其他大分子物质均可自由通过,肝细胞产生的脂蛋白等也可通过血窦壁进入血窦,这有利于肝细胞摄取血浆物质和排泌其分泌产物。

肝具有肝静脉和胆道系统两条输出途径。除经由肝静脉与体循环相联系之外,肝还通过胆道系统与肠道沟通,将肝分泌的胆汁排泄入肠道。使得一些肝内代谢产物及有毒物质或解毒产物可以随胆汁而排入肠腔,随粪便排出体外。

肝细胞内有大量的线粒体、内质网、微粒体、高尔基复合体及溶酶体等,适应肝活跃的生物氧化、蛋白质合成、生物转化等多种功能。因此肝有体内"化工总厂"的美称。肝内含有丰富的酶系,已知肝内的酶有数百种以上,而且有些酶是其他组织中所没有或含量极少的。

第一节　肝在物质代谢中的作用

一、肝在糖代谢中的作用

肝在糖代谢中的作用主要是通过糖原合成、分解与糖异生作用来维持血糖浓度的恒定,确保全身各组织、特别是大脑与红细胞的能量来源。饱食后血糖浓度升高时,肝利用血糖合成糖原(肝糖原约占肝重的5%),从而降低血糖,维持血糖浓度的恒定。饥饿时血糖浓度降低,肝糖原分解释放出葡萄糖。饥饿时,一些非糖物质如甘油、乳酸,丙氨酸等在肝内经糖异生作用转变为糖,以补充血糖维持血糖浓度的恒定。但肝中糖原的储存有限,饥饿十几小时后,储存的肝糖原即被消耗尽。肝还能将果糖及半乳糖转化为葡萄糖,作为血糖的补充来源。因此,正常人饥饿十几小时并无低血糖现象发生。

严重肝病时,主要由于肝糖原储存减少以及糖异生作用障碍的缘故,血糖浓度难以维持正常水平,进食后易出现一时性高血糖,空腹时易出现血糖降低。临床上,可通过糖耐量试验(主要是半乳糖耐量试验)及测定血中乳酸含量来观察肝糖原生成及糖异生是否正常。

二、肝在脂类代谢中的作用

肝在脂类的消化、吸收、分解、合成及运输等代谢过程中均起重要作用。肝能分泌胆汁,胆汁中含有胆汁酸盐。胆汁酸盐是胆固醇在肝内的转变产物,它能乳化脂类、促进脂类的消化和吸收及脂溶性维生素的吸收。肝、胆疾患时,肝细胞分泌胆汁的能力下降或胆汁排出障碍时,均可出现脂类的消化、吸收不良,甚至导致脂肪泻和脂溶性维生素缺乏的临床症状。

肝是脂肪酸氧化分解的主要场所,肝脏中活跃的 β-氧化过程,释放出较多能量,以供肝脏自身需要。肝脏酯化脂肪酸的能力很强。饱食后,肝合成脂肪酸,并以甘油三酯的形式储存于脂库。饥饿时,脂库脂肪动员,释放出脂肪酸进行 β-氧化,并生成酮体。肝具有生成酮体的特有酶系,生成的酮体不能在肝脏氧化利用,需经血液运输到其他组织(心、肾、骨骼肌等)被氧化利用,作为这些组织的良好供能原料。

肝是人体中合成胆固醇的主要器官。肝脏合成的胆固醇占全身合成胆固醇总量的80%以上,是血浆胆固醇的主要来源。此外,肝脏还合成并分泌卵磷脂(磷脂酰胆碱)胆固醇酰基转移酶(LCAT),使血液中胆固醇转变为胆固醇酯。当肝脏严重损伤时,不仅影响胆固醇的合成,而且影响 LCAT 的生成,故除可出现血浆胆固醇酯/胆固醇比值下降。

肝脏合成的甘油三酯、胆固醇及其酯与磷脂以极低密度脂蛋白(VLDL)和高密度脂蛋白(HDL)的形式分泌入血,供其他组织器官摄取和利用。肝内磷脂的合成非常活跃,磷脂是脂蛋白的重要组成成分,与甘油三酯的合成及转运有密切关系。肝不仅合成、同时还是降解极低密度脂蛋白(VLDL)的主要器官,极低密度脂蛋白是从肝内输出甘油三酯的脂蛋白。肝脏合成甘油三酯的量超过合成与分泌 VLDL 的能力,或者磷脂合成障碍将会导致甘油三酯在肝内堆积,形成脂肪肝。卵磷脂与脂肪生物合成有密切关系。卵磷脂合成过程的中间产物——甘油二酯有两条去路:即合成磷脂和合成脂肪,当磷脂合成障碍时,甘油二酯生成甘油三酯明显增多。因此,不论什么原因引起 VLDL 合成减少,可使甘油三酯在肝细胞中堆积而引起脂肪肝。

三、肝在蛋白质代谢中的作用

肝脏是合成和分泌血浆蛋白质的重要器官。除 γ-球蛋白外,白蛋白、凝血酶原、纤维蛋白原及血浆脂蛋白所含的多种载脂蛋白(Apo A、B、C、E)等几乎所有血浆蛋白质均在肝脏合成(表 17-1)。

表 17-1　血浆蛋白的合成场所及主要功能

组　　成	合 成 场 所	主 要 生 理 功 能
清蛋白	只在肝内合成	维持血浆胶体渗透压,合成组织蛋白的原料
球蛋白		
α₁	主要在肝内合成	形成 α-脂蛋白,运输脂类
α₂	主要在肝内合成	形成前 β-脂蛋白,运输脂类
β	大部分在肝外合成(浆细胞)	形成 β-脂蛋白,运输脂类;形成部分免疫球蛋白
γ	主要在单核-吞噬细胞系统、浆细胞	形成多种免疫球蛋白,具有抗体作用
纤维蛋白原	只在肝内合成	与凝血有关
凝血酶原	只在肝内合成	与凝血有关

肝脏合成清蛋白的能力很强。成人肝脏每日合成清蛋白约 12g,几乎占肝脏合成蛋白质总量的四分之一。血浆清蛋白的半寿期为 10 天,由于在血浆中含量多而分子量小,是血中游离脂肪酸、胆红素等许多物质的运输者,并在维持血浆胶体渗透压中起着重要作用。每克清蛋白可使 18ml 水保持于血循环中。血液胶体渗透压过低可使水分在组织或皮下滞留。所以血浆清蛋白如低于 30 g/L,约有半数病人出现水肿或腹水。肝细胞严重损伤时,清蛋白可因合成不足而降低,同时球蛋白(尤其 γ-球蛋白)反而增高,导致血浆清蛋白与球蛋白的比值(A/G)降低。凝血酶原及纤维蛋白原等与凝血有关,肝功能严重受损时,可出现凝血时间延长及出血倾向。

分子量和结构与血浆清蛋白十分相近的胎儿甲种球蛋白(α-fetoprotein)于胚胎期在肝内合成,被认为是血浆清蛋白的胚胎型。胎儿出生后,其合成受到阻遏,因而在正常人的血浆中很难检出。患有肝癌时,癌细胞中该胎儿甲种球蛋白基因失去阻遏,血浆中就有可能再次检出此种胚胎蛋白质。

肝脏在血浆蛋白质分解代谢中起重要作用。肝细胞含有丰富的参与氨基酸代谢的酶类,体内大部分氨基酸,除支链氨基酸在肌肉中分解外,其余氨基酸特别是芳香族氨基酸主要在肝脏分解。肝脏能催化氨基酸的转氨基、脱氨基、脱羧基以及个别氨基酸的脱硫、转甲基等特异的代谢过程。当肝功能严重障碍时会引起血中氨基酸含量增高及支链氨基酸/芳香族氨基酸比值的变化。肝中多余的氨基酸可转变为糖、脂肪酸或氧化生成水和二氧化碳。在转氨酶中,尤其是丙氨酸氨基转移酶(ALT)、在肝细胞内活性最高,因此血清 ALT 含量升高就成为诊断肝细胞损伤的重要临床指标之一。肝还是清除血浆蛋白质(除清蛋白外)的重要器官。含有糖基的血浆蛋白质(如铜蓝蛋白、α_1抗胰蛋白酶等)在肝细胞膜表面唾液酸酶的作用下脱去其糖基末端的唾液酸后,经肝细胞表面特异性受体识别经胞饮作用吞入肝细胞,被溶酶体水解酶降解。

肠道蛋白质腐败作用以及氨基酸的分解均可产生氨,氨对机体有毒害作用。肝细胞内含有特别丰富的尿素合成酶系,氨可通过鸟氨酸循环合成尿素,以解除体内的氨毒。严重肝脏疾患或机能减退时,肝脏尿素合成功能下降,可导致血氨浓度升高,这是导致肝性脑病(肝昏迷)的原因之一。

肝脏也是胺类物质解毒的重要器官。肠道细菌作用于氨基酸产生的某些芳香胺类有毒物质,被吸收入血后,主要在肝细胞中进行转化以减少其毒性。当肝功能不全时,这些芳香胺可不经处理进入神经组织,进行β-羟化生成苯乙醇胺和β-羟酪胺。它们的结构类似于儿茶酚胺类神经递质,并能抑制后者的功能,属于"假神经递质",与肝性脑病的发生可能有一定关系。

四、肝在维生素代谢中的作用

肝脏在维生素的储存、吸收、运输、转化和利用等方面具有重要作用。

肝脏所分泌的胆汁酸盐可协助脂溶性维生素的吸收。所以肝胆系统疾患,可伴有脂溶性维生素的吸收障碍而导致某些维生素缺乏病。例如严重肝病时,由于维生素 K 及 A 的吸收、储存与代谢障碍而表现出血倾向及夜盲症。

肝脏是体内含维生素较多的器官如维生素 A、K、B_1、B_2、PP、B_6、B_{12}等。肝脏是 A、E、K和B_{12}的主要储存场所。其中,维生素 A 的含量占体内总量的95%。因此,维生素 A 缺乏形成夜盲症时,动物肝脏有较好疗效。

肝脏直接参与多种维生素的代谢转化。如将维生素 D_3 转变为25-羟维生素 D_3,有利于活性维生素 D_3 的生成。将β-胡罗卜素转变为维生素 A,将尼克酰胺(维生素 PP)合成NAD^+及$NADP^+$;泛酸合成辅酶 A;维生素 B_6 合成磷酸吡哆醛;维生素 B_2 合成 FAD,以及维生素 B_1 合成 TPP 等,对机体内的物质代谢起着重要作用。严重肝病时维生素转化作用受影响,从而引起有关代谢的紊乱。

五、肝在激素代谢中的作用

多种激素在发挥其调节作用后,主要在肝内被分解转化,降低或失去活性。此过程即激素的灭活。激素对调节人体的生理与代谢功能极为重要。一些激素(如雌激素、醛固酮)可在肝内与葡萄糖醛酸或活性硫酸等结合后丧失活性。垂体后叶分泌的抗利尿激素为一种肽类激素,可在肝内被水解"灭活"。许多蛋白质及多肽类激素也主要在肝脏内"灭活"。如胰岛素和甲状腺素的灭活。肝细胞膜有某些水溶性激素(如胰岛素、去甲肾上腺素)的受体。此类激素与受体结合而发挥调节作用,同时自身则通过肝细胞内吞作用进入细胞内。所以,严重肝病时,由于肝对激素的"灭活"功能降低,使体内的雌激素、醛固酮、抗利尿激素等水平升高。可出现男性乳房发育、蜘蛛痣、肝掌(雌激素有扩张小动脉的作用)以及水钠潴留等现象。胰岛素的灭活减弱,血中胰岛素含量增高。

案例 17-1

患者，男，48 岁。有长期酗酒史。因觉腹胀，下肢浮肿，乏力易倦就诊。慢性肝病面容，肝掌，蜘蛛痣明显，腹大如鼓，精神差，巩膜及皮肤黄染。诊断为酒精性肝硬化、肝腹水。实验室检查：丙氨酸氨基转移酶 182 U/L、天冬氨酸氨基转移酶 67 U/L、总胆红素 60 μmol/L、结合胆红素 12 μmol/L、血清总蛋白 72 g/L、清蛋白 24 g/L、球蛋白 48 g/L。尿检：色黄，胆红素阳性，尿胆原阳性。

问题讨论：

1. 引起患者血清酶变化的机制。

2. 患者属哪种类型黄疸？为什么？

3. 患者为什么出现水肿，乏力，肝掌，蜘蛛痣？

案例分析 17-1

清蛋白主要在肝脏合成。清蛋白在维持血浆胶体渗透压中起着重要作用。肝细胞严重损伤时，清蛋白可因合成不足而降低，血液胶体渗透压过低可使水分在组织或皮下滞留。所以患者出现水肿和腹水。同时球蛋白（尤其 γ-球蛋白）反而增高，导致血浆清蛋白与球蛋白的比值（A/G）降低。

肝脏调节血糖浓度的主要器官。严重肝病时，肝糖原储存减少以及糖异生作用障碍，调节血糖能力降低易出现空腹血糖降低。易出现乏力易倦。

多种激素在发挥其调节作用后，主要在肝内被分解转化，降低或失去活性。严重肝病时，由于对激素的"灭活"功能降低，使体内的雌激素水平升高。雌激素有扩张小动脉的作用，因此出现蜘蛛痣、肝掌。

第二节 肝的生物转化作用

生物转化（biotransformation）是肝脏的一项重要生化功能，通过各种化学反应，代谢转变非营养性物质并加以分泌和排泄，对机体起保护作用。

一、生物转化的概念

人体内经常存在许多非营养性物质。其中包括内源性物质：体内代谢中产生的各种生物活性物质如激素、神经递质等，及有毒的代谢产物如氨、胆红素等。外源性物质：由外界进入体内的各种异物，如药品、食品添加剂、色素及其他化学物质及蛋白质在肠道中的腐败产物等。这些非营养物质既不能作为构成组织细胞的原料，又不能供应机体能量，机体只能将它们直接排出体外。这些物质如是水溶性，可从尿或胆汁排出；如是脂溶性的，则会积存体内，影响细胞代谢，需将它们转变为易于排出的水溶性物质。机体将一些内源性或外源性非营养物质进行化学转变，增加其极性（或水溶性），使其易随胆汁或尿液排出，这种体内变化过程称为生物转化。

肝是生物转化作用的主要器官，在肝细胞微粒体、胞液、线粒体等部位均存在有催化生物转化的酶类。其他组织如肾、胃肠道、肺、皮肤及胎盘等也可进行一定的生物转化,但以肝脏最为重要,其生物转化功能最强。一般情况下,非营养物质经生物转化后,其生物活性或毒性均降低甚至消失,所以曾将此种作用称为生理解毒。但有些物质经肝脏生物转化后其毒性反而增强,有些致癌物质通过代谢转化才显示出致癌作用,如 3,4-苯并芘的致癌。因而不能将肝脏的生物转化作用一概称为"解毒作用"。

二、生物转化的反应类型

生物转化主要可分为氧化(oxidation)、还原(reduction)、水解(hydrolysis)与结合(conjugation)四种反应类型。通常按其化学反应的性质把氧化、还原和水解反应归纳为第一相反应,一般是改变作用物原来的功能基团,使非极性基团转化为极性基团。第二相反应为结合反应,大多数非营养脂溶性物质要在肝内与某种极性较强的其他化合物或基团相结合,增强其极性,变为易于排泄的物质。

无论从外界进入的,还是体内生成的多种物质都可在肝内进行生物转化作用。它们或先经氧化反应(或还原反应,或水解反应),然后再进行结合反应;或者直接进行结合反应。只有少数物质不经结合反应,只通过氧化、还原或水解反应即可完成生物转化作用。大多数情况下,经过生物转化作用后,毒物解除毒性;药物失去药理作用;激素丧失其生物活性。机体借此来维持体内的正常平衡。

(一) 第一相反应

1. 氧化反应 在肝细胞的微粒体、线粒体及胞液中含有参与生物转化的不同的氧化酶系,包括加单氧酶系、胺氧化酶系、脱氢酶系(表17-2)。

表 17-2 与生物转化有关的几种氧化酶类

酶系	细胞内定位	反应式及举例
加单氧酶系(混合功能氧化酶)	微粒体(滑面内质网)	$RH + O_2 + NADPH + H^+ \rightarrow ROH + NADP^+ + H_2O$(如烃类的氧化等)
胺氧化酶系	线粒体	$RH + O_2 + NADPH + H^+ \rightarrow ROH + NADP^+ + H_2O$(如烃类的氧化等)
脱氢酶系	胞液、线粒体	$RCH_2OH + NAD^+ \rightarrow RCHO + NADH + H^+$
		$RCHO \rightarrow RCOOH$(如醇脱氢酶及醛脱氢酶催化的反应)

(1) 微粒体氧化酶系:微粒体氧化酶系在生物转化的氧化反应中占有重要的地位。它是需细胞色素 P450 的氧化酶系,能直接激活分子氧,使一个氧原子加到作用物分子上,故称加单氧酶(monooxygenase)。由于在反应中一个氧原子掺入到底物中,而一个氧原子使 NADPH 氧化而生成水,即一种氧分子发挥了两种功能,故又称混合功能氧化酶(mixed function oxidase)。亦可称为羟化酶。加单氧酶系的特异性较差,可催化多种有机物质进行不同类型的氧化反应。最常见的是羟化反应。底物通过羟化,极性增加,溶解度增大,而易于随尿排出。

加单氧酶系由 NADPH,NADPH-细胞色素 P450 还原酶及细胞色素 P450 组成。NADPH-细胞色素 P450 还原酶以 FAD 和 FMN 为辅基。二者比例为 1:1。细胞色素 P450

是以铁卟啉原 IX 为辅基的 b 族细胞色素,含有与氧和作用物结合的部位。

加单氧酶系催化总反应式如下:

$$NADPH+H^++O_2+RH \rightarrow NADP^++H_2O+ROH$$

反应中作用物氧化生成羟化物。细胞色素 P450 含单个血红素辅基,只能接受一个电子,而 NADPH 是 2 个电子供体,NADPH-P450 还原酶则既是 2 个电子受体又是 1 个电子的供体。正好沟通此电子传递链。作用物经加单氧酶系氧化的步骤见图 17-1。

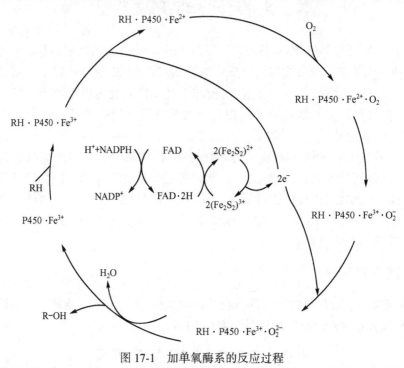

图 17-1　加单氧酶系的反应过程

加单氧酶系的生理意义是参与药物和毒物的转化。经羟化作用后可增大药物或毒物的水溶性有利于排泄。如甲苯为常用化工原料,在肝脏经加氧、羟化反应生成对-羟基苯甲酸,极性增强,易于排出体外。另外,加单氧酶系还是许多物质代谢不可缺少的步骤,如维生素 D_3 羟化为 25-羟维生素 D_3,类固醇激素和胆汁酸的合成过程中的羟化作用等。

加单氧酶系酶可诱导生成。如苯巴比妥类药物可诱导加单氧酶的合成,长期服用此类药物的病人,对异戊巴比妥,氨基比林等多种药物的转化及耐受能力亦同时增强。

(2) 线粒体单胺氧化酶系:胺氧化酶属于黄素酶类,存在于线粒体中。多种氨基酸在肠道细菌酶作用下脱羟基生成对机体有害的精胺、腐胺、酪胺、色胺等肠道腐败产物,在肝细胞线粒体的胺氧化酶作用下可使其氧化脱氨基生成相应的醛类。后者进一步在胞液中醛脱氢酶作用下氧化成酸。

例如:

HO—⟨苯环⟩—CH_2—CH_2—NH_2 $\xrightarrow[H_2O]{O_2}$ HO—⟨苯环⟩—CH_2—$CHO + NH_3 + H_2O_2$

　　　酪胺　　　　　　　　　　　　　　　对羟苯乙醛

案例 17-2

一个体重 60kg 的成年人喝一瓶(500ml)酒精度为 38% 的白酒,约需多长时间才能完全代谢所吸收的乙醇?

(3)脱氢酶系:胞液中含有以 NAD^+ 为辅酶的醇脱氢酶(alcohol dehydrogenase, ADH)与醛脱氢酶(aldehyde dehydrogenase, ALDH),分别催化醇或醛脱氢,氧化生成相应的醛或酸类。

苯甲醇　　　　　　　　　　苯甲醛　　　　　　　　　苯甲酸

摄入体内的外源性乙醇在胃及小肠上部迅速被吸收(胃 30%,小肠上部 70%),被摄取的乙醇 90%~98% 在肝内被代谢,剩下的 2%~10% 随尿及呼气而被排泄。人的乙醇代谢率从其在血中浓度的消失率为 100~200mg(kg·h),健康成人为每小时 10g 左右,一日代谢量约为 240g。被摄取至肝内的乙醇大部分被肝细胞液中的乙醇脱氢酶催化脱氢而生成乙醛,乙醛进一步在乙醛脱氢酶催化下脱氢而生成乙酸,后者又形成乙酰辅酶 A 而进入三羧酸循环,最后生成二氧化碳和水,并释放能量生成 ATP。长期饮酒对肝脏微粒体乙醇氧化体系(microsomal ethanol oxidizing system, MEOS)系统可明显产生诱导。MEOS 是乙醇-P450 加单氧酶,其催化的产物是乙醛。只有血液中乙醇浓度很高时,该系统才发挥催化作用。MEOS 最适 pH 是在生理范围(pH6.8~7.4)内,对底物(乙醇)的 K_m 为 8.2 mmol/L,需要 NADPH 和 O_2 作为辅助因子,耗能。大量饮酒后或慢性乙醇中毒时,乙醇的代谢除经 ADH 氧化外,可诱导 MEOS 活性增加 50%~100%,乙醇总量的 50% 可由此系统代谢。MEOS 活性不但不能使乙醇氧化产生 ATP,还会引起肝脏耗氧量的增加,造成乙醇性肝损害。

案例分析 17-2

500 × 38% × 0.9 ÷ (60 × 0.1) = 28.5 小时

500 × 38% × 0.9 ÷ (60 × 0.2) = 14.25 小时

500 × 38% × 0.98 ÷ (60 × 0.1) = 31 小时

500 × 38% × 0.98 ÷ (60 × 0.2) = 15.5 小时

2. 还原反应 肝微粒体中存在着由 NADPH 及还原型细胞色素 P450 供氢的还原酶,主要有硝基还原酶类(nitroreductase)和偶氮还原酶类(azoreductase),均为黄素蛋白酶类。还原的产物为胺。如硝基苯在硝基还原酶催化下加氢还原生成苯胺,偶氮苯在

硝基苯　　　　　　　　　亚硝基苯　　　　　　　　苯胺

偶氮苯　　　　　　　　　　　　　　　　　　　　苯胺

三氯乙醛　　　　　　　　　三氯乙醇

偶氮还原酶催化下还原生成苯胺。催眠药三氯乙醛也可在肝脏被还原生成三氯乙醇而失去催眠作用。

3. 水解反应 肝细胞的微粒体与胞液中含有各种水解酶类。如酯酶、酰胺酶及糖苷酶等,分别水解各种酯键、酰胺键及糖苷键。如某些酯类(普鲁卡因)、酰胺类(异丙异菸肼)及糖苷类化合物(洋地黄毒苷)可分别在酯酶、酰胺酶、糖苷酶等水解酶的作用下被水解。以减低或消除其生物活性。这些水解产物通常还需要进一步反应,以利排出体外。如:

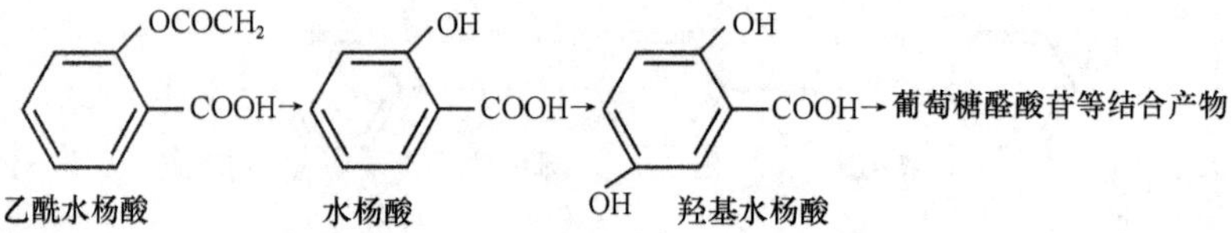

大多数毒物、药物等进入肝细胞后,常先进行氧化反应,有些可被水解,少数物质被还原。经过氧化、还原和水解作用,一般能使非极性的化合物产生带氧的极性基团,从而使其水溶性增加以便于排泄,同时也改变了药物或毒物分子原有的某些功能基团,或产生新的功能基团使毒物解毒或活化,使某些药物的药理活化发生变化,使某些致癌物质活化或灭活。

(二) 第二相反应

结合反应(conjugation reaction)是体内最重要的生物转化方式。凡含有羟基、羧基或氨基等功能基的药物、毒物、激素等非营养性物质,与体内其他化合物或基团相结合,从而遮盖了药物或毒物分子中的某些功能基团,使它们的生物活性、分子大小等发生改变,增加其溶解度,以利于排泄。结合反应往往属于耗能反应,它在保护机体不受外来异物毒害、维持内环境稳定方面具有重要意义。结合反应可在肝细胞的微粒体、胞液和线粒体内进行。不同形式的结合反应由肝内特异的酶系所催化。某些非营养物质可直接进行结合反应,有些则需先经氧化、还原、水解反应后再进行结合反应。常见的结合反应的结合物有葡萄糖醛酸、硫酸、乙酰基、甘氨酰基、甲基、谷胱甘肽等。但其中以葡萄糖醛酸结合物最为重要(表17-3)。

表 17-3 结合反应的主要类型

结合反应	供体	酶类	酶定位	底物类型
葡萄糖醛酸结合	尿苷二磷酸葡萄糖醛酸(UDPGA)	葡萄糖醛酸基转移酶	微粒体	酚、醇、羧酸、胺、羟胺、磺胺、巯基化合物等
硫酸结合	3-磷酸腺苷-5-磷酰硫酸(PAPS)	硫酸转移酶	胞液	醇、酚、芳香胺类
乙酰基结合	乙酰辅酶A	乙酰基转移酶	胞液	芳香胺、胺类
甘氨酰基结合	甘氨酸(Gly)	酰基转移酶	线粒体	酰基CoA(如苯甲酰CoA)
甲基结合	S-腺苷蛋氨酸(SAM)	甲基转移酶	胞液	生物胺、吡啶喹啉、异吡唑等
谷胱甘肽结合	谷胱甘肽(GSH)	谷胱甘肽-S-转移酶	胞液	卤化有机物、环氧化物、胰岛素等

1. 葡萄糖醛酸结合反应 与葡萄糖醛酸结合是最为重要和普遍的结合方式。肝细胞微粒体中有尿苷二磷酸葡萄糖醛酸基转移酶（UDP-glucuronyl transferases，UGT），该酶以尿苷二磷酸葡萄糖醛酸（uridine diphosphate glucuronic acid，UDPGA）为供体，能将葡萄糖醛酸基转移到毒物或其他活性物质的羟基、氨基及羧基上，形成葡萄糖醛酸苷。糖代谢过程中生成的尿苷二磷酸葡萄糖（UDPG）可在肝进一步氧化，生成尿苷二磷酸葡萄糖醛酸（UDP-GA），UDPGA 为葡萄糖醛酸的活性供体。凡含有羟基或羧基的药物（如酚、吗啡、苯巴比妥类药物），或在体内可被氧化生成羟基或羧基的有毒物质（如苯），胆红素、类固醇激素等代谢产物等，均在肝内进行葡萄糖醛酸结合反应。带有羟基的化合物可与 UDPGA 结合成醚。带有羧基的化合物可与 UDPGA 结合成酯。

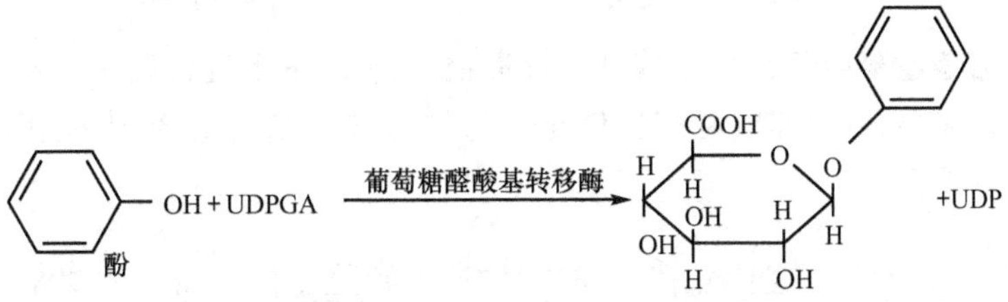

苯 β 葡萄糖醛酸苷
（醚型）

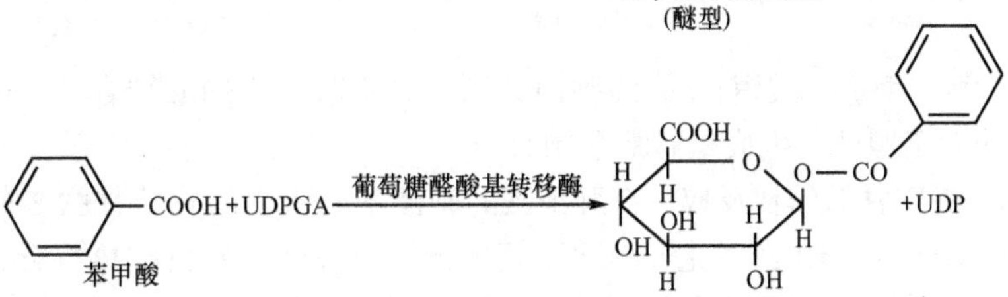

苯甲酰 β 葡萄糖醛酸苷
（酯型）

2. 硫酸结合反应 3′-磷酸腺苷-5′-磷酸硫酸（PAPS）为活性硫酸供体，在肝细胞胞液中硫酸转移酶（sulfate transferase）的催化下，能将 PAPS 中的硫酸根转移到类固醇、酚类的羟基上，生成硫酸酯。这也是一种常见的结合反应。结合产物水溶性增加，易于从肝、肾排出，结合后生物活性一般都降低或灭活。雌酮即由此形成硫酸酯而灭活。

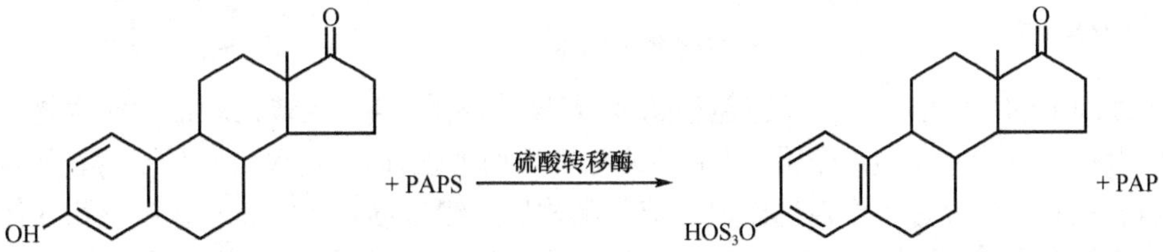

雌酮   雌酮硫酸酯

3. 乙酰基结合反应 肝细胞的胞液中含有乙酰基转移酶（acetylase），可催化乙酰辅酶 A 与芳香族胺类化合物作用生成相应的乙酰化衍生物。如抗结核药异烟肼即在肝内经乙酰化而失去作用。磺胺药也往往通过乙酰化形成乙酰磺胺，再从尿中排出。与一般不同的是，磺胺药经乙酰化后溶解度反而降低，在尿呈酸性时，更易析出，故需加服小苏打以利于其随尿排出。

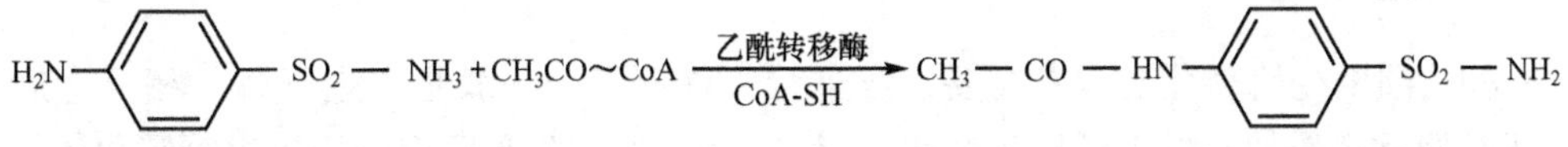

$$H_2N-\!\!\bigcirc\!\!-SO_2-NH_3+CH_3CO\sim CoA \xrightarrow[\text{CoA-SH}]{\text{乙酰转移酶}} CH_3-CO-HN-\!\!\bigcirc\!\!-SO_2-NH_2$$

对氨基苯磺酰胺   对乙酰氨基苯磺酰胺

4. 甲基结合反应　含有羟基、巯基或氨基的化合物如药物、毒物或某些生理活性物质，可在肝内与甲基结合而转化。肝细胞的胞液及微粒体中具有的多种甲基转移酶，可将活性甲基从 S-腺苷蛋氨酸转移到被结合物的羟基或氨基上，生成相应的甲基化衍生物。例如，尼克酰胺可甲基化生成 N-甲基尼克酰胺。大量服用尼克酰胺时，由于其可消耗甲基，引起胆碱和卵磷脂合成障碍，从而成为引起脂肪肝的因素。

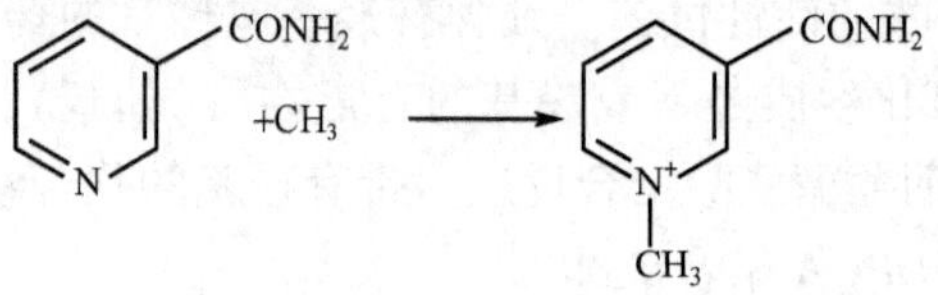

尼克酰胺　　　　　　　　　　　N-甲基尼克酰胺

5. 甘氨酸结合反应　某些外源性毒物、药物或内源性代谢物的羧基与辅酶 A 结合形成酰基辅酶 A 后，在酰基转移酶的催化下与甘氨酸的氨基结合，生成相应的结合产物。如马尿酸的生成。

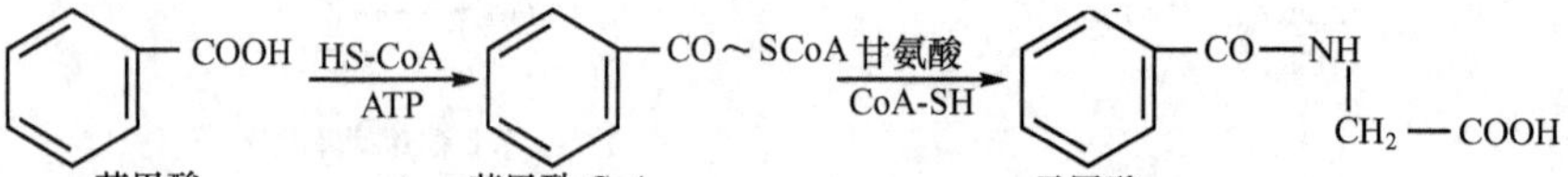

苯甲酸　　　　　　苯甲酰 CoA　　　　　　　马尿酸

胆酸与鹅脱氧胆酸在肝细胞内分别与甘氨酸及牛磺酸结合，形成结合胆汁酸，这种结合反应对于胆汁的生成是非常重要的。

6. 谷胱甘肽结合反应　在肝细胞的胞液中有丰富的谷胱甘肽-S-转移酶（glutathione S-transferase），它催化卤代化合物和环氧化合物与谷胱甘肽（GSH）结合，生成含 GSH 的结合产物。这种结合对于解除卤代化合物和环氧化合物的毒性有重要意义，对机体起保护作用。如溴苯的环氧化物和 GSH 结合后，最后变成硫醚氨酸的形式，解除毒性，排出体外。

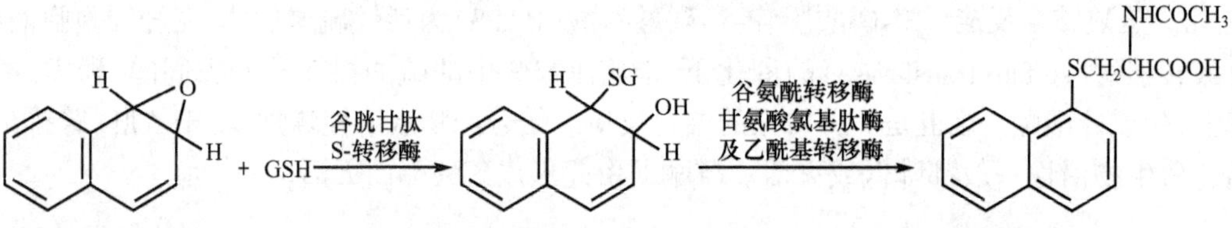

环氧萘　　　　　　　　S-二氢萘醇谷胱甘肽　　　　　　　　S-萘硫醚氨酸

上面列举的一些生物转化反应包括药物、毒物或腐败产物，经转化后毒性或生物活性减弱。然而有些物质，通过生物转化、其活性或毒性反而加强，即不是灭活而是激活。如苯骈芘（致癌物）是在肝内经过生物转化成四氢苯骈芘才形成终致癌物的。还有些致癌物在体内存在多种转化方式，有的属于致癌（活化），有的则属于解毒，例如黄曲霉素 B_1 的生物转化。黄曲霉素 B_1 经氧化成 2,3-环氧黄曲霉素 B_1（致癌物），经还原成黄曲霉素 B_1 醇（解毒）。

三、生物转化的特点

（一）连续性

一种物质的生物转化过程常需要连续进行几种反应。一般是先进行第一相反应后，再进行第二相反应。如乙酰水杨酸先经水解、后经羟化和结合等反应而完成生物转化作用。

（二）多样性

同一种或同一类物质可因结构上的差异而在体内进行多种不同类型的反应。如水扬酸在机体内可以产生多种结合产物；而苯甲酸与苯乙酸不仅同属羧基酸，而且结构上也极相近似，但在人体内苯甲酸虽能与甘氨酸结合产生马尿酸，而不能与谷氨酰胺结合，苯乙酸则只能与谷氨酰胺结合，生成苯乙酰谷氨酰胺，而不能与甘氨酸结合。

（三）解毒与致毒的两重性

一种物质在体内经过生物转化作用后，其毒性可能减弱（解毒），也可增强（致毒）。一些生物转化反应包括药物、毒物或腐败产物，经转化后毒性或生物活性减弱。然而有些物质，通过生物转化、其活性或毒性反而加强，即不是灭活而是激活。如苯巴比妥经羟化后催眠作用消失；可待因（镇咳作用）经脱甲基后而转变为具有镇痛作用；如苯骈苊的生物转化。

四、影响生物转化的因素

生物转化作用受年龄、性别、肝脏疾病及药物等体内外各种因素的影响。

新生儿生物转化的酶发育不全，对药物及毒物的转化能力不足，易发生药物及毒素中毒等。老年人因器官退化，生物转化能力下降，对一些药物的效应较敏感，而副作用也大。如对氨基比林、保泰松等药物的转化能力降低，故临床用药时，对婴幼儿及老年人的剂量必须严加控制。动物实验提示，不同性别动物的肝微粒体药物转化酶活性不同。如氨基比林在男性体内半衰期约为 13.4 小时，而女性则只有 10.3 小时。

某些药物本身会引起药物代谢酶的合成增加，或伴随肝细胞内滑面内质网（微粒体）增生，从而表现为药物代谢酶活性增加，此现象称为药物代谢酶的诱导。又由于肝微粒体混合功能氧化酶特异性较差，故可利用诱导作用增强药物代谢而解除毒性。例如，长期服用苯巴比妥，可诱导肝微粒体加单氧酶系的合成，从而使机体对苯巴比妥类催眠药产生耐药性。同时，由于加单氧酶特异性较差，可利用诱导作用增强药物代谢和解毒，如用苯巴比妥治疗地高辛中毒。苯巴比妥还可诱导肝微粒体 UDPGA 转移酶的合成，促进胆红素与葡萄糖醛酸的结合，故临床上可用来治疗新生儿黄疸。另一方面由于多种物质在体内转化代谢常由同一酶系催化，同时服用多种药物时，可出现竞争同一酶系而相互抑制其生物转化作用。临床用药时应加以注意，如保泰松可抑制双香豆素的代谢，同时服用时双香豆素的抗凝作用加强，易发生出血现象。

肝微粒体中的混合功能氧化酶在生物转化，特别是在药物代谢过程中有着十分重要的作用。肝实质性病变时，微粒体中加单氧酶系和 UDPGA 转移酶活性显著降低，加上肝血流量的减少，患者对许多药物及毒物的摄取、转化发生障碍，易积蓄中毒，故在肝病患者用药时要特别慎重。

第三节　胆汁与胆汁酸的代谢

一、胆　　汁

胆汁（bile）是由肝细胞分泌的一种液体，通过胆道系统流入胆囊，通过总胆管入十二指肠。正常人每天平均分泌胆汁 300～700ml。人胆汁呈黄褐色或金黄色。从肝脏初分泌的胆汁称肝胆汁(hepatic bile),透明澄清,固体物含量较少,肝胆汁进入胆囊后,胆囊壁吸收肝胆汁中的水、盐及其他一些成分,同时也分泌黏液渗入胆汁,使胆汁浓缩,成为胆囊胆汁(gall-bladder bile)(表17-4)。胆囊胆汁呈黄褐色或棕绿色,黏性,有苦味。

表 17-4　正常人肝胆汁与胆囊胆汁的组成成分比较

成分	肝胆汁(%)	胆囊胆汁(%)
水	96~97	80~86
总固体	3~4	14~20
胆汁酸盐	0.2~2	1.5~10
胆色素	0.05~0.17	0.2~1.5
无机盐	0.2~0.9	0.5~1.1
黏蛋白	0.1~0.9	1~4
胆固醇	0.05~0.17	0.2~0.9
磷脂	0.05~0.08	0.2~0.5

　　胆汁的主要有机成分是胆汁酸盐、胆色素、磷脂、脂肪、黏蛋白及胆固醇等,其中胆汁酸盐含量最多,占总固体成分的50%~70%,具有重要的生理功能。此外,还含有多种酶类、无机盐和多种排泄物,如进入机体的某些异物(药物、毒物等)以及重金属盐,它们可随胆汁排入肠道,由粪便排出体外。肝细胞分泌的胆汁具有双重功能:一是作为消化液,促进脂类的消化和吸收;二是作为排泄液,将体内某些代谢产物(胆红素、胆固醇等)及经肝脏生物转化的非营养物质排入肠腔,随粪便排出体外。

二、胆汁酸的代谢

(一)胆汁酸的分类

　　正常人胆汁中的胆汁酸(bile acids)按结构可分为游离型胆汁酸(free bile acid)和结合型胆汁酸(conjugated bile acid);按来源可分为初级胆汁酸(primary bile acid)和次级胆汁酸(secondary bile acid)(表17-5)。人胆汁中所含的胆汁酸主要是结合型胆汁酸。在结合型胆汁酸中,与甘氨酸结合者同与牛磺酸结合者含量之比大约为3:1。胆酸(cholic acid)和鹅脱氧胆酸(chenodeoxycholic acid)都是含24个碳原子的胆烷酸衍生物。两者结构上的差别只是含羟基数不同,胆酸含有3个羟基(3α、7α、12α),而鹅脱氧胆酸含2个羟基(3α、7α)。次级胆汁酸中的脱氧胆酸(deoxycholic acid)和石胆酸(lithocholic acid)的结构特点是C-7位上无羟基。

表 17-5　胆汁酸的分类

按结构分类		按来源分类	
游离型胆汁酸	结合型胆汁酸	初级胆汁酸	次级胆汁酸
胆酸	甘氨胆酸	胆酸	脱氧胆酸
脱氧胆酸	甘氨鹅脱氧胆酸	鹅脱氧胆酸	石胆酸
鹅脱氧胆酸	牛磺胆酸	牛磺胆酸	
石胆酸	牛磺鹅脱氧胆酸	牛磺鹅脱氧胆酸	
		甘氨胆酸	
		甘氨鹅脱氧胆酸	

（二）胆汁酸的代谢

1. 初级胆汁酸的生成　初级胆汁酸（primary bile acid）在肝脏由胆固醇转变而来，这也是肝清除胆固醇的重要途径之一。人体每天合成胆固醇约 1~1.5g，其中约 2/5（0.4~0.6g）在肝内转变成胆汁酸。在肝细胞内由胆固醇转变为初级胆汁酸的过程很复杂，需经过羟化、加氢及侧链氧化断裂等许多酶促反应才能完成。胆固醇通过 7α-羟化酶（微粒体及胞液）催化生成 7α-羟胆固醇，以后再进行 3α 及 12α 的羟化，加氢还原最后经侧链氧化断裂，并与辅酶 A 结合形成胆酰辅酶 A，如未进行 12α 的羟化则形成鹅脱氧胆酰辅酶 A。两者再经加水，辅酶 A 被水解下来则分别形成胆酸与鹅脱氧胆酸（图 17-2）。胆固醇在肝内转变为胆汁酸的限速步骤是 7α-羟化酶（cholesterol 7α-hydroxylase）催化的羟化作用。7α-羟化酶是限速酶，该酶属微粒体加单氧酶系，需细胞色素 P450 及 NADPH、NADPH-细胞色素 P450 还原酶及磷脂参与反应。它受产物——胆汁酸的反馈抑制。因此，若采取某些措施，减少胆汁酸的肠道吸收（如口服阴离子交换树脂消胆胺）可促进肝内胆汁酸的生成，从而降低血清胆固醇。同时 7α-羟化酶也是一种加单氧酶，维生素 C 对此种羟化反应有促进作用。此外，甲状腺素能通过激活侧链氧化的酶系，促进肝细胞的胆汁酸合成。所以，甲状腺机能亢进的病人，血清胆固醇浓度偏低，而甲状腺机能低下的病人，血清胆固醇含量偏高。

胆酰辅酶 A 或鹅脱氧胆酰辅酶 A 与甘氨酸或牛磺酸结合分别生成结合型初级胆汁酸（图 17-2）。

2. 次级胆汁酸的生成及胆汁酸的肠肝循环　随胆汁进入肠腔的初级胆汁酸在协助脂类物质消化吸收的同时，在回肠下段及结肠上端受肠道细菌作用，一部分被水解、脱去 7α-羟基，转变为次级胆汁酸（secondary bile acid）。胆酸转变为脱氧胆酸，鹅脱氧胆酸转变为石胆酸。在合成次级胆汁酸的过程，可产生少量熊脱氧胆酸，它和鹅脱氧胆酸均具有溶解胆结石的作用。

肝的胆汁酸分泌每天可高达 30g。肠道中的各种胆汁酸平均有 95% 被肠壁重吸收，结合型胆汁酸在回肠部位主动重吸收。游离型胆汁酸在小肠各部及大肠被动重吸收。其余的随粪便排出。石胆酸羟基少，极性低，主要以游离型存在，因溶解度小，故大部分不被吸收而排出。正常人每日从粪便排出的胆汁酸约 0.4~0.6g。由肠道重吸收的胆汁酸，无论是初级胆汁酸还是次级胆汁酸，也不管是游离型还是结合型，均由门静脉送入肝脏，在肝脏游离型胆汁酸再转变为结合型胆汁酸，并同新合成的结合型胆汁酸一起再随胆汁排入肠腔。此过程称为"胆汁酸的肠肝循环"（enterohepatic circulation of bile acid）（图 17-3）。

肝脏每天合成胆汁酸的量仅 0.4~0.6g，人体肝胆内胆汁酸代谢池约有 3~5g。而维持正常人体脂类物质的消化吸收需要肝脏每天分泌胆汁酸 16~32g。为了弥补胆汁酸合成的不足，人体每日进行 6~12 次肠肝循环，使胆汁酸能够充分得到重复利用并发挥乳化脂肪的作用，以维持脂类食物消化吸收的正常进行。由于胆汁酸的重吸收可促进胆汁分泌，并使胆汁中的胆汁酸/胆固醇比例恒定，故不易形成胆固醇结石。若肠肝循环被破坏，如腹泻或回肠大部切除，则胆汁酸不能重复利用。此时，回肝的胆汁酸显著减少，肝脏合成虽然可以增加，但仍不能达到原有胆汁酸池的量。一方面影响脂类的消化吸收，另一方面胆汁中胆固醇含量相对增高，处于饱和状态，极易形成胆固醇结石。由此可见，胆汁酸的"肠肝循环"

具有重要的生理意义。

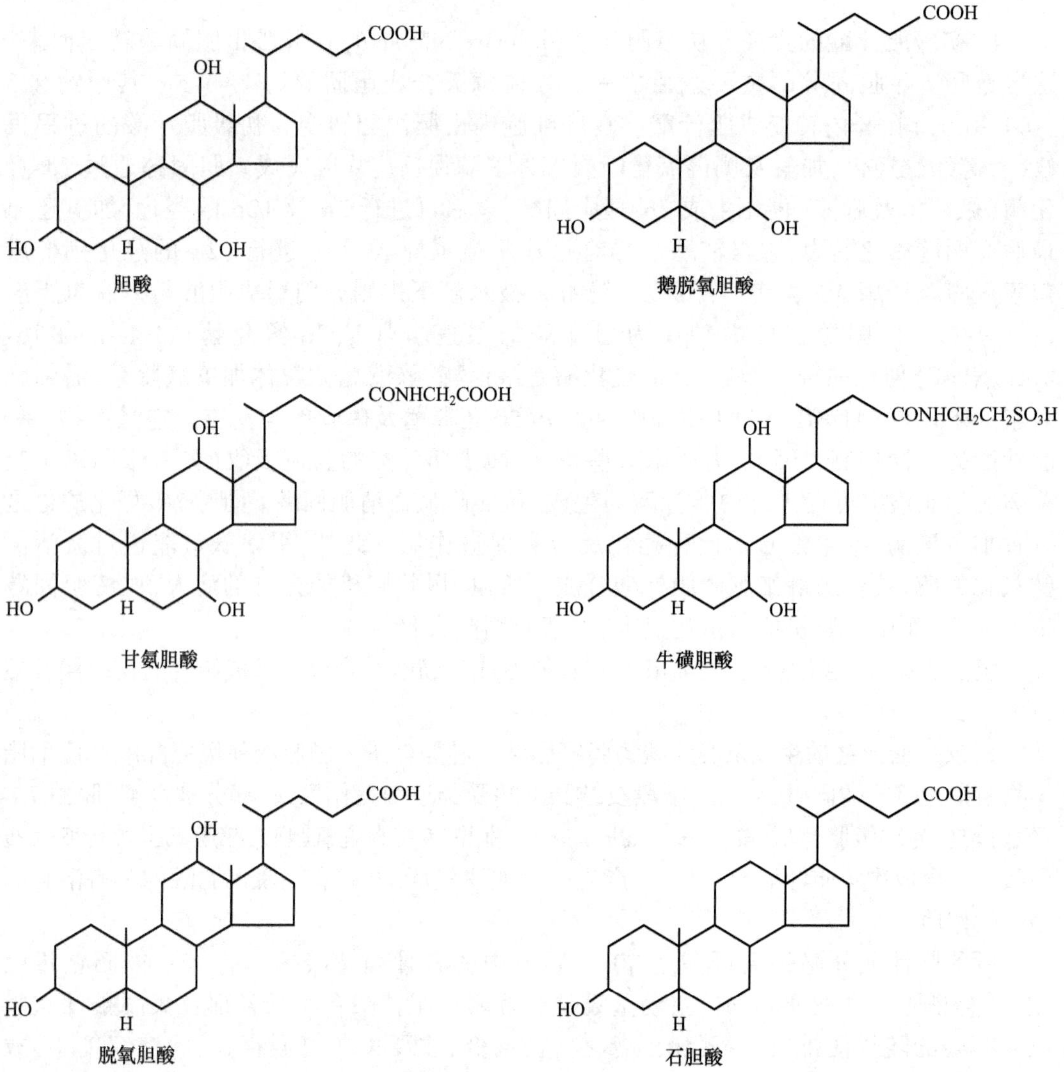

图 17-2　六种胆汁酸的结构式

三、胆汁酸的功能

(一) 促进脂类消化吸收

　　无论游离的或结合型的胆汁酸,其分子内部都是既含亲水基团(羟基、羧基、磺酰基),又含疏水基团(甲基及烃核),故胆汁酸的立体构型具有亲水和疏水两个侧面,因而使胆汁酸表现出很强的界面活性(图 17-4)。它能降低脂、水两相之间的表面张力,促进脂类形成混合微团,同时又能扩大脂肪和脂肪酶的接触面,加速脂类的消化。这对脂类物质的消化吸收以及维持胆汁中胆固醇的溶解都起重要作用。

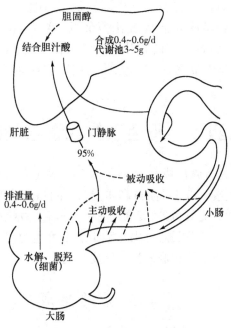

图 17-3 胆汁酸的肠肝循环

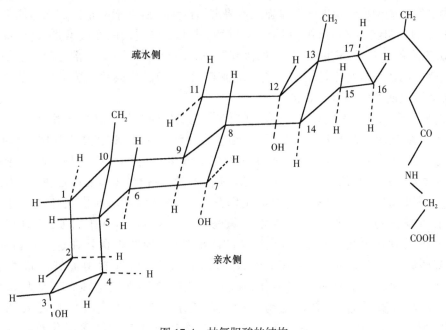

图 17-4 甘氨胆酸的结构

（二）抑制胆固醇结石的形成

胆固醇难溶于水,随胆汁排入胆囊储存时,胆汁在胆囊中被浓缩。胆汁内有三种重要成分:胆汁酸盐、胆固醇、卵磷脂。胆固醇易沉淀,须掺入到卵磷脂——胆汁酸盐微团中,分散形成可溶性微团而不易沉淀形成结石。胆汁中胆固醇的溶解度与胆汁酸盐,卵磷脂与胆固醇的相对比例有关。当代谢异常,使胆固醇含量增高,胆汁酸盐和卵磷脂含量减少,胆汁酸及卵磷脂与胆固醇比值降低(小于 10：1),则可使胆固醇过饱和而以结晶形式析出形成胆石。不同胆汁酸对结石形成的作用不同,如鹅脱氧胆酸可使胆固醇结石溶解,而胆酸及脱氧胆酸则无此作用。临床常用鹅脱氧脱酸及熊脱氧胆酸治疗胆固醇结石。

第四节　胆色素的代谢与黄疸

胆色素(bile pigment)是含铁卟啉化合物在体内分解代谢的产物,包括胆绿素(biliverdin)、胆红素(bilirubin)、胆素原(bilinogen)和胆素(bilin)等化合物。这些化合物主要随胆汁排出体外。其中,除胆素原无颜色外,其余均有一定颜色,故统称为胆色素。胆红素是胆汁中的主要色素,呈橙黄色,具有毒性,可引起脑组织不可逆的损害。肝是胆红素代谢的主要器官,有关胆红素的知识对于认识肝病具有重要意义。

一、胆红素的生成

体内含铁卟啉的化合物有血红蛋白、肌红蛋白、细胞色素、过氧化氢酶及过氧化物酶等。正常成人每天约产生 250~350mg 胆红素。大部分胆红素是由衰老红细胞破坏、降解而来,由衰老红细胞中血红蛋白的辅基血红素降解而产生的胆红素的量约占人体胆红素总量的 75%;小部分胆红素来自组织(特别是肝细胞)中非血红蛋白的血红素蛋白质(如细胞色素 P450、细胞色素 b_5、过氧化氢酶等)的血红素辅基的分解产生;极小部分胆红素是由造血过程中,骨髓内作为造血原料的血红蛋白或血红素,在未成为成熟细胞成分之前有少量分解,即无效造血所产生的胆红素。

胆色素代谢以胆红素代谢为主心。肝脏在胆色素代谢中起着重要作用。

人类红细胞的寿命平均为 120 天。衰老的红细胞由于细胞膜的变化被单核-吞噬细胞识别并吞噬,经一系列的变化产生胆红素。衰老的红细胞在单核吞噬细胞系统被破坏,正常成人每小时约有 $2×10^{11}$ 个红细胞破坏,释放出约 6.0 g 血红蛋白,血红蛋白随后分解成珠蛋白和血红素。其中珠蛋白部分被分解为氨基酸供机体再利用。血红素在单核吞噬细胞内微粒体的血红素加氧酶(haem oxygenase)作用下,从血红素原卟啉Ⅸ环上的 α 次甲基桥(═CH—)碳原子的两侧断裂,原卟啉Ⅸ环在这一切口处打开,α 次甲基桥碳原子被氧化生成一氧化碳,释放出铁后,血红素由此转变成为胆绿素(biliverdin)。血红素加氧酶存在于肝、脾、骨髓或巨噬细胞等单核吞噬细胞系统细胞中,在微粒体内属混合功能氧化酶,反应需要分子氧(O_2)参加,并需要 NADPH、NADPH-细胞色素 P450 还原酶共同存在。血红素加氧酶是血红素氧化及胆红素形成的限速酶。可受底物血红素的诱导,同时血红素又可作为酶的辅基起活化分子氧的作用。胆绿素在胆绿素还原酶(biliverdin reductase)催化下生成胆红素,即非酯型胆红素(图 17-5)。胆绿素还原酶存在于单核吞噬细胞系统细胞内的可溶性部分,以 NADPH 为辅酶。血红素中的铁进入体内铁代谢池,可供机体再利用或以铁蛋白形式储存,一部分一氧化碳从呼吸道排出体外。

胆红素分子中虽然含有两个羟基或酮基、四个亚氨基和两个丙酸基等亲水基团,按理应该能溶于水,但生理 pH 条件下,胆红素分子的亲水基团包裹在分子内部而疏水基团暴露于分子表面,故呈亲脂、疏水的性质。

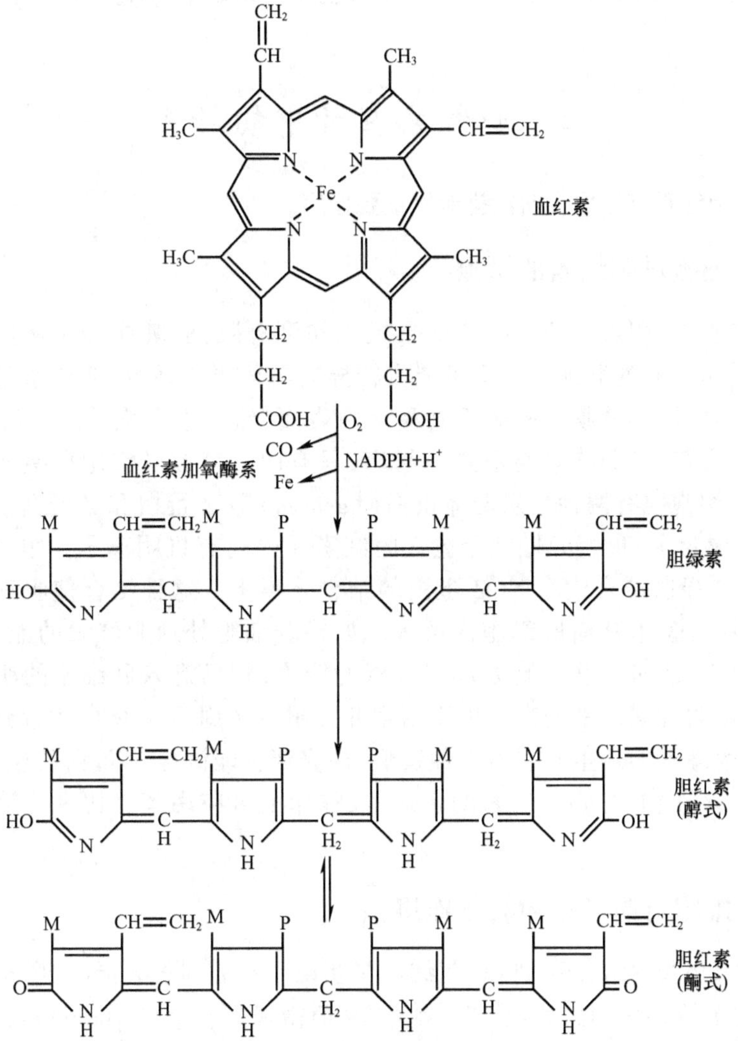

图 17-5　胆红素的生成及其空间结构

V：—CH=CH_2；P：—CH_2CH_2(COOH)；M：—CH_3

二、胆红素在血液中的运输

在单核-吞噬细胞中生成的胆红素能自由透过细胞膜进入血液, 进入血液循环后,在血浆内主要以胆红素-清蛋白复合体的形式存在和运输。这种结合增加了胆红素在血浆中的溶解度,便于运输;同时又限制了胆红素自由透过各种生物膜,使其不致对组织细胞产生毒性作用。正常人每升血浆能与 $342 \sim 428$ μmol 胆红素结合,而正常人血浆胆红素浓度仅为 $1.7 \sim 17.1$ μmol/L,所以正常情况下,血浆中的清蛋白足以结合全部胆红素。一般来说清蛋白与胆红素的结合是可逆的。若清蛋白含量明显降低、结合部位被其他物质所占据或降低胆红素对结合部位的亲和力,均可使胆红素从血浆向组织转移。某些有机阴离子如磺胺类、脂肪酸、胆汁酸、水杨酸等可与胆红素竞争与清蛋白结合,从而使胆红素游离出来,增加其透入细胞的可能性。过多的游离胆红素可与脑部基底核的脂类结合,并干扰脑的正常代谢及功能,称胆红素脑病或核黄疸。因此,在新生儿高胆红素血症时多种有机阴离子药物必须慎用。

三、胆红素在肝中的转变

肝细胞对胆红素有摄取、结合、排泄等重要作用。

(一) 肝细胞对胆红素的摄取

血中胆红素以"胆红素-清蛋白"的形式送输到肝脏,肝脏能迅速从血浆中摄取胆红素。位于血窦表面的肝细胞膜上可能有特异的载体蛋白系统,胆红素等有机阴离子与膜上载体结合后,即从膜的外表面转移至内表面,然后进入胞质。当清蛋白-胆红素复合物通过肝窦壁时,胆红素与清蛋白解离,只有胆红素被肝细胞所摄取并被转运到肝细胞内。肝细胞内有两种色素配体蛋白(ligandin)即 Y 蛋白和 Z 蛋白。这两种配体蛋白(以 Y 蛋白为主)能特异性结合包括胆红素在内的有机阴离子。胆红素主是与 Y 蛋白结合,当 Y 蛋白结合饱合时,Z 蛋白的结合才增多。这种结合使胆红素不能返流入血,从而使胆红素不断向肝细胞内透入。如果肝细胞处理胆红素的能力下降,或者生成胆红素过多,超过了肝细胞处理胆红素的能力,则已进入肝细胞的胆红素还可返流入血,使血中胆红素水平增高。由于新生儿在出生 7 周后 Y 蛋白才达到正常成人水平,故易产生生理性的新生儿非溶血性黄疸,许多药物能诱导 Y 蛋白的生成,如苯巴比妥可诱导生成 Y 蛋白,加强胆红素的转运,故临床上可应用苯巴比妥药消除生理性新生儿黄疸。

(二) 肝细胞对胆红素的转化作用

胆红素被载体蛋白结合后,即以"胆红素-Y 蛋白"或"胆红素-Z 蛋白"形式送至内质网。在葡萄糖醛酸基转移酶胆红素-尿苷二磷酸-葡萄糖醛酸转移酶(bilirutin-UDP glucuronyl transferase, BR-UDPGA-T)的催化下,胆红素与葡萄糖醛酸以酯键结合生成葡萄糖醛酸胆红素(bilirubin glucuronide),由于胆红素分子中有两个丙酸基的羧基均可与葡萄糖醛酸 C1 上的羟基结合,故可形成两种结合物,即双葡萄糖醛酸胆红素和单葡萄糖醛酸胆红素(图 17-6)。在人胆汁中主要为双葡萄糖醛酸胆红素(占 70%~80%),其次为单葡萄糖醛酸胆红素(占 20%~30%),也有小部分与硫酸根、甲基、乙酰基、甘氨酸等结合。未结合(游离)胆红素是有毒的脂溶性物质,对脂类有高度的亲和力,极易通透细胞膜对细胞造成危害,尤其是对富含脂类的神经细胞,能严重影响神经系统的功能。胆红素在肝脏经上述转化后称为结合胆红素,结合胆红素较未结合胆红素脂溶性弱而水溶性增强,故易从胆道排出,也易透过肾小球从尿排出。但不易通过细胞膜和血脑屏障,这样既起到解毒作用,又有利于胆红素从胆道排泄。胆红素在肝细胞内经结合转化后,其理化性质发生了变化,从极性很低的脂溶性的未结合胆红素变为极性较强的水溶性结合物——葡萄糖醛酸胆红素,从而不易透过生物膜。

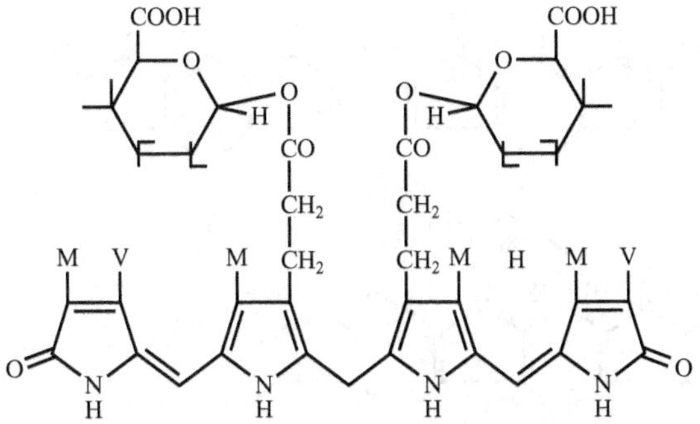

图 17-6 葡萄糖醛酸胆红素的生成

V:—CH＝CH$_2$;M:—CH$_3$

（三）肝对胆红素的排泄作用

胆红素在内质网经结合转化后,在细胞质内经过高尔基复合体、溶酶体等作用,运输并排入毛细胆管随胆汁排出。毛细胆管内结合胆红素的浓度远高于细胞内浓度,故胆红素由肝内排出是一个逆浓度梯度的耗能过程,也是肝脏处理胆红素的一个薄弱环节,容易受损。排泄过程如发生障碍,则结合胆红素可返流入血,使血中结合胆红素水平增高。

糖皮质激素不仅能诱导葡萄糖醛酸转移酶的生成,促进胆红素与葡萄糖醛酸结合,而且对结合胆红素的排出也有促进作用。因此,可用此类激素治疗高胆红素血症。

可见,血浆中的胆红素通过肝细胞膜的自由扩散、肝细胞内胆红素载体蛋白及葡萄糖醛酸基转移酶的催化,不断地将胆红素摄取、结合、转化及排泄,保证了血浆中的胆红素不断地经肝细胞而被清除。

四、胆红素在肠中的转变与胆素原的肠肝循环

结合胆红素随胆汁排入肠道后,自回肠下段至结肠,在肠道细菌作用下,脱去葡萄糖醛酸,生成未结合胆红素,后者再逐步还原成为无色的胆素原族化合物,即尿胆素原(urobilinogen)、中胆素原(meso-bilirutinogen)、及粪胆素原(stercobilinogen)(图 17-7)。粪胆素原大部分(80%~90%)在肠道下段经空气氧化成棕黄色的粪胆素排出体外,它是正常粪便中的主要色素。正常人每日从粪便排出的胆素原约 40~280mg。当胆道完全梗阻时,因结合胆红素不能排入肠道,不能形成粪胆素原及粪胆素,粪便则呈灰白色。临床上称之为白陶土样便。新生儿的肠道细菌稀少,粪便中未被细菌作用的胆红素使粪便呈现橘黄色。

生理情况下,肠道中约有 10%~20% 的胆素原可被重吸收入血,经门静脉进入肝脏。其中大部分(约 90%)由肝脏以原形经胆汁分泌排入肠腔。此过程称为胆素原的肠肝循环(bilinogen enterohepatic circulation)。在此过程中,少量(10%)胆素原可进入体循环,通过肾小球滤出,由尿排出,即为尿胆素原。正常成人每天从尿排出的尿胆素原约 0.5~4.0mg,尿胆素原在空气中被氧化成尿胆素,是尿液中的主要色素,尿胆素原、尿胆素及尿胆红素临床上称为尿三胆。但正常人尿中不出现胆红素,如出现则是黄疸。

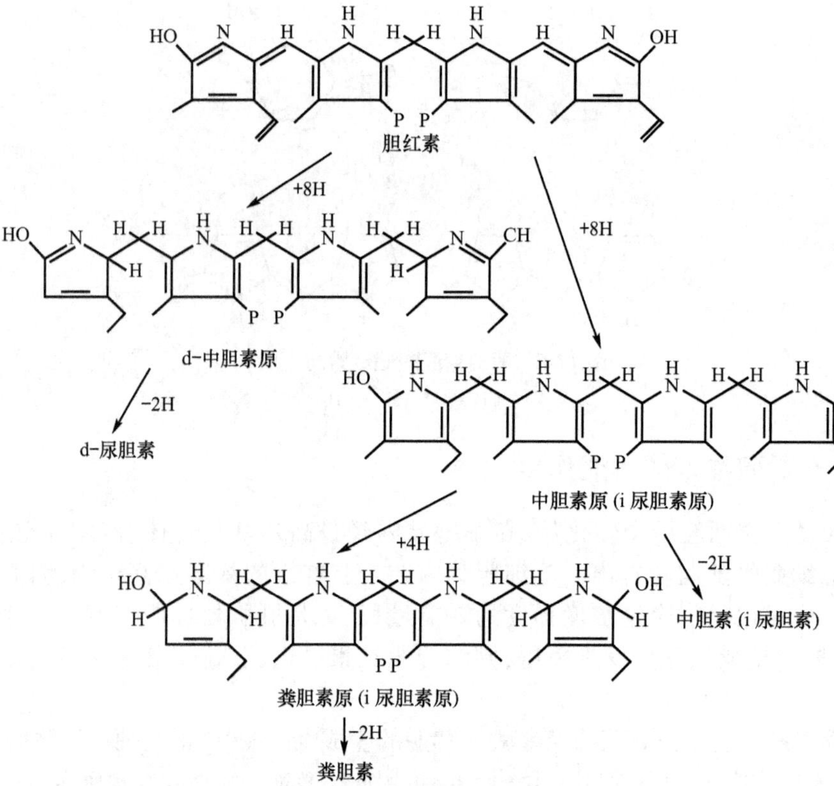

图 17-7 胆红素在肠内的变化

P：—CH$_2$CH$_2$COOH

胆红素的生成及代谢可总结为图 17-8。

五、血清胆红素与黄疸

正常血清中存在的胆红素主要以两种形式存在。凡未经肝细胞结合转化的胆红素，即其侧链上的丙酸基的羧基为自由羧基者，为未结合胆红素；凡经过肝细胞转化，与葡萄糖醛酸或其他物质结合者，均称为结合胆红素（表 17-6）。

血清中的未结合胆红素与结合胆红素，由于其结构和性质不同，它们对重氮试剂的反应不同，未结合胆红素由于分子内氢键的形成，第 10 位碳桥被埋在分子的中心，这个部位是线性四吡咯结构的胆红素转变为二吡咯并与重氮试剂结合的关键部分。不破坏分子内氢键则胆红素不能与重氮试剂反应。必须先加入乙醇或尿素等破坏氢键后才能与重氮试剂反应生成紫红色偶氮化合物。所以未结合胆红素又被称为"间接反应胆红素"或"间接胆红素"（indirect reacting bilirubin）。而结合胆红素不存在分子内氢键，能迅速直接与重氮试剂反应形成紫红色偶氮化合物，故又称"直接反应胆红素"或"直接胆红素"（direct reacting bilirubin）。

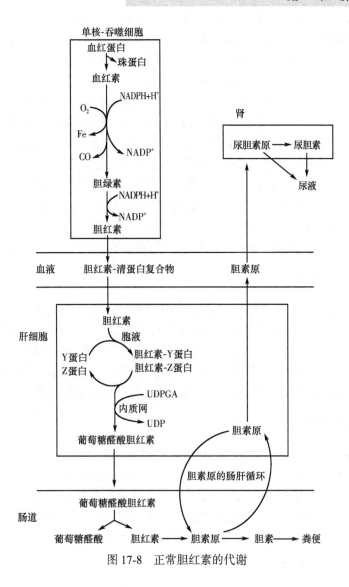

图 17-8 正常胆红素的代谢

表 17-6 胆红素的分类及其特性

分类	别名	结构特点	理化特性
未结合胆红素	游离胆红素	游离的胆红素	极易透过生物膜,黄色、脂溶性。
	血胆红素		重氮反应:间接阳性。
	间接胆红素		不能经肾随尿排出
	间接反应胆红素	胆红素与清蛋白	不易透过生物膜。黄色、水溶性
		结合成复合体	重氮反应:间接阳性
			不能经肾随尿排出
结合胆红素	肝胆红素	主指双葡萄糖	黄色、水溶性
	直接胆红素	醛酸胆红素	重氮反应:直接阳性
	直接反应胆红素		不易透过生物膜
			能经肾随尿排出

正常人血浆中胆红素的总量不超过 17.1μmol（1mg/dl），其中未结合型约占 4/5，其余为结合胆红素。凡能引起胆红素的生成过多，或使肝细胞对胆红素摄取、转化、排泄过程发生障碍等因素，均可使血中胆红素浓度增高，称为高胆红素血症（hyperbilirubinemia）。胆红素是金黄色色素，当血清中的胆红素浓度高时，则可扩散入组织，使组织尤其是巩膜或皮肤被染黄，这种现象称为黄疸（jaundice）。黄疸程度与血清胆红素的浓度密切相关。一般血清中胆红素浓度超过 34.2 μmol（2mg/dl）时，肉眼可见组织黄染，称为显性黄疸。有时血清胆红素浓度虽超过正常，但仍在 34.2 μmol（2mg/dl）以内，肉眼观察不到巩膜或皮肤黄染，称为隐性黄疸（jaundice occult）。凡能引起胆红素代谢障碍的各种因素均可形成黄疸（表 17-7）。黄疸按病因可分为溶血性黄疸、阻塞性黄疸和肝细胞性黄疸三类（表 17-8）；按病变部位可分为肝前性黄疸、肝性黄疸和肝后性黄疸三类；按血中升高的胆红素的类型可分为高未结合胆红素黄疸及高结合胆红素黄疸两类。临床上常用胆红素定性试验、定量试验及尿三胆（胆红素、尿胆原、尿胆素）试验，来帮助鉴别黄疸的类型。

（一）溶血性黄疸

溶血性黄疸（hemolytic jaundice）也称肝前性黄疸。由于红细胞大量破坏，在网状内皮细胞内生成胆红素过多，超过肝摄取、结合与排泄的能力，因此，血中未结合胆红素浓度异常增高，结合胆红素浓度改变不大，血清重氮试验呈间接反应阳性，尿中胆红素阴性，尿胆素原升高。这可见于输血不当、恶性疟疾等，各种引起大量溶血的原因都可造成溶血性黄疸。非溶血性的胆红素形成过多则多见于无效造血而产生过多胆红素。

（二）阻塞性黄疸

阻塞性黄疸（obstructive jaundice）也称肝后性黄疸。各种原因引起胆汁排泄通道受阻，使胆小管或毛细胆管内压力增高而破裂，以致胆汁中的直接胆红素回流入血中。此时血中未结合胆红素变化不大，结合胆红素浓度增高。血清重氮试验呈直接反应阳性，由于结合胆红素易溶于水故可从肾排出，出现尿中胆红素阳性，尿胆素原降低。阻塞性黄疸可因先天性胆道闭锁引起，也可由胆管炎症，肿瘤或结石等原因引起。

（三）肝细胞性黄疸

肝细胞性黄疸（hepatocellular jaundice）也称肝性黄疸。由于肝细胞受损害，处理与排泄胆红素的能力降低。一方面肝不能将未结合胆红素全部转变为结合胆红素，使血中未结合胆红素堆积。另一方面也可能因肝细胞肿胀，使毛细血管堵塞，毛细胆管与肝血窦直接相通，结合胆红素因而返流入血，血中结合胆红素浓度增加。此时血清重氮试验呈双相反应（直接反应和间接反应）阳性，尿中胆红素阳性，尿胆素原升高。肝炎、肝硬变等肝病引起的黄疸就属于这一类。

> **案例分析 17-1**
>
> 临床上常用胆红素定性试验、定量试验及尿三胆（胆红素、尿胆原、尿胆素）试验，来帮助鉴别黄疸的类型。
>
> 溶血性黄疸时，由于红细胞大量破坏，在网状内皮细胞内生成胆红素过多，超过肝摄取、结合与排泄的能力，血中未结合胆红素浓度增高，结合胆红素浓度改变不大，尿中胆红素阴性，尿胆素原升高。

案例分析 17-1

阻塞性黄疸时,各种原因引起胆汁排泄通道受阻,使胆小管或毛细胆管内压力增高而破裂,以致胆汁中的直接胆红素回流入血中。此时血中未结合胆红素变化不大,结合胆红素浓度增高。出现尿中胆红素阳性,尿胆素原降低。

患者为肝细胞性黄疸。

由于肝细胞受损,肝细胞对血液内的胆红素摄取障碍,肝不能将未结合胆红素全部转变为结合胆红素,使血中未结合胆红素堆积。肝细胞肿胀,使毛细血管堵塞,毛细胆管与肝血窦直接相通,结合胆红素因而返流入血,血中结合胆红素浓度也增加。由于结合胆红素易溶于水故可从肾排出,出现尿中胆红素阳性。尿胆原并未降低仍呈阳性。

表 17-7 三种黄疸生化机制的比较

分类	机制
胆红素形成过多	(1)红细胞破坏过多
	(2)无效的血红素产生过多
肝细胞受损	(1)肝细胞对血液内的胆红素摄取障碍
	(2)结合胆红素形成障碍
	(3)肝细胞分泌胆红素障碍
胆道阻塞	(1)肝内胆道阻塞
	(2)肝外胆道阻塞

表 17-8 三种类型黄疸的血、尿、粪的改变情况总结

指标	正常	溶血性黄疸	肝细胞性黄疸	阻塞性黄疸
血清胆红素				
总量	< 17.1 μmol/L	> 17.1 μmol/L	> 17.1 μmol/L	> 17.1 μmol/L
结合胆红素	0~6.8 μmol/L		↑	↑↑
未结合胆红素	1.7~10.2 μmol/L	↑↑	↑	
尿三胆				
尿胆红素	—	—	++	++
尿胆素原	少量	↑	不一定	↓
尿胆素	少量	↑	不一定	↓
尿色	正常	深	较深	深
粪便				
粪便颜色	正常	深	变浅或正常	完全阻塞时陶土色

六、肝脏功能的临床检验

正常情况下,肝脏的各种代谢反应相互配合有条不紊地进行,当受到体内外各种致病因子侵犯时,其结构和功能将受到不同程度的损害,而引起相应的代谢紊乱。因此,通过临床实验室某些生化指标检测,可用于直接或间接评估肝脏的代谢功能,这对于肝胆疾病的诊断、鉴别诊断、预后判断、病程监测及疗效观察等都具有重要的作用。

（一）反映肝蛋白质代谢障碍的检验

肝细胞损伤时蛋白质代谢变化的指标及临床意义见表 17-9。

表 17-9　肝细胞损伤时蛋白质代谢障碍的常用检测项目

检测指标	临床意义
血清总蛋白测定	严重肝炎及肝硬化时减少
A/G 比值测定	肝硬化时降低
血清蛋白电泳测定	急性肝炎：白蛋白、α_2-球蛋白降低
	肝硬化：白蛋白及 α_2-球蛋白降低，γ-球蛋白增加
免疫球蛋白测定	肝硬化时 IgG、IgA、IgM 增加
甲胎蛋白（AFP）测定	原发性肝细胞癌时显著增高
癌胚抗原（CEA）测定	转移性肝癌时阳性率高
血浆纤维蛋白原测定	反映功能性肝细胞的多少
血及尿中氨基酸测定	严重肝细胞坏死时增高
血中尿素测定	严重肝功能不全时降低
血氨测定	严重肝损伤、肝硬化、肝性脑病时显著增高

（二）反映肝功能的某些血清酶活性检验——急性肝细胞损伤的检验指标

肝是含酶类丰富的器官，肝细胞损伤时肝细胞（胞质，线粒体等）内多种酶可逸入血中，使血中多种酶活性增高。

用于诊断肝胆疾病的酶有几十种，较为常用的是丙氨酸氨基转移酶（alanine aminotransferase，ALT）、天冬氨酸氨基转移酶（aspartate aminotransferase，AST）、碱性磷酸酶（alkaline phosphatase，ALP）、γ-谷氨酰基转移酶（γ-glutamyl transferase，γ-GGT）、乳酸脱氢酶（lactate dehydrogenase，LDH）、5′-核苷酸酶（5′nucleotidase，5′-NT）、单胺氧化酶（monoamine oxidase，MAO）等。这些酶中常用的重要的酶仍为 ALT（分布于胞质）和 AST（分布于胞质和线粒体），它们能敏感地提示肝细胞的损伤及损伤的程度。反映急性肝细胞损伤时，以 ALT 为最敏感，而反映损伤程度时 AST 较为敏感（表 17-10）。

案例分析 17-1

肝是含酶类丰富的器官，肝细胞损伤时肝细胞（胞质，线粒体等）内多种酶可释放入血，使血中多种酶活性增高。转氨酶，尤其是丙氨酸氨基转移酶（ALT）和天冬氨酸氨基转移酶（AST）在肝细胞内活性最高。它们能敏感地提示肝细胞的损伤及损伤的程度。因此血清含量升高成为诊断肝细胞损伤的重要临床指标之一。

表 17-10　肝病的血清酶学检查

	ALT	AST	ALP	γ-GGT	5′-NT	MAO
急性肝炎	↑↑	↑↑↑	↑	↑	↑	
酒精性肝炎	↑	↑	N，↑	↑↑↑	↑	
慢性肝细胞性疾病	↑	↑	N，↑	N，↑	N，↑	N，↑

续表

	ALT	AST	ALP	γ-GGT	5′-NT	MAO
肝硬化	N,↑	N,↑	N,↑	N,↑	N,↑	
肝肿瘤	↑	↑	↑			
胆汁郁积	↑	↑	↑			

注:N表示正常;↑表示升高

(三) 反映胆色素代谢障碍的检验

观察血清和尿中胆色素的变化,可以判断肝对胆红素的摄取、结合、排泄等功能。如测定血清胆红素,可帮助了解有无黄疸及黄疸的程度;测定血清总胆红素、结合胆红素及尿三胆等,可鉴别不同类型的黄疸(表17-8)。

肝功能试验是一类功能性试验,对肝功能试验的结果要客观地加以分析和评价。肝功能试验的特异性不高,许多肝外疾病亦可引起肝功能试验的阳性结果。所以肝功能试验出现异常时,也不一定表示肝细胞有损害。此外,肝脏有很强的代偿和再生能力,肝细胞损害只有达到一定程度时,才能通过肝功能试验反映出来。因此,对肝脏做出诊断应结合临床、结合肝功能试验进行全面分析才能得出结论。

小 结

肝脏是人体最大的多功能实质性器官,在物质代谢过程中具有广泛而多样的功能。肝脏在糖代谢中的作用主要通过糖原合成、分解与糖异生作用来维持血糖浓度的恒定。肝脏在脂类的消化、吸收、分解、合成及运输等代谢过程中均起重要作用。肝脏合成的甘油三酯、胆固醇及其酯与磷脂以极低密度脂蛋白(VLDL)和高密度脂蛋白(HDL)的形式分泌入血。除γ-球蛋白外,几乎所有血浆蛋白质均在肝脏合成。体内大部分氨基酸主要在肝脏分解。氨可在肝细胞内合成尿素,以解除体内的氨毒。肝脏在维生素的储存、吸收、运输、转化和利用等方面具有重要作用。多种激素主要在肝内灭活。

通过肝的生物转化作用,一些非营养物质可在肝内经氧化、还原、水解、结合四种反应类型增强其极性和水溶性,易于排出。胆汁酸是胆汁的主要成分。胆汁酸在肝脏由胆固醇转变而来。由肠道重吸收的胆汁酸,由门静脉送入肝脏构成"胆汁酸的肠肝循环",可使有限的胆汁酸得到重复利用,促进脂类的消化与吸收。

胆色素是含铁卟啉化合物在体内分解代谢的产物,包括胆绿素、胆红素、胆素原和胆素。胆红素是亲脂疏水的,具有毒性。在血液中与清蛋白结合运输,称未结合胆红素。未结合胆红素进入肝细胞并与葡萄糖醛酸结合成水溶性强的胆红素葡萄糖醛酸酯,称结合胆红素。结合胆红素经胆道排入肠腔,在肠道细菌作用下被还原成胆素原,其中大部分随粪便排出体外。小部分被肠道重吸收入肝后,大部分构成胆素原的肠肝循环,小部分自尿中排出,称尿胆素原。胆色素代谢障碍可产生黄疸,黄疸有三种类型即溶血性黄疸、肝细胞性黄疸、阻塞性黄疸。

(滕帼英 刘丽乔)

第 18 章 血液生物化学

血液(blood)是流动在心脏和血管内的不透明、红色、具有黏性的液体,主要成分为血浆(plasma)、血细胞和血小板三种,其中血细胞又分为红细胞和白细胞。对我们正常人体来说,一个人的血液总量大约是体重的 7%~8%,如体重 60kg,则血液量约4200~4800ml。其中,血浆约占全血容积的 55%~60%。血浆中含有纤维蛋白原,在凝血过程中转变为纤维蛋白,血液凝固后析出的淡黄色透明液体,称为血清(serum)。血清和血浆的区别主要是血清不含纤维蛋白原。血浆为浅黄色液体,其构成除含有大量水分外,还有无机盐、纤维蛋白原、白蛋白、球蛋白、酶、激素、各种营养物质、代谢产物等。这些溶质和水分都很容易透过毛细血管与组织液交流,因此其理化性质的变化常与组织液平行。血浆、淋巴液、组织间液以及其他细胞外液一起,共同构成机体的内环境。血液循环全身,维持机体内物质的运输(营养物、代谢产物、代谢调节物等),内环境(如 pH、渗透压、体温等)的相对稳定,异物的防御(免疫)以及在凝血和抗凝血等方面都起着重要的作用。

正常人全血的比重为 1.050~1.060,血浆的比重约为 1.025~1.030,主要取决于血液中红细胞和蛋白质的浓度。血浆的 pH 为 7.35~7.45,血浆和红细胞中的缓冲对是保持 pH 相对恒定的原因。

血液的化学成分中,除了含大量水、少量 O_2 和 CO_2 等气体外,其余为固体成分。固体成分可分为无机物和有机物两大类。无机物以电解质为主,其主要功能是维持血浆晶体渗透压、酸碱平衡及神经肌肉的正常兴奋性。有机物包括蛋白质、非蛋白质类含氮化合物、糖类、脂类及微量的酶、维生素和激素等。

本章将从生物化学角度出发,主要阐述血液中血浆蛋白及血细胞代谢方面的有关内容。

第一节　血浆蛋白质

一、血浆蛋白质的分类与性质

(一) 血浆蛋白质的分类

血浆固体成分中,含量最多的一类化合物是血浆蛋白质,正常人血浆蛋白质含量为60~75g/L 血浆。血浆蛋白质的种类繁多,结构复杂,迄今为止没有一个理想的分类方法,着眼的侧重面不同,分类也就各异。例如从蛋白质形状上,可将它们分为球状蛋白质和纤维状蛋白质;从组成上可分为单纯蛋白质和结合蛋白质,前者分子中只含氨基酸残基,后者分子中除含氨基酸残基外还有非氨基酸物质,称之为辅基;此外,还可以根据血浆蛋白质的功能不同将其分为活性蛋白质和非活性蛋白质两大类。

常见的分类方法有根据来源、分离方法和生理功能的不同将血浆蛋白质进行分类。

(1) 按血浆蛋白质的来源,可将血浆蛋白质分为两大类:一类是血浆中的固有成分,由各种组织细胞分泌入血,如各种转运蛋白等;另一类血浆蛋白质是在组织细胞更新或遭到破坏时漏入血浆的,如转氨酶等。

(2) 按血浆蛋白质分离方法的不同,常用的有电泳法(electrophoresis)和超速离心法(ultra-centrifugation)。

1) 电泳法是最常用的分离蛋白质的方法,其原理是根据蛋白质分子大小、形状以及电荷多少将其分离。由于电泳的支持物不同,其分离效果也不一样。使用醋酸纤维素薄膜作支持物的区带电泳,可将血浆蛋白质分为五个组分:依次为清蛋白(albumin)、α_1球蛋白(globulin)、α_2球蛋白、β球蛋白及γ球蛋白(图 18-1A)。将分离出的区带染色后,用比色法进行定量分析,可获得各蛋白区带的百分含量(图 18-1B)五种蛋白质在血浆中所占的百分比大致为:清蛋白 59.2%,α_1球蛋白 3.9%,α_2球蛋白 7.5%,β球蛋白 12.1%,γ球蛋白 17.3%。

采用分辨率更高的聚丙烯酰胺凝胶电泳,可将血浆蛋白质细分为数十种组分。

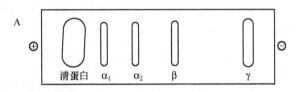

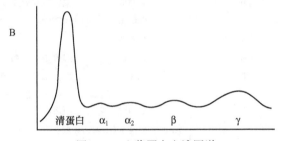

图 18-1 血浆蛋白电泳图谱

A. 染色显示的电泳区带;B. 区带扫描的定量分析

2) 超速离心法是根据蛋白质的密度将其分离,如前面提及的血浆脂蛋白的分离。

(3) 按血浆蛋白质的生理功能,可将其分为清蛋白、球蛋白、及结合蛋白类等。

1) 清蛋白,也叫白蛋白,是人体血浆中含量最高的蛋白质,也是血浆中少数不含糖的蛋白质之一,正常人血浆中清蛋白含量约为 38~48g/L。其合成量与营养状态有关,主要由肝合成,每天约 12g~14g。清蛋白呈球状,分子量较小,和其他蛋白质一样,清蛋白最初也是以蛋白质前体-前清蛋白的形式合成,在分泌过程中先被去除信号肽,继而 N 末端的一个 6 肽片段被切除。成熟的清蛋白等电点约为 4.7,因而在 pH8.6 的巴比妥缓冲液中带较多电荷,电泳时泳动速度较快。

2) 球蛋白,是一种单纯蛋白质,不溶于纯水,易溶于稀盐水,加热即沉淀或凝固。经电泳分离分成 α_1、α_2、β 和 γ 球蛋白,其中 α 和 β 球蛋白的主要功能是结合和运输,γ 球蛋白就是免疫球蛋白(immunoglobin),是球蛋白中含量最多的成分,具有免疫防御功能。

3) 结合蛋白类,这类蛋白除了蛋白质外,还结合了其他成分。如糖蛋白和蛋白多糖,结合了混合多糖;色蛋白,是蛋白质和色素物质结合,如血红蛋白等;卵磷蛋白;是蛋白质与卵磷脂相结合,如卵黄磷蛋白等;脂蛋白,是脂肪与蛋白质结合;金属蛋白:蛋白质与金属结合,如运铁蛋白、铜锌结合蛋白等。此外,还有其他类型的结合蛋白,总之,辅基不同,功能也各异。

随着蛋白质分离纯化技术的发展,人类血浆蛋白质成分将进一步细化,并且其生理功能将得到进一步阐明。目前正常人血浆中各种主要蛋白质的性质及功能综合见表18-1。

表18-1 血浆主要蛋白质的性质与功能

名称	缩写	分子量(Da)	生物学作用
清蛋白	Alb	66 000	维持渗透压,为激素、维生素、药物载体,储存氨基酸
α_1-球蛋白			
脂蛋白(高密度)	HDL	200 000~4 000 000	运输三酰甘油、胆固醇、磷脂
甲状腺素结合蛋白	TBG	58 000	运输甲状腺素
运皮质醇蛋白	TC	55 700	运输皮质醇、皮质酮
α_2-球蛋白			
脂蛋白(极低密度)	VLDL	5 000 000~20 000 000	运输三酰甘油
α_2-糖蛋白	α_2-GP	300 000	
铜蓝蛋白	CP		运输铜,有过氧化物酶的活性
独珠蛋白	HP	100 000~4 000 000	
凝血酶原	Pth	68 900	凝血酶前驱物
β-脂蛋白(低密度)	LDL	3 000 000	运输脂类
运铁蛋白	Tf	76 500	运输铁
纤维蛋白溶酶原	Pmg	87 000	纤维蛋白溶酶前体
纤维蛋白原	Fib	341 000	凝血酶作用下转变成纤维蛋白,有修复和防止扩散作用
因子Ⅵ	FⅥ	45 000	凝血因子
因子Ⅴ	FⅤ	3 000 000~400 000	凝血因子
补体成分	C		参与补体结合反应
γ-球蛋白			
免疫球蛋白G	IgG	150 000	抗体(广范围)
免疫球蛋白A	IgA	360 000~720 000	组织抗体
免疫球蛋白M	IgM	950 000	抗体(早期反应)
免疫球蛋白D	IgD	160 000	细胞表面和血浆中抗体
免疫球蛋白E	IgE	190 000	抗体、变态反应系统的反应素

(二) 血浆蛋白质的性质

血浆蛋白质种类繁多,分类复杂,但因其容易提取,目前许多血浆蛋白质的结构、功能、合成及转运研究已经较为透彻,现将其主要性质归纳如下:

(1) 血浆蛋白质绝大部分是在肝脏合成的,如清蛋白、纤维蛋白原和纤粘连蛋白等,少数血浆蛋白质由内皮细胞合成。此外,还有部分的血浆蛋白质由其他组织细胞合成,如 γ-球蛋白是由浆细胞合成。

(2) 血浆蛋白质的合成场所一般位于粗面内质网的多聚核糖体(polyribosome)上,最初合成的蛋白质或肽链以蛋白质前体形式出现,然后被转运到内质网进行进一步的加工,包括折叠、组装和糖基化等一系列的过程,再经过高尔基体的加工和包装,最终抵达质膜并分泌进入血液,这些是分泌型蛋白质合成的共同特点。

（3）血浆蛋白质大多是糖蛋白,但清蛋白除外。糖蛋白是由寡糖链与肽链中的一些氨基酸残基以糖苷键共价连接而成,寡糖链通常指由 2~10 个单糖基借糖苷键连成的聚合体,在糖链结构中可以储存足够的识别信息,从而在分子识别中起决定性作用,如凝血、免疫、分泌、内吞、物质转运等。此外,寡糖链的存在尚与血浆蛋白质的半寿期有关,研究发现,当某些血浆蛋白质寡糖链上的末端唾液酸残基被唾液酸酶（neuraminidase）水解去除后,相应的血浆蛋白质的半寿期大大缩短。

（4）循环过程中各种血浆蛋白质都有其特异的半寿期,正常成人清蛋白的半寿期为 20 天,而结合珠蛋白的半寿期仅为 5 天左右。

（5）许多血浆蛋白质有多态性,多态性是孟德尔式或单基因遗传的性状。即指在人群中有两种或两种以上发生频率不低于 1% 的表现型。ABO 血型物质是最典型例子,另外 α_1 抗胰蛋白酶、结合珠蛋白、运铁蛋白、铜蓝蛋白和免疫球蛋白等都有多态性。研究血浆蛋白质的多态性对遗传学和临床医学均有一定意义。

二、血浆蛋白质的功能

血浆蛋白质是血浆中含量最多的固体成分,其种类繁多,各有独特的分子组成、结构、代谢特点和理化性质等,发挥着重要的生理功能,现概述如下。

（一）维持血浆的胶体渗透压

毛细血管壁具有较高的渗透性,水及电解质等小分子物质可自由通透,但呈胶体状态的蛋白质分子则不能随便通透,呈现胶体渗透压。血浆蛋白中清蛋白含量最多,电负性高,水分子较容易聚集在其分子表面,因此血浆蛋白胶体渗透压主要靠清蛋白维持。由于血浆蛋白质的摩尔浓度高于组织液,因而血浆蛋白质的胶体渗透压将略高于组织液中的胶体渗透压。当营养不良使得血浆蛋白质浓度降低时,血浆胶体渗透压下降,不能将组织间隙的水吸入血管中,组织间隙潴留过多水分导致组织水肿。同样,当肝功能衰退时,肝脏制造清蛋白的能力降低,同样可导致浮肿、腹水。

（二）维持血浆的正常 pH

血浆 pH 调节是体液调节,主要是由血浆里的缓冲物质对进行调节。大部分血浆蛋白的等电点在 4.6~7.3 之间,而正常血液的 pH 为 7.4±0.05,故大部分血浆蛋白在血液中呈弱酸性,而血浆蛋白盐呈弱碱性,两者共同构成血浆的缓冲系统,具有直接维持血浆本身和间接维持身体各部分 pH 恒定的功能。

（三）运输功能

血浆蛋白质分子的表面具有众多的亲脂性结合位点,可与不溶于水的脂溶性物质结合,成为这些物质在血液中的运输形式。例如,许多药物、游离脂肪酸、胆红素等可与血浆清蛋白结合而运输;许多甾体激素、脂溶性维生素可与血浆 α-球蛋白结合而运输。血浆蛋白中的 α 和 β 球蛋白,其主要功能也是结合和运输。铜及铁离子也可分别与 α 及 β 球蛋白结合而运输。某些无机离子,如 Ca^{2+}、Cu^{2+}、Zn^{2+}、Fe^{3+} 等,由血浆中的某些特异蛋白质运输。如运铁蛋白是铁的转运载体,一分子运铁蛋白可与两个 Fe^{3+} 结合,自由铁离子对机体有毒,与运铁蛋白结合后即无毒性;运铁蛋白还可以防止铁离子自肾丢失;作为铁的运载体,运铁蛋白可将铁运至骨髓的幼稚红细胞,并与后者表面的特异膜受体结合,这种结合有利于铁进入幼稚红细胞,作为合成血红蛋白的原料。此外,还有许多其他血浆球蛋白在体内专一性地运输某种物质,如甲状腺素结合球蛋白专一运输甲状腺素,运皮质激素蛋白专一运输皮质激素等。

(四) 免疫功能

血浆中 γ 球蛋白是含量最多的免疫球蛋白,可分为五类,即 IgG、IgA、IgM、IgD 和 IgE,其中 IgG 是最主要的免疫球蛋白。免疫球蛋白又称抗体,是机体受到细菌、病毒或异种蛋白质等抗原刺激后,由浆细胞产生的一类具有特异性免疫作用的球状蛋白质,其主要作用是与抗原起免疫反应,生成抗原-抗体复合物,从而阻断病原体对机体的危害,在体液免疫中发挥至关重要的作用。另外,此复合物的形成可进一步激活补体系统。补体(complement,C)是一组经活化后具有酶活性的蛋白酶的总称,具有非特异性免疫功能,可辅助和补充特异性抗体,介导免疫溶菌、溶血作用,因此补体系统有协助杀伤细菌、肿瘤细胞等功能。

(五) 营养功能

每个成人 3L 左右的血浆中约含有 200g 蛋白质,它们起着营养储备的功能。虽然消化道一般不吸收蛋白质,吸收的是氨基酸,但是,体内的某些细胞,特别是单核吞噬细胞系统,能吞饮完整的血浆蛋白,然后在细胞内的酶类作用下将蛋白质分解为氨基酸,分解产生的氨基酸可进入氨基酸代谢库,主要用于其他细胞蛋白质的再合成,或转变成其他含氮化合物。此外,血浆蛋白质也可氧化分解供应能量。

(六) 凝血、抗凝血和纤溶作用

血液凝固(blood coagulation)是机体防止出血的重要防御机制,是指血液由流动的液体状态变成不能流动的凝胶状态的过程,其实质就是血浆中的可溶性纤维蛋白原转变成不溶性的纤维蛋白的过程。凝血过程是个一系列复杂的酶促级联反应,涉及众多的凝血因子(blood coagulation factor)参与。血浆中存在众多的凝血因子,当血管受损时,凝血因子促使血液形成凝块,防止出血。

在生理情况下,也可能发生血管内皮损伤、血小板活化和少量凝血因子激活,发生血管内凝血,影响血液的畅通,严重时可造成心肌梗死、脑血栓等疾病。因此,血浆及血管内皮等处存在多种抗凝成分和纤溶系统。体内主要的抗凝成分有三个:抗凝血酶(antithrombin)、蛋白 C 系统和组织因子途径抑制物。另外,一些血浆蛋白可溶解血液凝块,如血纤溶酶原经血纤溶激活酶激活后,具有溶解纤维蛋白的作用,可及时溶解和清除血液凝块。

总之,血浆内的凝血、抗凝血和纤溶物质随时处于一种动态平衡状态,保证了血流的畅通。如果在病理情况下,动态平衡发生改变,就会导致纤维蛋白形成不足或过多,从而引起出血性疾病及血栓症。

(七) 其他

血浆蛋白质大多是糖蛋白,其中较重要的有结合珠蛋白(haptoglobin),它具有很强的与血红蛋白(hemoglobin,Hb)结合的能力,可防止溶血时血红蛋白的丢失。此外,血浆中存在众多的酶,称作血清酶。根据来源和功能不同可分为血浆功能酶、外分泌酶和细胞酶,分别发挥重要的生理作用。

由于血浆蛋白质有多方面的功能,所以临床上通过测定血浆总蛋白及其各组成成分的含量,有助于诊断和治疗某些疾病。

第二节 红细胞代谢

红细胞是血液中最主要的细胞,平均寿命 120 天,新生和破坏都很活跃,衰老的红细胞被脾、肝、骨髓等处的单核-吞噬系统细胞吞噬和破坏,再有骨髓生成相应数量的红细胞,保持动态平衡,其主要生理功能是运输氧及二氧化碳。红细胞在分裂增殖和成熟过程中经历了原始红细胞、早幼红细胞、中幼红细胞、晚幼红细胞、网状红细胞等阶段,最终发育为成熟红细胞,其主要的变化有细胞体积逐渐变小、细胞器逐渐消失、血红蛋白逐渐增多等。红细胞发育至中幼红细胞以前与一般体细胞相同:有细胞核及一般细胞器,能合成核酸、蛋白质,可通过有氧氧化获得能量,具有分裂繁殖能力。到晚幼红细胞则失去 DNA 的能力,不再分裂。网织红细胞已无细胞核及 DNA,不能合成 RNA,但残存少量 RNA 及线粒体,尚能合成少量蛋白质及通过有氧氧化供能。及至成熟的红细胞,已无细胞器,既不能合成蛋白质,也不能进行有氧氧化,只保留与其功能相适应的少数代谢过程。

一、红细胞中糖代谢的特点

红细胞在成熟的过程中,细胞器及亚细胞结构逐渐消失,伴随而来的是代谢功能的逐渐丧失,只保存对其生存和功能发挥至关重要的糖无氧酵解和磷酸戊糖旁路两条代谢途径。循环血液中的红细胞每天约消耗 30g 左右的葡萄糖,其中 90%~95%经糖酵解途径和 2,3-二磷酸甘油酸支路进行代谢,5%~10%通过磷酸戊糖途径进行代谢。红细胞依赖这两条代谢途径为其提供能量和还原当量,以保持红细胞膜和血红蛋白的完整性,发挥红细胞的正常生理功能。

(一) 红细胞的能量供给

人体正常的生命活动有赖于红细胞为组织运输氧气,而红细胞正常生理功能的发挥,有赖于不断的新陈代谢活动,代谢活动需要消耗能量。成熟的红细胞不含糖原而从血浆中摄取葡萄糖,通过糖酵解途径而获得能量。葡萄糖是红细胞的主要能源物质,红细胞膜上有不依赖胰岛素的葡萄糖转运蛋白,它可使葡萄糖易化扩散入红细胞内。葡萄糖在红细胞内主要是通过糖酵解通路和 2,3-二磷酸甘油酸(2,3-biphosphoglycerate,2,3-BPG)支路进行代谢。

1. 糖酵解途径 糖酵解是红细胞获得能量的唯一途径,约 90%~95%的葡萄糖在十余种酶的作用下完成其酵解过程。葡萄糖通过一系列的磷酸化过程,直接进行酵解,最后变成乳酸,弥散出红细胞,运送至其他组织氧化。红细胞的糖酵解对 pH 很敏感,当 pH 适当较高时,酵解加速;在 pH7.0 以下时,酵解几乎完全停止。

每 1mol 葡萄糖经酵解可生成 2mol 乳酸,产生 2mol ATP,生成的 ATP 主要用于维持红细胞以下几方面的功能：

（1）维持红细胞膜上的钠泵（Na^+，K^+-ATPase）的运转：血浆中的 Na^+ 浓度比红细胞内的 Na^+ 浓度高约 12 倍，血浆中 Na^+ 可通过被动扩散渗入红细胞，钠泵通过消耗 ATP 将渗入的 Na^+ 泵出，同时泵入 K^+，从而维持红细胞的离子平衡以及其双凹盘状的特定形态。

（2）维持红细胞膜上的钙泵（Ca^{2+}，Mg^{2+}-ATPase）的运转：在正常值情况下，红细胞内的 Ca^{2+} 含量远低于细胞外的浓度，血浆中 Ca^{2+} 可通过被动扩散渗入红细胞，红细胞内 Ca^{2+} 过多对细胞有损害作用。Ca^{2+}，Mg^{2+}-ATP 酶是一有效的钙泵，能将过多的 Ca^{2+} 排出，维持细胞内 Ca^{2+} 的正常浓度。缺乏 ATP 时，钙泵不能正常运行，细胞内的 Ca^{2+} 将积聚过多，使胞膜变得僵硬，并使红细胞从两面凹圆盘形变成有刺的红细胞，这种细胞也丧失了变形性能，在脾窦内很容易被阻留而被吞噬、破坏。

（3）维持红细胞膜上脂质的更新交换：成熟红细胞的脂类几乎都存在细胞膜上，膜上的脂类需要不断地和血浆脂蛋白中的脂类进行交换而更新，这是红细胞生存的必要条件。脂类交换是一个耗能的过程，因此，当缺少 ATP 时其更新受阻，红细胞膜的可塑性下降，硬度增高，易被脾脏破坏，造成溶血。

（4）其他：少量 ATP 用于谷胱甘肽及核苷酸的补救合成等，此外还用于糖酵解时葡萄糖的活化。

糖酵解途径还可提供 $NADH+H^+$，$NADH+H^+$ 是高铁血红蛋白还原酶的辅助因子，高铁血红蛋白还原酶能催化高铁血红蛋白还原为有载氧功能的正常血红蛋白。

2. 2,3-二磷酸甘油酸支路与功能

（1）2,3-BPG 支路：在糖酵解通路中，中间产物 1,3-二磷酸甘油酸有 15%~50% 在二磷酸甘油酸变位酶（diphosphoglyceromutase）的催化下生成 2,3-BPG，后者再经二磷酸甘油酸磷酸酶（diphosphoglycerophosphatase）催化下，2,3-BPG 的 2 位上的磷酸酯键被水解，生成 3-磷酸甘油酸，经此 2,3-BPG 的侧支循环称 2,3-BPG 支路，这是红细胞内糖酵解途径特有的侧支循环（图 18-2），整个反应是一个耗能、不可逆的过程。正常情况下，二磷酸甘油酸磷酸酶的活性远低于二磷酸甘油酸变位酶，使 2,3-BPG 的生成大于分解，因而红细胞中 2,3-BPG 的浓度处于有机磷酸酯的巅峰，较糖酵解其他中间产物的有机磷酸酯高出数十甚至数百倍（表 18-2）。

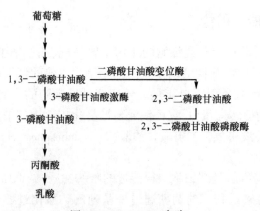

图 18-2　2,3-BPG 支路

表 18-2　红细胞中各种糖酵解中间产物的浓度(微克分子/升红细胞)

糖酵解中间产物	动脉血	静脉血
6-磷酸葡萄糖	30.0	24.8
6-磷酸果糖	9.3	3.3
1,6 二磷酸果糖	0.8	1.3
磷酸丙糖	4.5	5.0
3-磷酸甘油酸	19.2	16.5
2-磷酸甘油酸	5.0	1.9
磷酸烯醇式丙酮酸	10.8	6.6
丙酮酸	87.5	143.2
2,3-BPG	3400	4940

(2) 2,3-BPG 的功能：2,3-BPG 具有调节血红蛋白运氧能力的重要功能,它可特异地与去氧血红蛋白(deoxy Hb)结合,进入血红蛋白 $\alpha_2\beta_2$ 四聚体中心空隙两个 β 亚基之间,借其分子中所带 5 个负电荷与两个 β 亚基的带正带氨基酸残基以盐键及氢键结合,使两个 β 亚基保持分开的状态,即促使血红蛋白由紧密态向松弛态转换,从而减低血红蛋白对氧的亲和力(图 18-3),这对血红蛋白功能的发挥起着重要作用。当红细胞内 2,3-BPG 浓度升高时有利于 HbO_2 放氧,而浓度下降则有利于 Hb 与氧结合,贫血和肺气肿病人的红细胞,可代偿性的生成大量 2,3-BPG,有利于组织获得更多氧。

此外,2,3-BPG 还是红细胞内储存能量的一种形式。

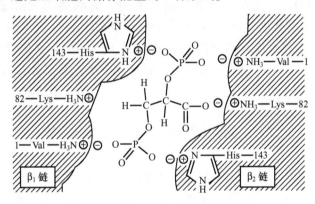

图 18-3　2,3-BPG 与血红蛋白的结合

(二) 磷酸戊糖途径

在红细胞内,5%~10%的葡萄糖通过磷酸戊糖途径代谢,为红细胞提供另一种形式的还原当量 $NADPH+H^+$。$NADPH+H^+$ 在红细胞氧化还原系统中发挥重要作用,具有保护膜蛋白、血红蛋白及酶蛋白的巯基不被氧化,还原高铁血红蛋白(methemoglobin, MHb)等多种功能。

1. GSH 的代谢作用　红细胞内 GSH 含量很高,而且几乎全是还原型 GSH,其主要生理功能是对抗氧化剂对巯基的氧化。红细胞内可自发生成少量超氧阴离子,后者可自发歧化或经超氧化物歧化酶(superoxide dismutase, SOD)催化生成过氧化氢,而过氧化氢又可进一步与超氧化物反应生成氢氧根自由基。这些氧化剂可使蛋白质中的必需巯基氧化,或使胞膜上磷脂分子中不饱和脂肪酸氧化成过氧脂质,造成红细胞溶血。

而 GSH 在谷胱甘肽过氧化物酶催化下将过氧化氢还原为 H_2O，GSH 自身则被氧化为氧化型谷胱甘肽（GSSG），后者在谷胱甘肽还原酶催化下，由 $NADPH+H^+$ 供氢重新还原为 GSH（图 18-4）。

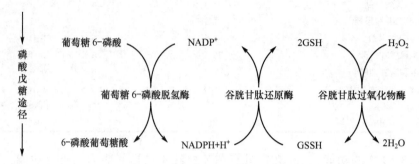

图 18-4　谷胱甘肽的氧化与还原及其有关代谢

催化 $NADPH+H^+$ 生成的关键酶为葡萄糖-6-磷酸脱氢酶，当此酶缺陷时可导致 $NADPH+H^+$ 缺乏，GSH 的还原状态不能维持而失去抗氧化作用。病人一般情况下无症状，当受一些外界因素如进食含氧化剂的蚕豆影响时，即引起溶血性贫血，此病因吃蚕豆而诱发，故又称蚕豆病。

2. 高铁血红蛋白的还原　每天约有 3% 的 Hb 自我氧化（autoxidation），生成少量 MHb 而失去携氧能力。红细胞内存在一系列酶促及非酶促的 MHb 还原系统，还原系统中的 NADPH 脱氢酶能催化 MHb 还原成 Hb，而 $NADPH+H^+$ 正是此酶的辅助因子。

除此之外，抗坏血酸和 GSH 可直接还原 MHb，而氧化型抗坏血酸和 GSSG 的还原作用最终也需 $NADPH+H^+$ 供氢。一般来说，加上 NADH 脱氢酶还原 MHb 的作用，正常红细胞中 MHb 含量只占 1%~2%。

二、血红素的合成及其调节

成熟红细胞中，血红蛋白占红细胞内蛋白质总量的 95%，血红蛋白是由 4 个亚基组成的四聚体，分别是两个 α 亚基和两个 β 亚基，其中 α 亚基由 141 个氨基酸残基组成，β 亚基则含有 146 个氨基酸残基。每个亚基由一分子珠蛋白（globin）与一分子亚铁血红素（heme）缔合而成，两者之间的稳定结合主要靠以下两种作用：一是血红素分子中的两个丙酸侧链与肽链中氨基酸侧链相连；另一作用即是肽链中的组氨酸残基与血红素中 Fe^{2+} 配位结合，血红素中的 Fe^{2+} 起携带氧的作用。

血红蛋白是红细胞中最主要的成分，由珠蛋白和血红素组成。血红素不但是它的辅基，也是肌红蛋白、细胞色素、过氧化物酶等的辅基。因而，一般细胞均可合成血红素，且合成通路相同。在人红细胞中，血红素的合成从早幼红细胞开始，直到网织红细胞阶段仍可合成，而成熟红细胞不再有血红素的合成。血红蛋白中珠蛋白的生物合成与一般蛋白质相同，因此本节重点介绍血红素的生物合成。

（一）血红素的生物合成

血红素合成的基本原料是甘氨酸、琥珀酰辅酶 A 及 Fe^{2+}，合成的起始和终末过程均在

线粒体,而中间阶段在胞液中进行,合成过程分为以下四个步骤:

1. δ-氨基-γ-酮戊酸(δ-aminolevulinic acid,ALA)的生成　在线粒体中,首先由甘氨酸和琥珀酰辅酶 A 在 ALA 合酶(ALA synthase)的催化下缩合生成 ALA(图 18-5)。ALA 合酶由两个亚基组成,其辅酶为磷酸吡哆醛。此酶为血红素合成的限速酶,受血红素的反馈抑制。

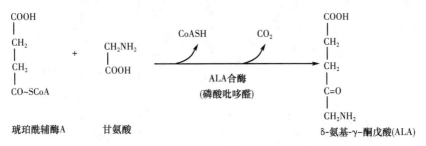

图 18-5　δ-氨基-γ-酮基戊酸(ALA)的生成

2. 胆色素原(porphobilinogen,PBG)的生成　线粒体生成的 ALA 进入胞液中,在 ALA 脱水酶(ALa dehydrase)的催化下,二分子 ALA 脱水缩合成一分子胆色素原。ALA 脱水酶由八个亚基组成,为含巯基酶,对铅等重金属的抑制作用敏感。

3. 尿卟啉原和粪卟啉原的生成　在胞液中,在尿卟啉原Ⅰ同合酶(UPGI cosynthase,又称胆色素原脱氨酶)作用下,四分子胆色素原首尾相接脱氨缩合生成线状四吡咯,后者再由尿卟啉原Ⅲ同合酶催化,环化生成尿卟啉原Ⅲ。当尿卟啉原Ⅲ同合酶缺失时,线状四吡咯可自然环化成尿卟啉原Ⅰ。两种尿卟啉原的区别在于:UPG Ⅰ第 7 位结合的是乙酸基,第 8 位为丙酸基;而 UPG Ⅲ 则与之相反,第 7 位是丙酸基,第 8 位是乙酸基。正常情况下 UPGⅢ与 UPG Ⅰ为 10 000∶1。

尿卟啉原Ⅲ进一步经尿卟啉原Ⅲ脱羧酶催化,使其四个乙酸基脱羧变为甲基,从而生成粪卟啉原Ⅲ(coproporphyrinogen Ⅲ,CPG Ⅲ),再次进入线粒体(图 18-6)。

4. 血红素的生成　进入线粒体的粪卟啉原Ⅲ,在粪卟啉原氧化脱羧酶作用下,使 2、4 位的丙酸基脱羧脱氢生成乙烯基,生成原卟啉原Ⅸ。再经原卟啉原Ⅸ氧化酶催化脱氢,使连接 4 个吡咯环的甲烯基氧化成甲炔基,生成原卟啉 Ⅸ。最后在亚铁螯合酶(ferrochelatase)催化下,原卟啉Ⅸ和 Fe^{2+} 结合生成血红素(图 18-6)。

血红素合成后从线粒体转运到胞液,在骨髓的有核红细胞及网织红细胞中,血红素结合到珠蛋白肽链的空穴内,并使珠蛋白折叠成其最终的立体结构,再形成稳定的 αβ 二聚体,最后由两个二聚体构成有功能的 $α_2β_2$ 四聚体——血红蛋白。正常成人每天合成 6gHb,相当于合成 210mg 血红素。血红素合成的全过程总结于图 18-6。血红素合成的特点可归结如下:①体内大多数组织均具有合成血红素的能力,但合成的主要部位是骨髓与肝,成熟红细胞不含线粒体,故不能合成血红素;②血红素合成的原料有琥珀酰辅酶 A,甘氨酸及 Fe^{2+} 等简单小分子物质;③血红素合成的起始和最终过程均在线粒体中进行,而其他中间步骤则在胞液中进行,此定位对血红素的反馈调节有重要意义。

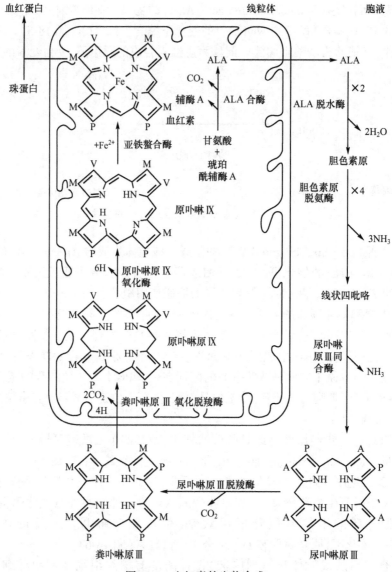

图 18-6   血红素的生物合成

（二）血红素生物合成的调节

血红素的合成受多种因素的调节,其中最主要的是 ALA 合酶的调节。

1. ALA 合酶   ALA 合酶血红素合成酶系中的限速酶,其量最少,受血红素的别构抑制调节。目前认为,血红素在体内可与阻遏蛋白结合,形成有活性的阻遏蛋白,从而抑制 ALA 合酶的合成。此外,血红素还具有直接的负反馈调节 ALA 合酶活性的作用。正常情况下血红素生成后很快与珠蛋白结合,但当血红素合成过多时,则过多的血红素被氧化为高铁血红素(hematosin),后者是 ALA 合酶的强烈抑制剂,而且还能阻遏 ALA 合酶的合成。当血液高铁血红素含量过高时,易引发高铁血红蛋白血症。

案例 18-1

患者,男,21 岁。运动后突然感觉乏力、头昏、头痛、心动过速等症状,休息一段时间未见好转,后发展为全身抽搐、嗜睡、昏迷、呼吸衰竭等中枢神经症状入院就诊。

入院后,体检发现嘴唇和手指甲床末梢青紫,SpO_2 仅 55%,动脉血气 PaO_2:90mmHg(吸空气时),抽出血液呈巧克力褐色,在空气中振荡 15 分钟后不变红色,但加入还原剂后即转为鲜红色,其他检查正常。患者自述无心肺疾病,是潜水好手,自幼开始或突然出现灰蓝色的发绀,且发绀与呼吸困难不成比例,采用吸氧治疗无效,患者的祖父、父亲及姐姐均有此临床征象。

诊断:高铁血红蛋白血症。

治疗:手术在全麻下完成,SpO_2 在纯氧时波动于 55%~65%,动脉血为紫褐色,查动脉血气 PaO_2:580mmHg。术中给予美兰 100mg,SpO_2 没有明显变化,手术顺利,送回病房,恢复良好,现已出院。

问题讨论:

1. 高铁血红蛋白血症的病因。
2. 高铁血红蛋白血症的临床分类。

某些固醇类激素,如睾丸酮在肝脏 5β-还原酶作用下可生成 5β-氢睾丸酮,后者可诱导 ALA 合酶的产生,从而促进血红素的生成。某些化合物也可诱导 ALA 合酶,如巴比妥、灰黄霉素等药物,能诱导 ALA 合酶的合成。

案例分析 18-1

高铁血红蛋白血症(methemoglobinemia)是一组比较少见的代谢性疾病,其特点为红细胞中高铁血红蛋白的含量超过正常以致发生紫绀。正常氧合与脱氧血红蛋白含二价铁,才能起到转运氧的作用,若血红蛋白中的二价铁氧化成三价铁,则失去转运氧的作用,血液呈巧克力颜色。

正常健康人的红细胞中有很小部分血红蛋白经氧化成高铁血红蛋白,但不超过血红蛋白总量的 2%,当高铁血红蛋白增高时,体内有四种还原物质将其还原为正常的血红蛋白,此等还原物质即维生素 C、谷胱甘肽、三磷酸吡啶核苷黄递酶(triphosphopymidine nucleotide diaphorase)和二磷酸吡啶核苷黄递酶(diphosphopymidine nucleotide diaphozase),后者又名 DPNH 高铁血红蛋白还原酶,作用最活跃。若高铁血红蛋白含量超过 15% 以上,临床即出现青紫,高铁血红蛋白在分光镜波长 632nm 处可见黑色吸收光带,加 2~3 滴 5% 氰化钾后,光带即消失。

本症可分三种类型,即获得性高铁血红蛋白血症、先天性高铁血红蛋白血症和先天性高铁血红蛋白血症伴有异常血红蛋白。

2. ALA 脱水酶与亚铁螯合酶 ALA 脱水酶和亚铁螯合酶对重金属敏感,如铅中毒可抑制这些酶而使血红素合成减少。

3. 红细胞生成素(erythropoietin,EPO) 人 EPO 基因由 4 个内含子和 5 个外显子组成。所编码的多肽链由 193 个氨基酸残基组成,在分泌过程中经水解去除信号肽,成为 166 个氨基酸的成熟肽。EPO 主要在肾脏合成,当循环血液中红细胞容积减低或机体缺氧时,肾分泌 EPO 增加,EPO 可促进原始红细胞的增殖和分化、加速有核红细胞的成熟,并促进 ALA 合酶生成,从而促进血红素的生成。因此,EPO 是红细胞生成的主要调节因子。

此外,铁对血红素的合成有促进作用,而血红素又对珠蛋白的合成有促进作用,可以协调两者生成的比例。

小　　结

血液是在心脏和血管系统里流动的红色、黏性的液体,主要是由无形的血浆和有形成分包括红细胞、白细胞和血小板组成。

血浆蛋白质是血浆中除水分外含量最多的一类化合物,正常人血浆蛋白质含量为 60~75g/L,主要在肝合成。血浆蛋白质种类很多,常根据来源、分离方法和生理功能的不同将血浆蛋白质进行分类。以醋酸纤维薄膜电泳方法可以将血浆蛋白质分离为清蛋白、α_1、α_2、β 和 γ 球蛋白 5 个组分。其中清蛋白的含量最高,含量为 38~48g/L,具有转运物质、维持血浆胶体渗透压的重要功能。临床上常用血浆中清蛋白与球蛋白浓度的比值(A∶G 比值)反映肝功能状况。按生理功能可将血浆蛋白质分为:① 清蛋白,②球蛋白,③结合蛋白类。血浆蛋白质具有多种重要的生理功能:①维持血浆胶体渗透压,②维持血浆正常 pH,③运输功能,④免疫功能,⑤营养功能,⑥凝血、抗凝血及纤溶作用等。

成熟红细胞只保存对其生存和功能发挥至关重要的糖无氧酵解和磷酸戊糖旁路两条代谢途径。葡萄糖在红细胞内主要是通过糖酵解通路和 2,3-二磷酸甘油酸(2,3-BPG)支路进行代谢。糖酵解是红细胞获得能量的唯一途径,每分子葡萄糖产生 2 分子 ATP,主要用于维持红细胞膜上的离子泵的正常功能,以维护细胞膜的可塑性、谷胱甘肽合成、核苷酸的补救合成等。糖酵解的中间产物 1,3-二磷酸甘油酸,其中有 15%~50% 可转变为 2,3-二磷酸甘油酸,后者再经 3-磷酸甘油酸沿酵解途径生成乳酸,此途径称为 2,3-BPG 支路,2,3-二磷酸甘油酸重要功能是调节 Hb 的运氧能力,此外其也可视为红细胞储存能量的一种形式。磷酸戊糖途径为红细胞提供另外一种形式的还原当量—NADPH+H^+,后者在红细胞的氧化还原体系中起重要作用,具有抗氧化,保护膜蛋白、Hb 及巯基酶等功能。

血红蛋白由血红素和珠蛋白组成,血红素合成的基本原料是甘氨酸、琥珀酰 CoA 和 Fe^{2+},反应过程分别在胞液和线粒体中进行。ALA 合酶是血红素生物合成的限速酶,受血红素的反馈调节,此外,血红素的生物合成还受其他因素如 EPO 等的调节。

(潘泽政　朱伟锋)

第 19 章 神经和精神病的生物化学

神经组织是动物进化过程中出现最晚的组织,主要由神经元和神经胶质细胞组成。神经元具有接受刺激、传递信息和整合信息的作用,神经胶质细胞则具有营养、保护和支持神经元的作用。神经系统实质上是由神经元构成的一个网络,是脊椎动物主要的机能调节系统,全面而有效地调节着机体内各器官、系统的生理活动和物质代谢过程。

第一节 概 述

一、神经生物化学发展的基础与贡献

最初提出神经生物化学概念是在 20 世纪 50~60 年代,主要是针对萝芙木生物碱、蛇根碱等用于治疗原发性高血压时产生一些副作用而提出的。当时,不少学者发现,在用萝芙木治疗原发性高血压病人过程中,发生了严重的抑郁性疾病,后来称之为抑郁症。其机制认为是"单胺类递质耗竭",当时称"单胺类假说"。从而激发了许多神经、精神病研究者的兴趣。支持这一理论的实验依据主要有:①单胺氧化酶抑制剂-异烟酰、异烟肼对动物脑内单胺类的影响,主要表现为提高动物脑内去甲肾上腺素、5-羟色胺的浓度。②大白鼠预先服用此药后,再给予利血平则不发生通常出现的镇静和退缩状态,而呈现兴奋反应。证明这是由于异烟酰、异烟肼减慢单胺类物质降解、增加脑内单胺类物质水平所致,因此异烟酰、异烟肼为一种抗抑郁药。由于这一重大发现,人们纷纷致力于单胺类神经递质与抑郁症相关性的研究,证实脑内单胺类递质减少或其缺陷可造成多种精神疾病,如自杀未遂者脑内 5-HT 减少、5-HT 转运体异常、5-HT 遗传变异等。

神经递质,特别是单胺类递质及其受体的研究,在阐明精神疾病中发挥了重要作用,如对精神分裂症提出了多巴胺假说,认为是由于脑中多巴胺受体异常或多巴胺通路异常所致。大量证据表明,Alzhemer 病主要与乙酰胆碱代谢异常有关。近年来还不断发现一些新的脑内神经递质,如一氧化氮(NO)、一氧化碳(CO)、牛磺酸及腺苷等,都与人脑的高级神经-精神活动密不可分。不少糖尿病病人因脑细胞与全身性葡萄糖代谢异常而出现抑郁症状。这种神经递质、内分泌疾病与精神障碍的生化联系是近些年来从事基础医学研究人员与临床精神病专家结合的热点,也是神经-精神病系列化研究的新方向,如甲状腺低下为呆小症、甲亢病人焦虑不安等。

在 20 世纪 80 年代,由于基因工程、分子遗传学的等理论与技术在神经生物学中的应用,尤其是利用 DNA 重组技术与快速 DNA 测序方法的建立,从分子水平证实了一些精神遗传病的 DNA 缺陷:如早老性痴呆(AD)、自毁容貌综合征等。应用原位杂交技术证实苯丙酮尿症(PKU)是苯丙氨酸羟化酶缺陷所致的精神障碍性疾病,是由于基因缺陷所致。我国有学者发现 DXS1113 多态性与情绪障碍(mood disorder,MD)相关,汉族人 X 染色体长臂可能存在 MD 易感基因。

到20世纪80年代,脑研究的发展更为快速。1989年,美国国会宣布20世纪90年代为"脑的十年",并投入巨资支持神经科学的发展。这一决定也得到其他国家科学家的热烈响应。在我国,将神经科学方面的研究列入"八五"期间基础研究的"攀登计划"项目之一。对脑的研究,从细胞水平跃升到分子水平。特别是近些年来,随着人类基因组计划的实施和完成,利用基因剔除(knock out)技术为破译人类精神和精神疾病的病因创造了令人鼓舞的前景。有理由相信,人类精神和精神疾病的这一"暗箱"在不久的将来必将有新的重大突破。

二、神经-精神生物化学的重要性和主要研究内容

由于社会的发展,人们生活节奏加快,许多人面对下岗、就业、婚姻甚至家庭等生存竞争日益激烈,还有青少年繁重的学习负担与升学压力等,都不可避免地对身体和心理造成巨大压力,导致精神障碍疾病的发病率明显呈上升趋势。一项调查表明,在我国,精神疾病发生的数量已超过了心血管疾病,跃居疾病发生率的首位。据一项相关调查显示,目前我国约有3000万青少年存在不同的心理问题,其中,中小学生中有心理障碍者为21.6%~32%;大学生中有心理障碍者为16%~25.4%,而且呈现上升趋势。就世界范围来看出,每10人中就有一人患有心理精神障碍,给家庭和社会带来沉重的负担。据国外精神病流行学专家预测,21世纪将是精神病患者患病率增高、流行的世纪。从目前的研究资料来看,无论是哪一种精神病的生物化学假说都还不能全面解释其发病机制。今后研究的目标主要是:一要弄清正常精神活动的化学基础、结构基础,如神经细胞分泌的神经递质、神经肽及某些与神经、精神活动密切相关的内分泌激素。弄清它们在体内的代谢过程(即合成、分泌、降解及排泄)及其生理病理作用;二要阐明精神免疫系统在精神生物化学中的作用与联系,并弄清它们与多种精神活动的相互关系;三要阐明各种精神病的病理生物化学机制。即探明病理情况下,上述物质在脑内的分布,代谢异常环节及其与精神活动相关程度等。

第二节 中枢神经系统的生物化学基础

中枢神经系统的功能十分独特,神经元胞体具有高度复杂的结构和与其相适应的功能。神经元可从胞体外摄取氧、葡萄糖、氨基酸、乙酰辅酶A、及大脑营养必需的各种维生素、无机盐等,进行旺盛的合成代谢,以构建中枢神经系统的结构成分,并满足大脑活动的能量要求。在学习神经、精神活动之前,有必要先了解神经组织的生物化学基础。

一、神经组织的化学组成

神经组织和其他组织一样,含有各种有机物(包括蛋白质、糖类、脂类及核酸等)、无机物和水分。但它们的含量含和分布显示了一定的特征,在生理功能越趋复杂的部位,其水、蛋白质、酶和核酸的含量越高;伴随发育期和衰老过程,这些化学成分也有相应改变。

(一)脂类

神经组织的主要特征之一就是脂类含量高(表19-1),占总固体的一半以上,尤其白质

为多。髓磷质(myelin)、白质和灰质的脂类含量各占其干重的80%、60%和40%。在脂类含量的构成中,以磷脂为主,中性脂肪很少,有大量的胆固醇和脑苷脂。机体总胆固醇的1/4位于神经组织。常见的两种含糖的鞘脂类是脑苷脂类和神经节苷脂。脑苷脂类是一组神经酰胺的鞘己糖苷;神经节苷脂类是一组含唾液酸的鞘糖脂,在神经末梢含量最高,是神经元的主要组成成分,在突触小体中含量最为丰富。

表 19-1 人脑中主要脂类的分布和含量(占脂类总量的%)

	脑髓鞘	脑白质	脑灰质	末梢神经髓鞘
胆固醇	27.7	27.5	22.0	26.6
甘油磷脂	43.1	45.9	69.5	48.9
磷脂酰胆碱	11.2	12.8	26.7	6.6
磷脂酰乙醇胺	15.6	14.9	22.7	17.5
磷脂酰丝氨酸	4.8	7.9	8.7	
磷脂酰肌醇	0.6	0.9	2.7	10.1
缩醛磷脂	12.3	11.2	8.8	12.4
神经磷脂	7.9	7.7	6.9	14.1
糖脂	27.5	26.4	7.3	24.5
脑苷脂	22.7	19.8	5.4	
硫脂	3.8	5.4	1.7	

(二) 糖类

神经组织中葡萄糖浓度远低于血浆,但它是神经组织中唯一有效的能源。在神经组织中糖原浓度也极低,大脑的糖原含量仅为 0.1%。因此,血糖水平是维持脑正常功能所必需的。

(三) 蛋白质

它几乎占脑干重的一半。主要包括白蛋白、球蛋白、核蛋白和神经角蛋白等。近年来在脑中分离出的特有蛋白有以下几种。① S-100 蛋白质:它是 1965 年由 Morre 等发现的,由相同的 3 个亚基(7.0kDa)组成,分子量为 21.3kDa,主要分布神经交质细胞中,神经元中含量很少。该蛋白能溶解在饱和硫酸氨溶液中,由此而得名。该蛋白对 Ca^{2+} 有高度亲和力,每分子可与 2 个 Ca^{2+} 结合,与脑的学习与记忆有关。② 抗原α-蛋白:其分子量 39kDa 或 48kDa,主要存在于神经元的突触中。③ GP-350:属脑中的糖蛋白,主要分布于突触和可溶性组分中。以上三种蛋白均为酸性蛋白质。④14-3-2 蛋白:此蛋白主要分布于神经元内,属强酸性蛋白。现已知它是神经元特异烯醇化酶的同工酶,催化 2-磷酸甘油酸变成磷酸烯醇式丙酮酸。⑤ 钙调蛋白:是 Ca^{2+} 激活环化核苷酸磷酸二酯酶时所必需的一种蛋白;与 Ca^{2+} 一起参与介导乙酰胆碱和去甲肾上腺素的释放。⑥神经细胞的膜蛋白:包括血影蛋白(spectrin,SP)、闭合蛋白(occludin)及一些跨膜蛋白等。

(四) 酶类

神经组织中主要含有糖酵解和糖有氧氧化所需的全部酶类。脑内还有胆碱酯酶、碳酸酐酶、谷氨酰胺酶(Gln 酶)和转氨酶(以 GOT 活性最高)。

(五) 核酸

中枢神经细胞能较活跃地合成核酸,主要是 RNA,神经元胞体越大,其 RNA 的含量越高,神经元胞质中的 RNA 一般以核糖体的形式存在。周围神经也含有少量的 RNA 和 DNA。

二、神经元的结构与功能

尽管神经元(neuron)的大小、形状和性质各异,但也有其共同的结构、功能特点。每个神经元具有一个轴突和多个树突。由脂双层分子和蛋白质一起构成质膜,后者是各神经元之间、神经元与胶质细胞、肌肉之间细胞、腺体细胞等之间在结构上的边界,彼此间并没有细胞质的直接联系。神经元的基本功能活动是兴奋传导。

(一) 胞体

神经元胞体一般呈锥体形、瓶状、星状或颗粒状,胞体内含细胞器主要包括线粒体、胞核、粗面内质网、溶酶体、高尔基体等。神经元含有丰富的线粒体,分散在胞体、树突和轴突内,一般呈为球形或杆状,但体积变化较大。在代谢活跃的神经元,线粒体数目可达 2500 多个,参与三羧酸循环和氧化磷酸化的酶类主要定位于线粒体内膜上。细胞核多为圆形,大小约为 $5 \sim 15\mu m$,其内常见有一可被碱性染料深染的大核仁,其主要成分为 DNA 和少量 RNA。粗面内质网是合成神经元内蛋白质的主要场所。高尔基体主要是参与糖类与蛋白质的连接,同时也参与分泌性物质的产生。溶酶体含多种水解酶和酸性磷酸酶类,可分解神经元胞体内蛋白质、核酸、脂类及糖类等。

另外,神经元内还含有脂褐素(lipofucin)和神经黑色素(melanin)两种重要的色素。脂褐素主要是一些不饱和脂肪酸过氧化物被溶酶体吞噬后形成的棕黄色颗粒,分散在胞将和树突中的,但在轴突内不含脂褐素。脂褐素的生化组成主要是脂类,它在人脑中的多少与年龄有关,随着年龄的增长而增多,一般在 20 岁以后大脑皮层中才会出现脂褐素。脂褐素增多会引起神经元胞质内 RNA 的含量下降,严重影响大脑的功能,是导致老年人脑力劳动下降的重要因素。神经黑色素主要分布在脑桥蓝斑和中脑黑质,与儿茶酚胺的合成有关,也与帕金森病的发生有关。

(二) 轴突与树突

由神经元胞体的基底胞质发出的并能将神经冲动传出胞体的较长延伸体称为轴突(axon)。轴突源自胞体,呈圆柱状,其所含胞质又叫轴浆(axoplasma)。轴浆运输按其流向分为正向运输和逆向运输:前者是从胞体向轴突末梢输送物质,并有快速、慢速之分;后者是从神经末梢反向神经元的运输,它能促进轴突内蛋白质和神经递质循环,使神经外部物质从神经末梢移送到神经元。

胞体与突起之间的双向流动对神经元的作用有:①维持神经元的胞体与轴突末梢的长距离联系;②某些神经递质在突触前膜上合成,但其合成酶却来自神经元胞体;突触后膜上分解递质的酶有可能在神经元胞体合成;③输送结构蛋白等物质;④运输少量的核糖核酸;⑤微管涉及了正向与逆向运输。

神经元胞体中可接受其他神经元传来神经冲动的胞质短突起称为树突(dendrites)。树突可显著增加神经元胞体的接触面,树突不含高尔基体,其他细胞器成分均与神经元胞体相同。带有多个树突的胞体叫多极神经元,如小脑的 Purkinje 细胞就属于这类神经元。

三、突　　触

神经系统信息传递的方式主要有突触传递(主要)和体液系统(次要)两种。按信息传递方式不同,可将突触分为化学性突触(chemical synapse)和电突触两种类型。化学性突触是中枢神经系统信息传递的主要方式,即神经元彼此之间、神经元与靶细胞之间的信息传递通过某些神经递质的释放而完成。按结构组合方式的不同将突触又分为轴突-轴突、轴突-树突、轴突-胞体、树突-树突等类型。

化学性突触的基本结构突触前部、突触后部和突触间隙三个部分。其中,突触前部丰含突触小泡(一般 300~600 个)、线粒体、少量内质网(有合成蛋白质的功能);突触前部的膜称突触前膜,含有 Na^+,K^+-ATP 酶,负责调控 Na^+、K^+ 流通,调节神经元内外离子的交流。突触后部的膜称突触后膜,存在特异性神经递质的受体及降解递质的酶类。化学性突触的突触前膜与突触后膜之间的间隙区域称突触间隙(synaptic cleft),约 20nm 宽,内含蛋白质、黏多糖等(图 19-1)。

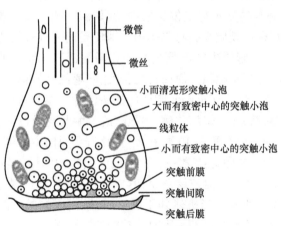

图 19-1　化学性突触的结构示意图

第三节　脑代谢的特点

关于人脑的代谢特点目前了解还不够全面,主要是从分析人脑的血液、脑液中代谢物的变化得出的印象,尚不能精确定位和详细描述它的中间代谢过程,更不能确切地反映人脑代谢与整个机体代谢的功能状况。因此,人们对脑的代谢特点知识掌握的还比较肤浅。在脑中的代谢包括糖代谢与能量代谢、脂代谢、氨基酸代谢及核酸代谢等。

一、能量代谢与糖代谢

所有组织细胞的功能活动都必须消耗能量。脑的功能复杂,消耗能量特别大。正常情况下脑的能量代谢主要靠葡萄糖供能。人脑重量仅有体重的 2%,但它需氧量大致为休息时全身的 20%。根据人在清醒时的脑血流量和脑动脉与脑静脉血流间的氧差,可推算出脑每分钟的耗氧量为(1.47 ± 0.18)μmol/g 组织,远高于其他组织。脑耗氧量还受体温的影响,体温升高(发热)时脑的耗氧量明显升高,临床利用人工降温以减少脑组织耗氧量,从而达到保护脑组织的目的。脑内肌酸激酶(CK-BB 型)与心肌(CK-MB 型)和骨骼肌(CK-MM 型)中的不同,当脑内 ATP 丰富时肌酸激酶活化,使之生成磷酸肌酸储存。

葡萄糖在脑组织中的氧化过程与其他组织基本相似,主要是有氧氧化和无氧酵解,占脑中葡萄糖的分解率的 90%~95%,磷酸戊糖途径占 5%~10%。人脑内葡萄糖含量(6.27 ± 2.02)mmol/L[(112 ± 36mg)/100g]组织。人脑内糖的利用特点是利用糖量大、对血糖浓度变化极为敏感和能利用其他的糖。人脑对血糖浓度的波动极为敏感,葡萄糖从血液运到脑主要靠易化扩散。据估算,人脑葡萄糖平均利用率为 31μmol/min·100g 组织,其中 26μmol 用于氧化供能,5μmol 用于其他代谢需要。①当血糖浓度正常时,血脑屏障对葡萄糖的易化转运能力很强,故脑对葡萄糖的需要不受血管转运限制,而受 6-磷酸果糖转变为 1,6-二磷酸果糖过程支配。②当大脑活动增加或缺氧时,6-磷酸果糖激酶-1 活性大大提高 4 倍。③当血糖浓度降至 1.1mmol/L 时(20mg%)以下时,此时脑耗氧量减少 20%,并出现严重低血糖症状;当血糖降到 0.5 mmol/L,此时耗氧量为正常的 58%,并产生低血糖昏迷,时间久会危及大脑功能。④脑组织还可利用甘露糖和半乳糖作为能源,尤其是以乳汁为主的婴幼儿。

脑组织中糖代谢酶类的分布与定位比较独特,如碱性磷酸酶主要见于神经元内,而酸性磷酸酶则主要分布在神经胶质细胞与髓鞘内。即使是同一神经元内,胞质与胞核中的糖代谢酶类的分布也不同,如胞质中的己糖激酶和 6-磷酸葡萄糖脱氢酶的活性低于胞核;胞质中的磷酸果糖激酶活性高于胞核。简而言之,代谢旺盛的区域糖氧化和酵解的酶活性较高,突触终末糖分解的酶活性高于神经元胞体内的酶活性。参与脑内糖代谢及其调节的酶主要有己糖激酶、磷酸果糖激酶、烯醇化酶、丙酮酸脱氢酶及乳酸脱氢酶同工酶。

有实验表明,脑内的己糖激酶为 Ⅰ 型,其 K_m 值比肝和肌肉中己糖激酶要低得多,而 V_{max} 则较高,是脑内葡萄糖分解的限速酶之一。脑内己糖激酶的活性一般高于其他组织17~20倍。脑内己糖激酶主要分布于大脑皮层灰质,其次是丘脑和白质。脑内丙酮酸激酶控制丙酮酸从胞液进入线粒体的速率。当机体处于饥饿时,脑内丙酮酸激酶活性明显下降,表明脑对葡萄糖氧化供能的依赖性及血糖水平对脑功能的重要性。

脑内存在五种乳酸脱氢酶(LDH)同工酶,其中以 LDH$_1$ 为主。通常脑内约 15%的葡萄糖被氧化成乳酸,LDH 可将其携带的氢(还原当量)交给 NAD$^+$生成 NADH+H$^+$,后者经苹果酸穿梭进入线粒体。

二、脂 类 代 谢

脑内脂类含量较其他组织丰富,脂类的组成也相当复杂。脂类不仅是中枢神经组织细胞膜、细胞器及髓鞘的重要成分之一,也是脑内行使多种特殊功能的重要物质。脑中脂类相对较稳定,但相对而言,磷脂更新较快,尤其是以肌醇磷脂更新最为迅速;其次是甘油磷脂,其更新速度依次为磷脂酰胆碱>磷脂酰乙醇胺>丝氨酸磷脂。

脑组织可合成脂肪酸,不仅可合成少量饱和脂肪酸,也可合成多不饱和脂肪酸;但合成脂肪酸的能力不强,故脑内仅存在少量脂肪酸。脑内有脂肪酸 β-氧化的酶系,可进行脂肪

酸的 β-氧化分解。此外,脑内还具有脂肪酸 α-氧化的能力。

脑内胆固醇的合成代谢与其他组织一样,利用乙酰 CoA 为前体,由 NADPH+H⁺供氢合成胆固醇。因脑中羟甲基戊酸单酰辅酶 A 还原酶(HMG-CoA)活性随着年龄的增长而降低,生长期的动物脑中合成胆固醇的能力较强,年老时合成胆固醇的能力下降。脑中缺乏降解胆固醇的酶,其脑内胆固醇更新十分缓慢。

脑中存在乙酰乙酸硫激酶和琥珀酸单酰辅酶 A 两种氧化酮体的酶,且活性都很强。有研究表明,长期饥饿的动物脑中 1/4 以上的能量来自酮体的氧化,脑中酮体分解过程见脂类代谢中酮体的分解与利用。

三、氨基酸代谢

脑中氨基酸的来源有两个,一是由血液供给,另一个是从糖代谢中转变而来。经脑血流中的氨基酸大多数是通过转运载体系统进入脑细胞。血-脑屏障内有酸性、中性和碱性三种不同的氨基酸转运载体。而碱性氨基酸转运载体又分为大碱性和小碱性氨基酸转运载体两种。目前认为,脑内主要是中性和大碱性氨基酸转运载体起转运氨基酸作用。此外,大家还公认脑内存在一个与小肠黏膜细胞一样的主动摄取氨基酸的过程,即 γ-谷氨酰氨循环(γ-glutamyl cycle)。脑内合成非必需氨基酸的能力较强,脑内游离氨基酸主要(75%~80%)是 Asp、Glu、Gln、牛磺酸及 GABA 等,其中 Glu 含量最多,达 10 mmol/L。N-乙酰天冬氨酸只见于脑中,其浓度是 Asp 的 2~3 倍,其作用可能是充当储备乙酰基的细胞内阴离子池。

虽然脑内谷氨酸脱氢酶活性仅次于肝和肾上腺皮质,但它所催化反应的平衡常数是有利于谷氨酸的生成,因此,脑中氨的生成实际上是通过"嘌呤核苷酸循环"学说,即脑中氨的生成主要是通过腺苷酸脱氨酶的作用(见"氨基酸代谢")。生成的氨用于合成谷氨酰氨,并随血液离开脑。

四、核酸代谢与基因表达

在脑中,没有合成嘌呤核苷酸的全部酶系,并缺乏合成嘧啶核苷酸环的氨甲酰磷酸合成酶Ⅱ,因此,不能从头合成嘧啶核苷酸,只能靠补救合成途径合成。脑组织中 RNA 含量为全身各组织之冠。脑中 DNA 主要存在于神经细胞核内,线粒体中仅含极少量 DNA(0.1%)。脑内含有丰富的核酸,这与脑储藏有大量遗传信息,主宰全身各组织器官活动的协调有关。不同脑区的核酸更新率也不同,有实验显示,大脑白质比灰质更新快,而脑干、小脑和丘脑比大脑更新快。

(一)脑基因表达特点

脑基因表达最明显的特点是它的复杂性和时空性。从量上看,用杂交(DNA 或 RNA 杂交率)分析人脑基因表达显示:人脑应含有 5~40 万个基因,但从人类基因组计划(HGP)研究结果看,人基因组中仅约有 3.5 万个基因,而在脑中表达的 mRNA,发现 65% 的 mRNA 与其他组织不同。因此有人认为,在脑中表达的 mRNA 中,约有 2 万种是脑中特异的。从结构上看,脑中 mRNA 3′端 polyA 程度低,称为 poly(A)-RNA。成年个体脑中约有1/3的蛋白质分子是由 poly(A)-RNA 编码的。

脑基因表达存在一定的时间顺序,依据此将脑基因的表达划为三类:第一类是脑发育时高丰度表达,如 α-微管蛋白基因在胚胎期脑中大量表达;第二类是管家基因(house keeping genes),如 ras 基因;第三类是在胚胎期低丰度表达,出生后或成年期高丰度表达,这类基因多为编码神经递质代谢酶或某些受体的基因。脑中特异表达的基因,许多基因只在脑内某一区域或某一种神经元中表达,即脑基因表达有它的时空性。如胆固醇生成孕烯醇酮的酶主要在星形胶质细胞中表达,神经元中几乎不表达。

脑基因的正常表达是保证脑正常发育和脑功能正常发挥的基本前提。脑基因表达的调控就是脑组织依据内外环境的变化来调节脑内某些特定基因的表达,其调控环节有很多,包括 DNA 水平(染色质结构变化)、转录水平、转录后加工(包括选择性剪接、RNA 编辑等)、翻译水平调控及翻译后调控。

(二) 脑中 G 蛋白的表达与信号转导作用

许多神经递质、神经调质、神经肽或激素与其相应结合后,可通过 G 蛋白将信息进一步传递进入细胞内。另有一些药物也经 G 蛋白发挥功能。因此,G 蛋白具有广泛的精神生物学意义。

G 蛋白是一类能与鸟苷酸结合的膜蛋白,由 α、β 和 γ 三个亚基组成。依据 G 蛋白中 α 的不同,脑中的 G 蛋白可分为激活型 G 蛋白(Gs)、抑制型 G 蛋白(Gi)及离子通道 G 蛋白(Go)等。α 亚基活化时为 G 蛋白活化形式。G 蛋白激活过程:信息分子→作用于膜受体→受体激活,并与 G 蛋白接触→G 蛋白变构,并释放 GDP 而与 GTP 结合→引起 β、γ 亚基脱落、α 亚基活化→活化的 α 亚基将信息传递下一级,与此同时 GTP 酶活性也被激活,使结合的 GTP 变成 GDP,继而 α 亚基失活又与 β、γ 亚基结合恢复到静态。G 蛋白参与信号转导的途径主要有 AC-cAMP、PLC-IP$_3$/DAG 和离子通道三条。人脑中 G 蛋白各亚基主要种类及其基因定位见表 19-2。

表 19-2 人脑中 G 蛋白各亚基主要种类及其基因定位

亚基名称	基因定位	主要功能特点
α 亚基		
Gsα	人 12 号染色体	激活腺苷酸环化酶
Gαo$_{1f}$	—	传递视觉信号
Gi$_{2α}$	人 3 号染色体	抑制腺苷酸环化酶
Gi$_{1α}$		抑制腺苷酸环化酶及磷酸肌醇酯水解
Gi$_{3α}$	人 1 号染色体	可调节 PLC 活性
Goα		抑制神经元钙离子通道
Gtα	人 1 号染色体	传递视觉信号
Gzα	人 22 号染色体	—
G$_{11α}$		介导膜磷酸肌醇酯水解及调节 PLC 活性
β 亚基		
β$_1$	人 1 号染色体	活杆状细胞 cGMP-磷酸二酯酶(cGMP-PDE)
β$_2$	人 7 号染色体	—
β$_3$	人 12 号染色体	导锥状细胞对 cGMP-PDE 的激活
γ 亚基	—	βγ 二聚体黏附于细胞,并决定二聚体功能

(三) 神经递质转运蛋白

神经递质转运蛋白在调节神经递质活性方面起重要作用,其功能改变与多种精神症状相关。神经递质转运蛋白主要有单胺类转运蛋白和氨基酸类转运蛋白两大类型,主要参与神经递质的摄取与灭活。单胺类转运蛋白主要转运 DA、NE、5-HT 等 Cl^-、依赖性转运蛋白家族,分子中含有 12 个跨膜区段。氨基酸类转运蛋白主要有转运 GABA、Glu、Gly、Tau 等神经递质的转运蛋白。属依赖 Na^+、K^+ 依赖型,其结构特点是一般为 600 个左右氨基酸组成,并有相似的分子结构、含有 6~12 个跨膜段、2~4 个糖基化位点和数个磷酸化位点。

(四) 神经递质受体

神经递质受体一般分为配体门控离子通道和 G 蛋白偶联受体两大类。配体门控离子通道又包括 N 型乙酰胆碱受体、抑制性氨基酸受体和兴奋性氨基酸受体三种,被激活后可直接开放通道,产生跨膜离子流。G 蛋白偶联受体是与 G 蛋白相互作用,激活第二信使系统发挥作用。G 蛋白偶联受体包括单胺类神经递质受体、$M_1 \sim M_5$ 型乙酰胆碱受体、神经肽受体(主要指 K 物质、阿片肽)及代谢型谷氨酸受体。应当指出的是,有些 G 蛋白偶联受体也可影响到离子通道的开放与关闭,特别是钾通道和钙通道。部分神经递质受体的基因定位见表 19-3。

表 19-3 人脑中部分神经递质受体的基因定位

神经递质	受体亚型	基因定位
多巴胺	D_1A	5 号染色体
	D_1B	4 号染色体
	D_2A-s/ D_2A-L	11q22-23
	D_2B	3p13
	D_2C	11p15
去甲肾上腺素	β_1	10q24-26
肾上腺素	β_2	5q31-34
	α_1A	5 号染色体
	α_1B	5 号染色体
	α_1C	8 号染色体
	α_2A	10 号染色体
	α_2B	2 号染色体
	α_2C	4 号染色体
乙酰胆碱	M_1	1 号染色体
	M_2	7 号染色体
	M_3	11 号染色体
	M_4	11 号染色体
	M_5	15 号染色体
	$NR\alpha_4$	20q13
	$NR\beta_2$	2 号染色体
γ 氨基丁酸	$GABA_{A\alpha1}$	5q32-33
	GABAc	6q14-21
5-羟色胺	$5\text{-}HT_1R$	5 号染色体
	$5\text{-}HT_{2A}R$	13q14
	$5\text{-}HT_{2B}R$	2q36
谷氨酸	$NMDA_{R1}$	9q34
	$NMDA_{R2A}$	16p13
	$NMDA_{R2B}$	12p12
	$NMDA_{R2C}$	617q25

（五）神经递质代谢酶类

许多研究表明,导致精神病发作的重要因素之一是由于某些神经递质代谢酶的活性发生异常变化。如双相情感性精神患者色氨酸羟化酶明显下降;精神分裂症患者腺苷酸脱氨酶活性明显升高,而乙酰胆碱酯酶和单氨氧化酶则明显降低;老年性痴呆患者海马及大脑皮层中胆碱乙酰化酶和乙酰胆碱酯酶明显低于正常人。近年来对神经递质代谢酶类有关基因进行了较多研究,不少基因已被基因定位和克隆。

第四节　精神和精神病相关的神经递质

传递神经冲动的化学物质,即完成神经元之间或其他靶组织(效应器)之间的信息传递,这类化学物质称之为神经递质。神经递质一般应符合以下6点要求:①在大脑中分布不均匀;②囊泡储存;③释放条件;④有其特定的受体;⑤有特定的灭活机制;⑥应用特异性拮抗剂阻断突触后部位,对传入刺激和直接使用该物质产生相同效应。

主要的神经递质有以下几种(图19-2):

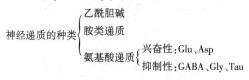

图 19-2　神经递质的种类

另外还有 NO、CO 和腺苷等。

神经递质转运体是突触前膜、囊泡膜及神经胶质细胞的膜性糖蛋白,其功能为终止突触间的信息传递和参与神经毒性。

有些递质本身并不直接触发其支配细胞的功能效应,它只是一种调节其他传统递质的信息传递。这种神经化学调节物质统称为神经调质。神经调质的特点是:①从神经细胞、胶质细胞或其他分泌细胞分泌,能调节递质效应,如内啡肽和 P 物质等;②多为神经肽,分子量比神经递质大,脑内含量少于神经递质,但某些神经肽可与神经递质共存。

一、乙酰胆碱

乙酰胆碱(ACh)是运动神经、自主神经系统中的节前纤维和副交感神经的节后纤维的兴奋性递质,也统称胆碱能神经。

ACh 与人体自主神经系统的调节、肌肉运动、大脑意识与思维、学习与记忆有广泛的联系。ACh 的合成是以乙酰 CoA 和 胆碱为原料,在突触胞质中由胆碱乙酰化酶催化合成。新合成 ACh(易释放 ACh)易从突触小体释放,即胞质释放;储存于囊泡中 ACh(与储存囊泡牢固结合)只有受到连续刺激时才释放,又叫囊泡释放。ACh 在完成兴奋传递后,随即被突触前膜与突触后膜上的胆碱酯酶降解与灭活。中枢乙酰胆碱受体分类如图 19-3:

中枢乙酰胆碱受体 {
　　毒蕈碱受体（M 受体）：M_1、M_2、M_3
　　烟碱受体（N 受体） {
　　　　中枢周围型 N 受体
　　　　周围型 N 受体 {
　　　　　　骨骼肌 N 受体
　　　　　　神经节 N 受体
}}

图 19-3　中枢乙酰胆碱受体分类

ACh 功能（作用）主要包括感觉功能、运动功能和参与情绪、学习和意识活动等。关于乙酰胆碱受体作用机制，N-受体为不依赖 cAMP、也不需要胞内其他信号物质的门控离子通道受体，可直接控制离子通道的开放与关闭。M 受体兴奋时经过两条途径发挥功能：一是 M_1 和 M_3 受体与 Gs 结合→激活 AC→使胞内 cAMP↑→激活 PKC→膜 K^+ 传导下降→突触前兴奋；二是 M_3 受体激活 PLC→生成 IP_3 和 DAG→DAG 激活 PKC→致 K^+ 传导增加及 Ca^{2+} 传导下降→产生突触后神经元兴奋。

二、儿茶酚胺

脑内儿茶酚胺类递质主要包括多巴胺（DA）、去甲肾上腺素（NE）和肾上腺素（E）。脑内儿茶酚胺的合成与分泌过程大致如下：

$$\underset{(1)}{苯丙氨酸} \rightarrow \underset{(2)}{酪氨酸} \rightarrow \underset{(3)}{多巴} \rightarrow \underset{(4)}{多巴胺} \rightarrow \underset{(5)}{去甲肾上腺素} \rightarrow 肾上腺素$$

注：酶（1）为苯丙氨酸羟化酶；酶（2）为酪氨酸羟化酶；酶（3）为 *L*-芳香族氨基酸脱羧酶；酶（4）为多巴胺-β-羟化酶；酶（5）是苯乙醇胺-*N*-甲基转移酶。

先在神经元胞质内生成二羟苯丙氨酸，然后经运输至肾上腺素纤维的末梢合成 DA 和 NE。其中酪氨酸羟化酶为限速酶，辅酶为四氢生物蝶呤。

儿茶酚胺类分解代谢的酶主要有儿茶酚胺氧位甲基转移酶（COMT）和单胺氧化酶（MAO）。COMT 主要存在于神经末梢的突触间隙中，起降解 NE 作用；MAO 主要存在神经元胞体线粒体外膜上，作用较广泛，主要使单胺类氧化成相应的醛类。MAO-A 型主要作用 NE、5-HT；MAO-B 型作用于其他苯乙胺类物质。

脑内多巴胺的主要代谢产物是高香草酸（HMA），NE 的降解产物主要是 3-甲氧基-4-羟基苯乙二醇（MHPG）；5-HT 的代谢产物为 5-羟吲哚乙酸（5-HIAA）。

脑内 NE 的主要生理功能如下：

1. 中枢效应　NE 对维持脑电和行为觉醒有一定的作用；NE 过度亢奋与精神分裂的发生有关。

2. 与精神活动的关系　如利血平引起抑郁症是由于 NE 耗竭所致，用 NE 类似物可诱导拟精神病发作。躁狂症患者，脑脊液中 MHPG 和 HMA 均升高。情感性精神病患者的脑脊液中 MHPG 和 HMA 均下降。

3. 调节体温和调节摄食　NE 通过作用丘脑 α-受体可使体温下降（0.2~2℃）；NE 通过兴奋 α-受体增加摄食、而 β-受体兴奋则抑制摄食。

4. 与记忆、觉醒有关　实验证明，NE 能纤维与记忆有关。如阻断 NE 能纤维，能降低某些脑区 NE 含量，可阻断加压素的巩固长时记忆作用。

凡是能与 NE 或 E 结合的受体总称肾上腺素能受体，其分类如图 19-4：

$$\text{肾上腺素能受体} \begin{cases} \alpha \begin{cases} \alpha_1: \alpha_{1B}、\alpha_{1C}、\alpha_{1D} \\ \alpha_2: \alpha_{2A}、\alpha_{2B}、\alpha_{2C} \end{cases} \\ \beta: \beta_1、\beta_2、\beta_3 \end{cases}$$

图 19-4 肾上腺素能受体分类

已知 β_1 受体在心脏与大脑皮层密度较高, β_2 受体主要分布小脑。NE 受体(NA)经 AC(腺苷酸环化酶)和 PI(磷脂酰肌醇)系统偶联产生生物学效应:

NA(配体)→激活 β 受体→兴奋 G 蛋白(Gs)→AC 活性↑→cAMP→引起胞内相关酶及蛋白磷酸化→产生效应。

多巴胺受体(DR)依其对 AC 活性的差别分成 D_1 和 D_2 类受体。具体如图 19-5:

$$\text{DR} \begin{cases} D_1 \text{受体:可激活 AC 活性} \begin{cases} D_1 \text{受体:其异常与精神分裂症相关} \\ D_5(D_{1B})\text{受体} \end{cases} \\ D_2 \text{受体:抑制或不影响 AC 活性} \begin{cases} D_2 \text{受体家族} \\ D_3 \text{受体家族} \\ D_4 \text{受体家族} \end{cases} \end{cases}$$

图 19-5 DR 的分类

其中 D_1 受体基因位于 5 号染色体, D_{1B} 受体基因位于 4 号染色体, D_1 受体异常与精神分裂症的发生有关。 D_2 受体主要分布在突触后膜, D_2 受体兴奋降低 DA 的释放。 D_2 受体与精神病密切相关,抗精神病药氯氮平主要作用于 D_2 受体,但也有相反的实验结果报告。

中枢 DA 的生理功能主要有:

1. 影响人的情绪和行为 脑内 DA 升高,使人产生妄想、幻觉和情绪障碍。

2. 与疼痛及镇痛有关 对吗啡镇痛和针刺镇痛都有加强作用。

3. 调节躯体运动 DA 受体兴奋会减少躯体运动。

4. 调节丘脑-垂体分泌功能 DA 对内分泌的影响主要是通过调节丘脑-垂体 DA 通路发挥作用。

5. 参与药物滥用的精神活动 如麻醉剂、兴奋剂与酒精等都与 DA 神经系统有一个共同的作用于部位,兴奋中脑腹侧被盖区—边缘叶 DA 系统,加快 DA 的释放。

6. DA 亢进对神经-精神的毒害 目前认为,脑内 DA 代谢可产生细胞膜毒性物质过氧化氢,引发自由基连锁反应,导致黑质中多巴胺能神经元变性坏死,产生帕金森病。

三、5-羟色胺

人体内 5-羟色胺(5-hydroxytryptamine, 5-HT)首先在血清中被发现,它可引起外周血管收缩,故又名血清素(serotonin)。中枢 5-HT 仅占有 1% 左右。

中枢 5-HT 在胞质合成,然后储存于突触小泡内。5-HT 在脑内灭活形式主要是突触前 5-HT 神经元对 5-HT 再摄取,并与蛋白结合储存;另一部分则在线粒体单胺氧化酶作用下,生成醛,再氧化生成 5-羟吲哚乙酸(HIAA)。

脑内 5-HT 能神经元胞体主要集中在脑桥上部、中脑下部和延髓的中缝核,其走向又分上行和下行纤维两种。

5-HT 受体(5-HTR)兼有神经递质和血管活性物质双重功能,人脑内 5-HTR 有多种亚型,并与多种精神活动相关(图 19-6)。

$$5\text{-}HT_1R:5\text{-}HT_{1A}R、5\text{-}HT_{1B}R、5\text{-}HT_{1C}R、5\text{-}HT_{1D}R、5\text{-}HT_{1E}R、5\text{-}HT_{1F}R$$

5-HTR 的类型
- $5\text{-}HT_1R$：$5\text{-}HT_{1A}R、5\text{-}HT_{1B}R、5\text{-}HT_{1C}R、5\text{-}HT_{1D}R、5\text{-}HT_{1E}R、5\text{-}HT_{1F}R$
  - $5\text{-}HT_{1A}R$ 参与多种精神活动的调节，与焦虑、酒精依赖、精神分裂症相关
- $5\text{-}HT_2R$
  - $5\text{-}HT_{2A}R$：与自杀、抑郁及精神分裂症相关
  - $5\text{-}HT_{2B}R$
- $5\text{-}HT_3R$：属离子通道型受体
- $5\text{-}HT_4R$：与 G 蛋白偶联，很少发现它与精神病有关
- $5\text{-}HT_5R$：与 G 蛋白偶联，尚未发现它与精神病有关
- $5\text{-}HT_6R、5\text{-}HT_7R$

图 19-6　5-HTR 的类型

中枢 5-HT 的生理功能：

1. 与睡眠的关系　脑内 5-HT 属抑制性递质，表现为促眠效应。

2. 与痛觉的关系　提高疼痛阈的作用，使疼痛刺激敏感性下降。

3. 与精神活动的关系　大量的临床研究显示，5-HT 代谢失调与精神症状或智力障碍有关，如人体内 5-HT 代谢出现异常或甲基化过度会产生一系列致幻物质，包括 5-甲氧色胺（5-methoytrptamine，5-MT）和 5-甲氧二色胺等，引起精神失常。已经从精神分裂症患者 CSF 中分离出 5-MT，并证实当 5-MT 生成增多时会加重精神分裂症病情。

4. 与垂体激素　$5\text{-}HT_1R$ 激动剂可刺激 ACTH 和皮质醇的释放，而其拮抗剂则可阻断之；反之，大量给予 ACTH 也可促进神经细胞内 5-HT 的更新。中枢给予 5-HT 可促进生长激素的分泌，抑制黄体生成素的分泌和促进促红素的生成分泌。5-HT 与性激素水平、性行为有关。

5. 与摄食、攻击行为有关　大量研究显示，5-HT 耗竭动物可出现狂暴的攻击行为，给予 5-HT 可减少食欲、抑制掠夺性攻击行为。临床研究也发现企图自杀与自杀未遂者中枢 5-HT 减少，抑郁症患者 CSF 中 5-HIAA 明显低于正常对照者。

大量研究证明：5-HTR 亚型与精神疾病有较广泛的联系，如抗焦虑药：丁螺环酮、格哌隆、依普呱隆三种药的共同代谢产物为 1-（2-嘧啶）哌嗪的主要成分。这三种药与 $5\text{-}HT_{1A}R$ 有高度亲和力，而其代谢物对 $5\text{-}HT_{1A}R$ 亲和力很低。前者对突触前 $5\text{-}HT_1R$ 为激动剂，而对突触后 $5\text{-}HT_1R$ 为拮抗剂。又如利坦塞林是 $5\text{-}HT_2R$ 拮抗剂，对治疗焦虑症有效，因而也是抗焦虑药。很多致幻剂（如三甲氧苯乙胺）是 $5\text{-}HT_2R$ 激动剂，其致幻作用可被 $5\text{-}HT_2R$ 拮抗剂所阻断。

简而言之，中枢 5-HT 功能不足是情绪紊乱的重要因素，至于究竟如何发展为躁狂症或抑郁症，则与 NE 水平、5-HT 受体不同亚型及其密度有关。

四、氨 基 酸 类

脑内氨基酸不仅是用于合成蛋白质、参与能量代谢，而且还具有突触传递功能。脑细胞内氨基酸不能自由出入，受脑内氨基酸合成系统和血脑屏障的严格控制。脑内氨基酸递质按其功能分为兴奋性氨基酸递质和抑制性氨基酸递质。前者主要有 Glu 和 Asp；后者包括 GABA、Gly 和牛磺酸等。

（一）兴奋性氨基酸递质

兴奋性氨基酸（excitatory amino acid，EAA）是指能在中枢神经信息传递过程中引起突

触后兴奋性电位变化的一类氨基酸,包括 Glu、Asp、Gly、Ser 和 Ala 等。脑内 Glu 主要分布在大脑皮层、小脑、纹状体、下丘脑及脑干。Asp 在脑内的含量($1.70 \sim 3.38 \mu mol/g$ 鲜脑组织)比 GABA 的含量高一倍,仅次于 Glu($5.0 \sim 6.0 \mu mol/g$ 鲜脑组织),Asp 分布与 Glu 类似,以小脑、丘脑及下丘脑较高,大脑皮层、纹状体中相对较低。

兴奋性氨基酸递质受体(excitatory amino acid receptor, EAAR)目前主要有离子型受体包括 N-甲基-D-天冬氨酸(NMDA)、使君子酸(QA)、海人藻酸(KA)等,ACPDA 属 G 蛋白偶联受体,也称为代谢型 Glu 受体(MGluRS)。NMDA 受体主要分布于大脑皮层、海马,它是唯一对配体敏感和对电压敏感的受体,其受体效应缓慢而持久。NMDA 受体是有多个不同结合位点的大分子复合物,至少有神经递质结合部位、非竞争性拮抗部位和偶联甘氨酸结合部位三部分组成。它与神经元的发育、突触的形成及其传递效率的变化有关,并与神经元的可塑性相关。此外,NMDA 受体还是学习的关键性物质。

谷氨酸兴奋引起神经元去极化,产生兴奋性突触后电位的慢反应。谷氨酸受体在中枢兴奋性突触传递的长时程增强(LTP)和长时程抑制(LTD)的诱导机制中起关键性作用。LTP 与动物学习、记忆及认知有关,当破坏 LTP 时会使动物定位能力、学习、记忆能力丧失,用谷氨酸受体激动剂则可使 LTP 学习过程增强。

(二)抑制性氨基酸递质

抑制性氨基酸递质主要有 GABA、Gly 和牛磺酸等。GABA 广泛存在脑组织中,最集中的部位是灰质。脑内具有一个较完整的 GABA 合成与分解的酶系统。由 GABA 识别位点,苯二氮卓(BD)识别位点和氯离子通道组成 $GABA_A$ 受体复合体。配基与 GABA 识别位点结合时使 Cl^- 通道开放,产生抑制性突触后电位,抑制性神经元放电。脑内 GABA 受体分 A、B、C 三型,A 型属配体门控离子通道,已有 10 余个 GABA 受体亚基;B 型是通过 G 蛋白激动胞内蛋白激酶,增加 K^+ 传导,产生突触后抑制效应;C 型主要存于视觉细胞的双极细胞轴中,它抑制 Ca^{2+} 内流。中枢 GABA 的生理功能是:①抗焦虑作用:作用于 $GABA_A$ 受体,安定受体及 Cl^- 通道;②与大脑精神活动有关,当 GABA 功能不足,会导致 DA 功能亢进而诱发精神分裂症;③维持正常神经的兴奋性;④对摄食的影响:由于 GABA 对下丘脑摄食中枢有抑制作用,脑内 GABA 升高会抑制动物摄食。此外,GABA 还与癫痫病、帕金森病的发生有一定的关系。

五、腺　苷

脑内腺苷(adenosine, Ad)是 ATP 代谢的分解产物,具有抗惊厥和内源性神经保护剂的作用。脑内腺苷的来源主要有两条,一是 S-腺苷同型半胱氨酸(SAH)经 SAH 水解酶的作用生成;二是由 AMP 经 5-核苷酸酶去磷酸而成。目前已知 Ad 受体(AdR)有 AdA_1R、AdA_2R、AdA_3R 三种亚型,均属 G 蛋白偶联受体家族。其中,AdA_1R 与 Gi/Go 蛋白偶联,抑制腺苷酸环化酶,通过依赖磷脂酶 C(PLC)的信号途径,参与调节神经递质的释放;AdA_2R 与 Gs 蛋白偶联,激活腺苷酸环化酶。

Ad 及其受体的功能主要有:①脑内腺苷通过与 AdR 结合,降低中枢神经元的兴奋性,抑制大脑皮层、海马等脑区的诱发放电;②Ad 作用突触前可使兴奋性氨基酸突触释放减少,经 Ad_1R 使 Ach、NE、5-HT 及 GABA 释放减少,降低神经元通路的活动;③Ad 可抑制小胶质细胞自由基的生成,减少神经细胞的损害;④具有扩张局部脑血管及抑制血小板的凝聚,改善神经细胞的营养供应,参与神经细胞的损害修复与再生。

脑内腺苷的细胞保护机制为:①作用突触前膜,减少兴奋性氨基酸突触释放;②由 K^+ 电导的增加导致神经元超极化,NMDA 受体的阻断;③Ad 对神经元和胶质细胞有营养作用;④抑制 Ca^{2+} 内流,减少磷脂酶的激活。可见,Ad 是一种内源性神经保护剂,对神经元具有直接营养作用,能与生长因子一起参与脑损伤的修复。

六、气 体 分 子

在脑内充当神经递质的气体分子主要包括一氧化氮(nrtric oxide,NO)和一氧化碳(carbon monoxide,CO)。NO 与经典的神经递质不同,它是一种高反应性气体分子,脂溶性强,能通过生物膜快速扩散,释放方式特殊。NO 是以精氨酸、O_2 和 NADPH 为原料,在一氧化氮合酶(nrtric oxide synthase,NOS)催化下生成。NOS 在小脑、丘脑、下丘脑及嗅球中含量最高,其次是大脑皮层和海马。NOS 主要有脑源性 NOS(brain NOS,bNOS)、诱生型 NOS(inducible NOS,iNOS)和内皮型 NOS(endothelial NOS,eNOS)三种同工酶。NO 的中枢作用主要是一种逆向传递性物质,起神经递质样作用。NO 从突触后释放,扩散到突触前膜,引起突触前膜递质释放增强。如 NO 可增加海马神经元突触前膜递质 Glu 的释放。

CO 作为一种血管内皮舒张因子与新型的信号分子,在心脑血管中具有神经递质的特点,受到精神生化研究者的广泛关注。人脑内 CO 是脑内血红素在结构型血红素加氧酶Ⅱ(HO-Ⅱ)催化下生成。HO-Ⅱ在脑内有广泛分布,主要在嗅球、海马、中脑及脑桥等脑区。与 NO 一样,CO 在生成后也能很快地自由透过细胞膜,并与胞内可溶鸟苷酸环化酶(SGC)结合,激活 SGC,导致 cGMP 含量升高,从而产生影响神经传递的作用。

七、神 经 肽

中枢神经系统存在的一些肽类物质也具有神经递质的作用,甚至参与人的情绪和精神活动的调节。这类物质主要包括神经降压肽(neurotensin,NT)、P 物质(substance P)和内源性阿片肽(endogenous opioid peptides),内源性阿片肽又包括内啡肽(endorphins)、脑啡肽(enkephalins)和强啡肽(dynorphin)三种。

P 物质是一种由 11 个氨基酸组成的多肽,分子量 1340Da,其一级结构序列为 Arg-Pro-Lys-Pro-Gln-Gln-Phe-Phe-Gly-Leu-Met。P 物质在人脑内主要分布于黑质、丘脑下部及松果体,神经元中主要集于胞体及神经末梢的突触体中。P 物质是第一级伤害性传入纤维末梢释放的兴奋性神经递质,但在中枢它又具有镇痛作用,该镇痛作用可被鸦片拮抗剂纳洛酮阻断;对去甲肾上腺素能神经元具有兴奋作用,能降低脑内多巴胺水平;它与 5-HT 共存于同一神经元中,并能降低的 5-HT 的更新率,提高 5-HT 水平。

内源性阿片肽主要储存于突触体内,并可与经典神经递质共存,如脑啡肽与儿茶酚胺类递质共存于嗜铬细胞内。有研究显示,在脑内脑啡肽和 β-内啡肽有镇痛作用,而强啡肽则有拮抗吗啡镇痛的作用,脑啡肽还有改善抑郁症的作用。此外,β-内啡肽与精神分裂症的发生可能有一定的关系。

NT 是 Carvaway 与 Leeman 于 1973 年首先从小牛下丘脑中分离出来的脑肽,由 13 个氨基酸组成,具有神经递质和神经调质的双重功能。在中枢神经系统,NT 主要影响垂体激素的分泌,还有降体温、提高机体对温度和化学药物等有害刺激的耐受作用。至今已克隆出三种 NT 受体,分别称为 NTS1、NTS2、NTS3,三型受体都是识别 NT 羧基末端的 8～13 位序列,均属于 G 蛋白偶联受体家族。

第五节 中枢神经与精神活动的生物化学基础

人的高级神经与精神活动内容非常广泛。主要包括动机与情绪活动、思维与语言、学习与记忆、睡眠与觉醒及成功时喜悦和失败时的焦虑与恐惧等。大脑是产生上述活动的物质基础。本节就这方面的一些问题,在人体进行的有关生化补给内容与结果作一介绍。

一、情绪活动的生物化学基础

情绪是指人们对事物情境或观念所引起的一种主观感受和客观的情意表达。一般认为:下丘脑、杏仁核群、隔区及海马等边缘系统参与情绪的产生。NE 对情绪反应具有增强和延长作用,如在愤怒和恐惧时,血液 NE 和 E 水平升高,表现为心率升高,血糖升高;如甲状腺功能亢进患者,甲状腺素释放增加,使人兴奋、烦躁不安、易激动;糖皮质激素如皮质酮、可的松、皮质醇增多,可引起人兴奋、失眠等;泌乳素升高与妇女的经前期综合征有关,表现为易激动、烦躁等。

二、学习记忆过程的生物化学基础

学习是指人与动物获取外界知识的神经过程。记忆是将获得的知识储存的神经过程。学习记忆是中枢高级神经精神活动的重要功能之一。也是人赖以生存的最基本的精神活动。对学习与记忆的研究,无论对提高学习记忆能力,开发人的智力水平,或是对学习记忆功能障碍发病机制的认识及其防治措施等等,均具有十分重要的意义。

(一)神经递质在学习记忆中的作用

在经典神经递质中,乙酰胆碱对学习记忆的影响已相当明确,主要实验依据有:①大脑皮层和海马内 ACh 和胆碱转移酶(ChT)升高,参与学习记忆;②学习训练后注射拟胆碱药物可使记忆延长,说明它可增强记忆;③增加海马内胆碱转移酶活性,可改善老年大鼠(受损)的察觉学习记忆能力;④临床观察表明,老年性痴呆病人学习记忆力下降与其大脑皮层和海马中胆碱能通路功能下降相关。以上结果表明 ACh 在学习记忆中起重要作用。

单胺类递质对学习记忆作用的实验研究显示:当脑内耗竭 5-HT(通过注入 Tyr 酶抑制剂)可造成成年大鼠学习能力下降;记忆受损的老年小鼠蓝斑内 E 能细胞变性,α_2-E 能受体减少;若移植蓝斑组织至大鼠第三脑室,可改善学习能力;当海马(大鼠)内 NE 含量明显降低时,学习记忆能力下降,表明 NE 在学习记忆中起重要作用。由此可见,5-HT、E、NE 都参与了学习记忆作用。

一般认为,兴奋性氨基酸递质对海马及中枢其他部位的长时程增强(LTP)与学习记忆功能有一定的作用。记忆力保持好的动物 LTP 增大显著。Glu 和 NMDA 受体在 LTP 形成中起关键作用。其机制可能是:Glu 和 NMDA 及 Asp→激活 NMDA 受体→Ca^{2+} 通道开放→胞内 Ca^{2+}↑→继而激活蛋白激酶系统(如 PKC、CaMKⅡ)→一方面自身磷酸化,以保持 LTP 的长时程存在;另一方面与维持 LTP 所需的蛋白质合成有关。

在抑制性神经递质中,GABA 对学习记忆具有调节作用,对学习记忆又有抑制性作用。如衰老大鼠,中枢 GABA 受体的 α 亚基表达升高明显。另外,将 GABA 注射至大脑皮层运动或感觉区,可抑制条件反射的出现。可见,GABA 对学习记忆有抑制性作用。

Gly 的作用是可使记忆缺失或正常的大鼠学习记忆功能加强。其机制是 Gly 与大脑皮层及海马中存在的对士的宁不敏感,而对 Gly 高亲和力的受体结合→产生别构作用→易化 NMDA 受体通道对兴奋性氨基酸的效应。故 Gly 也叫 NMDA 受体通道的正性别构调节物。

研究表明,哺乳动物体内合成的 NO 具有多种生理功能,免疫系统通过释放 NO 以消灭病原体;血管内皮细胞释放 NO 可促进血管扩张,抑制血小板聚集和黏附;神经系统释放 NO 不仅具有神经递质功能,还参与学习记忆及兴奋性氨基酸对神经元的毒性作用。证明 NO 与学习记忆有产的实验有:大鼠脑内注射能够释放 NO 的硝普钠,可提高学习能力,但剂量不能太大,说明适量的 NO 才具有促进学习的能力;注射 NOS 阻断剂则造成动物学习能力下降;脑内注射硝普钠后,即使不给动物典型的长时程训练,也可形成长时程记忆,表明 NO 也参与记忆过程。可见:中枢适量浓度 NO 对学习有促进作用,NO 同时参与记忆过程。NO 参与记忆过程的机制可能是 NO 对海马产生 LTP 影响。有实验表明:NO 作为逆行信使对海马的 LTP 产生影响;NO 对海马 LTP 作用机制为与脑内 cAMP 增加有关;NO 还参与小脑的长时程抑制作用。

(二) 神经肽和激素对学习记忆功能的影响

有研究结果表明,在内源性阿片肽中,脑啡肽对学习记忆有调节作用的报道较多,但作用结果不一致,可能与用药剂量和给药方式有关。一般而言,小剂量脑啡肽产生增强作用,而较大剂量则产生抑制性影响。阿片肽受体拮抗剂纳洛酮对记忆的保持具有增强作用。

在下丘脑释放的神经肽(激素)中,促肾上腺皮质激素释放激素(CRH)除能促进机体促肾上腺皮质激素(ACTH)及糖皮质激素释放外,在精神疾病(如抑郁症和早老性痴呆)发病机制中可能有重要影响。如发现早老性痴呆病人的 CRH 释放不足,脑内微量注射 CRH 可改善记忆保持能力等。促黄体激素释放激素(LHRH)可能增强 N 能系统和胆碱能系统的作用学习记忆作用。促甲状腺素释放激素(TRH)可逆转缺氧引起的小鼠遗忘症,拮抗东莨菪碱引起的退行性健忘症。提示,TRH 可改善学习记忆功能,其机制可能与胆碱能系统有关。ACTH 和促黑素(MSH)能改善去垂体大鼠的学习缺陷,ACTH 有保持记忆的作用,但其作用机制尚不清楚。

(三) 蛋白质与学习记忆的关系

大量研究表明,学习记忆过程与多种蛋白质合成相关,但目前尚未能得到在学习记忆过程中起关键性作用的特异蛋白质。实验表明:学习记忆与新蛋白质的合成有关,如在海马 LTP 形成后,发现新合成的蛋白向细胞外释放量增加(主要是糖蛋白)。蛋白质合成抑制剂可破坏记忆、抑制 LTP 的形成,如给脑内注射嘌呤霉素,会抑制小鼠长时程记忆的形成。

放线菌酮、茴香霉素等其他蛋白质合成抑制剂对蛋白质合成抑制的过程虽不同,但都能引起动物回避行为记忆能力下降。有关突触膜蛋白与学习记忆的关系也进行了较多研究,如发现生长相关蛋白-43(GAP-43)与神经发育有关,GAP-43 受 PKC 的调节,它的磷酸化/非磷酸化状态对 LTP 是否处于抑制/维持相起着关键性作用,在海马 LTP 形成后约 5 分钟,就能观测到突触前膜蛋白磷酸化增加。而 NMDA 受体的激活对突触前 GAP-43 有重要的调节作用。近年来由于转基因技术的发展,探讨已知基因与学习记忆的相关性研究也取得一些进展,如发现 α-钙-钙调蛋白激酶Ⅱ(α-calcium-calmodulin kinase Ⅱ, α-CaMK Ⅱ)在小鼠学习记忆中有重要作用。α-CaMKⅡ在海马中含量丰富,也是其突触后中主要蛋白。α-CaMKⅡ的作用一是通过磷酸化作用以补充突触小泡中有关磷酸化蛋白,二是通过突触后非 NMDA 谷氨酸受体的磷酸化及增加,促进突触后的 LTP 表现效率。通过小鼠胚胎干细胞同源基因重组产生的不表达 α-CaMKⅡ的突变种,此种突变小鼠表现明显的 LTP 和空间学习障碍。

此外,cAMP 信号转导系统也参与了学习记忆过程。cAMP 促进 PKA 的激活,PKA 又可中枢神经递质的释放,而 LTP 的维持又需要增加突触前神经递质释放。早期反映基因的表达也与学习记忆相关,它是能够被第二信使诱导表达的一类原癌基因,主要包括 c-fos, c-myc, c-jun, egr 等,具有把短时程作用的胞外信号和细胞的长时程改变联系起来的作用。

三、维生素和微量元素对神经与精神活动的影响

营养是人体的物质基础,人体的生长发育、物质代谢及各种生命活动都有赖于营养物质的供给。慢性营养不良经常伴随精神状态的改变,如出现妄想或幻想、情感淡漠和情绪不稳等,有些老年人可能会出现精神障碍。其中,维生素和微量元素的缺乏,对人体神经与精神活动会产生重要影响。

(一)维生素对神经、精神活动的影响

维生素(vitamin)是维持机体生长发育和细胞正常生理功能所必需的一组低分子量有机化合物。维生素 B_1 又称抗脚气病维生素,是一种抗神经炎的维生素。米糠、麦麸、黄豆芽、酵母及瘦肉是维生素 B_1 的良好来源。TPP 是维生素 B_1 的活性形成,其主要作用是参与糖代谢中 α-酮酸氧化脱羧反应和转酮醇基反应(见第 6 章"糖代谢")。维生素 B_1 的另一个重要作用是以硫胺素三磷酸(TTP)形式参与神经组织的活动。维生素 B_1 缺乏的后果是脚气病,此病主要累及心血管系统和神经系统。心血管系统的表现有心动过速、心肌肥大和扩张、呼吸窘迫及下肢水肿;神经病学体征有腱反射亢进、多发神经炎,尤其以下肢更为典型。中枢神经系统维生素 B_1 缺乏可引起科尔萨科夫(Korsakoff)精神病和韦尼克(Wernicke)脑病。韦尼克脑病的特点是精神错乱、共济失调、精神病及昏迷等。科尔萨科夫(Korsakoff)精神病也属韦尼克脑病的精神病,是一种遗忘性疾病。脑内严重维生素 B_1 缺乏可导致神经元死亡,其机制可能与能量代谢障碍、转硫醇酶失活、局部酸中毒及胞外谷氨酸兴奋性毒性作用等。

维生素 B_6 在体内的活性形式为磷酸吡哆醛,可作为辅酶,参与许多代谢过程。磷酸吡哆醛作为氨基酸脱羧酶的辅酶,转氨酶,参与色氨酸的代谢、含硫氨基酸代谢及不饱和脂肪酸代谢等。神经鞘脂和磷脂的合成都与维生素 B_6 有密切的关系。维生素 B_6 缺乏会引起

γ-氨基丁酸合成障碍,出现过度兴奋,过敏甚至惊厥等疾病。有的会引起低血色素小细胞性贫血和血清铁增多。许多与磷酸吡哆醛有关的反应会导致中枢神经系统中 5-羟色胺、多巴胺、牛磺酸、组胺、NE、GABA 等神经递质水平升高。大量研究表明,大脑功能与维生素 B_6 供应有关,当食入低维生素 B_6 食物后,会出现脑电图异常。一些抑郁症妇女主要是由于服用了口服避孕药引起维生素 B_6 缺乏所致。

维生素 B_{12} 缺乏除了会引起巨幼红细胞贫血外,还可引发神经病变。维生素 B_{12} 缺乏引起的神经、精神的临床症状是亚急性脊髓退行性变化,并伴有恶性贫血与进行性痴呆;在一些慢性病例中常见有抑郁和记忆障碍,此记忆障碍用维生素 B_{12} 治疗效果很好。

(二) 微量元素对神经、精神活动的影响

人体内微量元素是指人体每天需要量在 100 毫克以下或在机体内其含量不及体重万分之一(0.01%)的元素。目前,从动物体内发现的微量元素有 50 多种,根据机体对微量元素的需要情况,那些对维持人体正常生命活动不可缺少的,必须通过食物摄入且每日膳食需要量都在 100mg 以下的微量元素称为必需微量元素。人体必需微量元素已经肯定的有铁、碘、铜、锌、钴、锰、硒、氟、钼、铬、镍、锶、钒和硅等 14 种。

1. 铁 是人体必需的微量元素之一。缺铁引起的疾病主要有缺铁性贫血,是世界上四大营养缺乏病之一。值得指出的是,缺铁也会引起脑神经系统的损害。长期缺铁引起脑神经系统异常的表现为对刺激的反应减弱、学习能力下降、容易疲劳、记忆力下降;患缺铁性贫血的婴幼儿则注意力不集中、学习能力、记忆能力都下降,并对听觉传导通路有损害作用。因此,要及时纠正婴幼儿的缺铁性贫血。目前认为,缺铁性贫血导致中枢神经系统损害的机制可能有:①缺铁引起 DNA 合成障碍,使血红蛋白合成不足,导致脑细胞缺氧,进而影响脑的功能和智力发育;②影响脑内线粒体电子传递功能,影响脑的能量代谢;③影响脑的多巴胺系统,使多巴胺不足及其受体功能下降;④影响脑神经元突触体中 5-HT 的浓度,导致 5-HT 介导的行为受阻;⑤血中苯丙氨酸浓度增高,导致中枢神经系统损害。

2. 碘 也是人体必需的微量元素。其生理功能是通过甲状腺激素实现的。甲状腺激素的生理功能十分广泛,最突出的是维持机体的正常代谢,促进生长发育。缺碘引起的疾病有地方性甲状腺肿大和矮小症(即克汀病,cretinsm)等。严重缺碘不仅可发生黏液性水肿,还可遗传,使后代生长停滞、发育不全、智力低下、身材矮小,称为矮小症。地方性克汀病对神经系统损害的表现主要有智力低下、聋哑及体格发育障碍等。胚胎期缺碘是引起克汀病的主要原因,也是造成神经系统损害的主要因素。

3. 锰 是人体必需的微量元素之一。锰是丙酮酸脱羧酶的组成成分,也是许多酶系统的重要活化剂。它能促进和增强许多重要的代谢反应,如参加蛋白质和核酸的合成,维持糖、脂肪的正常代谢,促进生长发育,骨骼形成和造血过程都需要锰。缺锰时,生长发育会受到影响,特别是长骨、肌腱、结缔组织发育不全。锰对中枢神经系统的影响主要与智能发育、思维、情感及行为一定关系,锰是维持脑正常功能不可缺勤少的,在松果体、嗅球及下丘脑中含量较多。锰中毒所受害的器官主要是脑,多巴胺代谢异常是慢性锰中毒的一种特征。此外,有研究表明,癫痫病人全血锰含量低于正常人,儿童智力低下与高锰、低锌有关。

四、应激的生物化学基础

(一) 应激的概念及应激原

早期 Selye 提出的应激是指内外环境的有害刺激(统称为应激原,stressor)引起的机体非特异性反应,包括一系列内分泌反应。应激不仅取决于环境刺激,也取决于个体的心理特征。应激原的一般分三类:

(1)身体因素的应激原:机械刺激、物理刺激、化学刺激及生物刺激(感染)。

(2)心理因素为主的应激原:家里、社会及工作环境等。人的心理应激也称为情绪应激。

(3)身体和心理因素共同作用的应激原。

(二) 应激过程中的神经内分泌变化

不同的情绪反应,其血浆中的激素水平也不同。

(三) 神经递质及神经肽在应激反应中的作用

神经递质及神经肽在应激反应中的作用主要包括以下几个方面:

(1)ACh 可促进下丘脑分泌 CRH。

(2)5-HT 及其促 5-HT 释放物质,均可提高血浆 ACTH、β-内啡肽和皮质含量。

(3)NE 及 DA 对 CRH 也有刺激作用。

(4)GABA 能抑制由 5-HT 诱发的 CRH 的释放。

(5)加压素(VP)促进 ACTH 的释放。

第六节　精神病的生物化学机制

一、遗传与精神病

尽管精神疾病是遗传、心理和环境因素综合性的,但多数人认为遗传是主要因素。

(一) 精神病的遗传方式

目前认为精神病的遗传方式有三种假说:

1. 单基因遗传假说 即是由于染色体上单个基因改变所致,属少数。

2. 多基因遗传假说 认为它是由一个主基因和一些相关基因加上环境因素共同作用所致。

3. 异质性遗传假说 该学说认为精神病是一系列疾病组成的综合征。它否认了每个基因都是特异性地与某一临床症状相关联的看法。异质性遗传表明:① 致病基因型不同,但其表现型相同;②一个基因可以产生多种多样的临床效应,即基因的多效现象;③个体在发育时,因环境因素作用,也可使个体产生的精神病症状与来自某特定基因的表型非常相似,即表现型模拟现象。

(二) 连锁、关联与基因的多态性

人类一种疾病常伴随着另一种遗传性状或疾病而出现,这就是基因的连锁与关联。

连锁——指两个基因位于同一染色体上,因而每个基因所决定的性状也同时出现。

关联——指某一疾病常常伴随一种普遍存在的遗传性状而出现。

基因多态性——指同种属的个体或人群中出现两种或多种形式的某种基因。基因多态性包括结构多态性和静息多态性。结构多态性可直接改变所编码的蛋白质;静息多态性不改变编码蛋白质的一级结构,而是通过激活或影响基因产物二级结构,从而改变功能。

二、精神病的发病机制

精神病的病因目前尚未弄清,其发病机制更为复杂。尽管提出了许多生物化学假说,但都还不能全面解释其发病机。致病因素有多方面:主要包括先天遗传、个性特征及体质因素、器质因素、环境及社会因素等。许多精神病人有妄想、幻觉、错觉、情感障碍,缺乏自知力,不主动寻求医生的帮助。

1. 染色体异常 染色体数目和结构的改变,又称染色体畸变。

2. 基因突变 主要有点突变、移码突变、缺失突变、剪接位点改变等。

3. 动态突变(也是一种多态性) 它是指基因组 DNA 上数个至数十个(以三个最常见)核苷酸串联重复序列拷贝数不稳定地异常扩增现象(图 19-7)。

$$
动态突变
\begin{cases}
外显子区
\begin{cases}
翻译区:拷贝数<100,主要为错义突变 \\
非翻译区:启动子、5'非翻译区、3'非翻译区
\end{cases} \\
内含子区:可干扰 RNA 成熟
\end{cases}
$$

图 19-7 动态突变分类

动态突变的表型特点:相关基因的丢失或获得。

动态突变是多种神经精神病发病的重要因素,此类病的共同特征为遗传早发现象。

4. 基因表达调控异常 如 AD 患者的 β-淀粉样蛋白前体(APP)基因存在调控异常。

5. 病毒感染 研究最多的为朊病毒——一种无核酸病毒,它是正常朊病毒蛋白(PrP)的异构体,是一种极为特殊的传染性致病因子。主要引起蛋白质淀粉样变性,导致神经元进行性退化、坏死。

人 PrP 基因定位于 20 号染色体的短臂,有 5 个八重复体插入。

其所致疾病:人的 AD、帕金森氏病(PD)及精神分裂症等,动物的疯牛病(BSE)、羊瘙痒病等。

正常 PrP 蛋白用 PrP^c 表示,它对蛋白酶敏感;疾病型 PrP 是形态改变的 PrP 异构体,称 PrP^{sc},即朊病毒。它具有很强的抗蛋白水解酶和耐高热性,UV、离子辐射、羟胺或 Zn^{2+} 均不能使 PrP^{sc} 丧失侵染能力。

第七节 精神病的生物化学检查

神经、精神疾病的诊断往往通过临床症状并通过实验室检查结果来完成,其中生物化

学检查对某些神经和精神疾病的诊断可提供非常有价值的依据。

神经与精神疾病的生物化学检查主要包括蛋白质、酶及神经递质等。因为血、尿或其他体液中的物质含量不能确切反映脑内的情况,因此测定的标本常采用脑脊液。

一、蛋　白　质

脑脊液是存在于脑室和蛛网膜下腔的一种无色透明液体,许多神经系统疾病都可以使脑脊液的特征发生变化。正常脑脊液中的蛋白质 80% 以上通过血脑屏障的超滤作用来源于血浆,其中 80% 为白蛋白,20% 为球蛋白。不同部位的脑脊液蛋白含量不同:腰池穿刺液为 150~450mg/L,老年人可达 600 mg/L;脑池脑脊液为 100~250 mg/L;脑室脑脊液为 50~150 mg/L;新生儿腰池脑脊液为蛋白含量为 400~1500 mg/L;幼儿为 400~840 mg/L;儿童为 160~560 mg/L。脑脊液蛋白测定可分为定性实验与定量实验两种。

(一) 蛋白质的定性实验

常用的方法是潘迪(Pandy)实验:根据球蛋白与饱和碳酸形成不溶性蛋白盐沉淀而产生白色浑浊或沉淀物的原理,取干净试管加入 5%~7% 苯酚溶液 2~3ml,用毛细管滴入脑脊液 1~2 滴,放置 3 分钟,衬以黑色背景,观察结果。结果判断见表 19-4。

表 19-4　潘迪(Pandy)实验结果判断标准

结果	记录符号	判断标准
阴性	(−)	清晰透明不显雾状
极弱阳性	(±)	呈微白雾状
弱阳性	(+)	灰白云雾状
阳性	(++)	白色浑浊
强阳性	(+++)	白色浓絮状沉淀
最强阳性	(++++)	白色凝块

脑脊液中蛋白质总量超过 20 mg/dl,即可出现白色浑浊,故(−)、(±)、(+)应视为正常。化脓性脑膜炎、结核性脑膜炎、梅毒性中枢神经系统病变、脊髓灰质炎、流行性脑炎等可呈阳性反应;脑出血多呈强阳性反应;穿刺损伤有血液混入脑脊液时也呈强阳性反应。

(二) 蛋白质的定量测定

脑脊液蛋白的定量测定方法较多,如紫处分光光度法、Lowry 氏法、双缩脲法、浊度法、免疫学方法、考马斯亮蓝及电泳法等。除了电泳法外,其他方法都是对蛋白质总量的测定。这里介绍考马斯亮蓝法和蛋白质电泳法。

1. 考马斯亮蓝法　①配制考马斯亮蓝显色液:100mg 考马斯亮蓝 G-250 溶于 500 ml 95%的乙醇溶液,搅拌 3 小时,加入 85%的磷酸(W/V)100 ml,蒸馏水稀释成 1000 ml。②取两只试管分别标出测定管和对照管,测定管中加入脑脊液 50μl,对照管中加入蒸馏水 50μl。另取 5 支试管,分别加入已经稀释好的蛋白标准液 10、20、40、60、80 mg/dl。③各管加入显色液 5 ml,混匀后 20~30 分钟内在 590nm 比色,从标准曲线求得待测值。

蛋白质总量增加往往见于以下几种情况:①椎管梗阻,梗阻部位越低,蛋白总是升高越明显;②颅内占位性病变,尤以脑室附近和小脑角肿瘤时脑脊液内蛋白增加更明显;③颅内炎症,如细菌性脑膜炎、隐球菌性脑膜炎、钩端螺旋体性脑膜炎、病毒性脑膜炎等,炎症使脑膜及脉络丛毛细血管通透性增加;④颅内出血;⑤神经根病变;⑥球形细胞脑白质营养不良;⑦异染性脑白质营养不良等。

2. 蛋白质电泳 由于脑脊液是血浆的超滤液,因此其中的蛋白质以低分子量白蛋白占优势。脑脊液内的蛋白含量远远低于血浆,故采用灵敏度较高的聚丙烯酰胺凝胶电泳或琼脂糖电泳进行分离,然后银染色显示电泳区带,使未经浓缩的脑脊液电泳可获得令人满意的蛋白质组成成分的测定。在正常情况下,脑脊液蛋白质电泳主要显示白蛋白、β-球蛋白和 γ-球蛋白。表 19-5 为脑、血清中蛋白质的正常值。

表 19-5 脑脊液、血液中蛋白质各组分电泳的正常含量

蛋白成分	脑脊液	血清
前白蛋白	2%~6%	0
白蛋白	44%~62%	56%
α_1 球蛋白	4%~8%	4.5%
α_2 球蛋白	5%~11%	9.5%
β 球蛋白	13%~26%	12%
γ 球蛋白	6%~13%	18%

脑脊液中存在血清中不存在的前白蛋白,β 球蛋白较多,γ 球蛋白约为血清中浓度的一半。前白蛋白增高可见于格林-巴利综合征,前白蛋白浓度降低则见于中枢神经系统变性疾病;白蛋白浓度增设多见于椎管阻塞、脑肿瘤和脑血管疾病。脑外伤急性期白蛋白浓度降低;中枢神经系统感染可引起 α 球蛋白浓度增加;肌萎缩及退行性病变时 β 球蛋白升高;脱髓鞘疾病与感染可引起 γ-球蛋白增高。

脱髓鞘是脑白质病变的临床神经病学常见现象。当脑白质损害时,白质中的许多成分释放入脑脊液,如髓鞘碱性蛋白(MBP)。胶质细胞、星形细胞损害的标志分别为 S100 蛋白、胶质纤维酸性蛋白。这几种蛋白质被称为脑实质性破坏的特异性生化标志。这些具有特异性的蛋白质除了电泳方法测定外,更为有效的方法是应用放射免疫法(RIA)、酶联免疫测定(ELISA)或 Western 印迹法。正常情况下 MBP 以游离型(FMBP)和结合型(BMBP)方式存在于脑脊液内。ELISA 方法测定的 FMBP < 6.03ng/L。在多发性硬化症(MS)病人,MBP 的变化与疾病发作有关。在 MS 急性期,FMBP 增高明显,BMBP 变化不大,从而导致 FMBP/BMBP 比值增大;在稳定期两者都升高,因此比值减少。

胶质纤维酸性蛋白(GFAP)的分子量为 50 000。在脑星形细胞疾病的病人,脑脊液 GFAP 升高。S100 的分子量为 21 000,是一种钙结合蛋白,它是中枢神经系统胶质细胞损害的标志蛋白。另外在脊髓压迫缺血性脑血管疾病、蛛网膜下腔出血、脑出血、病毒性脑炎和多发性硬化症时,S100 浓度也增高。

(三) 蛋白质指数

1. 白蛋白指数 白蛋白是一种完全通过血-脑屏障的来自血液的脑脊液指示蛋白,其指数的大小具有重要的临床诊断意义。白蛋白指数的计算如下:

$$脑脊液白蛋白指数 = \frac{脑脊液白蛋白(mg/dl)}{血清白蛋白(mg/dl)}$$

当指数<9 时,可以认为血脑屏障无损害;指数 9~11 时,视为轻度损害;指数在 15~30 时,视为中度损害;指数在 31~100 时,为严重损害;指数>100,说明血脑屏障完全失去功能。

2. IgG 和白蛋白比率 在诊断中枢神经系统疾病如脱髓鞘疾病时,由于鞘内合成免疫球蛋白增加,因此脑脊液中 IgG 含量增加,此时测定 IgG 和白蛋白比率具有重要意义。比率计算如下:

$$比率 = \frac{脑脊液\ IgG(mg/dl)}{脑脊液中白蛋白(mg/dl)}$$

比率>0. 27 被认为鞘内 IgG 增加,约有 70% 多发性硬化症病人这一比率>0. 27。

3. 免疫球蛋白指数 脑脊液中的 IgG 一是来源于鞘内合成,另一种是血液中的 IgG 通过血脑屏障进入脑脊液。在某种情况下,为了鉴别 IgG 源于鞘内合成而不是由于血脑屏障通透性增加所致,需要矫正通透性的影响,因此可用下述公式计算 IgG 指数。

$$指数 = \frac{脑脊液\ IgG(mg/dl) \times 血清白蛋白(g/dl)}{脑脊液中白蛋白(mg/dl) \times 血清\ IgG(g/dl)}$$

当指数>0. 77 时,可以认为鞘内合成 IgG 增加。90% 以上多发性硬化症病人指数>0. 77。

二、酶

血清中的酶类不能通过血-脑屏障进入脑脊液,因此测定脑脊液中的酶活性可以反映中枢神经系统疾病。与神经与精神病有关的酶及其浓度见表 19-6。

表 19-6 脑脊液相关酶的正常值

酶名称	正常值(单位)	备注
丙氨酸氨基转移酶(ALT)	<20	
门冬氨酸氨基转移酶(AST)	<20	
乳酸脱氢酶(LDH)	10~25	儿童较成人高
肌酸磷酸激酶(CPK)	0~1.6	
亮氨酸氨基肽酶(LAP)	0.60~7.86	
磷酸己糖异构酶(PHI)	0~4.2	Bodansky 法
醛缩酶(ALD)	0~1	
淀粉酶(AMY)	40~80	
胆碱酯酶(CHE)	0.5~1.3	
异柠檬酸脱氢酶(ICDH)	0.03~0.20	
苹果酸脱氢酶(MDH)	极微量	
酸性磷酸酶(ACP)	2.5	Bodansky 法
碱性磷酸酶(ALP)	2.0	Bodansky 法
神经元特异性烯醇化酶(NSE)	1.14±0.39	生物发光法
脑型肌酸激酶(CKBB)	0.20±1.14	

表中列出的酶类有些具有组织特异性,如神经元特异性烯醇化酶、脑型肌酸激酶等;另一些酶类则往往在几种神经与精神疾病时均表现异常。

(一) 神经元特异性烯醇化酶

神经元特异性烯醇化酶(NSE)是糖酵解烯醇化酶的一种同工酶,因特异定位于神经元和神经内分泌细胞而得名。NSE 有两个亚基,总分子量为 78 000,是一种易测定、可靠的高特异性体内神经元损伤的标志。NSE 检测有活性测定与定量分析两种。

1. NSE 活性测定 NSE 活性测定多采用发光技术。其原理为:烯醇化酶催化 2-磷酸甘油(2-PG)生成磷酸烯醇式丙酮酸(PEP),在丙酮酸激酶(PK)及 ADP 存在下,PEP 生成丙酮酸,而 ADP 转变成 ATP。体系中的荧光素酶催化荧光素转变成氧化型荧光素,ATP 释放磷酸变成 AMP,在这一过程中有光和 CO_2 产生。发光强度与 ATP 浓度成正比。

2. NSE 含量测定 可采用放射免疫法和 ELISA 等方法。在各种原因的中枢神经损害时,血液与脑脊液中的 NSE 浓度都会增加,例如脑梗死、癫痫持续状态及颅内压增高等。

(二) 脑型肌酸激酶

肌酸激酶(CK)有三个亚型,即肌型(CK-MM)、心型(CK-MB)和脑型(CK-BB)。CK-BB 主要分布在脑内神经元,是一种能量转换酶。当脑部神经元破坏时,CK-BB 进入脑脊液导致含量升高。因此 CK-BB 是神经元损伤的另一个特异性分子标志。其测定方法也分为活性测定与定量测定两种:①首先应用电泳法、柱层析法或免疫抑制法等分离 CK 同工酶,然后进行荧光或分光光度法测定活性;②浓度测定:一般使用放射免疫法。

正常脑脊液内 CK 含量极低,一般化学方法难以测到。在神经元损伤时导致浓度增加才能测到,而且测得的 CK 多是 CK-BB。不同方法测得的 CK-BB 值有所不同。临床意义:脑外伤后脑脊液内 CK-BB 升高,急性期过后消失;脑出血、脑梗死、低氧血症和颅内压增高时则持续增高。

(三) 其他酶类

表 19-6 中列出的其他酶类也是精神与精神疾病在临床实验室需要测定的生物化学指标。这些酶类的测定可应用电化学法、荧光法、电泳法、比色或酶法等。某些酶的临床意义如下:

1. 门冬氨酸氨基转移酶 癫痫、痴呆、小脑病变、脑肿瘤、脑外伤及多发性硬化症时,该酶的活性增高。

2. 乳酸脱氢酶及同工酶 在癫痫、脑肿瘤、痴呆、脑膜炎、脑积水及肌萎缩侧束硬化症时表现增高。

3. β-葡糖苷酶 这一酶浓度增高可见于脱髓鞘疾病、癫痫、肿瘤、细菌感染、脑膜炎及糖尿病。

4. 核糖核酸酶 在癫痫、脑肿瘤、痴呆、脑膜炎与脱髓鞘疾病时可在脑脊液中检测到,正常时几乎为零。

5. 乙酰胆碱酯酶与假胆碱酯酶 Alzheimer 病患者脑脊液中前者降低,后者则表现增高。

6. 多巴胺-β-羟化酶 正常脑脊液内浓度为 0.06±0.28 nmol/ml。精神分裂症患者血清活性增高,老年痴呆患者脑脊液中该酶活性降低。所以,对老年痴呆症患者测定脑脊液内多巴胺-β-羟化酶活性具有一定的临床意义。

三、神经递质

神经递质主要包括生物胺、氨基酸与肽类三大类。

(一) 生物胺

生物胺主要指多巴胺(DA)、去甲肾上腺素(NE)、5-羟色胺(5-HT)、乙酰胆碱(ACh)及组胺等。多巴胺的主要代谢终末产物为3-甲氧基-4-羟基乙酸(高香草酸,HVA);肾上腺素与去甲肾上腺素的代谢产物为3-甲氧基-4-羟基苦杏仁酸(香草扁桃酸,VMA);5-羟色胺的代谢终产物为5-羟基吲哚乙酸(5-HIAA)。在某些神经与精神疾病时,上述这些胺类与代谢产物会发生浓度改变。生物胺的检测方法主要有高效液相色谱法、荧光法、放射酶学分析等技术。有关胺类物持在脑脊液中的浓度见表19-7。

表 19-7　脑脊液中相关胺类递质的浓度

名称	正常值(ng/ml)
5-羟色胺	<20
5-羟基吲哚乙酸	17.1±6.5
高香草酸	38.1±15

临床实验室测定上述胺类的临床意义如下:

1. DA 与 HVA　在帕金森病(PD)患者脑脊液中 HVA 含量降低,癫痫病人 DA 与 HVA 均降低,精神分裂症病人却表现为血浆中 HVA 浓度增加。

2. 5-HT 与 5-HIAA　PD 与癫痫患者中 5-HT 与 5-HIAA 均表现为降低;抑郁型精神病人 5-HIAA 降低显著,甚至降低至正常对照组的 50%,躁狂症和恢复期抑郁症也有相同的测定结果;精神发育迟滞的病人血中 5-HT 减少,脑脊液与尿内的 5-HIAA 降低;5-HIAA 含量增高可见于颅脑外伤与脑血管疾病。

(二) 氨基酸类

氨基酸类神经递质分为抑制性与兴奋性两类,抑制性包括 γ-氨基丁酸(GABA)、甘氨酸;兴奋性包括谷氨酸、天冬氨酸。这几种氨基酸在脑脊液中的浓度见表19-8。

表 19-8　脑脊液中相关氨基酸的正常值

氨基酸名称	正常值(μmol/dl)
天冬氨酸	0~0.98
谷氨酰胺	0~56
谷氨酸	0.41~22.7
甘氨酸	0.67~6.39
苯丙氨酸	0~1.27
γ-氨基丁酸	0~0.1
鸟氨酸	0~0.6

脑脊液中氨基酸类的分析主要采用高效液相色谱法、荧光分光光度法、高压电泳法以及2,4-二硝基苯肼法等。

谷氨酸的兴奋毒性在于谷氨酸浓度增加时刺激谷氨酸受体,导致神经元内钙浓度升高,继而激活蛋白酶,破坏神经元的完整性。所以,精神分裂症患者血、脑脊液内谷氨酸浓度较高;PA病人谷氨酸含量降低;多发性硬化症患者除了谷氨酸含量升高外,鸟氨酸含量也升高;癫痫病人脑脊液内GABA含量降低。

（三）肽类

与神经和精神疾病有关的肽类有P物质、阿片肽及胆囊收缩素（CCK）等。测定肽类物质最常用的方法是放射性免疫分析法。

1. P物质　属于速激肽家族,由13个氨基酸组成。在脑内分布较广,如纹状体、黑质、杏仁核、大脑皮质、下丘脑、中脑、被盖与脑干。在脊髓背根神经节及初级传入纤维含量较高。PD患者脑脊液中P物质含量低,但是病情严重时则升高;大多数抑郁型患者脑脊液内P物质含量增加。

2. 阿片肽　分为三大类:β-内啡肽类、脑啡肽类、强啡肽类。

β-内啡肽类由31个氨基酸组成,主要作用于边缘系统,对人们的行为与情绪产生一定影响。躁狂症、精神分裂症患者脑脊液内 β-内啡肽类含量升高,特别是在精神分裂症病人的急性发作期,可以超过正常值的10倍;AD患者则表现为降低。

脑啡肽类包括甲硫脑啡肽与亮脑啡肽,是脑内含量最高的阿片肽。脑啡肽分布于纹状体、下丘脑、苍白球、杏仁核、延髓及脊髓中。癫痫患者脑脊液中亮脑啡肽浓度异常升高。

3. CCK　主要以磺基化CCK-8的形式分布于大脑皮质、纹状体、伏隔核、杏仁核、丘脑腹侧核以及中脑等部位。CCK前体由114个氨基酸组成,在脑内加工而成CCK-8。在脑内CCK与DA共存于神经元内,有调节DA的作用。CCK不足时DA功能增强;精神分裂症患者CCK水平下降。

其他肽类,如生长激素抑制素、促甲状腺激素释放激素也是具有复杂功能的神经肽类。Alzheimer型老年痴呆症患者脑脊液内生长激素抑制素浓度减少。

4. 细胞因子的检测　血浆 IL-1β、sIL-2R、IL-6、sIR-6R、TNF-α 等可作为抑郁症的诊断指标。血浆、脑脊液外周血单个核细胞（PBMC）以及血浆 IL-1β、IL-6、IL-2 等可作为精神分裂症的诊断参考指标。

四、葡　萄　糖

不同部位的脑脊液和不同年龄者的脑脊液糖含量不同。成人腰池脑脊液糖正常值在2.52～4.48 mmol/L（45～80mg/dl）,小脑延髓池为2.80～4.20 mmol/L（50～75 mg/dl）,10岁以下儿童腰池脑脊液为1.96～4.76 mmol/L（35～85 mg/dl）,10岁以上儿童为2.80～4.48 mmol/L（50～80 mg/dl）,新生儿为3.92～5.04 mmol/L（70～90 mg/dl）。临床对脑脊液的测定分为定性实验与定量实验两种。

（一）定性实验

葡萄糖分子内含缩醛羟基,在热碱环境中加入硫酸铜会使这还原成黄色的氧化亚铜。

根据这一原理可通过"班氏试剂法"完成定性测定。

（二）定量实验

常用邻苯胺法和氧化酶法,操作过程可依试剂盒完成。在判断脑脊液葡萄糖含量是否正常时,一定要参考血糖的含量,正常脑脊液的糖为血糖含量的60%。

脑脊液中葡萄糖含量增高可见于以下几种情况:①精神分裂症;②病毒性脑炎和脑膜炎,尤其是流行性乙型脑炎;③各种原因所致的下丘脑损害,通过自主神经系统促使肾上腺分泌增多,糖原分解加速引起血糖和脑脊液糖浓度增加;④脑出血和蛛网膜下腔出血,血糖随血液进入脑脊液。出血性损伤下丘脑可影响糖代谢,另外急性颅脑外伤和中毒亦影响糖代谢。

脑脊液含量降低可见于以下几种情况:①化脓性、结核性及隐球菌性脑膜炎时,破坏的细胞释放出葡萄糖分解酶,使葡萄糖分解成乳酸;另外,炎症细胞代谢产物抑制膜的转运功能,使血中葡萄糖向脑内转运障碍;②神经梅毒;③脑膜肿瘤,癌细胞分解葡萄糖加速,以保证能量的利用。

五、基　　因

近10多年来,分子生物学理论的飞速发展与分子生物学技术在临床诊断中的应用,为识别和定位神经与精神疾病的致病基因带来了极大的方便,使一些复杂的精神疾病如精神分裂症和情感性障碍的病因学研究取得了一定成就,使人类从基因水平审视与准确诊断神经与精神疾病成为现实。基因诊断一般分为两类:一是检测正常情况下人体内不存在的基因,如侵入体内的病毒、细菌或病原体;二是检测人体内基因的改变,如基因突变、基因缺失、基因增加或异位。目前常用的手段有基因探针技术、PCR技术及DNA测序技术等。

近年来采用基因诊断技术对神经与精神疾病进行了深入研究,进展显著。1983年,利用多态性DNA标志连锁分析,证明了亨廷顿病(Huntington disease,HD)的致病基因位于第四号染色体,即4p16.3位点。1993年这一基因克隆成功,命名为"有趣的转录15基因"(interesting transcript,IT15)。基因全长10 366bp,编码蛋白由3 144个氨基酸组成。正常情况时IT15CAG重复序列为9~39,平均为18~19,大多数小于30。而HD患者的重复序列长度为36~121,平均为42~46,大多数大于40。重复区大于40已经作为突变基因携带者的标志,95%以上的HD病人存在这一基因突变。因此IT15CAG重复序列是HD疾病的特异性诊断指标。其他精神障碍性疾病也已获得有意义的基因诊断信息。如Alzheimer病的致病基因已定位于第21号染色体长臂;脆性X综合征(FraX)的致病基因确定为Xq27.3带上,FraX基因突变是由于该基因片段中CGC重复序列增多(大于50)所致。此外,进行性多灶性脑白质病、遗传性齿状核红核-苍白球下丘脑萎缩、家族性黑蒙性痴呆等均已获得致病基因的定位。显然分子生物学技术-基因诊断对提示神经与精神疾病的病因学具有特异的临床意义及深远的研究前景。

案例 19-1

患者,女,38岁,已婚,菜农。因急起精神萎靡、情感淡漠、无故发笑、少言少动、右侧肢体运动欠灵活14天,入院。

起病急,无明显诱因。诉头痛,呕吐一次,非喷射性。

既往体健,从无重大身体疾病史,无精神异常或癫痫发作史,无高血压病史。家中成员及同村人中无类似病人。家族中无精神病病人。

入院体格检查:体温38℃,脉搏100次/分,呼吸20次/分,血压14.7/10.1kPa。急性重病容,体型消瘦,但无明显脱水征。

神经系统检查:呈嗜睡状,动之能睁眼,对一切问题不予回答。头颅无异常,瞳孔圆形等大,对光反应好,眼球无震颤,双侧眼底正常。颈略有抵抗感。四肢主动活动甚少,右侧肢体肌张力明显高于左侧,四肢腱反射活跃,右侧更为亢进。右侧持续性踝阵挛。

精神状况检查:两眼呆视,面无表情,缄默不语,对亲人呼唤亦无动于衷,处于木僵状态,无主动违拗或蜡样卷曲。

实验室检查:

血常规:Hb113g/L,WBC 6.8×10^9/L,N 0.77,L 0.23。血沉正常。

脑脊液:压力200mmH$_2$O,无色,透明,无薄膜,潘迪试验弱阳性,白细胞总数56×10^6/L,其中单核50×10^6/L,多核6×10^6/L。蛋白质675mg/L,葡萄糖3.25mmol/L,氯化物195.4mmol/L,IgA 0%,IgM 0%。

心电图:正常。胸片:正常。

脑电图:高度异常。表现为:基本波率为中波幅(40~50mV),9~9.5波秒节律,调节可。各导联大脑前半球经常出现中一特高波幅(50~180mV),1.5~3波秒的δ波,部分呈中波幅5~6波秒θ波。以双额区波幅最高,部分波幅左侧高于右侧约30%。

颅脑超声波检查:中线无偏移。

头部CT:未见脑梗死或占位性病变。

入院后给予青霉素、激素、能量合剂及头部感应热等治疗,病情好转,出院时,认识活动恢复,语言功能及肢体活动持续进步,能自己行走及进食,但表达性失语及命名性失语仍未完全恢复,记忆及智能仍较差。

本病例临床特点:①起病急骤,发展迅速;②病中有头痛、呕吐、并有低热;③精神症状突出,表现为情感淡漠、无故发笑,最后呈木僵状态;④神经系统检查发现右侧肢体呈上运动元性不完全瘫痪;⑤实验室检查发现脑脊液压力偏高,白细胞轻度增多,单核细胞为主,蛋白质轻度增加,糖及氯化物含量正常,脑电图呈弥漫性高波幅慢波,而血常规、头部超声波及CT检查均正常;⑥经一般性保守治疗,病情改善较快;⑦从起病到病情改善,历时1个多月,出院时有神经系统后遗症。

病人以其突出的精神症状首先就诊于精神科,首先要区别其精神障碍是功能性还是器质性的。起病急,病程短,有肯定的神经系统阳性体重,脑脊液及脑电图异常,经治疗后神经系统改善,精神症状也随之减轻,说明精神症状是某种躯体疾病的部分表现。后来发现病人有表达性失语和命名性失语,以及记忆和智能障碍,更说明所患系脑器质性疾病。

问题讨论：

根据上述临床特点,诊断及鉴别诊断主要考虑哪几种疾病?

诊断及鉴别诊断主要考虑以下几种疾病:

脑血管病:患者无高血压病史,头部CT检查未发现脑梗死或占位性病变,可排除。

中枢神经系统感染:

1. 结核性脑膜炎:结核性脑膜炎病人常可发现原发结核病灶,全身中毒症状较重,脑脊液除白细胞及蛋白质增高外,糖和氯化物常降低,色氨酸试验阳性,结核菌培养阳性。此患者未发现原发结核病灶,脑脊液糖及氯化物含量正常,未经抗痨治疗,病情即有明显进步,均可排除。

2. 脑脓肿:脑脓肿时颅压增高症状较明显,发热与全身中毒症状较重,血中白细胞计数升高,核分叶计数左移,脑脊液中白细胞增多,以中性细胞为主。头部超声波及CT检查均应有所发现。

3. 细菌性脑膜炎:全身中毒症状及脑膜刺激症状均较突出,血液中白细胞升高,脑脊液中白细胞以中性细胞为主,糖和氯化物降低,脑脊液中可查出病原菌。本病例临床表现及检测结果均不符合此诊断。

4. 病毒性脑炎:病毒侵犯大脑、脑干和小脑,引起脑实质广泛性损害。典型的临床表现是:逐渐起病,前躯症状有轻微头痛、发热、上呼吸道或胃肠道症状,几天后病情加重,出现兴奋躁动、精神异常、抽搐、失语、嗜睡、昏迷,颅神经损害,颈项强直,全身肌张力增高,四肢腱反射亢进。脑脊液大多无色透明,压力轻度增高,糖和氯化物正常。脑电图异常出现较早,往往在疾病初期已有改变,多为弥漫性δ波或θ波。症状持续2周甚至数月,然后逐渐恢复。病情较重者常伴有痴呆、瘫痪、抽搐等症状。

本病例虽未进行血清学检查或病毒分离,但临床表现、实验室检查结果及转归比较符合病毒性脑炎特点,属于通常所谓的"散发性脑炎"范畴。

因此,本病例的诊断是:病毒性脑炎所致的精神障碍。

小　结

随着人类医学科学的迅速发展,神经科学已成为医学和生命科学的前沿,神经化学物质对维持人类正常精神活动起着极其重要的作用,与精神疾病的发生有着密切的关系。

中枢神经系统主要由神经元和神经胶质细胞构成。神经元是神经组织的结构单位。神经元之间的相互作用以化学物质(神经递质)传递的方式进行,前一个神经元在神经冲动时从末梢向突触间释放神经递质,后者与突触后膜上的受体发生作用,引起一系列生理反应。由于中枢神经系统功能十分独特,其代谢亦具特点。其中在脑内的代谢包括糖代谢与能量代谢、脂代谢、氨基酸代谢及核酸代谢等。脑代谢的特点:①能量代谢与糖代谢。脑的功能复杂,消耗能量特别大。正常情况下脑的能量代谢主要靠葡萄糖供能。糖代谢方式主要为有氧氧化和无氧酵解,其次有磷酸戊糖途径。②脂类代谢。脑内脂类含量较其他组织丰富,脂类的组成也相当复杂。③氨基酸代谢。脑中氨基酸的来源有两个,一是由血液供给,另一个是从糖代谢中转变而来。经脑血流中的氨基酸大多数是通过转运载体系统进入脑细胞。④核酸代谢与基因表达。脑中有合成嘌呤核苷酸的全部酶系,但缺乏合成嘧啶核苷酸环的氨甲酰磷酸合成酶 II, 因此, 不能从头合成嘧啶核苷酸, 只能靠补救合成途径合成。脑中 RNA 的含量特别高, RNA 含量随脑的特定功能细胞和区域分布而异。脑中 RNA 含量高说明脑的功能和代谢活跃。

传递神经冲动的化学物质, 即完成神经元之间或其他靶组织(效应器)之间的信息传递, 这类化学物质称之为神经递质。其特征: ① 在大脑中分布不均匀; ②囊泡储存; ③释放条件; ④有其特定的受体; ⑤ 有特定的灭活机制; ⑥ 应用特异性拮抗剂阻断突触后部位, 对传入刺激和直接使用该物质产生相同效应。神经递质转运体是突触前膜、囊泡膜及神经胶质细胞的膜性糖蛋白, 其功能为终止突触间的信息传递和参与神经毒性。

某些中枢神经递质的代谢及作用: ①乙酰胆碱是运动神经、自主神经系统中的节前纤维和副交感神经的节后纤维的兴奋性递质, 也统称胆碱能神经。Ach 与人体自主神经系统的调节、肌肉运动、大脑意识与思维、学习与记忆有广泛的联系。②脑内儿茶酚胺类递质主要包括多巴胺、去甲肾上腺素和肾上腺素。DA 可影响人的情绪和行为; 与疼痛及镇痛有关; 调节躯体运动、丘脑-垂体分泌功能; 参与药物滥用的精神活动; 此外, DA 亢进对神经-精神具毒害作用。NE 对维持脑电和行为觉醒有一定的作用; NE 过度亢奋与精神分裂的发生有关; 与精神活动、与记忆、觉醒有关; 调节体温和调节摄食。③5-羟色胺与睡眠、痛觉、精神活动垂体激素的分泌、摄食、攻击行为等具密切关系。④脑内氨基酸递质按其功能分为兴奋性氨基酸递质和抑制性氨基酸递质。前者主要有 Glu 和 Asp; 后者包括 GABA、Gly 和牛磺酸等。⑤腺苷具有抗惊厥和内源性神经保护剂的作用。⑥气体分子主要包括 NO 和 CO。NO 与经典的神经递质不同, 它是一种高反应性气体分子, 脂溶性强, 能通过生物膜快速扩散, 释放方式特殊。CO 作为一种血管内皮舒张因子与新型的信号分子, 在心脑血管中具有神经递质的特点。⑦中枢神经系统存在的一些肽类物质也具有神经递质的作用, 甚至参与人的情绪和精神活动的调节。

神经生化是精神生化的重要基础, 人的高级神经与精神活动内容非常广泛。主要包括动机与情绪活动、思维与语言、学习与记忆、睡眠与觉醒及成功时喜悦和失败时的焦虑与恐惧等。由于对人的思维活动、记忆与学习、睡眠与觉醒化学本质的研究, 人们才能对精神病人发生的遗忘、幻视、幻听、谵妄、偏执、狂暴及抑郁等症状, 甚至某些行为心理的变态发生的物质基础有较深入的理解, 从而正确区分精神病的类型, 对治疗与预防都有积极的意义。

神经、精神疾病的诊断往往通过临床症状并通过实验室检查结果来完成, 其中生物化学检查对某些神经和精神疾病的诊断可提供非常有价值的依据。神经与精神疾病的生物化学检查主要包括蛋白质、酶及神经递质等。其中包括蛋白质检查、酶活力测定、神经递质的检查以及基因诊断等技术。

(万福生　朱伟锋)

中英名词对照索引

英中名词对照索引